四百年医学药方　中药养生保健康

『医学经典　传世良方』

图解汤头歌诀

张平 / 编著

巴戟天 草部 山草类

补肾阳 清湿热 祛风湿

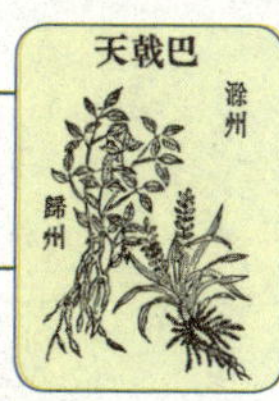

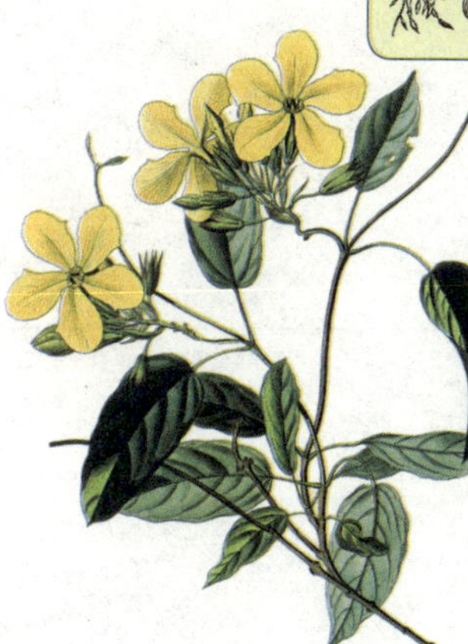

根

[性味] 味辛、甘，性微温，无毒。

[主治] 治麻风病、阳痿不举。

当归 草部 芳草类

泻肺下气 下痰止咳

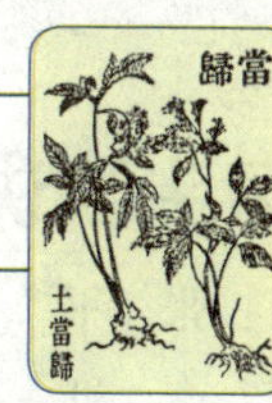

茎

[性味] 味甘，性温，无毒。

[主治] 主咳逆上气。

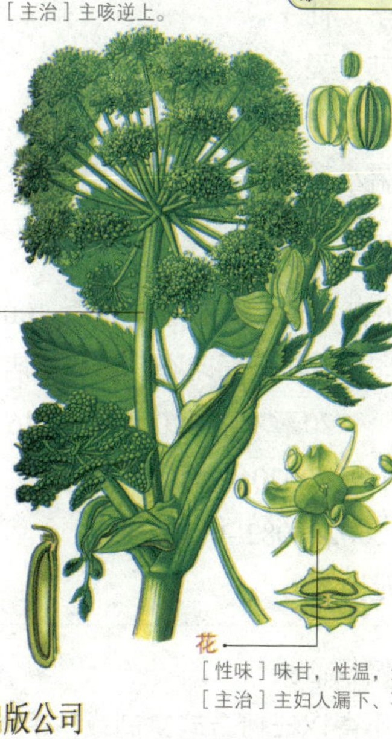

花

[性味] 味甘，性温，无毒。

[主治] 主妇人漏下、不孕不育。

北京联合出版公司
Beijing United Publishing Co.,Ltd.

图书在版编目（CIP）数据

图解汤头歌诀 / 张平编著 . -- 北京 : 北京联合出版公司 , 2017.1（2020.4 重印）

ISBN 978-7-5502-8982-6

Ⅰ . ①图… Ⅱ . ①张… Ⅲ . ①方歌—汇编 Ⅳ . ① R289.4

中国版本图书馆 CIP 数据核字（2016）第 262741 号

图解汤头歌诀

编　　著：张　平
责任编辑：李　征
封面设计：韩立强
责任校对：张爱萍
美术编辑：盛小云

北京联合出版公司出版
（北京市西城区德外大街83号楼9层　100088）
三河市南阳印刷有限公司印刷　新华书店经销
字数430千字　720毫米×1020毫米　1/16　24印张
2017年1月第1版　2020年4月第2次印刷
ISBN 978-7-5502-8982-6
定价：59.00元

前言

汤头，方剂学名词，即汤方，指以内服煎汤剂为主的药方。清代著名医家汪昂编撰的方剂专著《汤头歌诀》共选名方205首，以七言歌诀的形式加以归纳和概括，并于每方附有简要注释，便于初学者习诵，是一部流传较广的方剂学著作。后来，严苍山（1898–1968）又在原著基础上增补常用方剂近百首，作为补充，使原著内容更加完整丰富。《汤头歌诀》对每首方剂均说明出处，并分歌诀、注释、方析、组成、用法、功用、主治7个部分论述，该书内容主要分为补益、发表、攻里、涌吐、和解、表里、消补、理气、理血、祛风、祛寒、祛暑、利湿、润燥、泻火、除痰、收涩、杀虫、痈疡、经产20类。

祖国药学博大精深，我们本着学习、借鉴、传播的想法，编写了这本《图解〈汤头歌诀〉》。本书主要有以下特色：在忠于原著的基础上，对生涩难懂的古文进行精心的编译，以使该译本更加简洁明了，通俗易懂。书中选用了307幅药方实例图解和248幅精美逼真彩色手绘草药图，并对植物的根、茎、叶、花、子等部位做了细致入微的描述和详细的分解说明，在给读者带来强烈视觉冲击的同时，又可全面地了解植物的药用价值。书中将原书中的药味，以现代的克制、元制等方式呈现，用表格的形式图解用法，一目了然，方便用药。本书还适当增补附方，大大拓宽了主方的应用范围，使方剂增至445余方。鉴于历来中药材的正品、地区习惯、混淆品、伪品无统一明确的划分界限，本书对药材真品特征做细致描述，保证用药的安全、合理、有效，方便读者随查随用。

本书方剂应用之理、法、方、药囊括无余，便于读者学习、掌握和应用，适合家庭阅读使用。

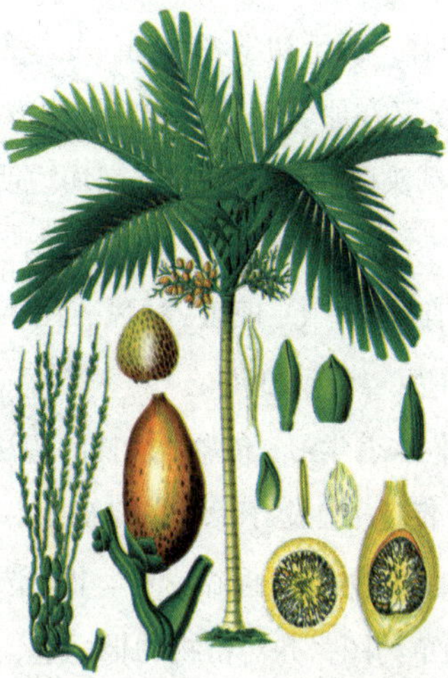

目录

第一章 补益之剂

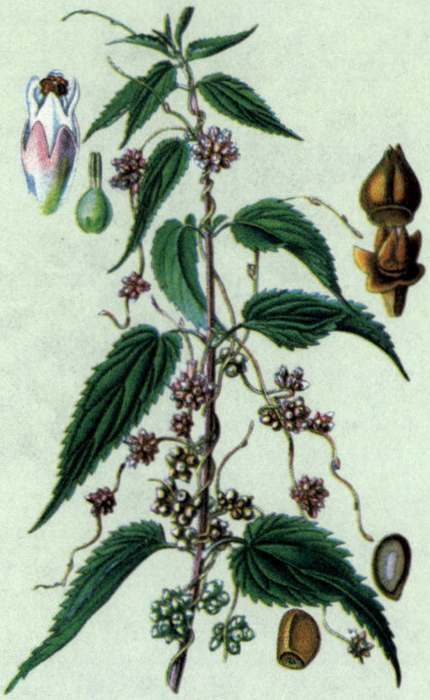

菟丝子

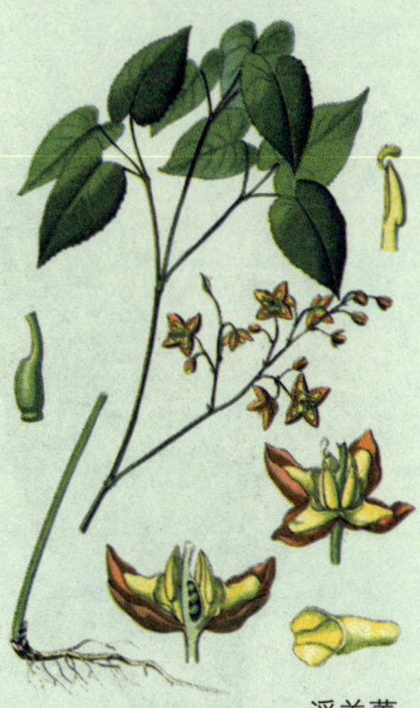

淫羊藿

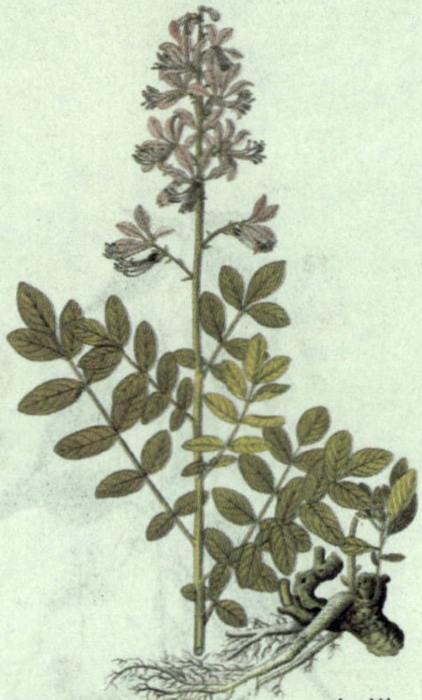
白鲜

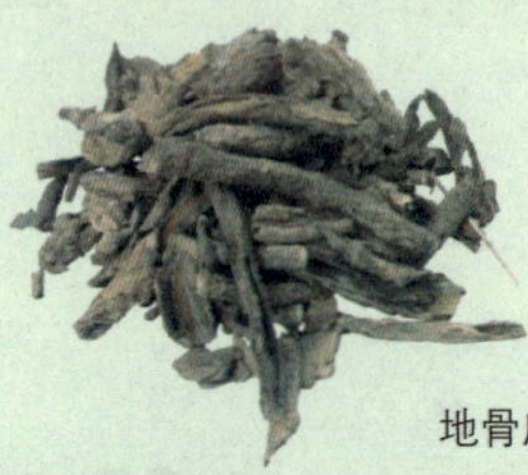
地骨皮

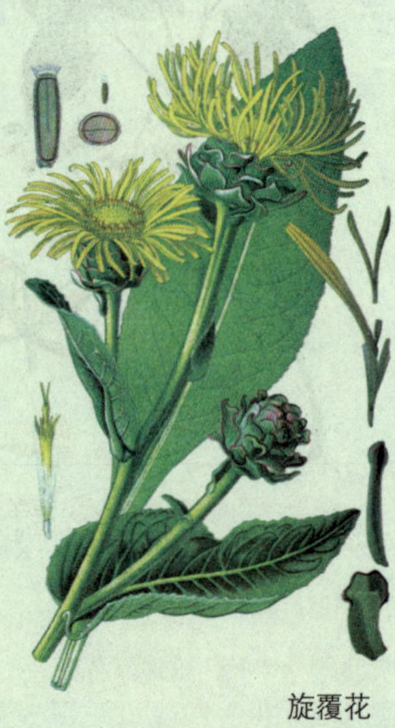
旋覆花

第二章 发表之剂

第三章 攻里之剂

第四章 涌吐之剂

第五章 和解之剂

第六章 表里之剂

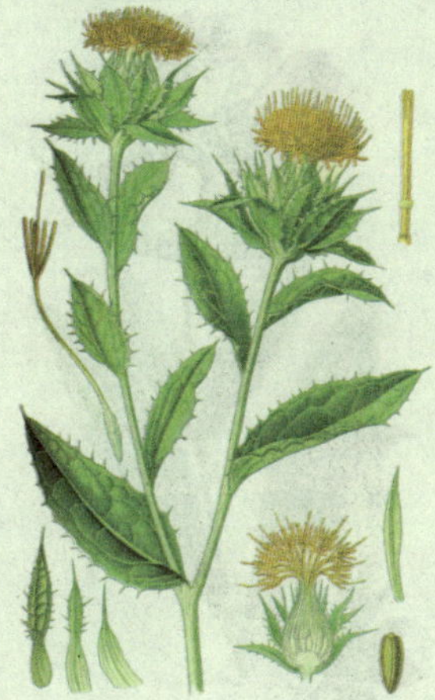

红蓝花

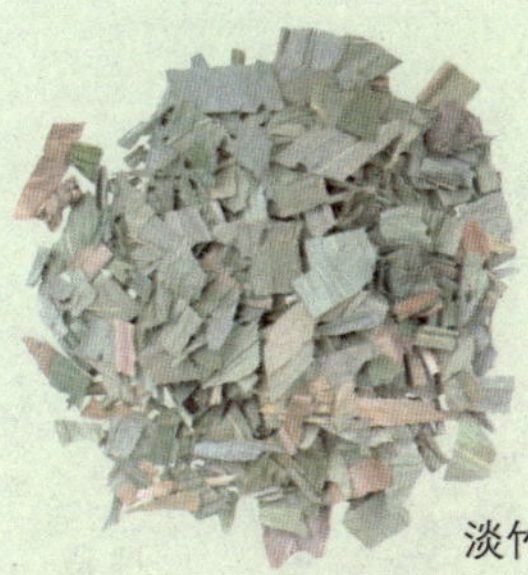

淡竹叶

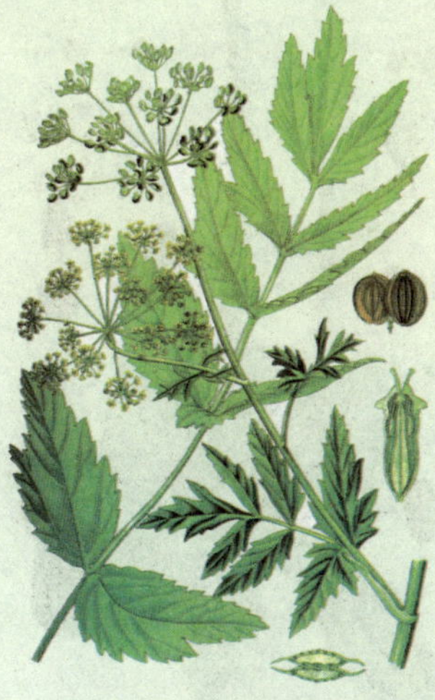

防风

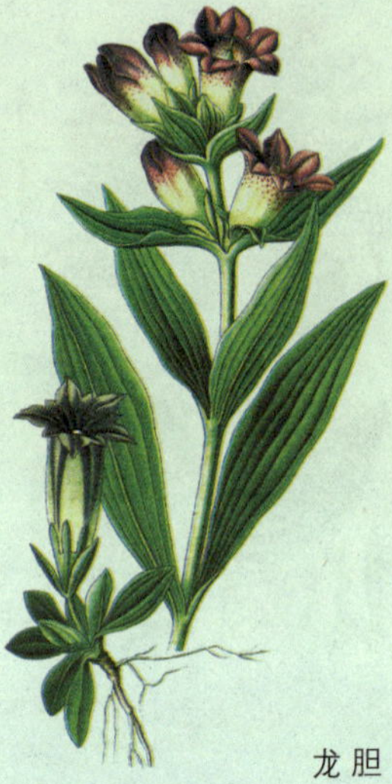

龙胆

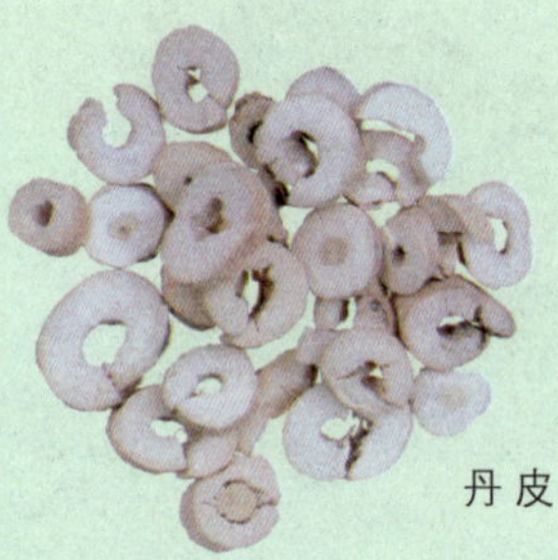

丹皮

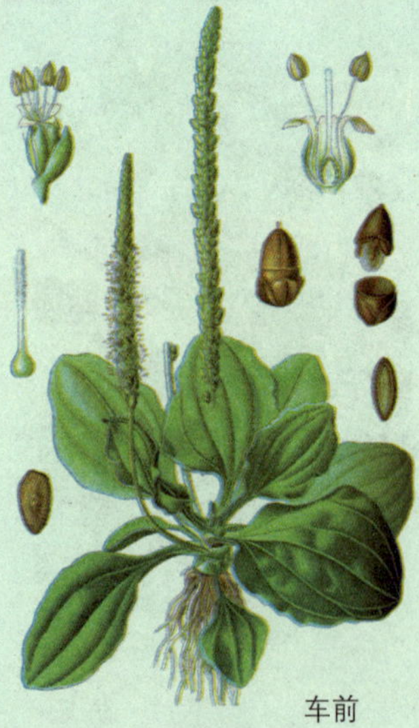

车前

第七章 消补之剂

第八章 理气之剂

第九章 理血之剂

第十章 祛风之剂

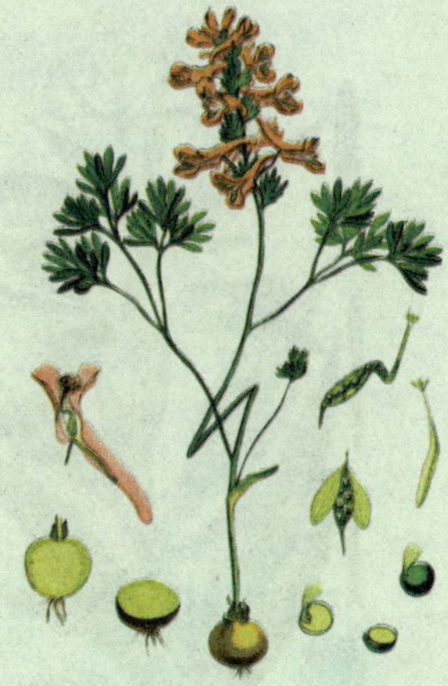
延胡索

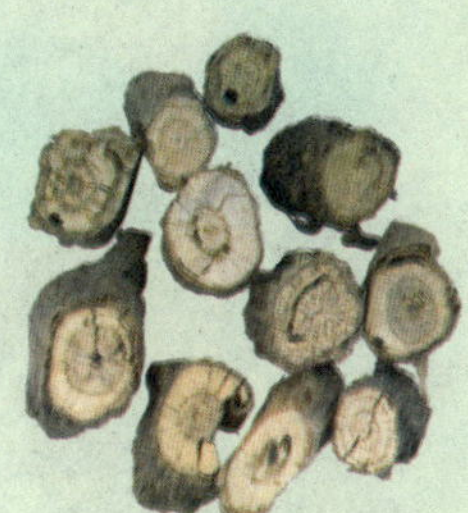
柴胡

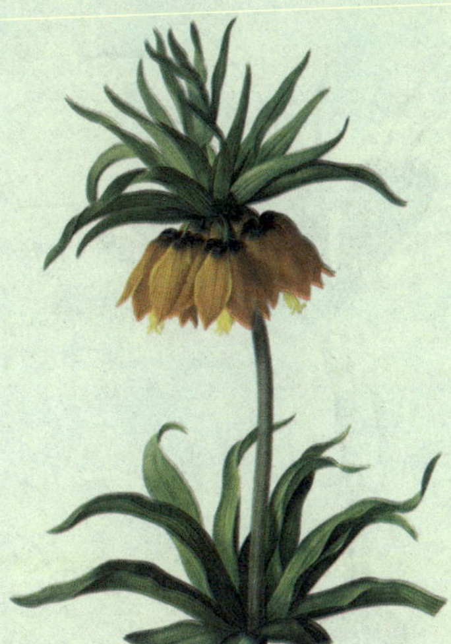
贝母

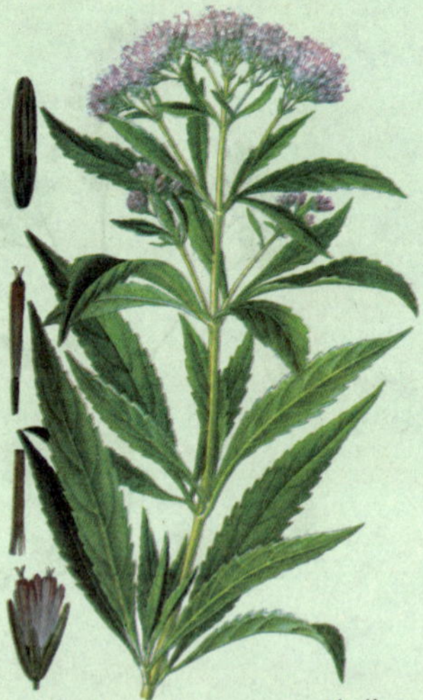
兰草

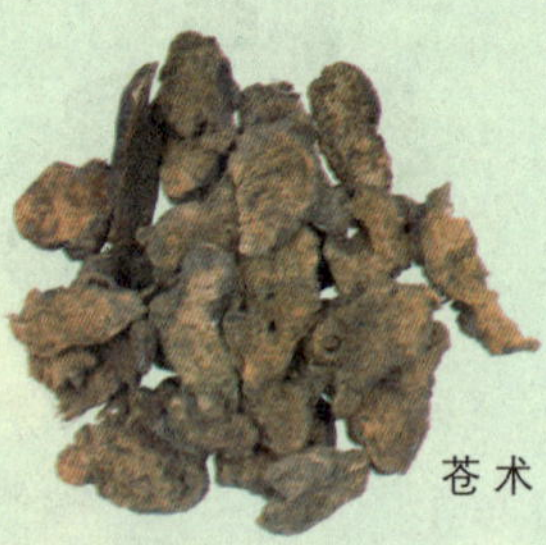
苍术

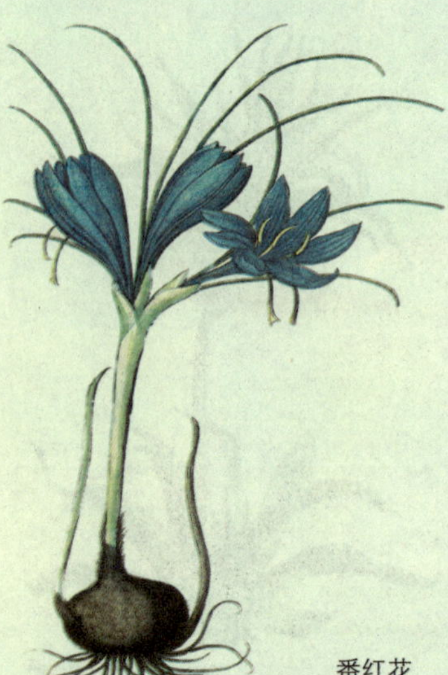
番红花

第十一章 祛寒之剂

第十二章 祛暑之剂

第十三章 利湿之剂

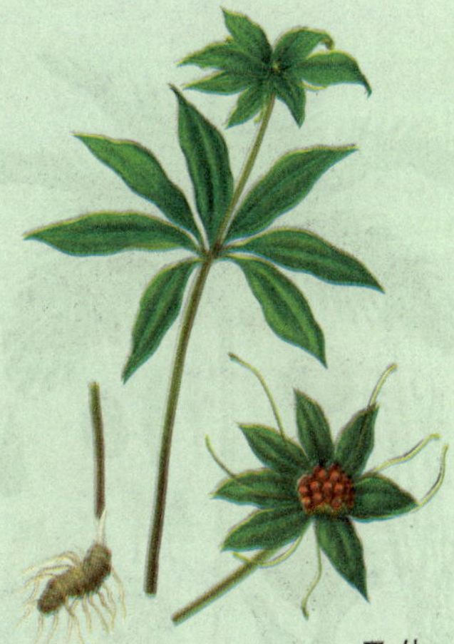

蚤休

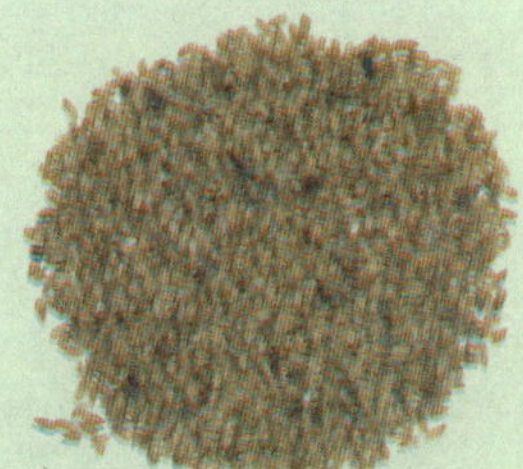

柏子仁

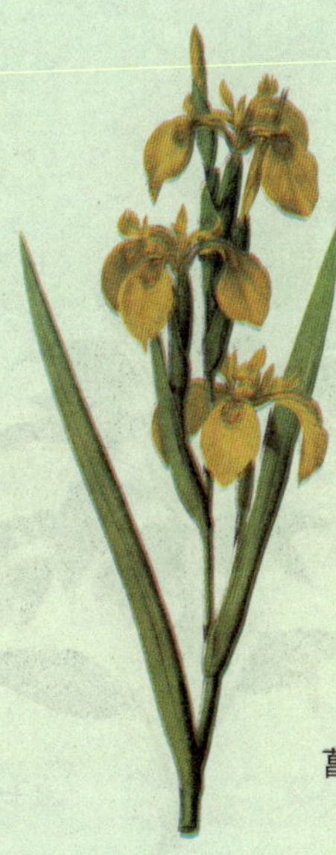

菖蒲

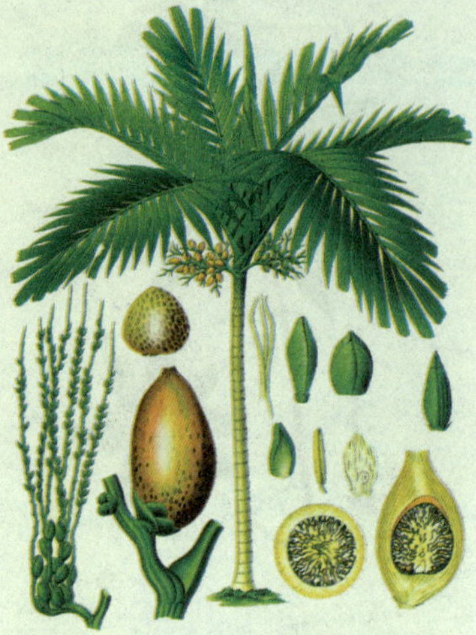
槟榔

第十四章 润燥之剂

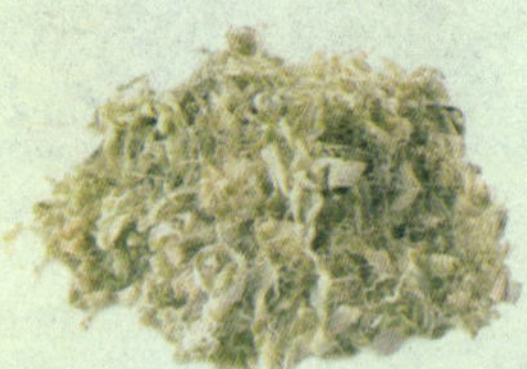
竹茹

第十五章 泻火之剂

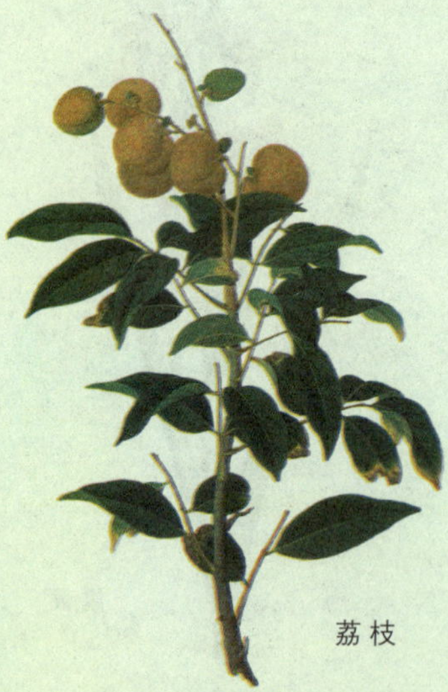
荔枝

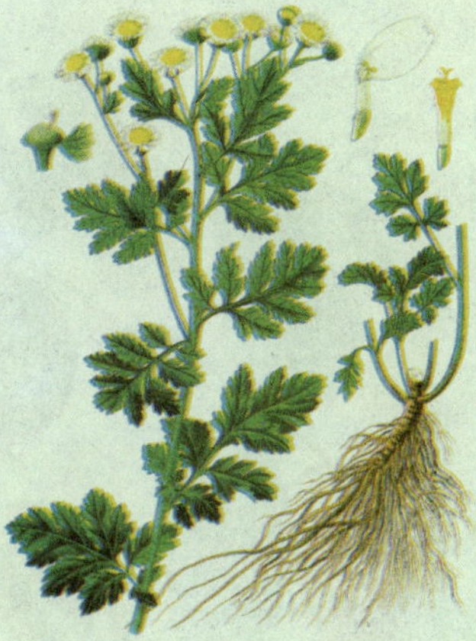
野菊

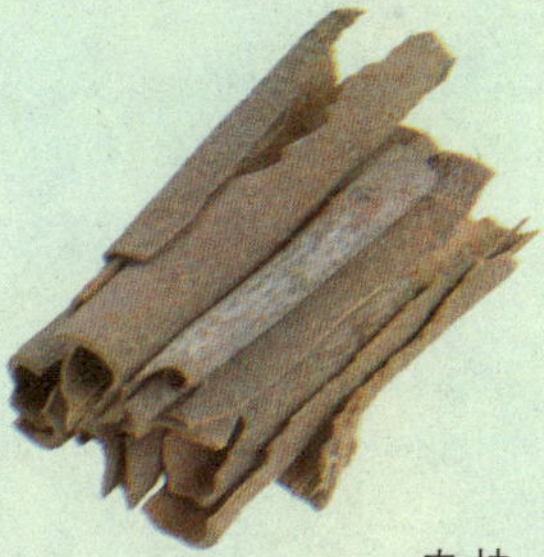
肉桂

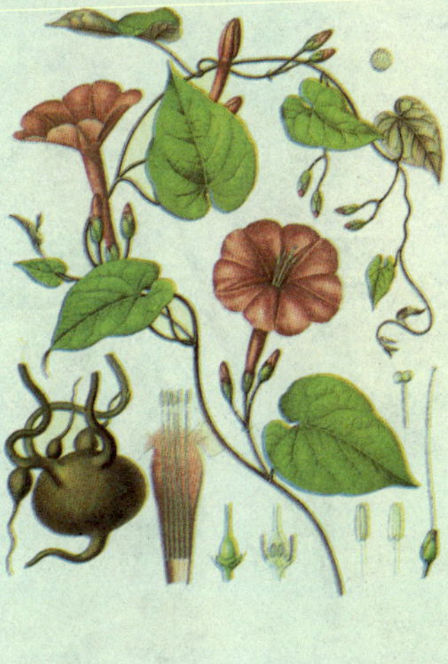
牵牛子

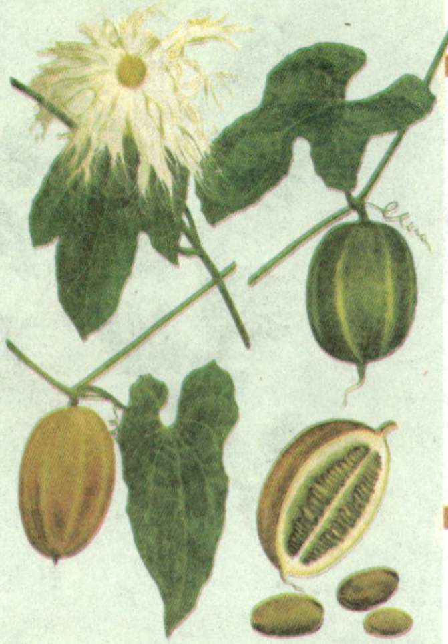
栝楼

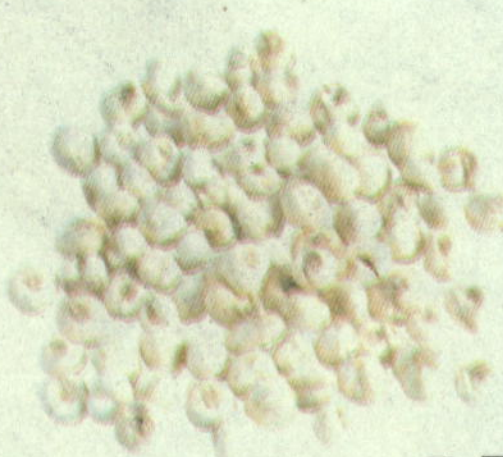
贝母

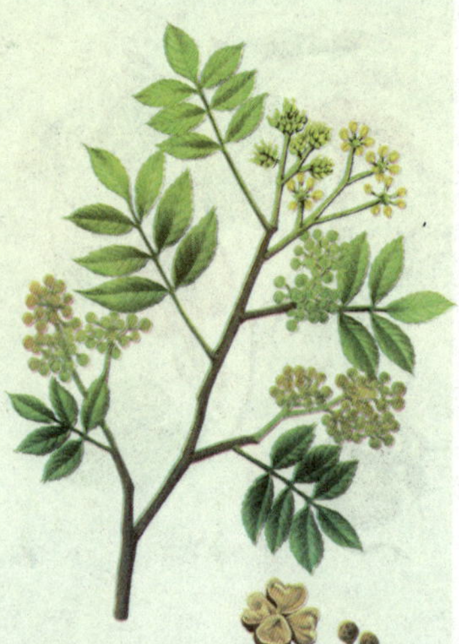
秦艽

第十六章　杀虫之剂

第十七章　痈疡之剂

第一章

补益之剂

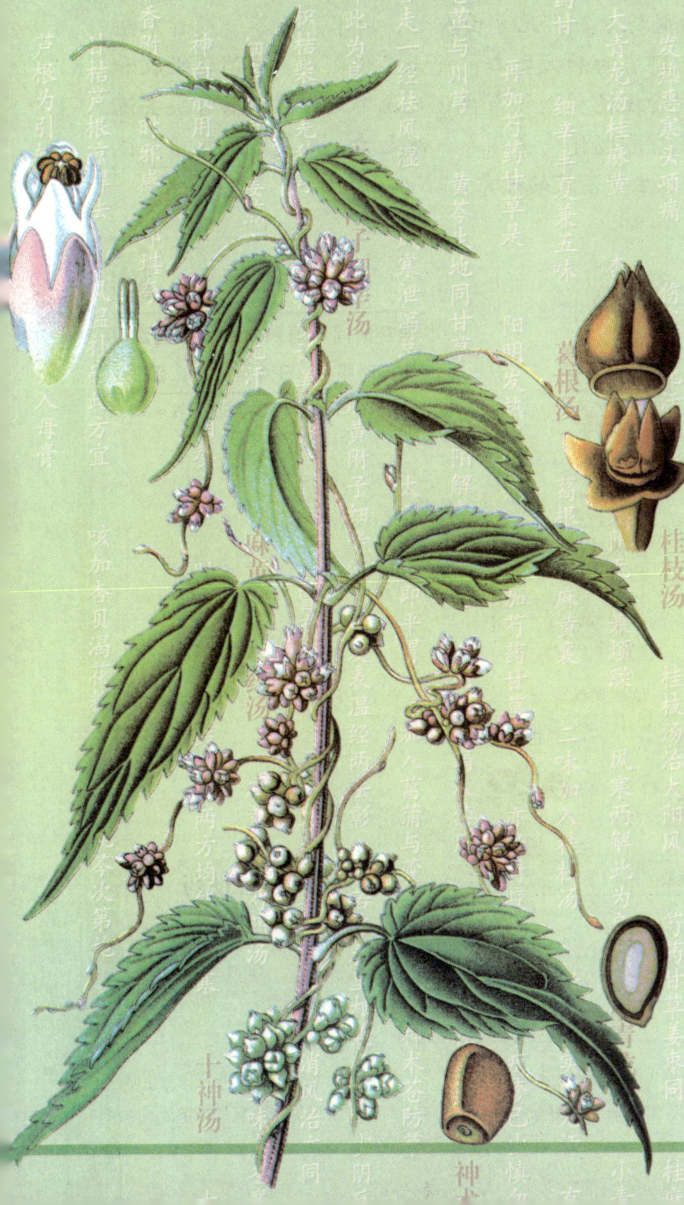

以补益药物为主，补养人身气血阴阳的不足，治疗各种虚证的方剂。因证有气虚、血虚、阴虚、阳虚等虚证，故在治疗上应辨证施治。注意补气、补血、补阴、补阳的区别，以『虚则补之』（《素问·三部九候论》），『损者益之』『劳者温之』（《素问·至真要大论》）等为立法依据。属于『八法』中的『补法』。

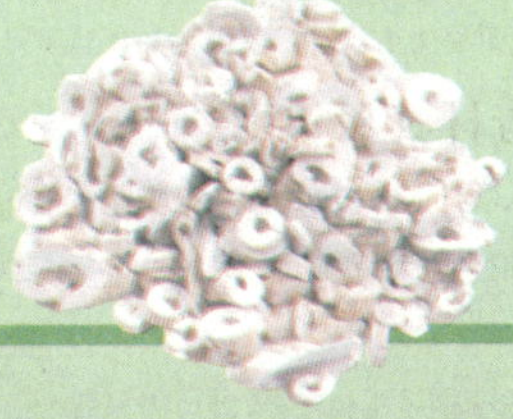

四君子汤

出自《太平惠民和剂局方》

四君子汤中和义　参术茯苓甘草比
益以夏陈名六君　祛痰补气阳虚饵
除祛半夏名异功　或加香砂胃寒使

四君子： 古代有地位并且具有冲和之德的人被称为君子。此方中参、术、苓、草都是常用的补气药，所以称它们为四君子。

益以： 加上。

中和： 指该方中的药物其性平和，不燥不峻。

比： 并列。

饵： 服用的意思。

使： 即使用。

方解 四君子汤出自《太平惠民和剂局方》，此方由人参、白术、茯苓、炙甘草组成，可益气健脾，治疗脾胃气虚。脾胃为后天之本，气血生化之源，主消化吸收和输送食物精微。脾胃功能虚弱，则食少便稀；气血生化之源不足，脏腑器官失去濡养，则面色虚白；脾主四肢，脾气虚亏肢体失去颐养，故乏力；中气不足则语声微陈，舌淡脉虚弱也是脾胃气虚、气血生化不足的表象。

四君子汤方解

服药时间	服药次数	服药温度
不拘时服	日两服	温

※ 1斤≈500g　1两≈31.25g　1钱≈3.125g　1分≈0.3125g

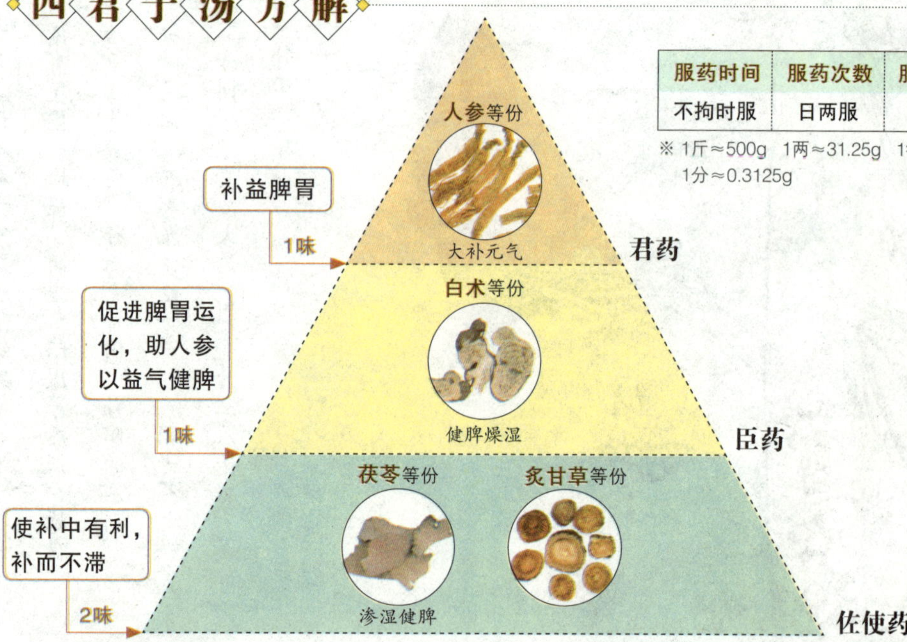

人参	白术	茯苓	甘草
0.33元/g	0.16元/g	0.06元/g	0.11元/g

※ 此价格为市场价，仅供参考

药材真假识别

人参（白参）正品之生晒参：本品分全须生晒和姜生晒。全须生晒具完整节、芦头和参须，参须多以线缠绕；姜生晒呈圆柱形或纺锤形，具芦头，一般无须根和细支根，参体有明显纵皱纹理，上端有横环纹，常可见有突起的横节。

◆组成

人参（去芦）、白术、茯苓（去皮）、甘草（炙）各等份。

◆用法

上述药研为细末。每服二钱，水一盏，煎至七分，通口服，不拘时；加盐少许，白汤点亦得（现代用法：水煎服）。

◆功效

益气健脾。

◆主治

脾胃气虚。症见面色虚白，气声低微，四肢无力，食少便稀，舌质淡，脉虚缓。

◆临证加减

①脾虚气滞，胸脘痞闷，入陈皮。

②脾虚聚湿成痰，咳痰苔腻，或胃气失和，呕吐恶心，入半夏、陈皮。

③湿阻气滞，脘腹胀满，入陈皮、半夏、木香、砂仁。

④气虚及阳，脏腑失于温煦，惧寒腹痛，入干姜、附子。

◆现代运用

主要用于慢性胃炎、乙型肝炎、消化性溃疡、妊娠胎易动、小儿感染后脾虚综合征等属脾胃气虚者。

甘草 草部 山草类

和中益气 补虚解毒

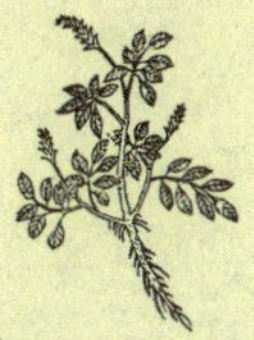
草甘

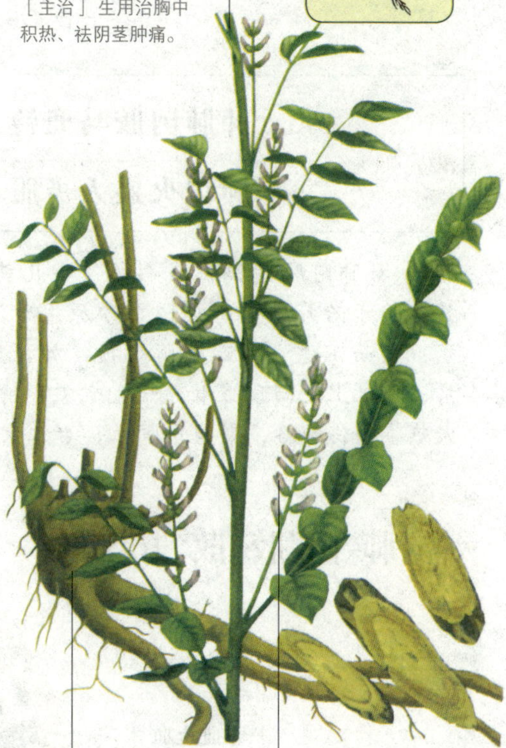
梢
［主治］生用治胸中积热、袪阴茎肿痛。
根
［性味］味甘，性平，无毒。
［主治］治五脏六腑寒热邪气，长肌肉，倍气力。
花
［主治］生用能行足厥阴、阳明二经的瘀滞，消肿解毒。

附方

方名	组成	用法	功用	主治
六君子汤（《医学正传》）	四君子汤加陈皮、半夏各一钱	水煎服	健脾止呕，燥湿化痰	脾胃气虚兼痰湿。症见不思饮食，恶心泛呕，胸脘痞闷，大便不实，或咳嗽痰多稀白等
异功散（《小儿药证直诀》）	四君子汤加陈皮等份	上药研为细末，每服二钱，水一盏，生姜5片，大枣2个，同煎至7分，食前温服（现代用法：水煎服）	健脾益气，理气和胃	脾胃虚弱。症见食欲不振，或胸脘痞闷，或呕吐泄泻

药材真假识别

人参非正品之野豇豆：本品呈圆柱形或长纺锤形，顶端有残留草质茎痕。表面黄棕色，有纵皱纹及横向皮孔样疤痕。气微，味淡，微有豆腥味。

补肺阿胶散

出自《小儿药证直诀》

补肺阿胶马兜铃　鼠粘甘草杏糯停
肺虚火盛人当服　顺气生津嗽哽宁

鼠粘：即牛蒡子。

哽：同“梗”，有东西堵塞喉咙不能下咽。

方解 补肺阿胶散出自钱乙的《小儿药证直诀》，具有养阴补肺，清热止咳之效，用于治疗肺虚有热。本方原用于治疗小儿肺虚有热。肺为娇脏，若外感风热，久而不退，则致肺阴耗损，加之热毒未清，而成阴虚有热之征象。肺失清肃，气机上逆而致咳嗽气喘，喉蒙不清；肺阴虚加之虚火热毒，则口干咽燥；虚火热毒灼伤肺络，则痰中带血；舌红少苔，脉细数为阴虚有热之象。

补肺阿胶散方解

服药时间	服药次数	服药温度
饭后	日两服	温

※ 1斤≈500g　1两≈31.25g　1钱≈3.125g　1分≈0.3125g

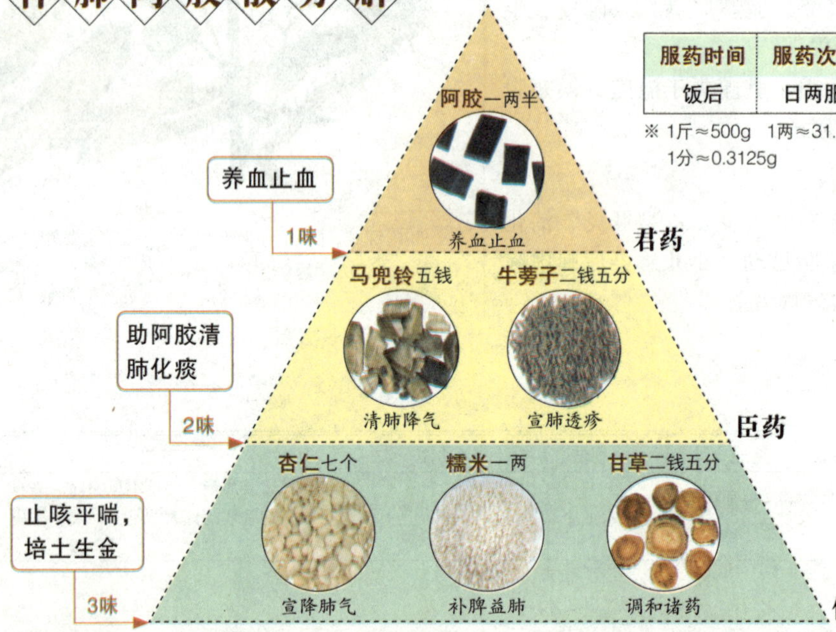

阿胶	马兜铃	牛蒡子	杏仁	糯米	甘草
0.13元/g	0.02元/g	0.02元/g	0.07元/g	0.01元/g	0.11元/g

※ 此价格为市场价，仅供参考

药材真假识别

阿胶正品：本品呈整齐的长方形块状，大小不一，常切成长10cm，宽4～4.5cm，厚1.68cm或0.8cm的小块。表面棕黑色或乌黑色，平滑，有光泽。对光透视略透明，边缘半透明；质硬酥脆，易碎；断面棕黑或乌黑色，平滑有光泽，气微，味微甘。

◆ **组成**

鼠粘子（牛蒡子）、甘草各二钱五分，马兜铃五钱，杏仁七个，糯米一两，阿胶一两半。

◆ **用法**

水煎，食后温服。

◆ **功效**

养阴补肺，清热止咳。

◆ **主治**

小儿肺虚有热。症见咳嗽气喘，咽喉干燥，喉中有痰响，或痰中带血丝，舌红少苔，脉细数。

◆ **现代运用**

临床可用于治疗小儿肺阴不足，成人也可服用，常用于治疗慢性支气管炎、支气管扩张属阴虚有热者，以咳嗽气喘，舌红少苔，咽喉干燥，脉细数为辨证要点。

秦艽扶羸汤

出自《仁斋直指方论》

秦艽扶羸鳖甲柴　地骨当归紫菀偕

半夏人参兼炙草　肺劳蒸嗽服之谐

羸：羸，音雷。瘦弱。

偕：偕，音邪。一同。

谐：音邪。和谐。

肺痨：虚劳的一种，肺脏虚损所致。症见消瘦乏力，潮热自汗，声音嘶哑，咳嗽吐血，胸闷气短，舌红少苔，脉细数无力。

方解 秦艽扶羸汤出自《仁斋直指方论》，用时与姜、枣同煎，有补气养血、清热退蒸之功效，常用来治疗肺痨。肺痨是一种慢性虚损性疾病，多由忧虑耗气、阴阳两虚，热邪灼肺，或肺虚气阴两亏所致。就其临床症状来说，主要表现在肺脾脏功能失调，肺气虚不能固表，自汗；肺阴虚而内热生而灼伤肺金致咳，骨蒸潮热，声音嘶哑，体瘦无力等。

秦艽扶羸汤方解

君药 解肌热，退骨蒸

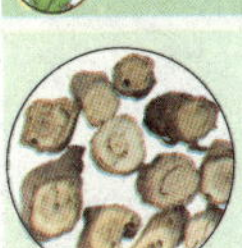

柴胡二钱

清热燥湿

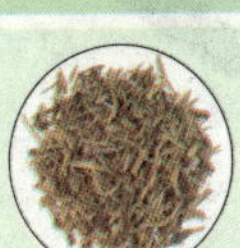

秦艽一钱半

祛风湿，清虚热

臣药 补阴血，除虚热

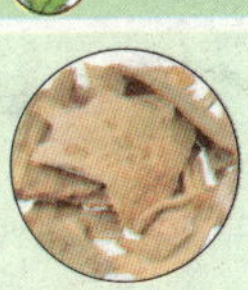

鳖甲一钱半

滋阴除蒸

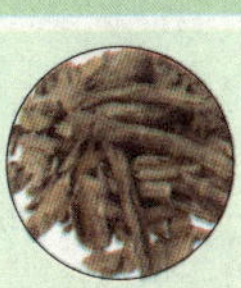

地骨皮一钱半

清热凉血

佐使药 益气血，和营卫

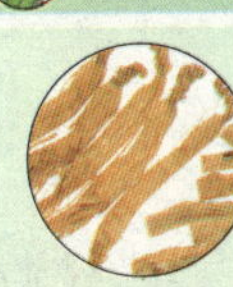

人参一钱半

大补元气

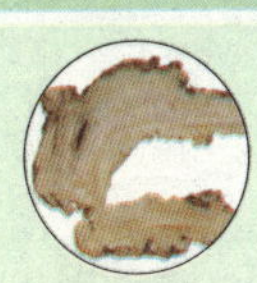

当归一钱半

益气养血

药材真假识别

阿胶非正品之黄明胶：本品呈长方形块状，大小不一，常切成长3.7cm，宽2.8cm，厚0.6cm的小块。表面棕黑色，略带光泽。质硬而脆，易破碎，断面乌黑，具玻璃光泽。气微腥，味微甘。

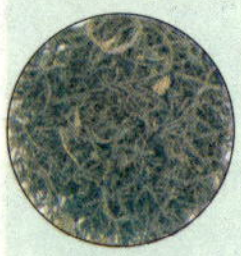

紫菀一钱
温润入肺

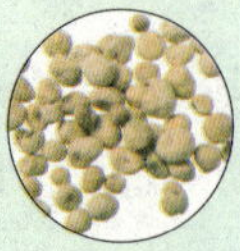

半夏一钱
祛痰止嗽

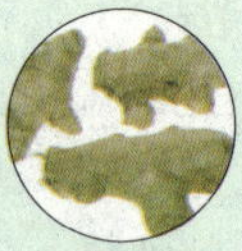

姜三片
温脾阳，和营卫

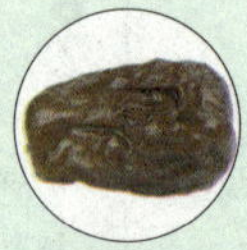

枣一枚
健脾养胃，益气养血

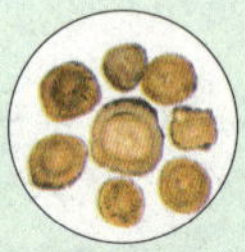

炙甘草一钱
调和诸药

服药时间：饭后 **服药次数**：日一服 **服药温度**：温

※ 1斤≈500g 1两≈31.25g 1钱≈3.125g 1分≈0.3125g

柴胡	秦艽	鳖甲	地骨皮	人参	当归
0.08元/g	0.08元/g	0.07元/g	0.03元/g	0.33元/g	0.05元/g
紫菀	半夏	姜	枣	炙甘草	
0.02元/g	0.12元/g	0.006元/g	0.02元/g	0.11元/g	

※ 此价格为市场价，仅供参考

◆ 组成

秦艽、人参、当归、鳖甲（炙）、地骨皮各一钱半，紫菀、半夏、炙甘草各一钱，柴胡二钱。

◆ 用法

加生姜三片，大枣一枚，水煎服。

◆ 功效

清虚热，止咳嗽。

◆ 主治

肺痨。症见消瘦无力，潮热易汗，声音沙哑，咳嗽吐血，胸闷气短，舌红少苔，脉细数无力。

◆ 使用注意

本方与秦艽鳖甲散均以清虚热为先，故现在归为清热剂。

秦艽 草部 山草类
祛风湿 清湿热 止痹痛

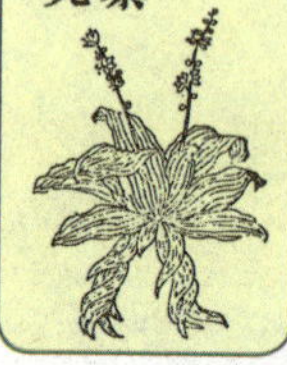
艽秦

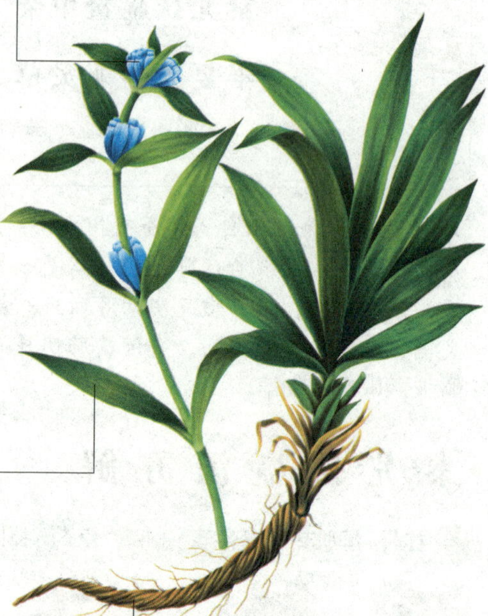
花
［性味］味苦，性平，无毒。
［主治］泄热益胆气。
叶
［性味］味苦，性平，无毒。
［主治］治胃热虚劳发热。
根
［性味］味苦，性平，无毒。
［主治］主寒热邪气，寒湿风痹，关节疼痛。

药材真假识别

柴胡正品：本品呈圆柱形或长圆锥形。根头部膨大，下部多有分枝。表面灰黑色或灰棕色，具纵皱纹支根痕及皮孔。质硬而韧，断面显片状纤维性，皮部薄，浅棕色，木部黄白色。气微香，味微苦。

秦艽鳖甲散

出自《卫生宝鉴》

秦艽鳖甲治风劳　地骨柴胡及青蒿
当归知母乌梅合　止嗽除蒸敛汗高

风劳：指感受风邪治不及时，以致内传化热，消耗气血，日久成劳。

蒸：蒸热，以潮热为主证，其热似自内蒸发而出。

方解 秦艽鳖甲散出自《卫生宝鉴》，具有滋阴补血、解虚热之功效。本方主治风热劳病，阴虚内热为其主证，均由邪传入阴分，耗伤阴血而致。阴虚生内热，故见骨蒸盗汗，唇红面赤，五心烦热；阴血亏虚，肌肉失去濡养则肌体消瘦；舌红少苔，脉细数微皆为虚热内生之征象。

秦艽鳖甲散方解

君药 滋阴清虚热

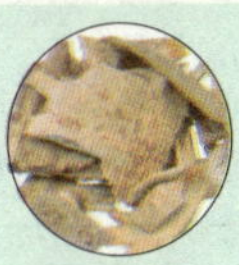

鳖甲一两
滋阴除蒸

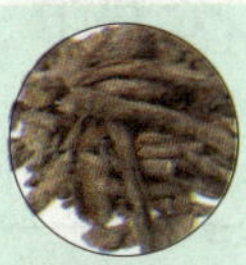

地骨皮一两
清热凉血

臣药 助君药解肌退热

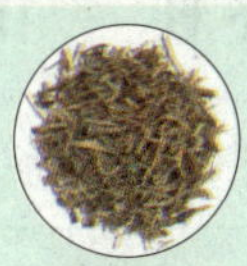

秦艽半两
祛风湿，清虚热

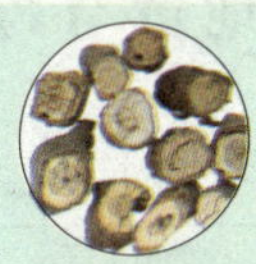

柴胡一两
和解退热

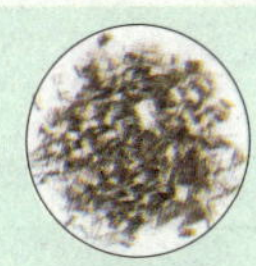

青蒿五叶
清热解暑

佐使药 滋阴养血

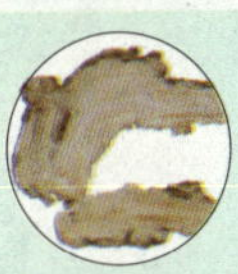

当归半两
补血活血

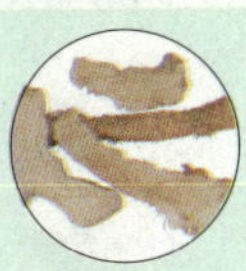

知母半两
清热润燥

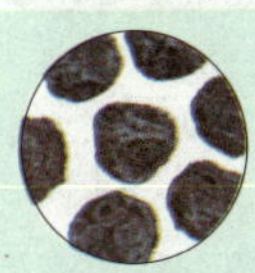

乌梅一枚
敛阴止汗

服药时间：睡前 **服药次数：**日一服 **服药温度：**温

※ 1斤≈500g　1两≈31.25g　1钱≈3.125g　1分≈0.3125g

鳖甲	地骨皮	秦艽	柴胡	当归	青蒿	知母	乌梅
0.07元/g	0.03元/g	0.08元/g	0.08元/g	0.05元/g	0.01元/g	0.09元/g	0.024元/g

※ 此价格为市场价，仅供参考

◆组成

鳖甲、地骨皮、柴胡各一两，秦艽、当归、知母各半两。

◆用法

上药研为粗末，每服五钱，水一盏，加青蒿五叶，乌梅一枚同煎，临卧空心各一服。

药材真假识别

柴胡非正品之竹叶柴胡：本品根细长，扭曲。表面浅红棕色或棕褐色，顶端残留数个茎基和叶基，茎基部有密集的节。质坚韧，不易折断，断面显片状纤维性。气清香，味淡。

功效

滋阴养血，清热除蒸。

主治

风劳病。症见骨蒸劳热，肌体消瘦，唇红颊赤，困乏盗汗，咳嗽，脉细数。

现代运用

临床应用同黄芪鳖甲散，现代研究也表明，秦艽、柴胡、地骨皮、知母均可解热。青蒿、鳖甲对结核病低热有明显的退热效果。柴胡、乌梅、知母可抑制结核杆菌。此外，鳖甲还有提高血浆蛋白浓度的作用，当归又可补血。本方对于活动性肺结核及病因不明的长期反复低热也有疗效。

黄芪鳖甲散

出自《卫生宝鉴》

黄芪鳖甲地骨皮　　艽菀参苓柴半知

地黄芍药天冬桂　　甘桔桑皮劳热宜

劳热：指虚劳发热。主要由气血亏损，或阳衰阴虚所致，以骨蒸潮热，五心烦热等为常见症。

方解 黄芪鳖甲散出自《卫生宝鉴》，用时与姜同煎，可益气阴、清虚热。对气阴两虚之虚劳病有效。阴阳消长平衡，互根互用，阴不潜阳，虚热内生，故五心烦热，日晡潮热，盗汗，口燥咽干；阴虚火旺，虚火刑金，则咳嗽，痰少痰黏；中气虚弱，则疲倦乏力，食欲不振。

黄芪鳖甲散方解

君药 滋阴清虚热

臣药 助君药滋阴清热，清虚热

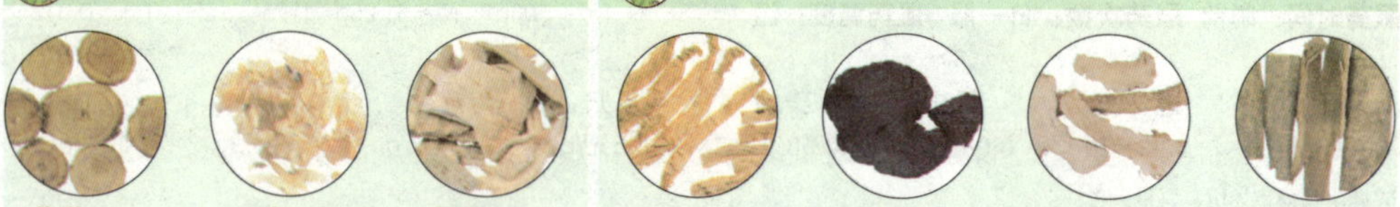

黄芪五钱 益气固表

天冬五钱 滋肾清肺

鳖甲五钱 滋阴除蒸

人参一钱半 大补元气

生地三钱半 滋阴养血

知母三钱半 养阴清热

秦皮三钱 清热解毒

药材真假识别

黄芪正品之蒙古黄芪：本品呈长圆柱形，条直，少有分枝，上端粗，未去根头者茎基较多，长40～90cm，粗端直径1.2～3.5cm。淡黄色至棕褐色稍粗糙，具明显的纵皱纹和横长皮孔。气微，味甜，嚼之有豆腥味。

佐使药 防阴药过于滋腻，健脾化痰，宣降肺气，调畅气机

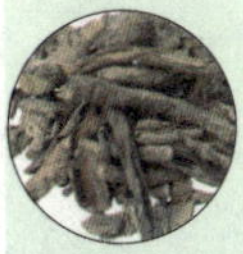
地骨皮三钱
清热凉血

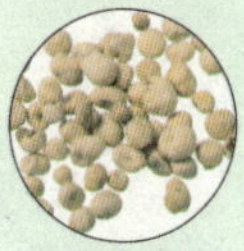
半夏三钱半
燥湿化痰

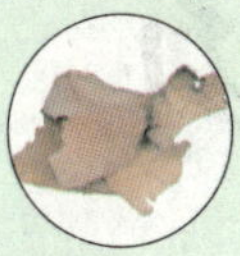
茯苓三钱
健脾运湿

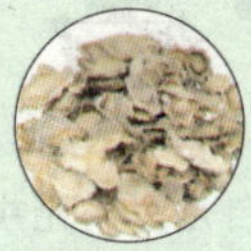
桔梗一钱半
宣肺利膈

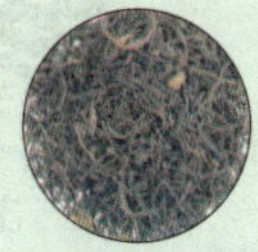
紫菀三钱半
温润入肺

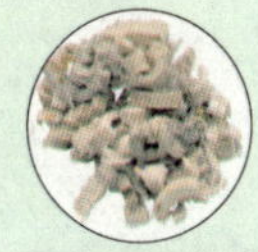
桑白皮三钱半
下气止咳

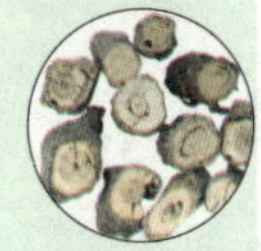
柴胡三钱
调畅气机

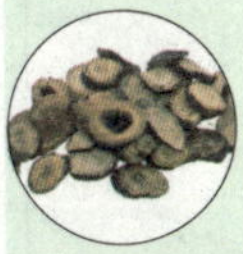
白芍三钱半
舒肝养血

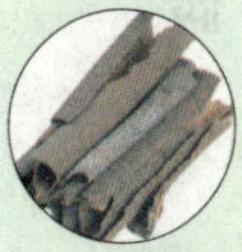
肉桂一钱半
促阳生阴

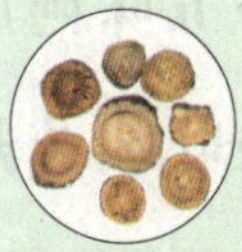
炙甘草三钱半
调和诸药

服药时间：饭后 **服药次数**：日两服 **服药温度**：温　　※ 1斤≈500g 1两≈31.25g 1钱≈3.125g 1分≈0.3125g

黄芪	天冬	鳖甲	人参	生地	知母	秦皮	地骨皮	半夏
0.08元/g	0.02元/g	0.07元/g	0.33元/g	0.09元/g	0.09元/g	0.02元/g	0.03元/g	0.12元/g
茯苓	桔梗	紫菀	桑白皮	柴胡	白芍	肉桂	炙甘草	
0.06元/g	0.05元/g	0.02元/g	0.02元/g	0.08元/g	0.07元/g	0.03元/g	0.11元/g	

※ 此价格为市场价，仅供参考

◆ 组成

黄芪、鳖甲、天冬各五钱，地骨皮、秦皮、茯苓、柴胡各三钱，紫菀、半夏、知母、生地、白芍、桑白皮、炙甘草各三钱半，人参、桔梗、肉桂各一钱半。

◆ 用法

每次一两，加生姜煎服。

◆ 功效

益气阴，清虚热。

◆ 主治

气阴两虚，虚劳内热。症见五心烦热，日晡潮热，自汗或盗汗，四肢乏力，不欲饮食，咳嗽口干，脉细数无力。

◆ 现代运用

临床用于治疗慢性咳嗽，胸部疾患伴有弛张热、消耗热、稽留热等，还可用于感冒久而不愈，慢性支气管炎而元气耗伤者。

◆ 使用注意

肺结核发热咳嗽、肺炎久而不愈者、慢性支气管炎、慢性疟疾等症均应用本例。

知母 草部 山草类

清热泻火 生津润燥

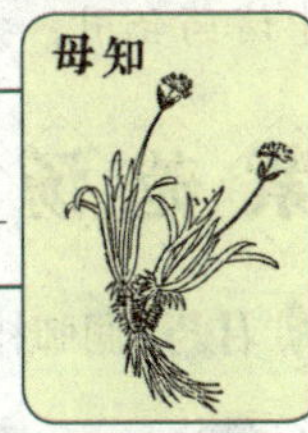

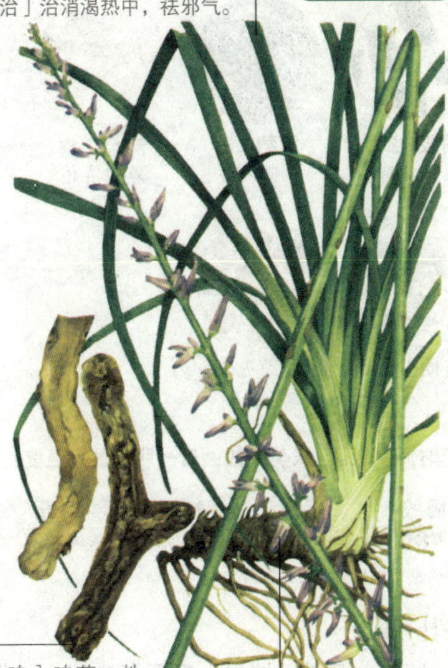

药材真假识别

黄芪非正品之梭果黄芪：本品呈圆柱形，条直，少分枝。表面深棕色至棕褐色，皱纹少，外皮易脱落。质疏松而柔韧，断面纤维性。木部淡黄色，皮部黄白色，皮部与木部易剥离。具有豆腥味。

紫菀汤

出自《医垒元戎》

紫菀汤中**知贝母**　参苓五味阿胶偶
再加**甘桔**治肺伤　咳血吐痰劳热久

知贝母：用于清热泻火，润燥化痰。

甘桔：指甘草、桔梗，可利咽化痰，且桔梗为舟楫之官，能载药上行脾肺。

方解 紫菀汤出自《医垒元戎》，方中加紫菀可清热化痰，润肺止咳，常用来治疗劳热久咳，痰中带血，也可用于治疗肺痿、肺痈。症见久咳不已，咳痰吐血，少气懒言。肺伤气损，阴虚火旺，日久伤及肺络则见久咳不止，咳痰吐血；肺主气，肺气虚则少气懒言；若日久则火旺愈炽，肺阴愈伤，而成咳涎沫脓血的肺痿、肺痈。方中诸药合用，共奏补气益体之效。又因方中以“紫菀”为主方，故名“紫菀汤”。

紫菀汤方解

君药 润肺补虚

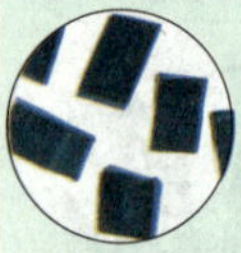
阿胶二钱
滋养肺阴

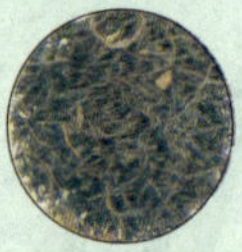
紫菀二钱
温润入肺

臣药 清肺泻火

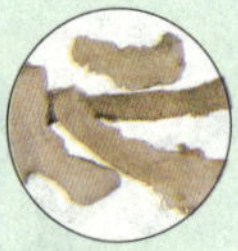
知母二钱
养阴清热

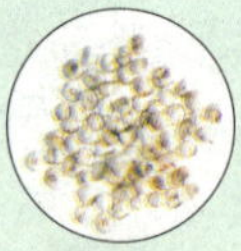
贝母二钱
化痰散结

佐使药 补脾益肺，助止久嗽

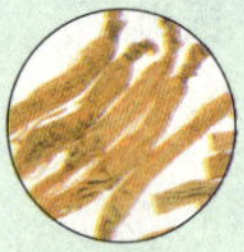
人参五分
大补元气

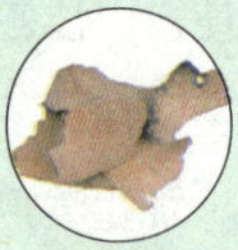
茯苓五分
渗湿利水

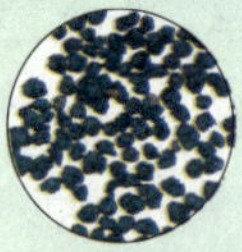
五味子十二粒
滋肾敛肺

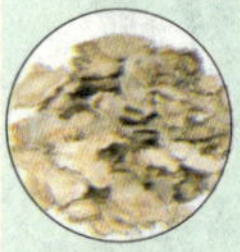
桔梗五分
上行入肺

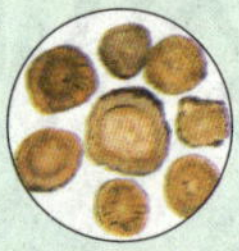
甘草五分
调和诸药

服药时间：饭后 **服药次数：**日一服 **服药温度：**温

※ 1斤≈500g　1两≈31.25g　1钱≈3.125g　1分≈0.3125g

阿胶	紫菀	知母	贝母	人参	茯苓	五味子	桔梗	甘草
0.13元/g	0.02元/g	0.09元/g	2.6元/g	0.33元/g	0.06元/g	0.06元/g	0.05元/g	0.11元/g

※ 此价格为市场价，仅供参考

◆组成

紫菀、阿胶、知母、贝母各二钱，桔梗、人参、茯苓、甘草各五分，五味子十二粒。

◆用法

水煎温服。

药材真假识别

紫菀正品：根茎呈不规则块状，顶端有茎叶残基。根茎簇生多数细根。根表面紫红色或灰红色，有纵皱纹。长3～15cm，直径0.1～0.3cm。质较柔韧。气微香，味甜，微苦。

◆功效

润肺化痰，清热止咳。

◆主治

肺元大伤，阴虚火盛。症见久咳不止，咳血吐痰，胸胁逆满，少气懒言，及肺痿变成肺痈。

◆使用注意

“肺痿”是指肺叶萎缩，以咳吐浊唾涎沫为主的慢性虚弱疾患。多由燥热伤津，久咳伤肺，枯萎不荣所致。若不及时治，肺热益盛，肺阴愈伤，亦会变生“肺痈”（即肺脓疡），症见口干，咳吐腥臭浊痰，胸痛等。因病因与本方相投，故亦可用本方治疗。

升阳益胃汤

出自《脾胃论》

升阳益胃参术芪　黄连半夏草陈皮

苓泻防风羌独活　柴胡白芍姜枣随

芪：黄芪，用以补气固卫。

黄连：用以退阴火。

芍：用以和血敛阴。

苓泻：指茯苓、泽泻，用以泻热降浊。

羌独活、柴胡：有除湿升阳之效。

方解 升阳益胃汤出自李东垣的《脾胃论》，用时可与姜、枣同煎，有健脾益气、升阳祛湿之效。脾主运化，喜燥而恶湿，其气以升为标。脾胃虚弱，运化失司，则饮食无味，食不消化；脾失健运，水谷不化而成湿邪，湿阻中焦，阻滞气机，故脘腹胀满；脾主四肢，湿邪凝滞，浸淫肌肉则身体肢节酸痛；中气虚则倦怠嗜睡；湿邪蕴而生热，津液不能上输而口干舌燥；湿热下注膀胱，则小解频数；脾属土，肺属金，脾气虚则肺气亦虚，不能固表则发恶寒。

升阳益胃汤方解

君药 培土生金

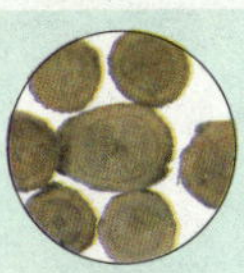

黄芪二两
益气固表

臣药 助君药益气健脾，燥湿和胃

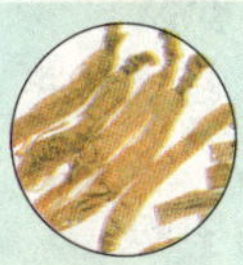

人参一两
大补元气

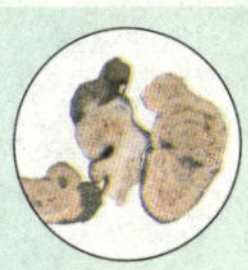

白术三钱
健脾燥湿

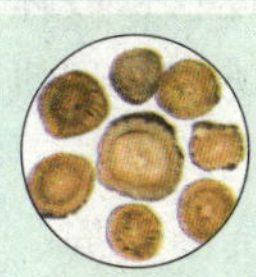

甘草一两
调和诸药

佐使药 使湿有去路

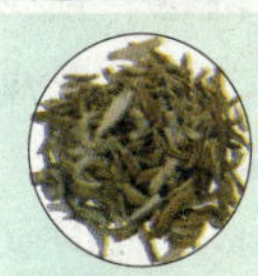

陈皮四钱
理气和胃

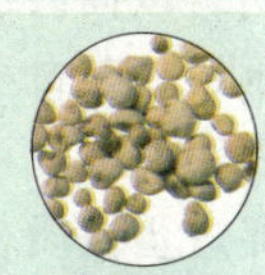

半夏一两
燥湿化痰

药材真假识别

紫菀非正品之滇紫菀：根茎呈不规则块状，顶端有茎基及叶柄残基，下端有多数圆柱形细根。根长7～15cm，表面浅棕褐色或棕黄色，有纵皱。质实而脆，折断面略显粉性。气特异，味淡微苦而发凉。

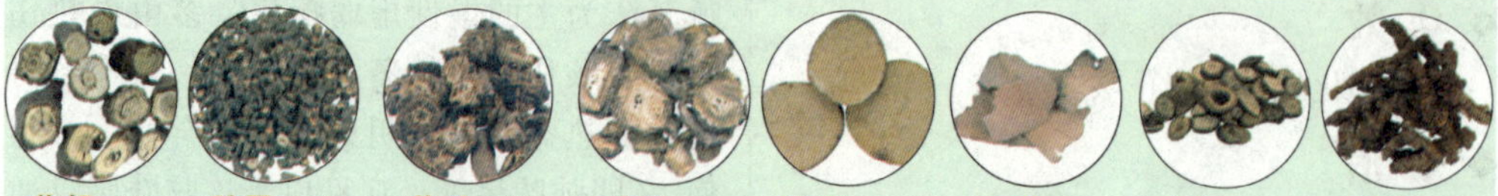

柴胡三钱	防风五钱	羌活五钱	独活五钱	泽泻三钱	茯苓三钱	白芍五钱	黄连二钱
清热燥湿	解表祛风	散风祛湿	祛风胜湿	利水渗湿	健脾渗湿	活血化瘀	清热泻火

服药时间：早饭后 **服药次数：**日一服 **服药温度：**温 ※ 1斤≈500g 1两≈31.25g 1钱≈3.125g 1分≈0.3125g

黄芪	人参	白术	甘草	陈皮	半夏	柴胡
0.08元/g	0.33元/g	0.16元/g	0.11元/g	0.03元/g	0.12元/g	0.08元/g
防风	羌活	独活	泽泻	茯苓	白芍	黄连
0.08元/g	0.09元/g	0.012元/g	0.014元/g	0.06元/g	0.07元/g	0.15元/g

※ 此价格为市场价，仅供参考

◆ 组成

人参、半夏、甘草（炙）各一两，羌活、独活、防风、白芍各五钱，白术、茯苓、泽泻、柴胡各三钱，黄连二钱、黄芪二两、陈皮四钱。

◆ 用法

上药研为粗末，每次服三钱，入姜、枣，水煎服。

◆ 功效

健脾益气，升阳祛湿。

◆ 主治

脾胃气虚，兼遇湿邪。症见怠惰嗜卧，饮食无味，体酸重，肢节痛，口苦舌干，大便不利，小便频数，或见恶寒，舌淡苔白腻，脉沉无力。

◆ 现代运用

临床多用于慢性胃肠炎、胃及十二指肠球部溃疡、胃扭转、慢性胆囊炎等病，以面白、倦怠、食少、腹胀、肢体沉重、口苦口干为辨证要点。现代药理研究表明，本方可兴奋垂体—肾上腺系统，可促进蛋白质合成，同时又能抗菌镇静、消炎、降压，进而提高机体免疫力。

泽泻 草部 水草类

利小便 清湿热

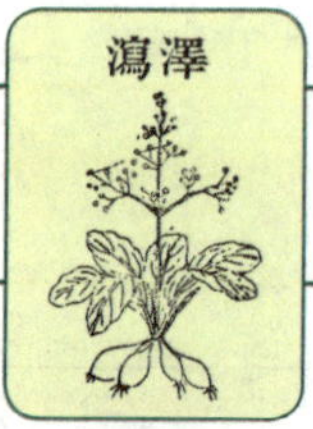

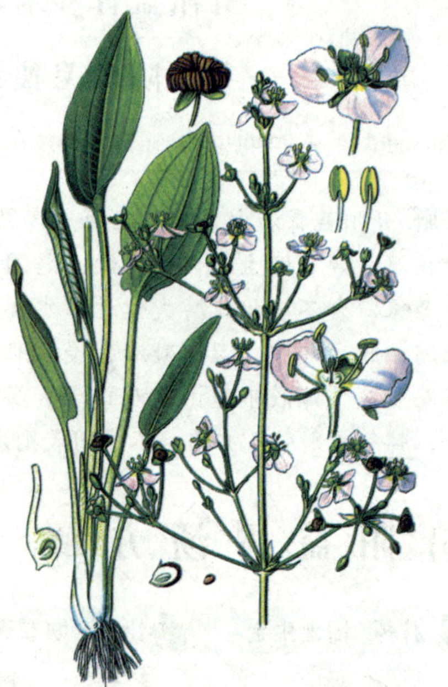

根

［性味］味甘，性寒，无毒。

［主治］主风寒湿痹，乳汁不通，能养五脏，益气力。

药材真假识别

白术正品：表面灰黄色或灰棕色，有明显瘤状突起、断续的纵沟纹和须根痕。顶端有茎基和不甚明显的芽痕，下端两侧膨大呈瘤状。质坚实，不易折断。气清香，味甘，微辛，嚼之略带黏性。

小建中汤

出自《伤寒论》

小建中汤芍药多　桂姜甘草大枣和

更加饴糖补**中脏**　虚劳腹冷服之**瘥**

增入黄芪名亦**尔**　表虚身痛效无过

又有建中十四味　**阴斑**劳损起**沈疴**

十全大补加附子　麦夏茯蓉仔细**哦**

中脏：今指脾胃，因脾胃位于中焦，故名中脏。

尔：如此，这样。

阴斑：斑的类型之一，亦称阴证发斑。

瘥：病情痊愈。

沈疴：即沉疴，重病。

哦（é鹅）：吟咏。

方解 小建中汤出自《伤寒论》，具有温中补虚，和里缓急之功效，用于治疗虚劳里急证。本方所治虚证，皆因中焦虚寒，气血生化不足所致。脾胃为后天之本，气血为生化之源，阳气不足无以温热，气血不足则阴阳失调。本方有平补阴阳，调和摄卫，重树中气之作用，故名“小建中汤”。

小建中汤方解

服药时间	服药次数	服药温度
饭后	每日三服	温

※ 1斤≈500g　1两≈31.25g　1钱≈3.125g　1分≈0.3125g

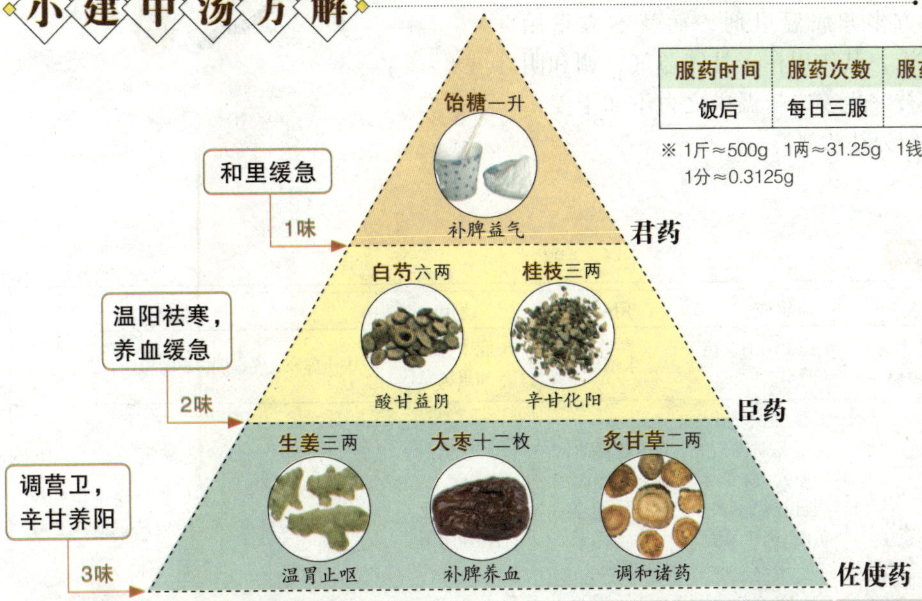

饴糖	白芍	桂枝	生姜	大枣	炙甘草
0.015元/g	0.07元/g	0.03元/g	0.006元/g	0.02元/g	0.11元/g

※ 此价格为市场价，仅供参考

药材真假识别

半夏正品：本品呈类球形。直径1～1.5cm。表面白色或浅黄色，顶端有凹陷的茎痕，周围密布麻点状根痕，下端钝圆，较光滑。质坚实，断面洁白，富粉性。气微，味辛辣，麻舌而刺喉。

◆ 组成

白芍六两，桂枝三两，炙甘草二两，生姜三两，大枣十二枚，饴糖一升。

◆ 用法

水煎服。

◆ 功效

温中补虚，和里缓急。

◆ 主治

虚劳里急。症见腹中时阵痛，喜温喜按，舌淡苔白，脉细弦；或虚劳而心中动悸，虚烦不安，面色无华，或手足发热，咽干口燥。

◆ 现代运用

临床常用于治疗胃及十二指肠溃疡、再生障碍性贫血、神经衰弱等疾病，以腹痛喜温喜按，面色无华，舌淡红，脉沉或虚为辨证要点。现代研究同时表明，本方可提高机体免疫功能。

◆ 使用注意

本方多归属温里剂，而就本方重用饴糖而论，其作用在于补脾益气，调和阴阳。桂枝、生姜二味温中之力不如干姜，故将其归为补益剂。

枣 果部 五果类

润心肺 止咳 补五脏

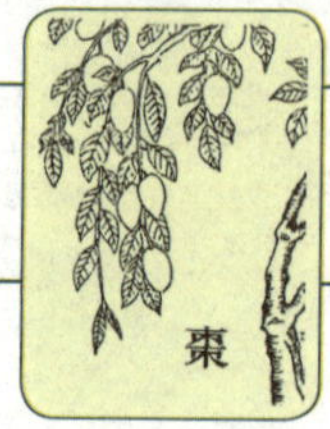

叶

［性味］味甘，性平，无毒。

［主治］平胃气，通九窍，

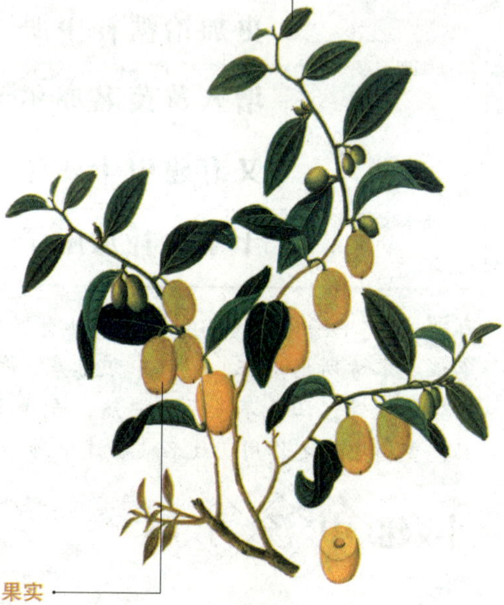

果实

［性味］味甘，性平，无毒。

［主治］主心腹邪气，安中，养脾气。

附方

方名	组成	用法	功用	主治
黄芪建中汤（《金匮要略》）	小建中汤加黄芪一两半	水煎服	温中补气，和里缓急	中焦虚寒，气虚弱，虚劳里急，诸不足
十四味建中汤（《太平惠民和剂局方》）	人参、白术、茯苓、炙甘草、熟地黄、白芍、当归、川芎、炙黄芪、肉桂、附子、半夏、麦冬、肉苁蓉各等份	上述药材研成细末，每次三钱，加生姜3片、大枣1枚，水煎温服	补益气血，调和阴阳	阴证发斑。症见手足胸背等部位发稀疏淡红色斑点，高出皮肤，似蚊虫叮咬状

药材真假识别

防风正品：本品呈长圆锥形或长圆柱形，稍弯曲。长15～30cm，直径0.5～2cm。表面灰棕色，粗糙，有多数横长皮孔、纵皱纹及点状突起的根痕。体轻，易折断，断面不平坦，有放射状纹理。气特异，味微甘。

百合固金汤

出自《医方集解》

百合固金二地黄　玄参贝母桔甘藏
麦冬芍药当归配　喘咳痰血肺家伤

固金：肺属金，此方以百合为主，有固护肺阴之效，故称“固金”。

藏：收存。

方解 百合固金汤出自《医方集解》引赵蕺庵方，此方可润肺滋肾，化痰止咳，用于治疗肺肾阴虚，虚火上炎。症见咳嗽气喘，痰有血丝，咽喉燥痛，骨蒸潮热，夜间盗汗，舌红少苔，脉细数。肺肾阴液相互滋养，肺津充足可充盈肾水，肾阴充沛则上养肺金，故有“金水相生”之说。若肺肾虚亏，水不制火，虚火上炎则咽喉干痛；虚火灼金，肺失清肃，则咳伴气喘；虚火烧灼肺络，络损血溢，则痰中含血。阴虚生内热，虚热蒸腾，则骨蒸潮热盗汗；舌红少苔，脉细数均为阴虚内热之征象。

百合固金汤方解

君药 滋补肾阴，清热止咳

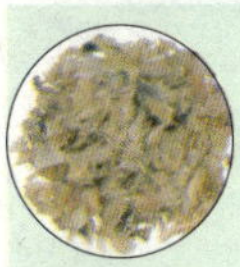
百合一钱
滋阴润肺

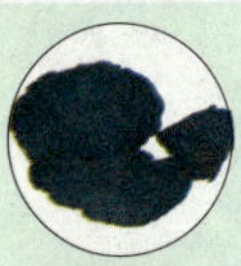
生地黄二钱
滋阴养血

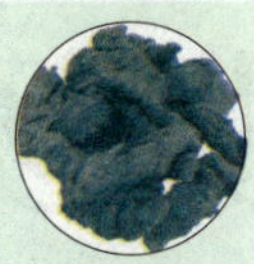
熟地黄三钱
凉血补血

臣药 药滋养肺

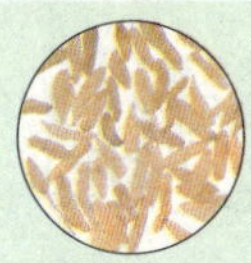
麦冬一钱半
润肺清心

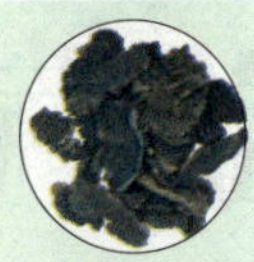
玄参八分
泻火解毒

佐使药 养血柔肝

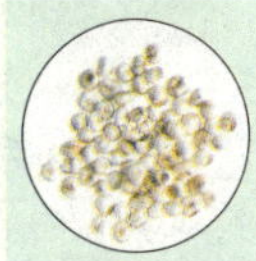
贝母一钱
化痰散结

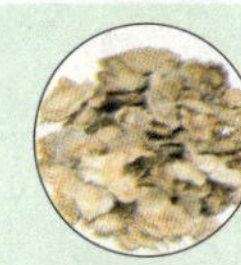
桔梗八分
止咳化痰

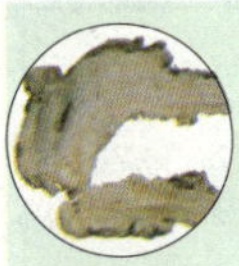
当归一钱
润肠软坚

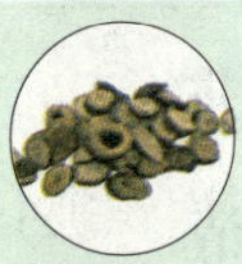
白芍一钱
活血化瘀

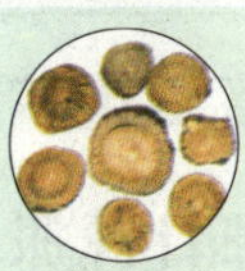
生甘草一钱
清热泻火

服药时间：不拘时服 **服药次数：**日两服 **服药温度：**温　※ 1斤≈500g　1两≈31.25g　1钱≈3.125g　1分≈0.3125g

百合	生地	熟地	麦冬	玄参	贝母	桔梗	当归	白芍	生甘草
0.06元/g	0.09元/g	0.1元/g	0.05元/g	0.01元/g	2.6元/g	0.05元/g	0.05元/g	0.07元/g	0.11元/g

※ 此价格为市场价，仅供参考

药材真假识别

防风非正品之云防风：本品呈圆柱形或圆锥形，稍弯曲，长10～18cm，直径0.5～1cm。表面呈红棕色，具纵向皱纹及皮孔样突起。质软，易折断，断面平坦。皮部浅棕色，木质部黄白色。

◆组成

百合、白芍、当归、贝母、生甘草各一钱，玄参、桔梗各八分，麦冬一钱半、生地黄二钱、熟地黄三钱。

◆用法

水煎服。

◆功效

养阴清热，润肺化痰。

◆主治

肺肾阴亏，虚火上炎。症见咳嗽气喘，口干、痰中带血，咽喉疼痛，头晕，午后潮热，舌红少苔，脉细数。

◆使用注意

临床常用于治疗肺结核、支气管哮喘、支气管扩张、自发性气胸等属肺肾阴虚证，以咳嗽、咽喉痛、舌红少苔、脉细数为辨证要点。

当归 草部 芳草类

泻肺下气 下痰止咳

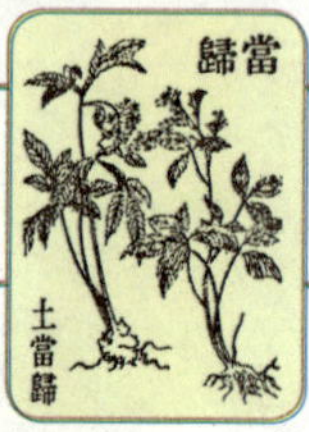

茎

[性味]味甘，性温，无毒。

[主治]主咳逆上。

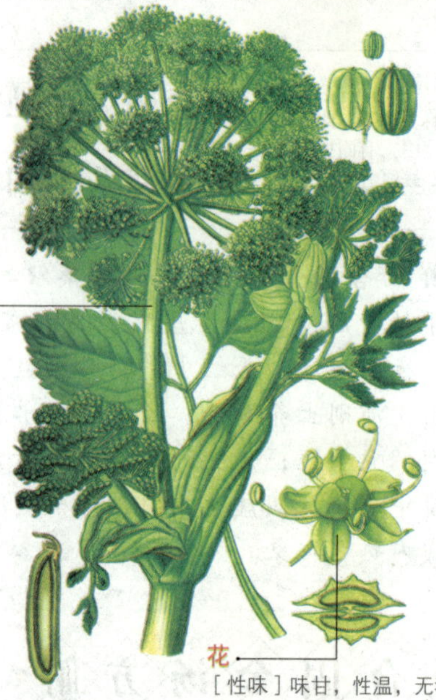

花

[性味]味甘，性温，无毒。

[主治]主妇人漏下、不孕不育。

益气聪明汤

出自《东垣试效方》

益气聪明汤蔓荆　升葛参芪黄柏并

再加芍药炙甘草　耳聋目障服之清

目障：障，障碍。目障，指视物不清。

方解 益气聪明汤出自《东垣试效方》，具有益气升阳，聪耳明目之功效。饮食劳倦损伤脾胃，使得中气不足，清阳不升，水谷精气不能运达至头面耳目，加之风热上扰，则现头昏，视力减退，耳聋，耳鸣等症。本方中气不足，清阳不升为其证，兼有心火亢盛之证。诸药合用，补中气，升清阳，益肝肾，耳聪目明，故名为“益气聪明汤”。

药材真假识别

白芍正品：本品呈圆柱形，多顺直。长5～18cm，直径1～2.5cm。表面类白色至红棕色，有纵皱纹及细根痕，偶有残存的棕褐色外皮。质坚实，不易折断，断面较平坦，具放射状纹理。气微，味微苦、酸。

益气聪明汤方解

君药 意在治本　**佐使药** 鼓舞清阳，上行头目

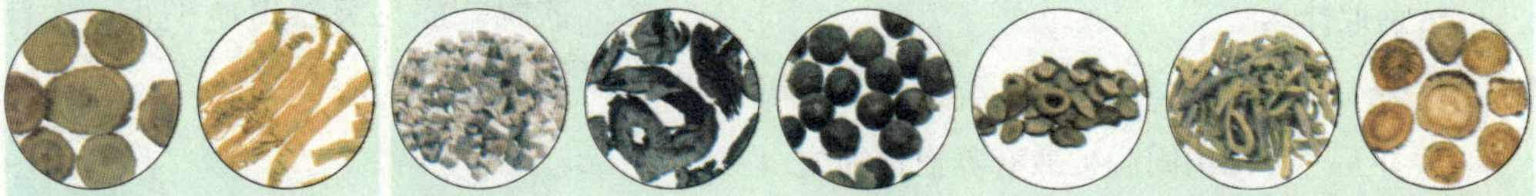

黄芪五钱	人参五钱	葛根三钱	升麻一钱半	蔓荆子三钱	白芍二钱	黄柏二钱	炙甘草一钱
温补脾阳	大补元气	祛烦止渴	清热升阳	清利头目	养血平肝	清热泻火	调和诸药

服药时间：饭后 **服药次数：**日一服 **服药温度：**温　※ 1斤≈500g　1两≈31.25g　1钱≈3.125g　1分≈0.3125g

黄芪	人参	葛根	升麻	蔓荆子	白芍	黄柏	炙甘草
0.08元/g	0.33元/g	0.01元/g	0.022元/g	0.01元/g	0.07元/g	0.02元/g	0.11元/g

※ 此价格为市场价，仅供参考

◆ 组成

黄芪、人参各五钱，葛根、蔓荆子各三钱，白芍、黄柏各二钱，升麻一钱半，炙甘草一钱。

◆ 用法

水煎服。

◆ 功效

补中益气，助升清阳。

◆ 主治

中气虚，清阳不升。症见目内生障，视物不清，耳鸣耳聋等。

独参汤

出自《伤寒大全》

独参功擅得嘉名　　血脱脉微可返生

一味人参浓取汁　　应知专任力方宏

擅：长于；善于。

方解 独参汤出自《伤寒大全》，方剂单由人参组成。人参为治虚劳内伤第一要药，凡一切气、血、津液不足、暴脱之证皆可服之。人参专补脾肺之气，一身之气得，诸证自除。中医学认为有形之血不能自生，生于无形之气，故本方亦可用于大失血之救急。

药材真假识别

白芍非正品之云白芍：本品呈圆柱形，长10～18cm，直径1～2.5cm。外表灰黄色至棕黄色，有明显纵纹及须根痕。质坚实，不易折断，断面浅黄色，略角质，木部具放射状纹理。气微香，味微苦、酸。

◆ **组成**

人参。

◆ **用法**

浓煎取汁。

◆ **功效**

大补元气。回阳固脱，兼有养血活血之功，对于产后失血过多，阳气虚浮欲脱所致的产后昏厥有急救之功。

◆ **主治**

元气欲脱。症见突然出血不止，大汗出，面色苍白，气短脉微等。

龟鹿二仙胶

出自《证治准绳》

龟鹿二仙最守真　补人三宝气精神
人参枸杞和龟鹿　益寿延年实可珍

方解 龟鹿二仙胶出自王肯堂的《证治准绳》，方剂由鹿角、龟甲、枸杞子、人参组成，阴阳精血不足为本方主治之证。龟鹿皆灵而有寿，可补心、补肾、补血，皆以养阴也。鹿角常返向尾，以补命、补精、补气，皆以养阳也。再加上人参、枸杞，益气生精。方中诸药相配，补阴益阳，能益寿延年，生精助孕。

龟鹿二仙胶方解

君药 峻补阴阳，补益精髓，化生气血

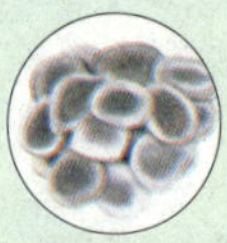

鹿角十斤
温肾阳，益精血，善通督脉

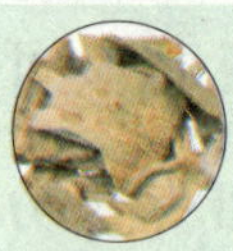

龟甲三十两
补阴精，益气血，善通任脉

臣药 助君药益血通脉

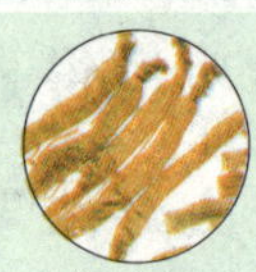

人参十五两
补益脾肺

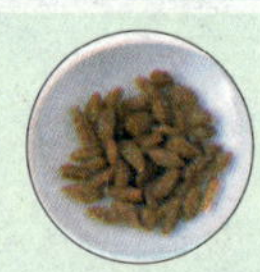

枸杞子三十两
滋养肝肾

服药时间：晨起后服用　**服药次数**：日一服　**服药温度**：温

※ 1斤≈500g　1两≈31.25g　1钱≈3.125g　1分≈0.3125g

鹿角	龟甲	人参	枸杞子
0.15元/g	0.4元/g	0.33元/g	0.04元/g

※ 此价格为市场价，仅供参考

药材真假识别

龟甲正品：质坚硬，气微腥，味微咸。本品呈椭圆形拱状，边缘整齐，前端略凹入，后端圆，前窄后宽，背棱三条，其正中的一条隆起较明显。长9～16cm，宽6～12cm，高3～6cm，外表面棕色。

◆组成

鹿角十斤,龟甲、枸杞子三十两，人参十五两。

◆用法

初起时每日晨起后取一钱五分，以清酒调化，淡盐温水送服。十日加五分，加至三钱止。

◆功效

滋阴填精，益气壮阳。

◆主治

男、妇真元虚损，婚后久不育；精极，梦遗，瘦削少气，目视不清。

◆使用注意

①气温过高时，胶易溶，置冰箱内冷藏。

②如有感冒或腹泻等症时，需暂停服用。

③服用期间，忌食生冷。

天王补心丹

出自《道藏》

天王补心柏枣仁　二冬生地与归身

三参桔梗朱砂味　远志茯苓共养神

或以菖蒲更五味　劳心思虑过耗真

方解 天王补心丹出自《道藏》，方剂由生地黄、柏子仁、炒酸枣仁、天冬、麦冬、当归、五味子、人参、玄参、丹参、桔梗、远志、茯苓组成。主治阴虚火旺，心肾不交。病人思虑过度，耗伤心阴，阴亏血少，心失所养而神志不安，虚烦少眠，健忘；心火引动相火，扰动精室，故梦遗；心火上炎，故口舌生疮；津枯血少，故肠燥便干。方中诸药相配，滋阴治本，治标安神，诸证自愈。

天王补心丹方解

君药 生津除烦

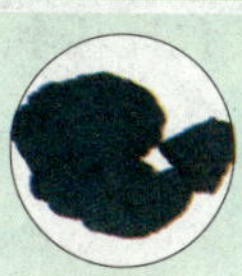

生地黄四两
滋阴清热

臣药 助君药养阴清热

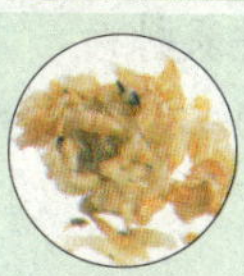

天冬一两
滋阴清热

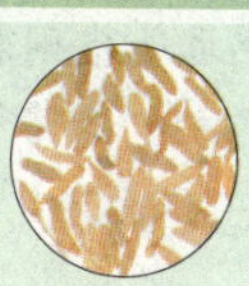

麦冬一两
清热养肺

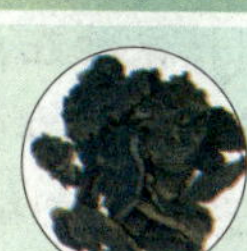

玄参五钱
清虚火

佐使药 养心安神

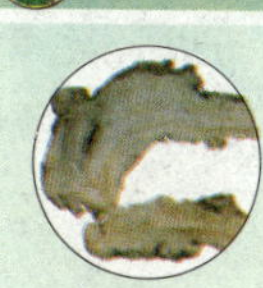

当归一两
补血活血

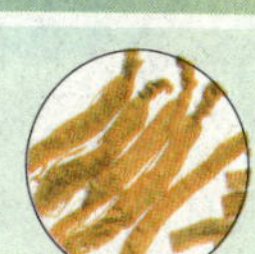

人参五钱
大补元气

药材真假识别

龟甲非正品之海南闭壳龟背甲：本品呈椭圆形拱状，隆起较高，边缘不甚整齐，前后两端略向外翻，前端略凹入，后端圆，中央有一条隆起的脊棱。长9～16cm，宽9～11cm，高4～8cm。表面浅黄色，具棕黑色条纹或斑点。

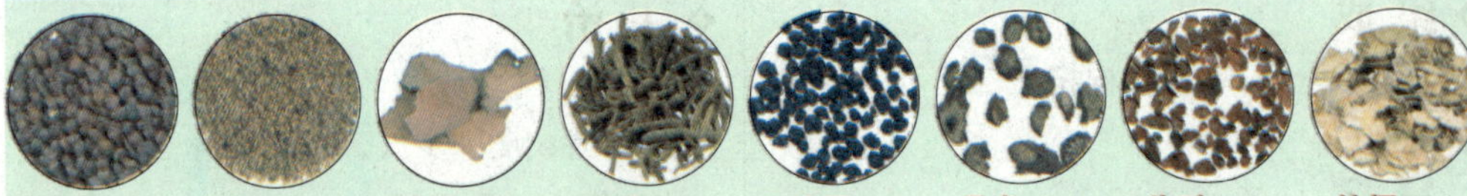

酸枣仁一两	柏子仁一两	茯苓五钱	远志五钱	五味子一两	丹参五钱	朱砂一两	桔梗五钱
补中益肝	养心宁神	渗湿利水	交通心肾	益气敛阴	清心活血	镇心安神	载药上行

服药时间：睡前 **服药次数：**日一服 **服药温度：**温　※1斤≈500g 1两≈31.25g 1钱≈3.125g 1分≈0.3125g

生地黄	天冬	麦冬	玄参	当归	人参	酸枣仁
0.09元/g	0.02元/g	0.05元/g	0.01元/g	0.05元/g	0.33元/g	0.07元/g
柏子仁	茯苓	远志	五味子	丹参	朱砂	桔梗
0.08元/g	0.06元/g	0.05元/g	0.06元/g	0.02元/g	0.6元/g	0.05元/g

※ 此价格为市场价，仅供参考

◆组成

生地黄四两,柏子仁、炒酸枣仁、天冬、麦冬、当归、五味子各一两，人参、玄参、丹参、桔梗、远志、茯苓各五钱。

◆用法

上述各药共研为细末，炼蜜为丸，如梧桐子大，朱砂作衣，每服二三十丸，温开水送下。水煎服亦可，用量按原方比例酌减。（一方无五味子，有石菖蒲四钱）。

◆功效

滋阴养血，补心安神。

◆主治

阴虚血少，神志不宁。症见心悸失眠，梦遗善忘，虚烦神疲，口舌生疮，手足心热，舌红少苔，脉细数。

保元汤

出自《博爱心鉴》

保元补益总偏温　桂草参芪四味存

男妇虚劳幼科痘　持纲三气妙难言

三气：指肺气、胃气、肾气而言。

方解保元汤出自魏直的《博爱心鉴》，方剂由黄芪、人参、炙甘草、肉桂组成。主治元气不足，阳气偏虚。元气，即人身真元之气，藏于肾，为脾胃水谷之气与肺吸入之清气化合而成。元气足则精充神旺，元气虚则精衰神疲。本方是魏氏从李杲黄芪汤借痘证发展而来，加官桂以助药力。方中诸药相配，温补元气，气充体壮，虚损自复，合奏保守真元之气之功效，故名“保元汤”。

药材真假识别

天冬正品：本品呈长纺锤形，略弯曲。长5～18cm，直径0.5～2cm。表面黄白色至淡黄棕色，半透明，光滑或具深浅不等的纵皱纹。质硬或柔韧，断面黄白色，角质样，中柱明显。气微，味甜，微苦。

保元汤方解

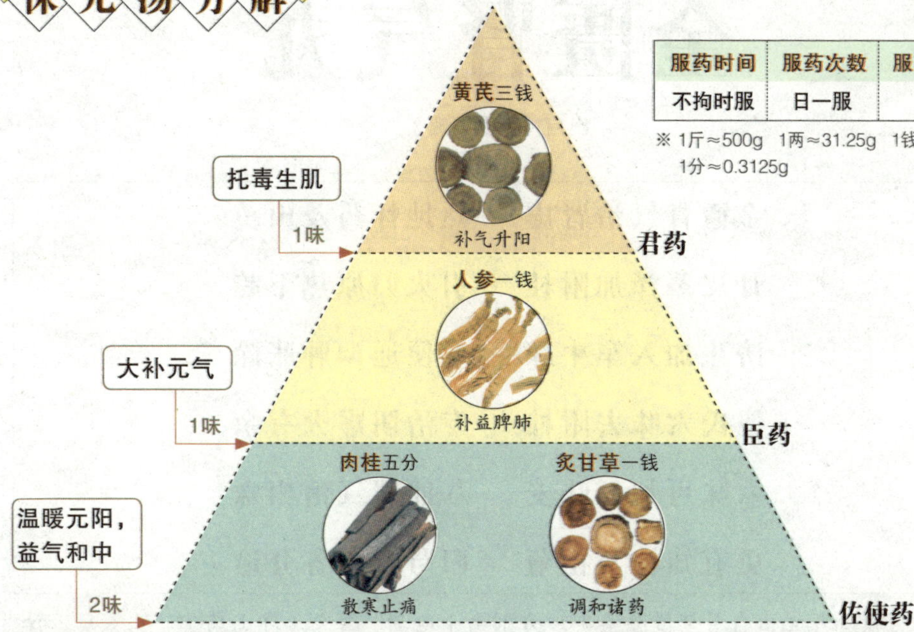

服药时间	服药次数	服药温度
不拘时服	日一服	温

※ 1斤≈500g　1两≈31.25g　1钱≈3.125g　1分≈0.3125g

人参	甘草	黄芪	肉桂
0.33元/g	0.11元/g	0.08元/g	0.03元/g

※ 此价格为市场价，仅供参考

◇ 组成

黄芪三钱，人参一钱，炙甘草一钱，肉桂五分。（原书无用量，今依《景岳全书》而补）。

◇ 用法

加生姜一片，水煎服。

◇ 功效

益气温阳。

◇ 主治

元气不足，虚损劳疲。症见少气惧寒，倦怠乏力，小儿痘疮，阳虚顶陷，不作发起灌浆者。

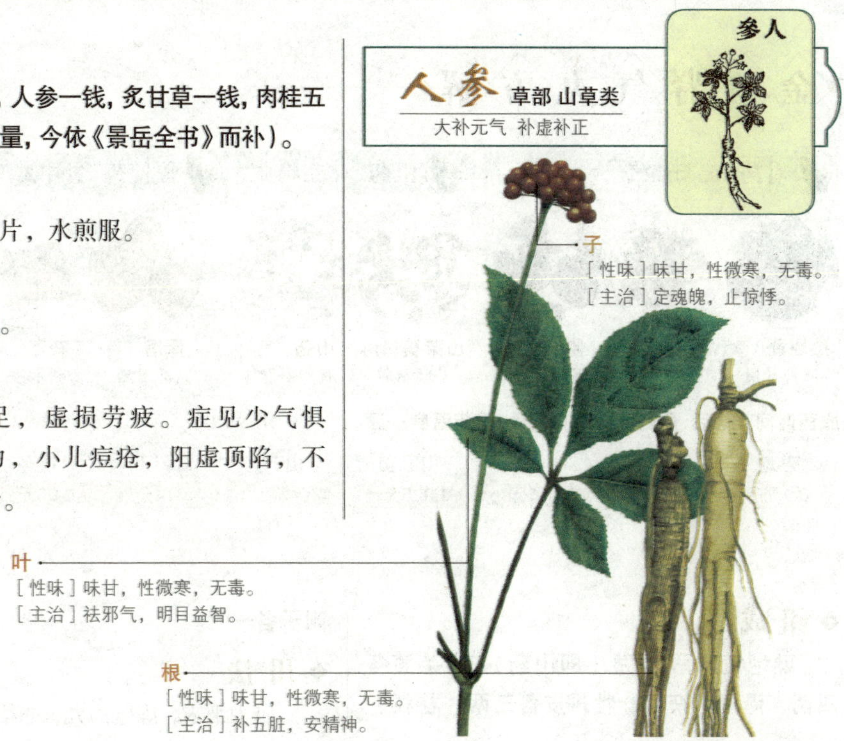

药材真假识别

天冬非正品： 本品呈纺锤形。根较瘦小，长2～8cm，直径0.5～0.9cm。表面黄棕色，残存外皮棕褐色，质硬脆，易折断，断面类白色，有的呈空壳状。气微，味苦，微麻舌。

金匮肾气丸

出自《金匮要略》

金匮肾气治肾虚　熟地怀药及山萸
丹皮苓泽加附桂　引火归原热下趋
济生加入车牛膝　二便通调肿胀除
钱氏六味去附桂　专治阴虚火有余
六味再加五味麦　八仙都气治相殊
更有知柏与杞菊　归芍参麦各分途

方解 金匮肾气丸出自《金匮要略》，方剂由干地黄、薯蓣（即山药）、山茱萸、泽泻、茯苓、牡丹皮、桂枝、附子组成，主治肾阳不足。方中诸药相配，不燥不腻，振奋肾阳，气化复常。

金匮肾气丸方解

君药　温阳化气

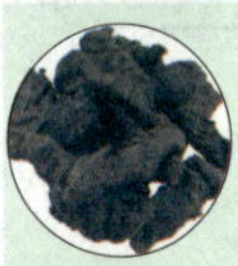
熟地黄八两
滋补肾阴

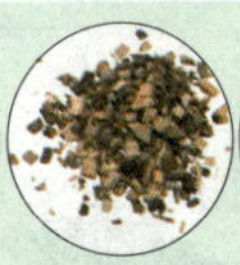
桂枝一两
通行血脉

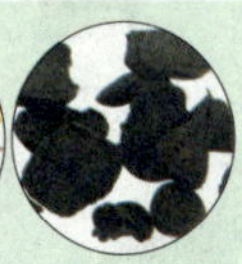
附子一两
温阳化气

臣药　化生精血

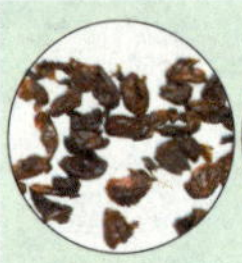
山茱萸四两
补肝益脾

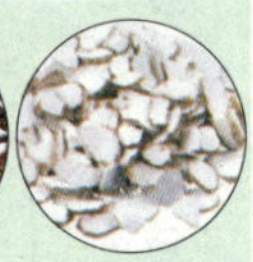
山药四两
健脾补肾

佐使药　补中寓泻，防地黄滋腻

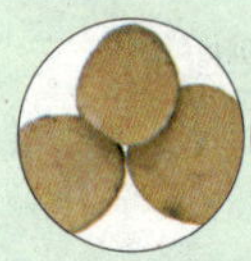
泽泻三两
清湿热

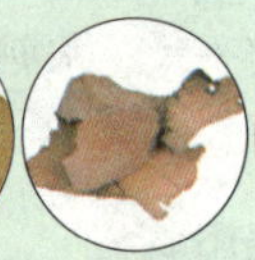
茯苓三两
利水渗湿

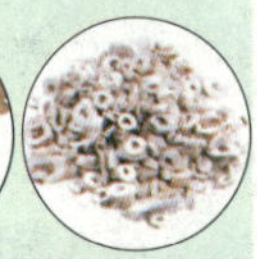
牡丹皮三两
清泻肝火

服药时间：饭后　**服药次数：**日两服　**服药温度：**温

※ 1斤≈500g　1两≈31.25g　1钱≈3.125g　1分≈0.3125g

熟地	桂枝	附子	山茱萸	山药	泽泻	茯苓	牡丹皮
0.1元/g	0.03元/g	0.025元/g	0.025元/g	0.015元/g	0.014元/g	0.06元/g	0.028元/g

※ 此价格为市场价，仅供参考

◆ 组成

熟地黄八两，薯蓣（即山药）、山茱萸各四两，泽泻、茯苓、牡丹皮各三两，桂枝、附子各一两。

◆ 用法

研为细末，炼蜜为丸，如梧桐子大，酒下

药材真假识别

山药正品：本品常分为毛山药和光山药：毛山药呈不规则圆柱形，略弯曲而稍扁。表面黄白色或淡黄色，有纵沟、纵皱纹及须根痕。光山药呈圆柱形，条匀挺直。体重，不易折断，断面白色，粉性，颗粒状。

十五丸，日再服。

◆ 功效

补肾助阳。

◆ 主治

肾阳虚损。症见腰膝酸软，下半身易有冷感，小便不利，少腹拘急或小便频多，入夜重，舌淡，阳痿早泄，脉虚弱等。

附方

方名	组成	用法	功用	主治
济生肾气丸	本方加车前子、牛膝	温水送下	温补肾阳，利水消肿	肾虚水肿，腰重脚肿，小便不利
六味地黄丸	本方减桂枝、附子	温水送下	滋补肾阴	少儿先天阴虚，及男妇肾阴不足，腰酸足软，自汗盗汗，咳嗽发热，耳鸣咽干等症
麦味地黄丸	六味地黄丸加五味子、麦冬	温水送下	滋补肺肾	肺肾阴虚，或喘或咳者
知柏地黄丸	六味地黄丸加知母、黄柏	温水送下	滋阴降火	骨蒸潮热，虚烦盗汗，腰脊酸痛，遗精等症
杞菊地黄丸	六味地黄丸加枸杞子、菊花	温水送下	滋养肝肾	视物模糊，或眼睛干涩，迎风流泪等症
归芍地黄丸	六味地黄丸加当归、白芍	温水送下	滋补肝肾	肝肾阴虚，相火内动，头眩耳鸣，午后潮热，手足心热或两胁攻痛等
参麦地黄丸	六味地黄丸加人参、麦冬	温水送下	滋补肾阴，益气补肺	肺肾两亏，咳嗽气喘，内热口燥等

还少丹

出自《杨氏家藏方》

还少温调脾肾寒　茱怀苓地杜牛餐

苁蓉楮实茴巴枸　远志菖蒲味枣丸

方解 还少丹出自杨倓的《杨氏家藏方》，方剂由熟地黄、怀山药、牛膝、枸杞子、山茱萸、茯苓、杜仲、远志、五味子、楮实、小茴香、巴戟天、肉苁蓉、石菖蒲、红枣组成。主治虚损劳伤，脾肾虚寒，心血不足，腰膝酸软，失眠健忘，眩晕倦怠，小便混浊，遗精阳痿，未老先衰，疲乏无力。方中诸药相配，平调水火，双补脾肾，诸证自愈。

药材真假识别

山药非正品之参薯：本品略呈不规则圆柱形，长7～14cm，直径2～4cm。表面浅棕黄色至棕黄色，有纵皱纹，常有未除尽的栓皮痕迹。质坚实，断面白色至淡黄色。气微，味淡。

还少丹方解

君药 温补肾阳，阴阳并补

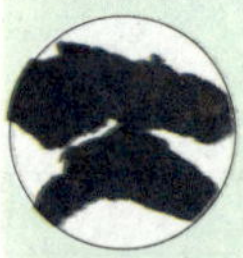
肉苁蓉一两
入肾经血分

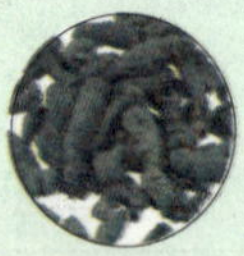
巴戟天一两
入肾经血分

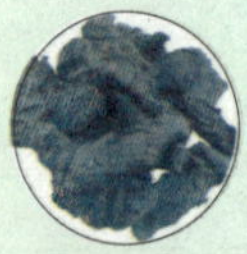
熟地黄二两
滋阴补血

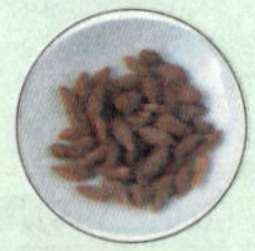
枸杞子一两半
滋阴益肾

臣药 助君药散寒补火

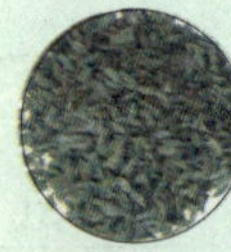
小茴香一两
理气止痛

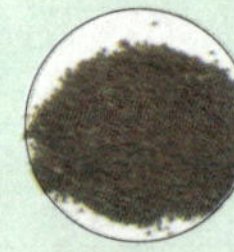
楮实一两
散寒解热

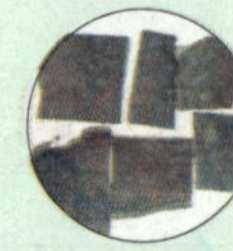
杜仲一两
补益肝肾

佐使药 固肾涩精，健脾益气

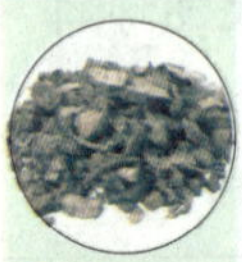
牛膝一两半
补肾强腰膝

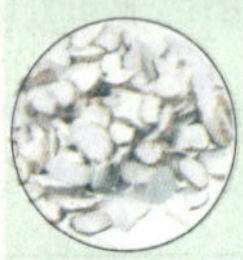
山药一两半
健脾补肾

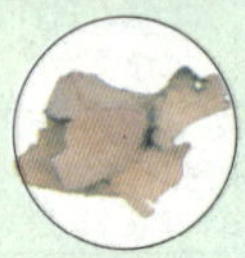
茯苓一两
渗湿健脾

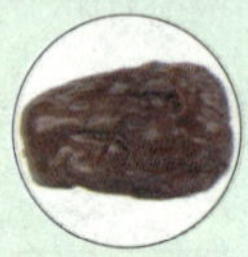
大枣一百枚
健脾补虚

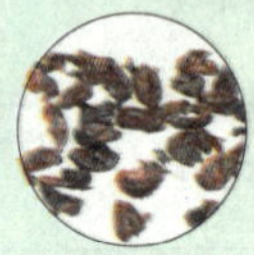
山茱萸一两
滋阴益肾

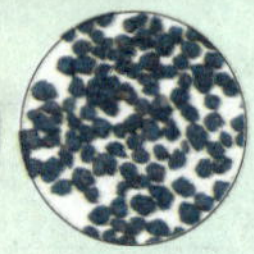
五味子一两
益气涩精

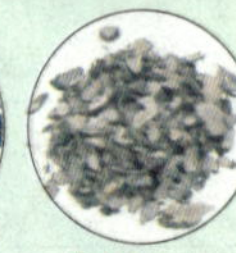
菖蒲五钱
化痰开窍

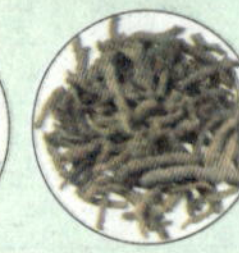
远志一两
交通心肾

服药时间：饭后服用 **服药次数**：日两服 **服药温度**：温

※ 1斤≈500g 1两≈31.25g 1钱≈3.125g 1分≈0.3125g

肉苁蓉	巴戟天	熟地黄	枸杞子	小茴香	楮实	杜仲	牛膝
0.14元/g	0.05元/g	0.1元/g	0.08元/g	0.012元/g	0.017元/g	0.013元/g	0.018元/g
山药	茯苓	大枣	山茱萸	五味子	菖蒲	远志	
0.015元/g	0.06元/g	0.02元/g	0.025元/g	0.06元/g	0.03元/g	0.05元/g	

※ 此价格为市场价，仅供参考

◆组成

熟地黄二两，怀山药、牛膝、枸杞子各一两半，山茱萸、茯苓、杜仲、远志、五味子、楮实、小茴香、巴戟天、肉苁蓉各一两，菖蒲五钱，大枣一百枚。

◆用法

炼蜜为丸，如梧桐子大，日两服，每次三钱，淡盐汤服下。

◆功效

温肾暖脾，并补阴阳。

◆主治

脾肾两虚。症见虚体瘦弱，腰膝酸软，神疲乏力，饮食无味，健忘，遗精，阳痿早泄，牙齿浮痛等证属脾肾气虚者。

巴戟天 草部 山草类

补肾阳 清湿热 祛风湿

天戟巴

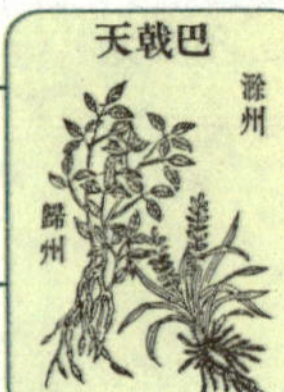

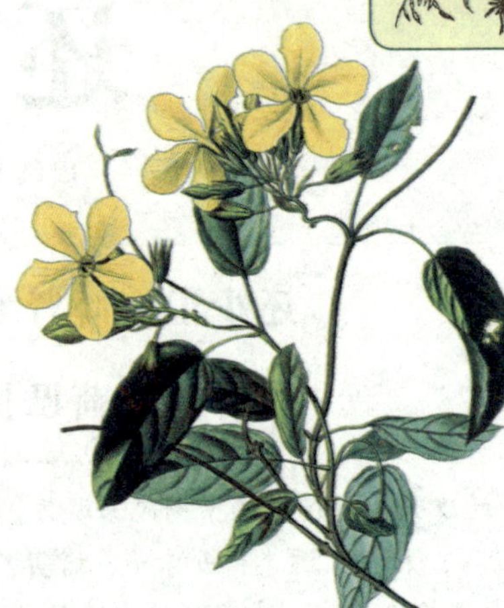

［性味］味辛、甘，性微温，无毒。

［主治］治麻风病、阳痿不举。

药材真假识别

肉苁蓉正品：本品呈扁圆柱形，稍弯曲，长3～15cm，直径2～8cm。表面棕褐色或灰棕色，体重，质硬，微有柔性。断面棕褐色，有淡棕色点状维管束，排列成波状环纹。气微，味甜，微苦。

当归补血汤

出自《内外伤辨惑论》

当归补血有奇功　归少芪多力最雄
更有芪防同白术　别名止汗玉屏风

方解 当归补血汤出自李杲的《内外伤辨惑论》，方剂由黄芪、当归组成。具有益气生血功效，多用于治劳倦内伤、气血虚、阳浮于外之虚热证。

当归补血汤方解

君药 补气生血

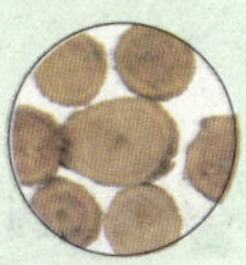

黄芪一两
补血活血，阳气阴长

臣药 养血和血

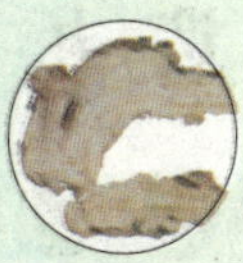

当归二钱
补血活血

服药时间：早饭前 服药次数：日一服 服药温度：温

※ 1斤≈500g 1两≈31.25g 1钱≈3.125g 1分≈0.3125g

黄芪	当归
0.08元/g	0.05元/g

※ 此价格为市场价，仅供参考

组成
黄芪一两，当归二钱。

用法
以水二盏，煎至一盏，去滓，空腹时温服。

功效
补气生血。

主治
血虚发热。症见肌热面红，烦渴欲饮，脉洪大且虚，重按无力。

使用注意
阴虚发热证忌用。

附方

方名	组成	用法	功用	主治
玉屏风散	黄芪六两，白术、防风各二两	水煎服	益气，固表，止汗	表虚自汗以及易感风邪者

药材真假识别

肉苁蓉非正品之沙苁蓉：本品与肉苁蓉相似，主要不同点为：茎呈圆柱形，稍扁，鳞窄短。质硬，无柔性。

河车大造丸

出自《诸证辨疑》

河车大造膝苁蓉　二地天冬杜柏从

五味锁阳归杞子　真元虚弱此方宗

方解 河车大造丸出自吴球的《诸证辨疑》，方剂由紫河车、牛膝、肉苁蓉、天门冬、黄柏、五味子、锁阳、当归、熟地黄、生地黄、枸杞子、杜仲组成，滋补肝肾，填精养血。主治肝肾阴虚，咳嗽少痰，精血不足，形体消瘦；老年气血衰少，步履不便；小儿发育不良，筋骨软弱；久病虚损，舌红少苔，脉细数。方中诸药相配，益气养血，阴阳双补，寒热并用，诸证自愈。

河车大造丸方解

君药 养血益精

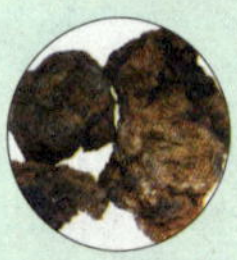

紫河车一具
补气养血

臣药 滋阴养血

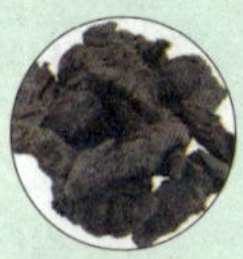

熟地黄二两
滋阴补血

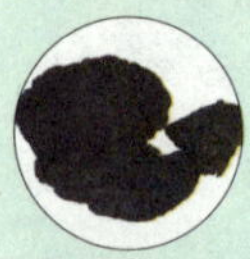

生地黄一两五钱
清热生津

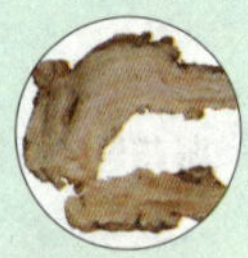

当归七钱
补血活血

佐使药 清肺滋阴

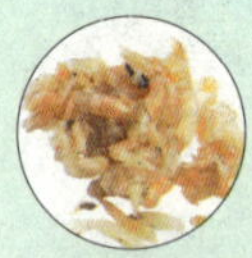

天冬七钱
滋阴清热

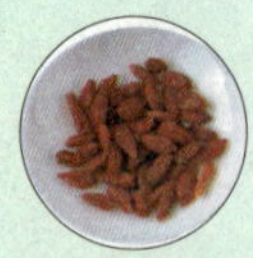

枸杞子一两五钱
滋阴益肾

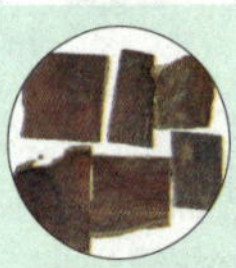

杜仲一两
补肾强筋

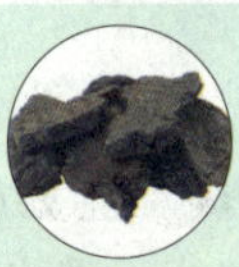

锁阳七钱
强壮筋骨

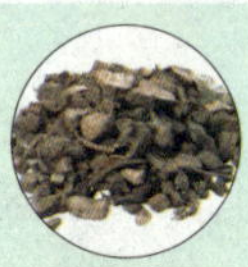

牛膝七钱
祛风除湿

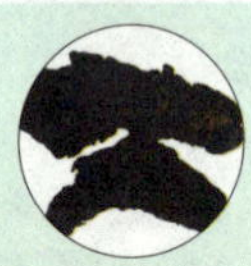

肉苁蓉七钱
补肾壮阳

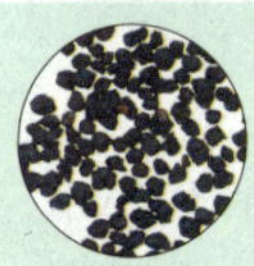

五味子七钱
滋肾涩精，敛肺止咳

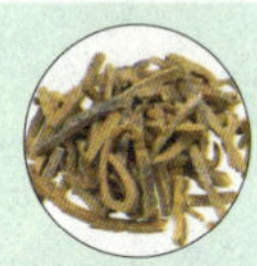

黄柏七钱
清泻相火

服药时间：饭后　**服药次数**：日两服　**服药温度**：温

※ 1斤≈500g　1两≈31.25g　1钱≈3.125g　1分≈0.3125g

紫河车	熟地黄	生地黄	当归	天冬	枸杞子
0.58元/g	0.1元/g	0.09元/g	0.05元/g	0.1元/g	0.04元/g
杜仲	锁阳	牛膝	肉苁蓉	五味子	黄柏
0.013元/g	0.012元/g	0.018元/g	0.14元/g	0.06元/g	0.02元/g

※ 此价格为市场价，仅供参考

药材真假识别

杜仲正品：本品呈板片状或两边稍向内卷，厚0.3～0.7cm。外表面淡棕色或灰棕色，具明显的皱纹或纵裂槽纹。内表面暗紫色，光滑。质脆，易折断，断面有细密银白色且富弹性的胶丝相连。气微，味微苦。

◆ 组成

紫河车一具，牛膝、肉苁蓉、天门冬、黄柏、五味子、锁阳、当归各七钱，熟地黄二两，生地黄、枸杞子各一两五钱，杜仲一两。

◆ 用法

上述各药共研细末，做丸如梧桐子大，每服三钱，温开水送下。

◆ 功效

补气养血，滋阴益阳。

◆ 主治

真元虚弱，虚损劳伤，精血衰少。

地黄 草部 湿草类

清热生津 凉后 止血

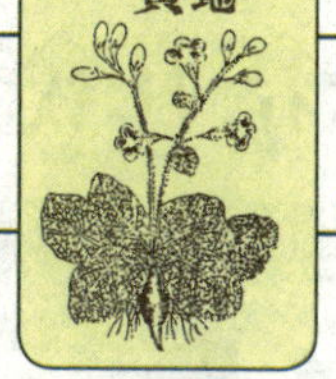

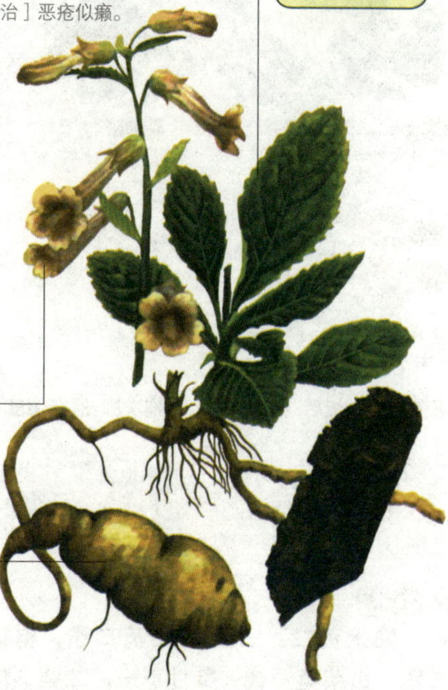

叶
［性味］味苦，性寒，无毒。
［主治］恶疮似癞。

花
［性味］味苦，性寒，无毒。
［主治］肾虚腰脊疼痛。

根
［性味］味苦，性寒，无毒。
［主治］元气受伤，驱逐血痹，填骨髓。

右归饮

出自《景岳全书》

右归饮治命门衰　附桂山萸杜仲施
地草怀山枸杞子　便溏阳痿服之宜
左归饮主真阴弱　附桂当除易麦龟

方解 右归饮出自张介宾的《景岳全书》，方剂由熟地黄、炒山药、枸杞子、山茱萸、炙甘草、肉桂、杜仲、制附子组成，主治肾阳不足、命门火衰。肾阳不足，阳衰阴盛，腰膝酸痛，神疲乏力，畏寒肢冷，咳喘，泄泻，脉弱。方中诸药相配，共成甘温壮阳之剂，属益水之源。

药材真假识别

杜仲非正品之杜仲藤：本品呈单或双卷筒状或槽状，厚0.1～0.25cm。外表面带栓皮的呈灰褐色，有纵皱纹及横长皮孔。内表面红棕色，有细纵纹。质硬而脆，易折断，断面有白色的胶丝相连。无嗅，味稍涩。

右归饮方解

君药 温养肾阳

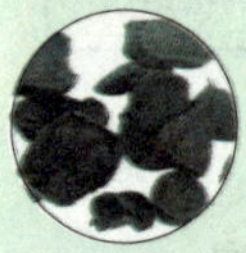

制附子一、二、三钱
补火助阳

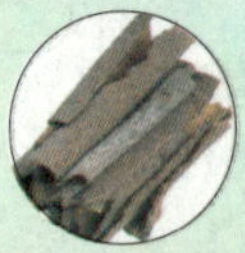

肉桂一、二钱
温里去寒

臣药 阴中求阳

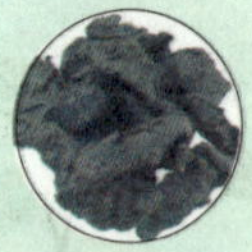

熟地黄二、三钱
滋阴补血

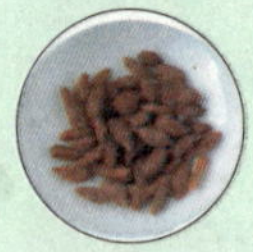

枸杞子二钱
滋阴益肾

佐使药 补脾益肝，强壮益精

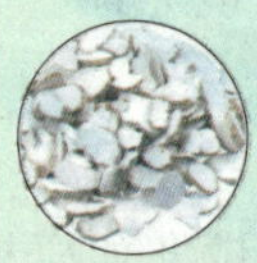

山药二钱
补脾涩精

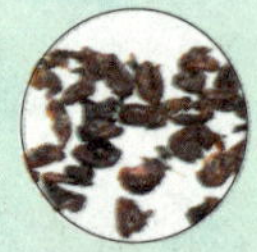

山茱萸一钱
补益肝肾

杜仲二钱
补肾强筋

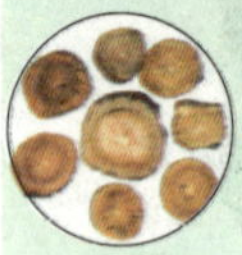

炙甘草一、二钱
和中益气

服药时间： 饭后 **服药次数：** 不拘次服 **服药温度：** 温

※ 1斤≈500g 1两≈31.25g 1钱≈3.125g 1分≈0.3125g

附子	肉桂	熟地黄	枸杞子	山药	山茱萸	杜仲	炙甘草
0.025元/g	0.03元/g	0.1元/g	0.04元/g	0.015元/g	0.025元/g	0.013元/g	0.11元/g

※ 此价格为市场价，仅供参考

◆ 组成

熟地黄二、三钱，炒山药二钱，枸杞子二钱，山茱萸一钱，炙甘草一、二钱，肉桂一、二钱，杜仲二钱，制附子一、二、三钱。

◆ 用法

水煎服。

◆ 功效

温补肾阳，填精补血。

◆ 主治

肾阳不足。症见气怯神疲，腹痛腰酸，肢冷脉细，舌淡苔白，或阴盛格阳，真寒假热等。

◆ 临证加减

火衰不能生土，呕吐吞酸者，加炮干姜；气虚血脱，或厥，或昏，或晕，或虚狂，或短气者，大加人参、白术；小腹痛者，加吴茱萸；阳衰中寒，泄泻腹痛，加肉豆蔻、人参；淋带不止，加破故纸；血滞血少，腰膝酸痛者，加当归。

附方

方名	组成	用法	功用	主治
左归饮	由右归饮减附子、肉桂、杜仲，加茯苓	温水送下	补益肾阴，肾阴不足，虚火上炎	腰酸遗精，舌红少苔，口燥盗汗，脉细数

药材真假识别

枸杞正品：本品纺锤形，略扁。长0.6～1.8cm，直径0.3～0.8cm。表面鲜红色或暗红色，褶皱明显。顶端有小凸起状的花柱基，基部有白色的果便痕。质柔韧，种子扁肾形。气微，味甜，微酸。

虎潜丸

出自《丹溪心法》

> 虎潜脚痿是神方　虎胫膝陈地锁阳
>
> 龟甲姜归知柏芍　再加羊肉捣丸尝

方解 虎潜丸出自朱震亨的《丹溪心法》，方剂由熟地黄、龟甲、知母、黄柏、虎胫、牛膝、陈皮、白芍、锁阳、当归、干姜组成，主治阴虚火旺，肝肾不足。方中诸药相配，益肝补肾，滋阴降火，标本兼顾，筋骨健强。

虎潜丸方解

君药 生精补髓　**臣药** 滋阴降火　**佐使药** 健骨强筋，温中健脾

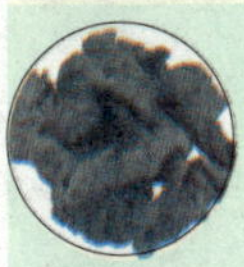

熟地黄三两
滋阴补血

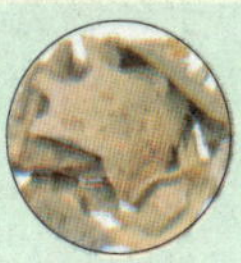

龟甲四两
滋肾养肝

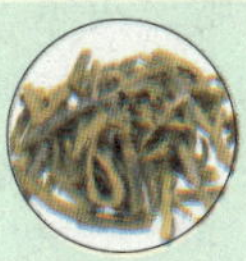

黄柏三两
泻火除蒸

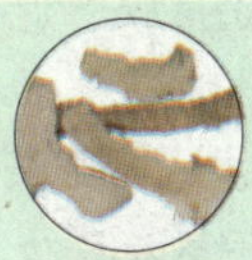

知母三两
滋阴润燥

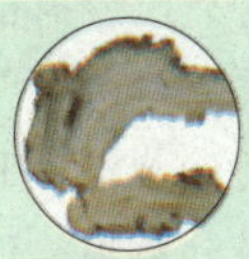

当归一两半
补血活血

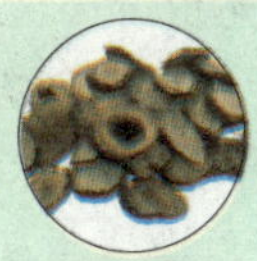

白芍二两
养血敛阴

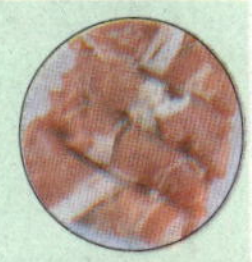

羊肉一两半
养血补肝

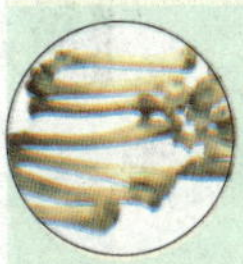

虎骨一两
益精壮骨

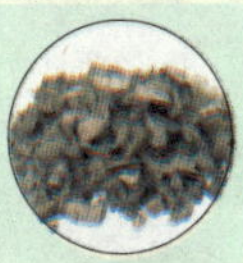

牛膝二两
祛风除湿

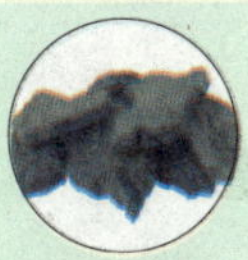

锁阳一两半
益精润燥

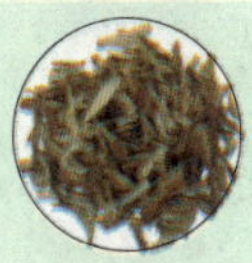

陈皮二两
健脾理气

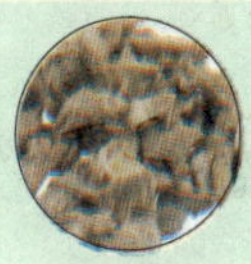

干姜一两
温中助阳

服药时间：饭后 **服药次数：**日两服 **服药温度：**温　※ 1斤≈500g　1两≈31.25g　1钱≈3.125g　1分≈0.3125g

熟地黄	龟甲	黄柏	知母	当归	白芍	羊肉	虎骨	牛膝	锁阳	陈皮	干姜
0.1元/g	0.4元/g	0.02元/g	0.09元/g	0.05元/g	0.07元/g	0.04元/g	1.6元/g	0.018元/g	0.012元/g	0.03元/g	0.014元/g

※ 此价格为市场价，仅供参考

◆ 组成

熟地黄三两,龟甲四两，知母、黄柏各三两，虎骨一两，牛膝、陈皮、白芍各二两，锁阳、当归各一两半，干姜一两（春夏秋不用）。

◆ 用法

共研细末，用羯羊肉（被阉公羊）煮烂，捣和为丸，丸如梧桐子大，每次服用二三十丸，淡盐水送下。

药材真假识别

枸杞子非正品：本品与正品类似。唯果实椭圆形或类球形，果皮薄而少，隔皮可见种子。种子稍小，长在1cm以下，种子在30粒左右。味微苦。

◆ **功效**

强壮筋骨，滋阴降火。

◆ **主治**

肝肾不足，筋骨疲弱，阴虚火旺。症见腰膝酸软疼痛，腿足消瘦，筋骨痿软，舌红少苔，乏力，脉细弱。

斑龙丸

出自《医统》

斑龙丸用鹿胶霜　苓柏菟脂熟地黄

等分为丸酒化服　玉龙关下补元阳

方解 斑龙丸出自《医统》，方剂由鹿角胶、鹿角霜、茯苓、柏子仁、菟丝子、补骨脂、熟地黄组成，主治肾虚阳痿，肾精不足。真阳不足，腰膝疼痛，阳痿早泄，或小便增多，耳鸣，体倦心烦，或老年阳虚，时常畏寒，气力衰微。方中诸药相配，元阳充盛，精神倍增，共奏温补元阳，延年益寿之功。

斑龙丸方解

君药 益肾助阳　**臣药** 涩精止遗　**佐使药** 益阴以配阳，健脾助运

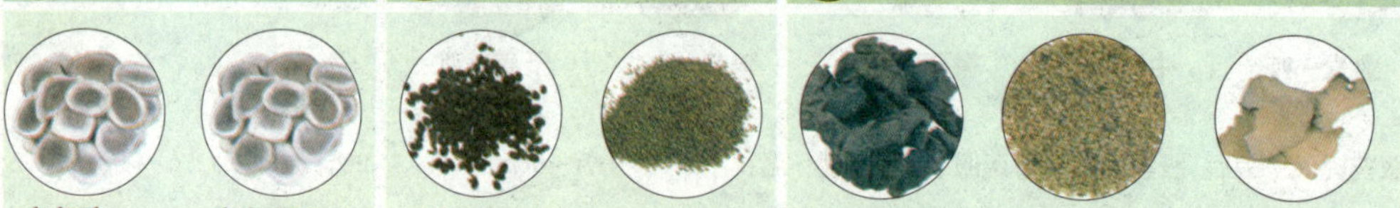

鹿角胶等份 补益精血
鹿角霜等份 补益精血
补骨脂等份 补火助阳
菟丝子等份 补肾益精
熟地黄等份 滋补肝肾
柏子仁等份 养心补脾
茯苓等份 渗湿健脾，养心安神

服药时间：饭后 **服药次数**：日一服 **服药温度**：温

※ 1斤≈500g　1两≈31.25g　1钱≈3.125g　1分≈0.3125g

鹿角胶	鹿角霜	补骨脂	菟丝子	熟地黄	柏子仁	茯苓
0.15元/g	0.12元/g	0.009元/g	0.03元/g	0.1元/g	0.08元/g	0.06元/g

※ 此价格为市场价，仅供参考

◆ **组成**

鹿角胶、鹿角霜、茯苓、柏子仁、菟丝子、补骨脂、熟地黄各等份。

◆ **用法**

上药研末，以酒将鹿角胶溶化，和药做丸，如梧桐子大，每服六七十丸，温酒送下。

药材真假识别

补骨脂正品：本品呈肾状椭圆形，略扁。表面黑色或黑褐色，有细微网状皱纹。顶端圆钝，有一小突起，凹侧有果梗痕。质硬，果皮薄，与种子不易分离。种子1枚，子叶2，黄白色，有油性。

◆功效

温补肾阳。

◆主治

元阳虚损，肾亏阳痿。

七宝美髯丹

出自《医方集解》

> 七宝美髯何首乌　菟丝牛膝茯苓俱
> 骨脂枸杞当归合　专益肾肝精血虚

髯：胡须。

方解 七宝美髯丹出自《医方集解》引邵康节方，方剂由何首乌、菟丝子、牛膝、当归、枸杞子、茯苓、补骨脂组成，主治肝肾不足，精血亏虚。肾水亏损，气血不足易致须发早白，牙齿松动，梦遗滑精，筋骨无力等症。方中诸药相配，补益精血，兼顾其阳，使其“阳生阴长”，常服此方，则肝肾强壮，精血充足，须发秀美，故名“七宝美髯丹”。

七宝美髯丹方解

服药时间	服药次数	服药温度
饭后	早晚各一丸	淡盐温水

※ 1斤≈500g　1两≈31.25g　1钱≈3.125g　1分≈0.3125g

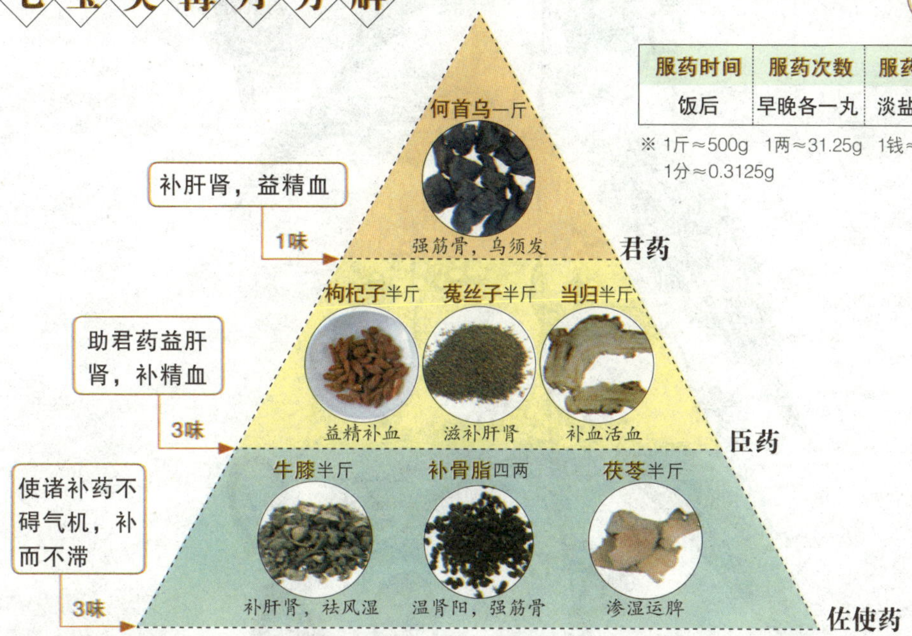
何首乌一斤
强筋骨，乌须发
补肝肾，益精血
1味
君药
枸杞子半斤
菟丝子半斤
当归半斤
益精补血
滋补肝肾
补血活血
助君药益肝肾，补精血
3味
臣药
牛膝半斤
补骨脂四两
茯苓半斤
补肝肾，祛风湿
温肾阳，强筋骨
渗湿运脾
使诸补药不碍气机，补而不滞
3味
佐使药

何首乌	枸杞子	菟丝子	当归	牛膝	补骨脂	茯苓
0.02元/g	0.04元/g	0.03元/g	0.05元/g	0.018元/g	0.009元/g	0.06元/g

※ 此价格为市场价，仅供参考

药材真假识别

补骨脂非正品之曼陀罗子：本品略呈肾形，稍扁平。表面黑色、灰黑色或棕黑色，不规则隆起，具细密的点状小凹坑。背侧呈弓形隆起，腹侧的下方有一楔形种脐，中间为一裂口状种孔。胚乳白色，胚弯曲，具油性。

◇组成

何首乌（大者）一斤，菟丝子、牛膝、当归、枸杞子、茯苓各半斤，补骨脂四两。

◇用法

上药碾为细末，炼蜜丸，如子弹大，早、晚各服一丸，淡盐温水送服。

◇功效

补肾水，益肝血，乌发。

◇主治

肝肾不足。症见早白发，脱发，齿牙松动，腰膝酸软，梦遗滑精，肾虚不育等。

菟丝子 草部 蔓草类

补肾益精 养肝明目

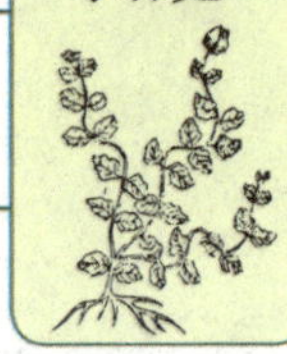
子絲菟

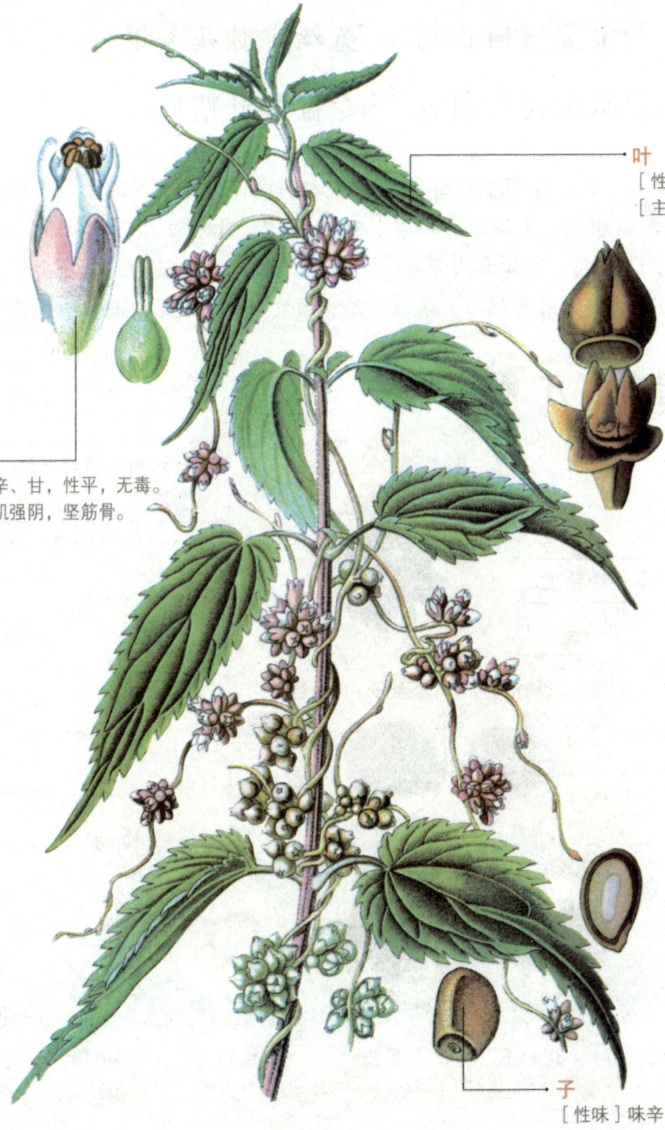
叶
[性味]味辛、甘，性平，无毒。
[主治]补肝脏风虚。
花
[性味]味辛、甘，性平，无毒。
[主治]养肌强阴，坚筋骨。
子
[性味]味辛、甘，性平，无毒。
[主治]续绝伤，补不足，益气力。

药材真假识别

何首乌正品： 本品呈纺锤形或团块状。表面红棕色或红褐色，凹凸不平，有不整齐的纵沟和细密的皱纹。顶端有根茎残基，另一端有根痕。药材切片表面呈浅红棕色或浅粉红色，凹凸不平。气微，味苦涩。

第二章

发表之剂

发表，即汗法。表就是肌表。发表之剂，就是利用汗法治疗外感表证初起的方剂。人体外感六淫之邪并侵犯体表，进而恶寒与发热并现，头身疼痛，舌苔薄，脉浮。由于病邪性质有寒热的不同，患者体质有虚实之差别。因此解表剂相应地分为辛温解表、辛凉解表、扶正解表三类。属『八法』中的『汗法』。

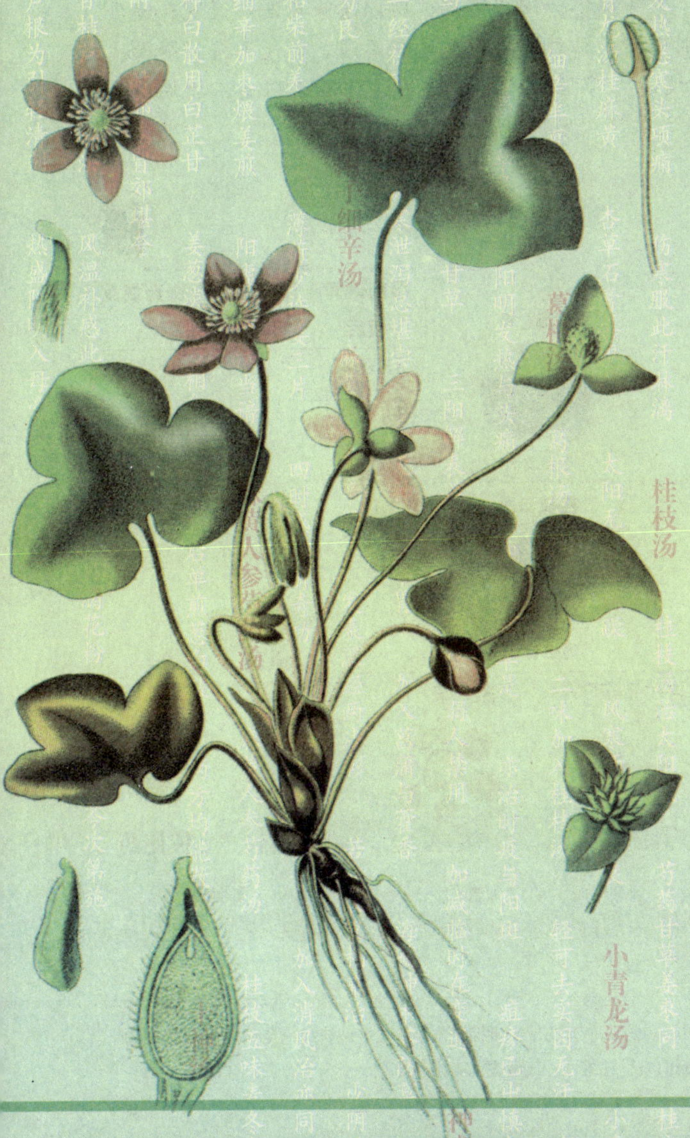

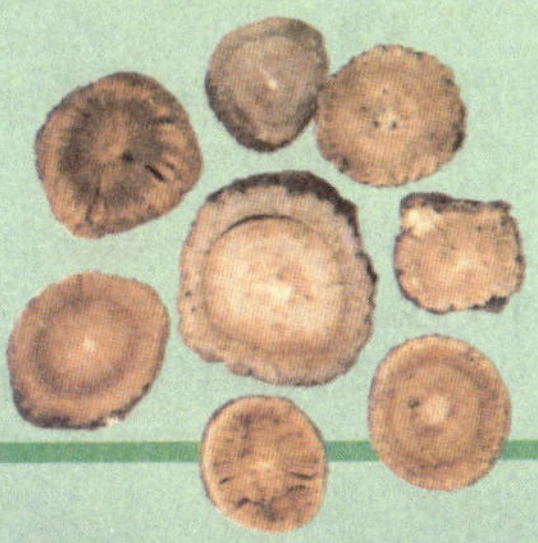

麻黄汤

出自《伤寒论》

伤寒：病名。指狭义的伤寒，为外受寒邪，感而即发的病变。

麻黄汤中用桂枝　杏仁甘草四般施

发热恶寒头项痛　伤寒服此汗淋漓

施：施用。

淋漓：湿淋淋往下滴，形容汗出过多。

方解 麻黄汤出自《伤寒论》，方剂有发汗解表，宣肺平喘之功效，常用于治疗外感风寒表实证。本方是治疗外感风寒表实证的代表方剂，寒为阴邪，易损阳气，寒性凝滞，主收引。因此，一旦肌表受风寒侵袭，则腠理闭塞，卫气内滞体内而不得外发，肌表失去温煦，故身寒；卫属阳，卫气被郁，阳盛则热，所以恶寒与发热兼现；腠理闭塞，营阴郁滞，汗液不得外泄则无汗。肺外合皮毛，毛窍不通，肺气不得宣降而上逆故发喘证。当风寒袭表，阳气被遏，营阴郁滞，经脉不通，不通则痛，故周身作痛；舌苔薄白，脉浮紧为风寒袭表之象。

麻黄汤方解

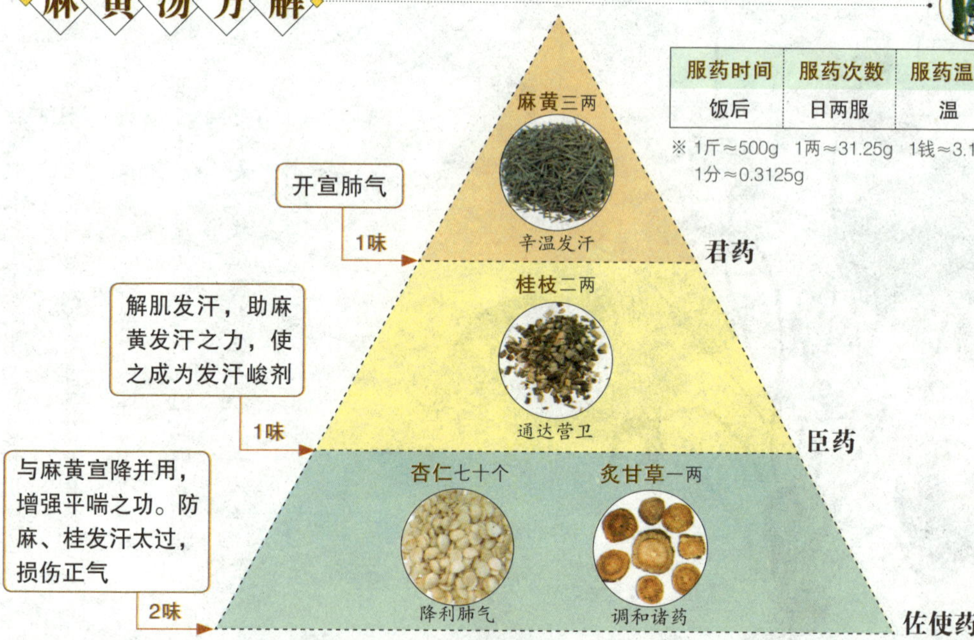

服药时间	服药次数	服药温度
饭后	日两服	温

※ 1斤≈500g　1两≈31.25g　1钱≈3.125g　1分≈0.3125g

麻黄	桂枝	杏仁	炙甘草
0.02元/g	0.03元/g	0.07元/g	0.11元/g

※ 此价格为市场价，仅供参考

药材真假识别

麻黄正品：本品呈细长圆柱形，少分枝，直径0.1～0.2cm，有的带少量棕色木质茎。表面淡绿色至黄绿色，有细纵脊线，触之微有粗糙感。体轻，质脆，易折断，断面略呈纤维性。气微香，味涩，微苦。

◆ 组成

麻黄三两、桂枝二两、杏仁七十个、炙甘草一两。

◆ 用法

上述四味药，以水九升，先煮麻黄，去二升，除上沫，内入诸药，煮取二升半，去渣，温服八合。覆取微似汗，不须啜粥，余如桂枝法将息（现代用法：水煎服）。

◆ 功效

解表发汗，宣肺平喘。

◆ 主治

外感风寒表实证。症见恶寒发热，诸身疼痛，无汗且喘，舌苔淡白，脉浮紧。

◆ 临证加减

①外感风寒较轻，无须强力发汗，见头身疼痛不甚、鼻塞咳嗽、胸满气短者，去方中桂枝（《和剂局方》三拗汤），入苏叶、荆芥。

②肺郁生痰，咳痰气急者，加苏子、橘红、赤茯苓、桑白皮（《和剂局方》华盖散）。

③风寒郁热，心烦口渴者，加石膏、黄芩；风寒有湿，无汗而头身重痛、舌苔白腻者，加苍术或白术（《金匮要略》麻黄加术汤）。

④风湿郁热，易桂枝，加苡仁（《金匮要略》麻杏苡甘汤）。

◆ 现代运用

临床常用于治疗感冒、体热、咳嗽气喘、水肿等属风寒表实证者，以恶寒发热，无汗且喘，脉浮紧为辨证要点。现代研究表明，麻黄汤可发汗解热，还可镇咳、祛痰、平喘，增强机体的免疫力。主要用于感冒、流行性感冒、小儿高热、支气管哮喘、类风湿性关节炎、荨麻疹、银屑病等。

◆ 使用注意

风热表证，或表寒化热入里之里热证禁用；外感表虚自汗、新产妇人、失血患者忌用；高血压和心脏病患者应慎用。

麻黄 草部 隰草类

去邪热气 除寒热

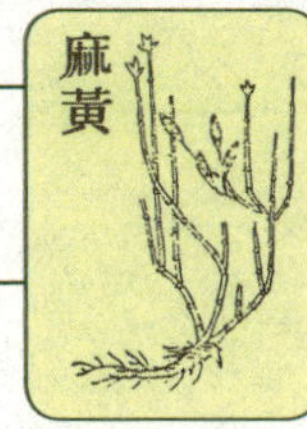

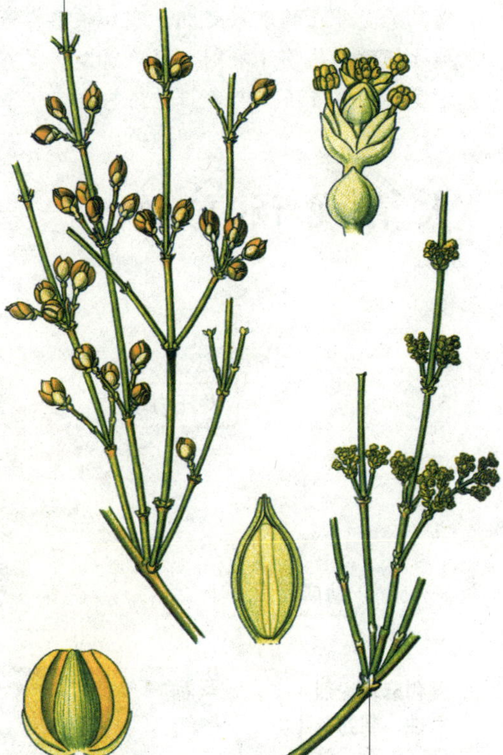

茎

［性味］味苦，性温，无毒。

［主治］治中风伤寒头痛，温疟。

根、节

［性味］味甘，性平，无毒。

［主治］能止汗，夏季用杂粉扑上。

药材真假识别

麻黄非正品之丽江麻黄：本品茎枝呈长圆柱形，较粗壮，直径0.15～0.4cm，节间长2～6cm。节上有膜质鞘状叶，长0.2～0.4cm，棕色或棕褐色，基部1/2处合生。上部2裂，偶尔3裂，裂片钝三角形。

大青龙汤

出自《伤寒论》

大青龙汤桂麻黄　杏草石膏姜枣藏——**藏：**在内。

太阳无汗兼烦躁　风寒两解此为良

方解 大青龙汤出自张仲景的《伤寒论》，具有发汗解表，兼清里热之功，用于治疗外感风寒，兼有里热者，外感风寒表实重证为本方主证。风寒不解，卫阳闭郁，始见化热，为其兼证。风寒之邪外袭，故见恶寒发热，头身疼痛，无汗；由于患者素体阳盛，感受外在的风寒之邪，寒邪较甚，表邪郁闭较重，致使阳气内郁而为热，热扰心神故烦躁，热伤津液则口渴。青龙，是东方木神，有腾云驾雾、呼风唤雨之力。因本方发汗之力较强，故名“大青龙汤”。

大青龙汤方解

服药时间	服药次数	服药温度
饭后	日一服	温

※ 1斤≈500g　1两≈31.25g　1钱≈3.125g　1分≈0.3125g

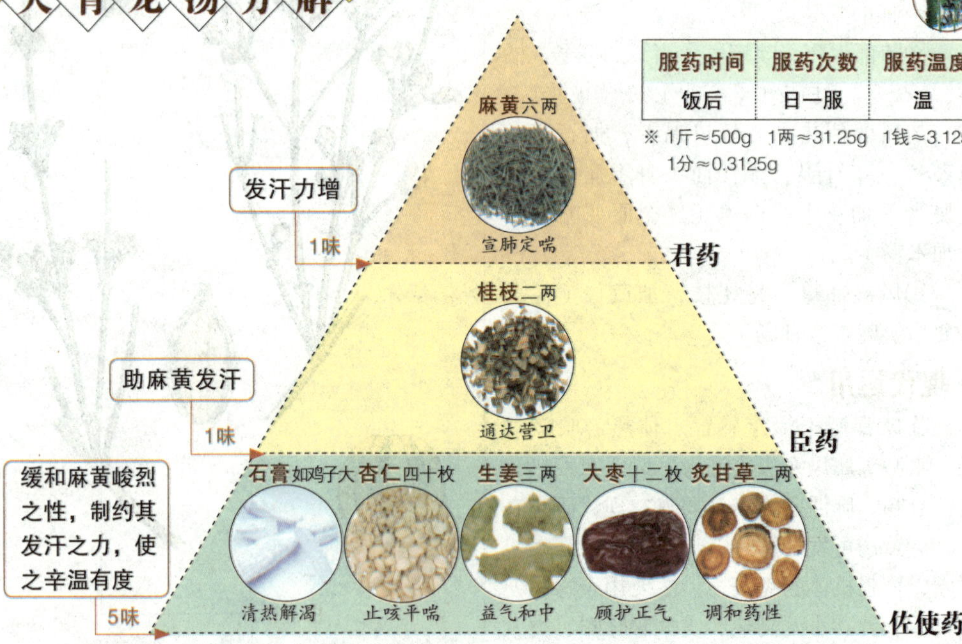

麻黄	桂枝	石膏	生姜	大枣	炙甘草	杏仁
0.02元/g	0.03元/g	0.001元/g	0.006元/g	0.02元/g	0.11元/g	0.07元/g

※ 此价格为市场价，仅供参考

药材真假识别

大枣正品：本品呈椭圆形或圆形，基部凹陷，有短果梗。表面暗红色，具光泽，有不规则皱纹。外皮薄，果肉棕黄色或淡褐色，质柔软，油润；果核纺锤形，表面粗糙，两端锐尖，质坚硬。气微香，味甜。

◆ 组成

麻黄六两，桂枝、炙甘草各二两，杏仁四十粒，石膏如鸡子大，生姜三两，大枣十二枚。

◆ 用法

水煎服。取微似汗，汗出多者，以温粉扑之。

◆ 功效

发汗解表，清热解烦。

◆ 主治

外感风寒。症见汗不易出且烦躁，身痛，脉浮紧。

◆ 现代运用

临床常用于治疗感冒、流行性感冒、支气管炎等属外寒里热者，以恶寒发热，烦躁，无汗，脉浮紧为辨证要点。现代研究证明，麻黄汤发汗、解热，增加麻黄用量后，可加强发汗作用，石膏解热、镇静，除烦，解口渴，生姜帮助发汗，故本方兼具发汗、解热、镇静、利尿等作用。

◆ 使用注意

本方发汗力强，风寒表虚自汗者，不可服用。

十神汤

出自《太平惠民和剂局方》

十神汤里葛升麻　陈草芎苏白芷加

麻黄赤芍兼香附　时邪感冒效堪夸

时邪： 指四时气候异常变化时发生传染性和流行性的疾病。

方解 十神汤出自《太平惠民和剂局方》，具有发表散寒，理气之功。风寒之邪外袭，则见头痛发热，恶寒无汗，咳嗽无痰，鼻塞声重；表邪郁而化热，则心烦，口微渴；邪阻气机，则胸脘痞闷，食欲不振。方中诸药合用，寒温并用，辛凉为主，兼清里热，调畅气机。因方由十味药组成，药效如神，故名“十神汤”。

十神汤方解

君药 解肌发表，升津除烦

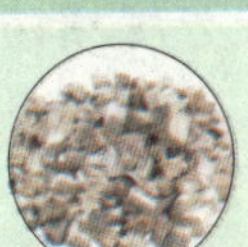

葛根十四两
解肌退热

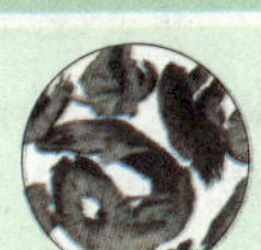

升麻四两
发表解毒

臣药 散表邪，止头痛

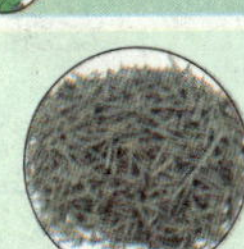

麻黄四两
功专止汗

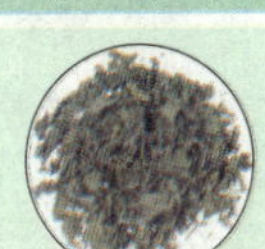

紫苏叶四两
解表宽中

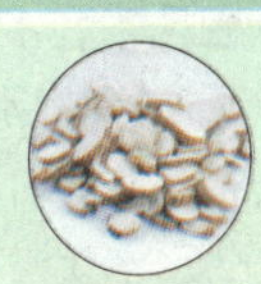

白芷四两
散明阳之风

药材真假识别

大枣非正品之沙枣： 本品呈矩圆形或近球形。长1～2.5cm，直径0.7～1.5cm。表面红棕色，果肉淡黄白色，疏松，细颗粒状；果核卵形，表面有灰白色至灰棕色棱线和褐色条纹8条。气微香，味甜、酸、涩。

佐使药 疏肝理脾，通阳解表

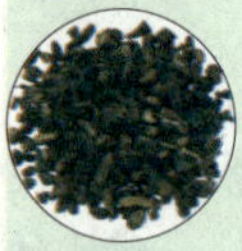
香附四两
行气解郁

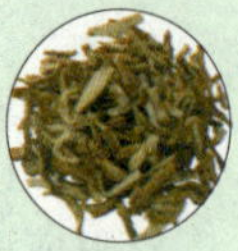
陈皮四两
理气健胃

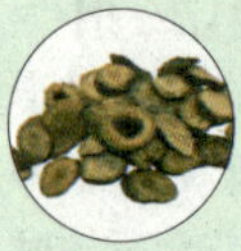
赤芍四两
清热和营

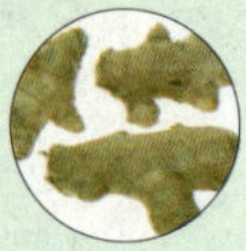
生姜五片
散寒温中

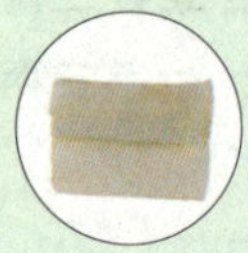
葱白三茎
解表通阳

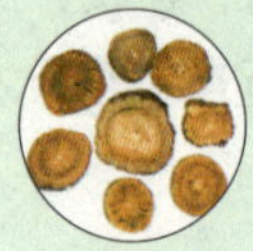
炙甘草四两
调和药性

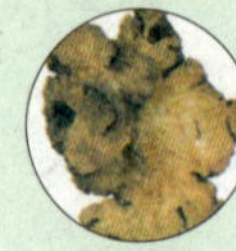
川芎四两
止风痛

服药时间：饭后 **服药次数：**日一服 **服药温度：**温

※ 1斤≈500g 1两≈31.25g 1钱≈3.125g 1分≈0.3125g

葛根	升麻	麻黄	紫苏叶	白芷	香附	陈皮	赤芍	姜	葱	炙甘草	川芎
0.01元/g	0.022元/g	0.02元/g	0.013元/g	0.009元/g	0.01元/g	0.03元/g	0.03元/g	0.006元/g	0.002元/g	0.11元/g	0.02元/g

※ 此价格为市场价，仅供参考

◆ 组成

葛根十四两，升麻、陈皮、炙甘草、川芎、紫苏叶、白芷、麻黄、赤芍药、香附各四两。

◆ 用法

加生姜五片，带须葱白三茎，水煎温服。

◆ 功效

解肌发表，理气和中。

◆ 主治

感冒风寒，郁而化热。症见恶寒渐轻，身热增加，口微渴，无汗头痛，烦闷，胸脘痞闷，不思饮食，舌苔薄白或薄黄，脉浮。

小青龙汤

出自《伤寒论》

水气：指水饮，痰饮。

哕：哕（yuě），呕吐时嘴里发出的声音。

小青龙汤治水气　喘咳呕哕渴利慰

慰：平息。

利：腹泻。

姜桂麻黄芍药甘　细辛半夏兼五味

方解 小青龙汤出自张仲景的《伤寒论》，具有解表散寒，温肺化饮之功，用于治疗外感风寒，水饮内停者。风寒之邪外袭，故见恶寒发热，头身疼痛，无汗(麻黄汤中已述)；素有水饮之人，一旦感受外邪，可致表寒引动内饮，水寒相搏，内外相引，饮邪被寒邪引动，上射于肺，肺失宣降，则喘咳痰多而稀；饮停于胃，胃气上逆，则干呕；水饮溢于肌肤，则身体疼重，头面四肢浮肿。本方中诸药同用，解风寒，去水饮，可表里分消，但发汗之力较大青龙汤弱，故名“小青龙汤”。

药材真假识别

香附正品：本品呈纺锤形，有的略弯曲。表面棕褐色，有纵皱纹，并有6～10个略隆起的环节，节上有棕色的毛状纤维和根痕；去除纤维者较光滑，环节不明显（香附米）。

小青龙汤方解

君药 解表邪

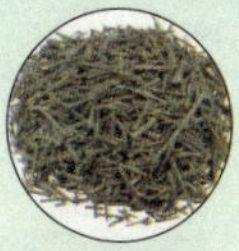

麻黄三两
辛温发汗

臣药 解肌发汗

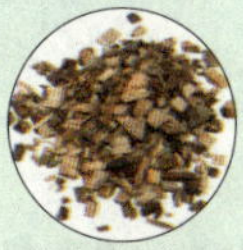

桂枝三两
通达营卫

佐使药 使麻黄、桂枝发中有收，发汗有度

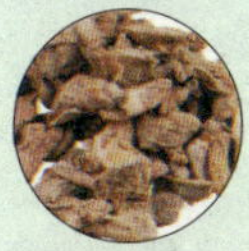

干姜三两
温肺化饮

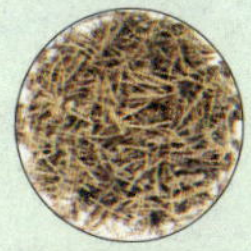

细辛三两
发散风寒，温肺化饮

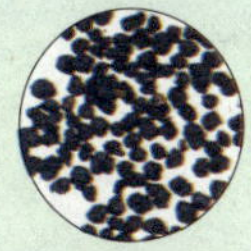

五味子半升
敛肺止咳

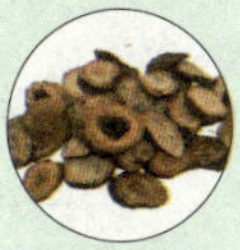

白芍三两
酸寒敛阴

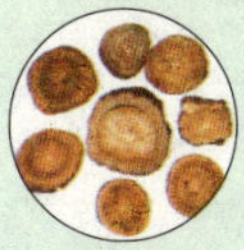

炙甘草三两
益气和中

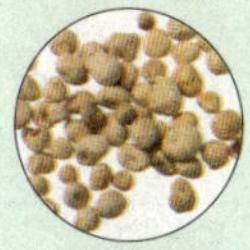

半夏半升
燥湿化痰

服药时间：饭后 **服药次数：**日两服 **服药温度：**温

※ 1斤≈500g 1两≈31.25g 1钱≈3.125g 1分≈0.3125g

麻黄	桂枝	干姜	细辛	半夏	五味子	白芍	炙甘草
0.02元/g	0.03元/g	0.014元/g	0.07元/g	0.12元/g	0.06元/g	0.07元/g	0.11元/g

※ 此价格为市场价，仅供参考

◆ 组成

麻黄、白芍、细辛、干姜、炙甘草、桂枝各三两，半夏半升，五味子半升。

◆ 用法

以上八味药，以水一斗，先煮麻黄，减二升，去上沫，入余药。煮取三升，去渣，温服一升。

◆ 功效

解表散寒，温肺化饮。外感风寒表实为本方主证。痰多而稀，痰饮喘咳，舌苔白滑，为内兼痰饮之证。诸药合用，宣中有降，散中有收，外解风寒，内去痰饮，诸症自除。

◆ 主治

外寒内饮。症见恶寒发热，无汗，胸痞喘咳，痰多而稀，或喘咳，不得平卧，或身体疼重，舌苔白滑，头面四肢浮肿，脉浮者。

◆ 临证加减

①外邪表闭重、恶寒无汗，重用麻黄、桂枝。

②外寒已解、喘咳未愈，去麻黄、桂枝。

③寒饮偏重、胸满痰多，重用细辛、半夏；痰饮郁结、肺气上逆、咳逆喉鸣，入射干、紫菀、款冬花；里饮郁热、喘而烦躁，入石膏。

④郁热伤津、口渴，去半夏，入栝楼根。

⑤小便不利、小腹满，去麻黄，加茯苓。

◆ 现代运用

临床常用于治疗慢性支气管炎、支气管哮喘、老年性肺气肿、肺心病等属外寒内饮者，以恶寒发热，无汗，喘咳，痰多而稀，苔薄白，脉浮为辨证要点。现代研究证明，本方具有平喘、抗过敏、调节血管等作用，主要用于支气管哮喘、慢性支

药材真假识别

香附非正品之粗根茎莎草：本品与香附类似，主要区别：粗根茎莎草长2～5cm，直径0.5～1.5cm。表面棕褐或深褐色。环节明显，节间密集。质地稍轻而硬，断面浅棕色或红棕色。气香，味苦而辛。

气管炎急性发作、老年性肺气肿、肺炎，适当加减也可用于肺水肿、肺心病、过敏性鼻炎等病。

使用注意

阴虚痰喘者禁用。

人参败毒散

出自《太平惠民和剂局方》

人参败毒茯苓草　枳桔柴前羌独芎

薄荷少许姜三片　四时感冒有奇功

去参名为败毒散　加入消风治亦同

四时：同“时行”。指四时气候异常变化时发生传染性和流行性的疾病。

方解 人参败毒散出自《太平惠民和剂局方》，《类证活人书》中为败毒散，具有散寒祛湿，益气解表之功。原为小儿外感而设，由于小儿元气未充，故用少量人参，培其元气，以败邪毒，后来推而用于成人，即素体虚弱又外感风寒湿邪之证。风寒湿邪客于肌表，则恶寒壮热，无汗，头项强痛；寒湿之邪郁滞于肌肉经络，阻滞气机，则肢体酸痛，胸脘痞闷；肺外合皮毛，风寒湿之邪在表，肺气不宣，津液不布，则咳嗽痰多，鼻塞声重；舌苔白腻，脉浮按之无力为虚人外感风寒湿之象。

本方对于“湿毒流注，脚肿，腮肿”也颇有效，故清代名医喻嘉言称本方为“暑湿热三气门中，推此方为第一”。因其可培补正气，败其毒邪，人参又起到了重要的作用，故名“人参败毒散”。

人参败毒散方解

君药 辛温发散

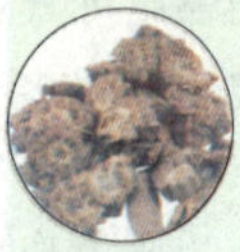

羌活一两　止风痛

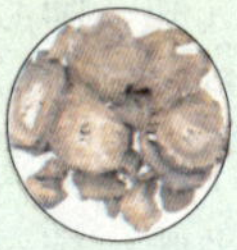

独活一两　祛风胜湿

臣药 发散解肌

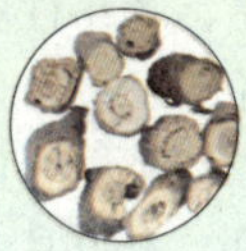

柴胡一两　解肌退热

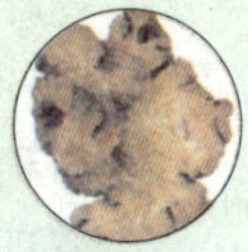

川芎一两　行气散风

佐药 散中有补

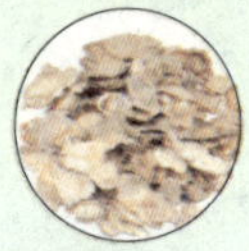

桔梗一两　宣肺利膈

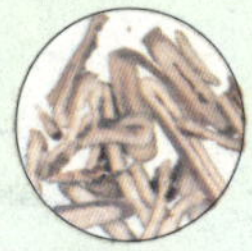

枳壳一两　理气宽中

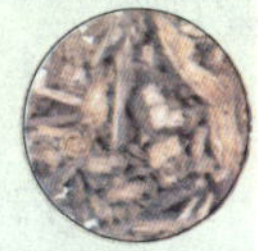

前胡一两　降气祛痰

药材真假识别

羌活正品：本品呈圆柱形，长3～14cm，直径0.5～2.8cm。顶端残留茎痕，少数分枝。表面棕褐色至黑褐色，外皮脱落处呈黄棕色，具密集而隆起的环节，节上有多数瘤状突起的芽痕或根痕。体轻，质脆。

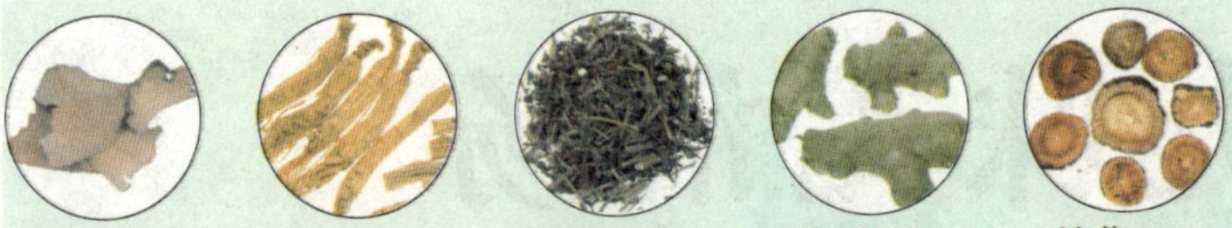

茯苓一两 渗湿化痰　人参一两 扶正祛邪　薄荷一两 解表清热　生姜一两 散寒发汗　甘草五钱 调和诸药

服药时间：饭后 **服药次数：**日两服 **服药温度：**温

※ 1斤≈500g　1两≈31.25g　1钱≈3.125g　1分≈0.3125g

羌活	独活	柴胡	川芎	桔梗	枳壳
0.09元/g	0.012元/g	0.08元/g	0.02元/g	0.05元/g	0.018元/g
前胡	**茯苓**	**人参**	**薄荷**	**生姜**	**甘草**
0.05元/g	0.06元/g	0.33元/g	0.006元/g	0.006元/g	0.11元/g

※ 此价格为市场价，仅供参考

◆组成

人参、羌活、独活、柴胡、前胡、川芎、枳壳、桔梗、茯苓各一两，甘草五钱。

◆用法

上药研为末，每服二钱，入生姜、薄荷煎。（现代用法：按原方比例酌定用量，作汤剂，水煎服。）

◆功效

散寒祛湿，益气解表。

◆主治

气虚外感风寒湿。症见憎寒高热，头项痛，肢体酸痛，无汗，鼻塞声重，咳嗽有痰，胸膈痞满，舌淡苔白，脉浮而按之无力。

◆临证加减

气不虚者，去人参；内停湿浊，寒热往来，舌苔厚腻，加草果、槟榔，用以燥湿化浊，行气散结；内有蕴热，口苦苔黄，加黄芩以清里热。疮疡初发，去人参；风热蕴毒，加银花、连翘以散结消肿，清热解毒；风寒郁滞，寒热无汗，去薄荷、生姜，加荆芥、防风；风毒瘾疹，加蝉蜕、苦参以疏风止痒，清热祛湿。

◆现代运用

临床多用于感冒、流行性感冒、支气管炎、过敏性皮炎、湿疹、荨麻疹、皮肤瘙痒等属正气虚，外感风寒湿邪者，以恶寒高热，头身疼痛，无汗，脉浮重按无力为辨证要点。

◆使用注意

外感风热、邪已入里化热及阴虚外感者，均忌用。

附方

方名	组成	用法	功用	主治
败毒散	患者体质不虚，可减去人参	水煎服	同“人参败毒散”	同“人参败毒散”
消风败毒散	人参败毒散与消风散（见祛风之剂）同用	加生姜同煎服	同“人参败毒散”与“消风散”	同“人参败毒散”与“消风散”

药材真假识别

羌活非正品之云南羌活：药材为伞形科植物心叶棱子芹的根及根茎。此品种常分为龙头羌与蛇头羌。

九味羌活汤

出自《此事难知》

九味羌活用防风　细辛苍芷与川芎

黄芩生地同甘草　三阳解表益姜葱

阴虚气弱人禁用　加减临时再变通

三阳：太阳经、阳明经、少阳经。

方解 九味羌活汤为张元素方，出自王好古《此事难知》，具有发汗祛湿，兼清里热之功，用于治疗外感风寒湿邪，兼有里热者。风寒束表，阳气郁遏，故恶寒发热头痛；寒湿阻滞经络，气血运行不畅，故肢体酸楚疼痛；内有蕴热，故口苦而微渴；舌苔薄白微腻，脉浮为寒湿之邪在表。张元素鉴于宋代以前治疗表证，多用发汗，而少用祛湿，且有“有汗不得服麻黄，无汗不得服桂枝”之说，故创立了此方，以代麻黄、桂枝、青龙、各半等汤。因本方由九味药组成，以羌活为主药，故名“九味羌活汤”。

九味羌活汤方解

君药 发汗解表

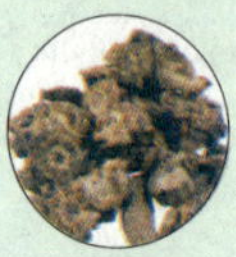

羌活一钱半
散寒祛湿

臣药 发汗祛湿

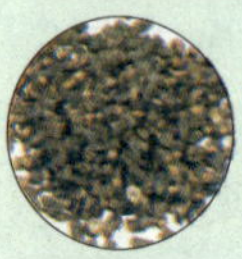

防风一钱半
祛风解表

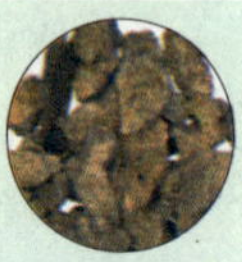

苍术一钱半
燥湿健脾

佐使药 助君药解表

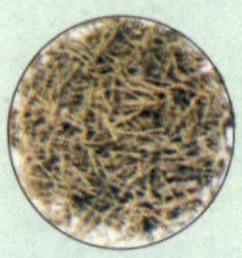

细辛五分
搜少阴之风

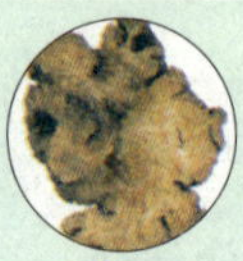

川芎一钱

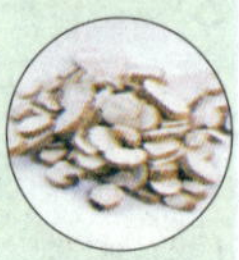

白芷一钱
治阳明经头痛

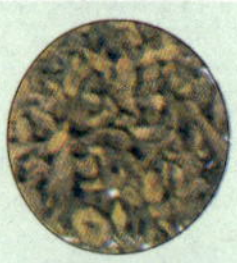

黄芩一钱
清上焦在里之蕴热

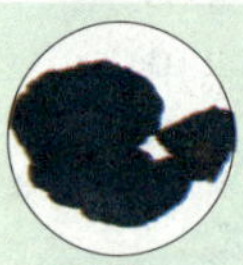

生地黄一钱
清热生津

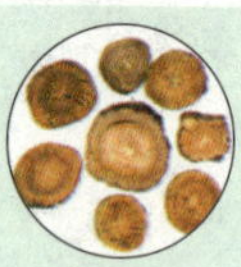

甘草一钱
调和诸药

服药时间：饭后　**服药次数**：日一服　**服药温度**：温

※ 1斤≈500g　1两≈31.25g　1钱≈3.125g　1分≈0.3125g

羌活	防风	苍术	细辛	川芎	白芷	黄芩	生地黄	甘草
0.09元/g	0.08元/g	0.05元/g	0.07元/g	0.02元/g	0.009元/g	0.017元/g	0.09元/g	0.11元/g

※ 此价格为市场价，仅供参考

药材真假识别

苍术正品之茅苍术：本品呈不规则连珠状或结节状，长3～10cm，直径1～2cm。表面灰棕色，顶端具茎痕或残留茎基。质硬，易折断。气香特异，味微甜、辛、苦。

◆ 组成

羌活、防风、苍术各一钱半，细辛五分，川芎、白芷、生地黄、黄芩、甘草各一钱。

◆ 用法

水煎服。若急汗热服，以羹粥投入；若缓汗温服，而不用汤投之也。

◆ 功效

发汗祛湿，兼清里热。

◆ 主治

外感风寒湿邪。症见恶寒发热，肌表无汗，肢体酸痛，头痛项强，口苦而渴，舌苔薄白微腻，脉浮。

◆ 临证加减

无口苦口渴，去黄芩、生地；苔白厚腻，去黄芩、生地，重用苍术，加枳壳、厚朴，以增行气化湿之力。

◆ 现代运用

主要用于感冒，还常用于风湿性关节炎、急性荨麻疹、坐骨神经痛、周围性面瘫、带状疱疹后遗神经痛等。

◆ 使用注意

风热表证、里热亢盛及阴虚内热者不宜服用本方。

桂枝汤

出自《伤寒论》

桂枝汤治太阳风　芍药甘草姜枣同

桂麻相合名各半　太阳如疟此为功

风：中风，病名，指外感风邪的表证。

同：协同。

疟：病名，指寒热往来，发有定型定期者。

方解 桂枝汤出自张仲景《伤寒论》，具有解肌发表，调和营卫之功。人体阴阳营卫在正常情况下是相调和的。“阴在内，阳之守也。阳在外，阴之使也”。“营行脉中，卫行脉外”，营阴依赖卫阳的守护才能安于内。外感风寒，而以风邪为主，风为阳邪，其性开泄，风邪侵犯肌表，腠理疏松，卫气外泄，营阴不得内守，故自汗出而头痛发热恶风，此为“卫强营弱”；肺开窍于鼻，外合皮毛，邪犯肌表，则肺气不而见鼻鸣；肺主肃降，胃以通降为和，肺气不利影响胃的通降功能，导致胃失和降而见于呕；苔白不渴，脉浮缓或浮弱为外感风寒表虚之象。

桂枝汤配伍严谨，《伤寒论》中的许多方剂都是以此加减而成的，被誉为“仲景群方之冠”。因以桂枝为主药，方为汤剂，故名“桂枝汤”。

药材真假识别

苍术非正品之关苍术：本品呈结节状圆柱形，长4～12 cm，直径1～2.5 cm。表面深棕色。质轻，折断面不平坦，纤维性。气特异，味辛、微苦。

桂枝汤方解

服药时间	服药次数	服药温度
饭后	日一服	温

※ 1斤≈500g　1两≈31.25g　1钱≈3.125g　1分≈0.3125g

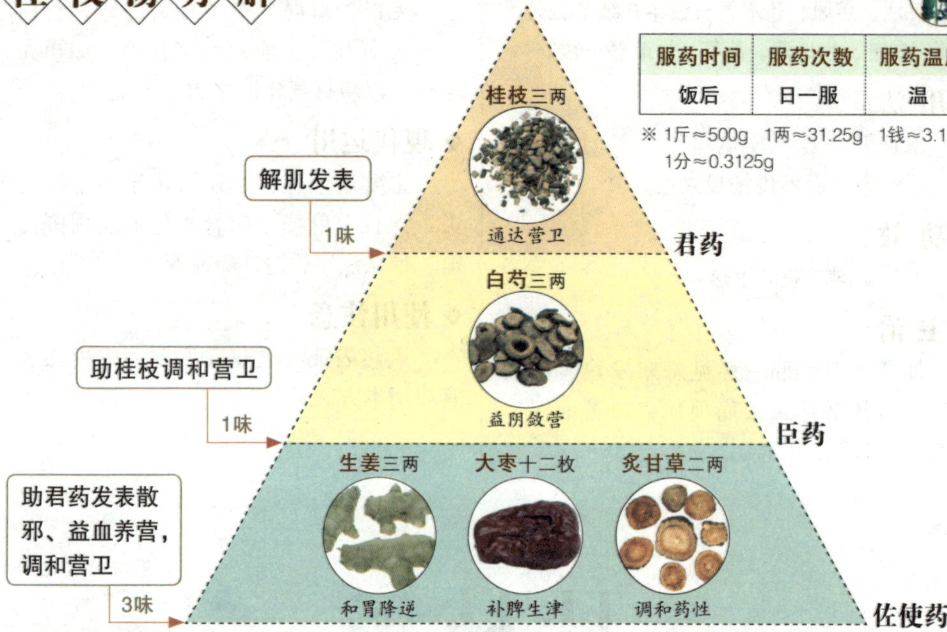

桂枝	白芍	生姜	大枣	炙甘草
0.03元/g	0.07元/g	0.006元/g	0.02元/g	0.11元/g

※ 此价格为市场价，仅供参考

◆ 组成

桂枝三两，芍药三两，炙甘草二两，生姜三两，大枣十二枚。

◆ 用法

上述五味药，以水七升，微火煮取三升，去滓，适寒温，服一升。服已须臾，啜热稀粥一升余，以助药力。温覆令一时许，遍身微有汗者佳，不可令如水流漓，病必不愈。若一服汗出病瘥，停后服，不必再服；若不汗，更服，依前法；又不汗，后服小促其间，半日许令三服尽；若病重者，一日一夜服，周时观之。服一剂尽，病证犹存者，更作服。若不出汗，加服至二三剂。禁生冷、黏滑、肉面、五辛、酒酪、臭恶等物（现代用法：水煎服）。

◆ 功效

解肌发表，调和营卫。

◆ 主治

感风寒表虚证。症见头痛发热，汗出恶风，口不渴，鼻鸣干呕，舌苔薄白，脉浮缓。

◆ 临证加减

根据营卫不和的偏颇，调整诸药用量或加味。

①发热明显，增加桂枝、生姜用量。

②恶寒明显，增加桂枝、甘草用量，或加附子。

③漏汗不止，加黄芪、白术。

④汗多脉细，增加芍药、甘草用量；营气虚甚，再加当归。

⑤营卫俱弱见身痛、脉沉迟，加人参。

药材真假识别

桂枝正品：本品呈长圆柱形，多分枝，长30～75cm，粗端直径0.3～1cm。表面棕色至红棕色，有叶痕、枝痕、芽痕，皮孔点状或点状椭圆形。质硬而脆，易折断。有特异香气，味甜。

⑥卫虚肺滞，见鼻痒流涕者，可加黄芪、防风、苍耳子、辛夷等。

◆现代运用

临床不仅可以用于感冒、流行性感冒等见有风寒表虚证者，亦可用于病后、产后、体弱等表现为营卫不和者。以身热，汗出恶风，舌苔淡白，脉浮缓为辨证要点。现代研究表明，桂枝汤具有发汗解热，抗炎、祛痰平喘，调节免疫功能的作用，尤其是在体温、汗腺分泌、免疫等方面具有双向调节作用。主要用于感冒、流行性感冒、上呼吸道感染等见风寒表虚证者。加减后还用于神经衰弱、神经性头痛、病毒性心肌炎、皮肤瘙痒、荨麻疹、过敏性鼻炎等。

◆使用注意

本方为治疗风寒表虚证的代表方剂，重在调和营卫，发汗作用稍弱，药后需喝热粥助药力，方可扶正解肌。表实无汗，或表寒里热、温病初起、中焦湿热者，不宜服用本方。饮用桂枝汤与麻黄汤虽均可用治外感风寒表证，但桂枝汤用桂枝配白芍，意在解肌发表，助卫和营，适用于外感风邪偏重，汗孔开，汗出而恶风，脉浮缓的表虚证。而麻黄汤则以麻黄与桂枝相合，意在发汗散寒，适用于外感寒邪，汗孔关闭，无汗而喘，脉浮紧的表实证。

生姜 菜部 荤产类

治嗽温中

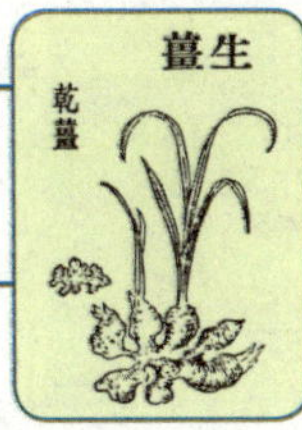

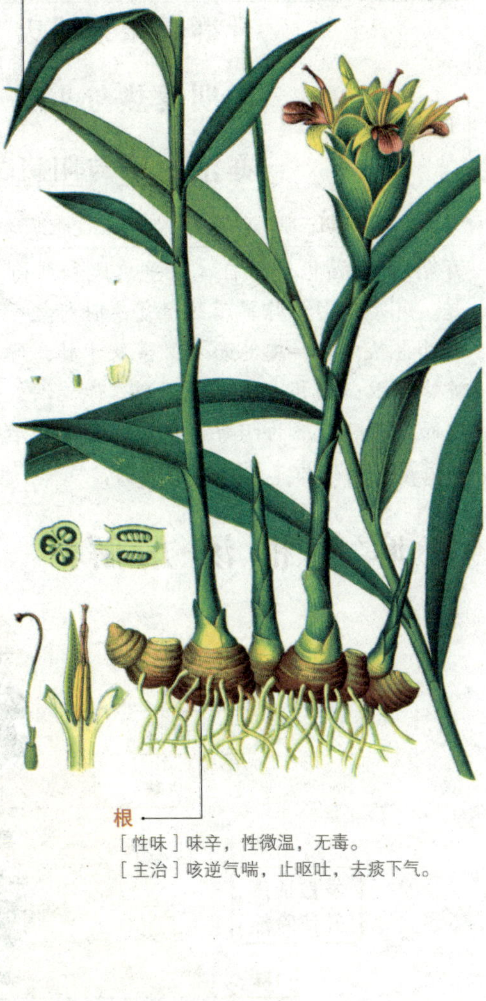

附方

方名	组成	用法	功用	主治
桂枝麻黄各半汤（《伤寒论》）	桂枝一两十六铢，芍药、生姜、炙甘草、麻黄各一两，大枣四枚，杏仁二十四枚	水煎服	发汗解表，调和营卫	太阳病，如疟状，热多寒少，发热恶寒，其人不呕等症

药材真假识别

生姜正品：本品呈不规则块状，略扁，具指状分枝。表面棕黄色至黄棕色，有环节，分枝顶端有茎痕或芽。质脆，易折断，断面浅黄色，皮部内侧有一明显的环状纹理，气香特异，味辛辣。

升麻葛根汤

出自《太平惠民和剂局方》

升麻葛根汤钱氏　再加芍药甘草是
阳明发热与头痛　无汗恶寒均堪倚
亦治时疫与阳斑　痘疹已出慎勿使

堪：胜任，可以，能够。

时疫：某一时令流行的某种传染病。

痘疹：皮肤病变，是出现在皮肤上的斑疹、丘疹、水痘的总称。

阳斑：即阳证发斑，症见头面胸背四肢出现红色斑点，高出皮肤，轻者各自分清，重者连成一片。

方解　升麻葛根汤出自《太平惠民和剂局方》，具有解肌透疹之功，用于治疗麻疹初起。麻疹是由于肺胃蕴热，复感时行之气所致。麻毒从口鼻而入，可损及于肺，六淫之邪也从口鼻、皮毛而入，累及于肺，麻毒、外邪犯肺，可见身热恶风，头痛身痛，喷嚏咳嗽；热邪上攻头面，则目赤流泪；热邪损伤律液则口渴；邪郁肌表，则未发或发而不透。“麻为阳毒，以透为顺”，治疗时当开腠理，助疹外透，使邪有出路。因以升麻、葛根为主药，方为汤剂，故名“升麻葛根汤”。

升麻葛根汤方解

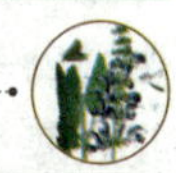

服药时间	服药次数	服药温度
饭后	每日一服	温

※ 1斤≈500g　1两≈31.25g　1钱≈3.125g　1分≈0.3125g

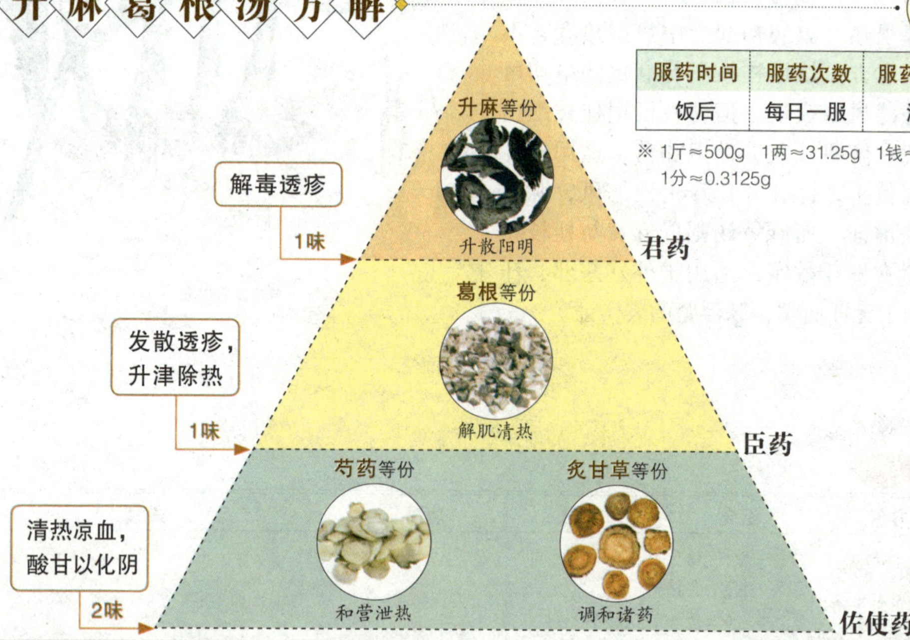

升麻	葛根	芍药	炙甘草
0.022元/g	0.01元/g	0.07元/g	0.11元/g

※ 此价格为市场价，仅供参考

药材真假识别

升麻正品：本品呈不规则块状。长3～13cm，直径0.7～3.5cm。表面灰棕色至暗棕色，有多数空洞状的茎基痕，直径0.4～1cm，周围及下面须根较多。质坚实，不易折断，断面呈纤维状。

◆ 组成

升麻、干葛、芍药、炙甘草各等份。

◆ 用法

每服四钱，水一盏半煎至一盏，量大小与之，温服无时。

◆ 功效

解肌透疹。

◆ 主治

麻疹初起未发，或发而不透，身热头痛，无汗口渴，以及发疹、阳斑和时疫初起等。

◆ 临证加减

麻疹初起，须用辛凉轻宣透发之品，不宜用苦寒或温热之品。疹发不畅，加荆芥穗、苏叶、防风；风热郁表，加薄荷、蝉蜕、银花、牛蒡子；咳嗽加前胡、杏仁；心烦尿赤，加木通、竹叶；热窜血分，疹色深红，白芍易赤芍，加丹皮、紫草、茅根；热毒上攻，咽喉肿痛，加桔梗、元参、马勃；热毒内甚，身热烦渴，加石膏、知母。

◆ 现代运用

主要用于麻疹、风疹等儿科出疹性疾病，也常用于感冒、病毒性肺炎、肠炎、痢疾、疱疹、鼻炎、水痘、中心性视网膜炎及银屑病等。

◆ 使用注意

麻疹初起，疹发不畅，为本方主证。疹出顺畅者禁用此方。此方可用于治疗阳斑，阳斑即头面胸背四肢出现无数红色小丘疹，轻则疹子稀疏清朗，重则连成一片。由时行疫毒蕴结于肺胃所致，若初起兼有表证时可用升麻葛根汤解表透邪，若麻疹已透，不宜服用本方，因其升表作用过强，用后恐损伤正气。疹不透发，疹毒内陷而见气急喘息者忌用本方。

葛根汤

出自《伤寒论》

葛根汤内麻黄襄　　二味加入桂枝汤

轻可去实因无汗　　有汗加葛无麻黄

襄：辅助。

轻可去实：用轻清疏解的药物，以治疗风湿初起的表实证。

方解 葛根汤出自张仲景的《伤寒论》，具有发汗解表，濡润筋脉之功。用于治疗外感风寒，筋脉失养证。风寒外袭肌表，故见恶寒发热，头痛，无汗；风寒外闭，邪伤筋脉，津液亏损，故见项背强痛。北齐徐之才在《十剂》中说："轻可去实"，轻，指葛根、麻黄二药，二药味辛，属轻扬发散药，可祛除主要表现为无汗的表实证。因以葛根为主药，方为汤剂，故名"葛根汤"。

药材真假识别

升麻非正品之单穗升麻：本品为不规则的长条块状。长8～15cm，直径1～1.5cm。表面棕黑色至棕黄色，圆形茎基直径0.7～1.5cm，下面有多数细根及根痕。质坚硬，断面木部黄色呈放射状。

葛根汤方解

服药时间	服药次数	服药温度
饭后	日一服	温

※ 1斤≈500g　1两≈31.25g　1钱≈3.125g
1分≈0.3125g

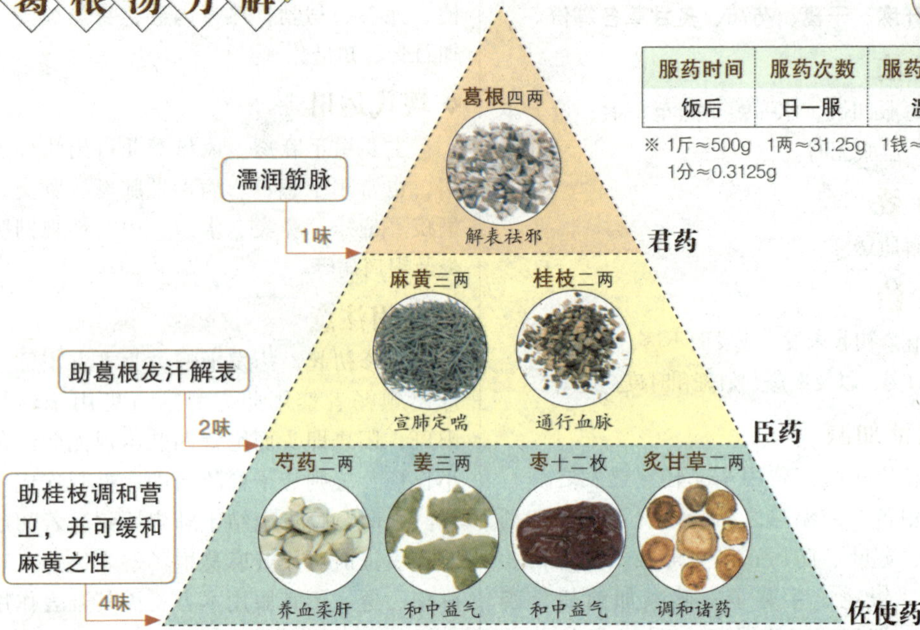

葛根	麻黄	桂枝	芍药	姜	枣	炙甘草
0.01元/g	0.02元/g	0.03元/g	0.07元/g	0.006元/g	0.02元/g	0.11元/g

※ 此价格为市场价，仅供参考

◆ 组成

葛根四两，麻黄、姜各三两，桂枝、炙甘草、芍药各二两，枣十二枚。

◆ 用法

水煎温服。

◆ 功效

发汗解表，濡润筋脉。

◆ 主治

外感风寒，筋脉失养。症见恶寒发热，头痛项强，苔薄白，无汗，脉浮紧。

◆ 现代运用

临床常用本方治疗感冒、流感、胃肠炎、肩部急性扭伤、痢疾、慢性劳损等初起见有关节疼痛，项背强痛者。现代研究表明，本方具有抗病毒及抗菌、解热发汗、扩张冠脉血管、抗过敏的作用。

芍药　草部 芳草类

治疗疾骨蒸 潮热

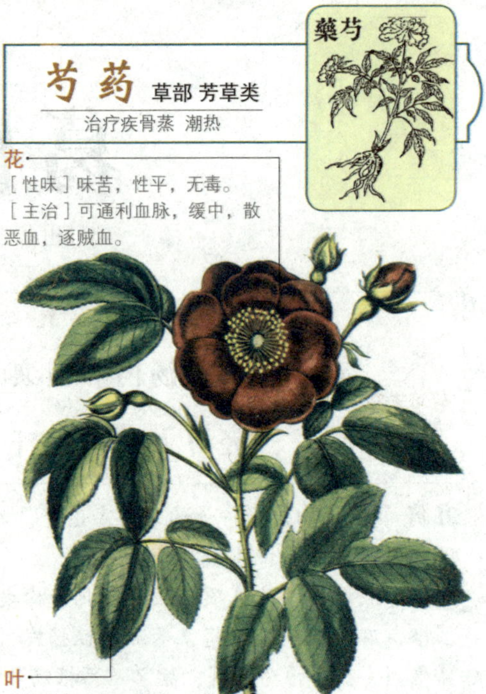

花

[性味] 味苦，性平，无毒。

[主治] 可通利血脉，缓中，散恶血，逐贼血。

叶

[性味] 味苦，性平，无毒。

[主治] 主邪气腹痛，除血痹，破坚积。

药材真假识别

白芍正品：本品呈圆柱形，多顺直。长5～18cm，直径1～2.5cm。表面类白色至红棕色，有纵皱纹及细根痕，偶有残存的棕褐色外皮。质坚实，不易折断，断面较平坦，木部具放射状纹理。气微，味微苦、酸。

神术散

出自《太平惠民和剂局方》

神术散用甘草苍　细辛藁本芎芷羌
各走一经祛风湿　风寒泄泻总堪尝
太无神术即平胃　加入菖蒲与藿香
海藏神术苍防草　太阳无汗代麻黄
若以白术易苍术　太阳有汗此方良

太无：即罗太无，名知悌，字子敬，世称太无先生。

海藏：即王海藏，名好古，字进之，号海藏先生。

方解　神术散出自《太平惠民和剂局方》，用时加生姜、葱白同煎，具有发表祛湿之功，用于治疗外感风寒湿邪。本方主治风寒湿邪来表，而内无蕴热之证。风寒湿邪袭表，故见头痛项强，发热恶寒，肢体疼痛；与九味羌活汤相比，内无蕴热，故无口苦而渴之象。

神术散方解

君药　外可解表

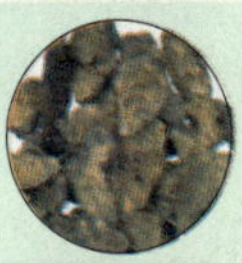

苍术二两
燥湿健脾

臣药　散寒祛湿

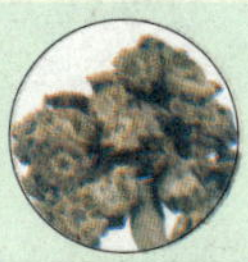

羌活一两
可止风痛

佐使药　合而用之可除诸经头身疼痛

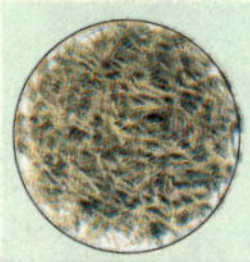

细辛一两
入少阴经

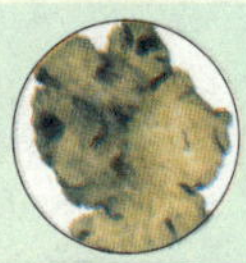

川芎一两
入少阳经

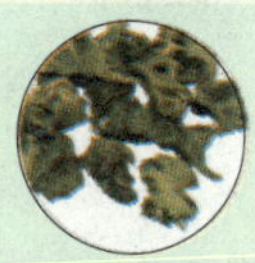

藁本一两
入膀胱经

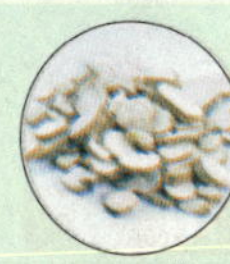

白芷一两
入阳明经

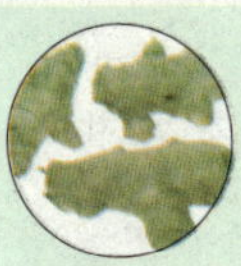

生姜一两
暖胃散寒

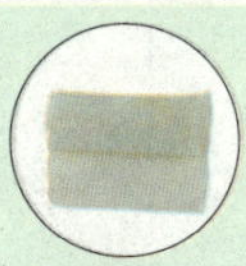

葱白一两
解表宣肺

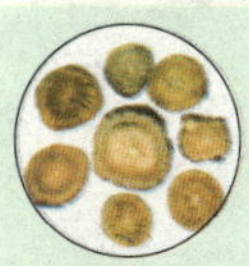

炙甘草一两
调和诸药

服药时间：饭后　服药次数：日两服　服药温度：温

※ 1斤≈500g　1两≈31.25g　1钱≈3.125g　1分≈0.3125g

苍术	羌活	细辛	川芎	藁本	白芷	生姜	葱白	炙甘草
0.05元/g	0.09元/g	0.07元/g	0.02元/g	0.025元/g	0.009元/g	0.006元/g	0.002元/g	0.11元/g

※ 此价格为市场价，仅供参考

药材真假识别

白芍非正品之云白芍：本品呈圆柱形，长10～18cm，直径1～2.5cm。两端平齐，外表灰黄色至棕黄色，有明显须根痕及纵纹。质坚实、不易折断，断面不甚平坦，木部具放射状纹理。气微香，味微苦、酸。

◇ 组成

苍术二两，川芎、白芷、羌活、藁本、细辛、炙甘草各一两。

◇ 用法

加生姜三片，水煎服。

◇ 功效

散寒祛湿。

◇ 主治

外感风寒湿。症见恶寒发热，头痛无汗，鼻塞，体痛，咳嗽头昏，大便泄泻等。

◇ 现代运用

临床常用于流行性感冒、风湿性关节炎、类风湿关节炎等属风湿邪在表者，以头痛项痛，恶寒发热，肢体疼痛为辨证要点。

◇ 使用注意

本方用药与九味羌活汤相近。而单用本方可散寒祛湿解表，用苍术为君，可兼治脾虚泄泻；九味羌活汤除解表祛湿外，又内兼清里热，故用黄芩、生地黄等清气凉血之品。

细辛 草部 山草类

祛风散寒 通窍止痛

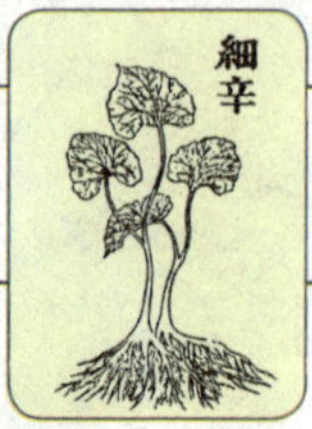

花

［性味］味辛，性温，无毒。

［主治］治头痛脑热，风湿痹痛死肌。

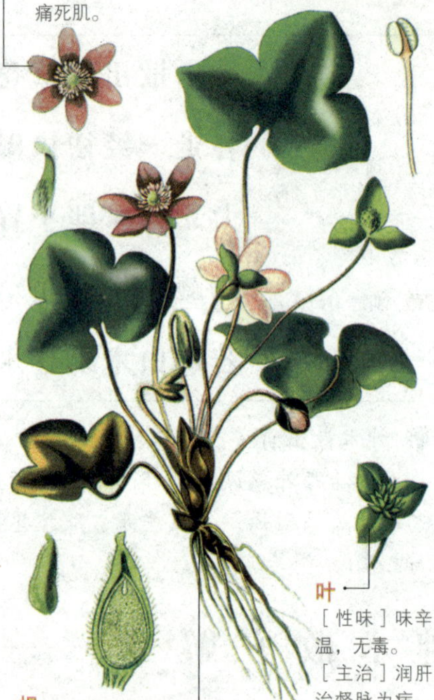

叶

［性味］味辛，性温，无毒。

［主治］润肝燥，治督脉为病，脊强而厥。

根

［性味］味辛，性温，无毒。

［主治］治咳逆上气。

附方

方名	组成	用法	功用	主治
太无神术散（《医方考》）	苍术、厚朴各一钱，陈皮二钱，炙甘草一钱半（上4味即平胃散），石菖蒲、藿香各一钱半	水煎服	祛湿解表，理气和中	时行不正之气，引起之憎寒壮热，周身疼痛，或头面轻度浮肿
海藏神术散（《阴证略例》）	苍术、防风各二两，炙甘草一两	加葱白、生姜同煎服	散寒祛湿	内伤冷饮，外感寒邪，恶寒无汗等
白术汤	白术、防风各二两，炙甘草一两	加生姜同煎服	散能止汗	治内伤饮冷，外感风邪，发热有汗之证

药材真假识别

川芎正品：本品根茎呈不规则结节块状，长3～6cm，直径0.3～3cm。表面黄棕色至棕褐色，粗糙，有纵皱纹及环纹。质硬，具香气，味辛而麻舌。

麻黄附子细辛汤

出自《伤寒论》

麻黄附子细辛汤　发表温经两法彰——**彰**：明显，显著。

若非表里相兼治　少阴反热曷能康

曷：曷（hé），音何。何时，怎么。

方解 麻黄附子细辛汤出自张仲景的《伤寒论》，具有助阳解表之功，用于治疗素体阳虚，外感风寒。仲景原方主治"少阴病始得之，反发热，脉沉者"。少阴病本为阳气虚寒证，应不发热，今反发热，说明是外有表邪之象；并见恶寒剧，虽厚衣重被，其寒不解，说明内外俱寒；但表证脉又应浮，今反见沉脉，兼见神疲欲寐，知病属里虚。三药合用，攻补兼施，在外之风寒得以疏散，在内之阳气得以维护，共奏助阳解表之功。又因方由麻黄、附子、细辛组成，故名"麻黄附子细辛汤"。

麻黄附子细辛汤方解

服药时间	服药次数	服药温度
饭后	日三服	温

※ 1斤≈500g　1两≈31.25g　1钱≈3.125g　1分≈0.3125g

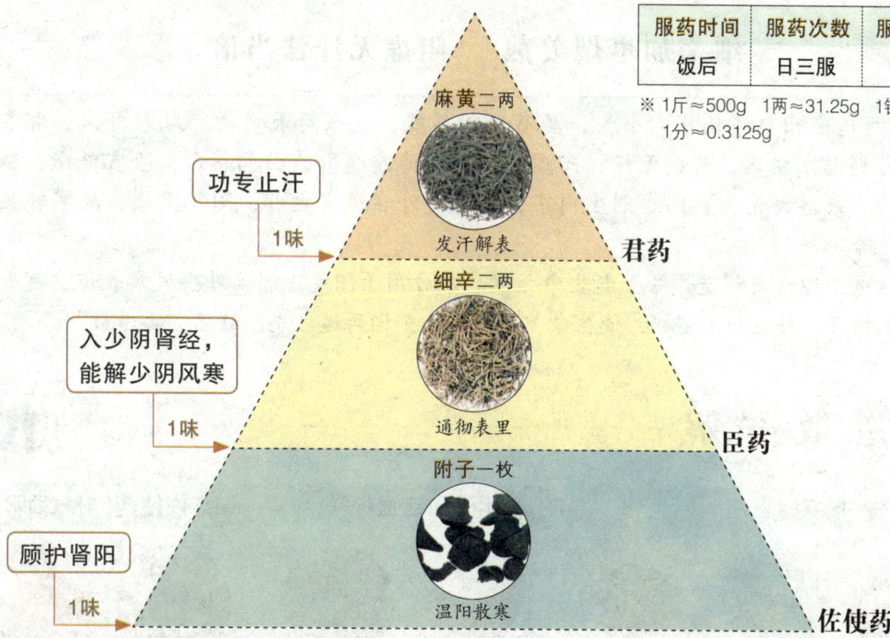

麻黄	细辛	附子
0.02元/g	0.07元/g	0.025元/g

※ 此价格为市场价，仅供参考

药材真假识别

川芎非正品之抚芎：本品呈扁圆形结节状团块，顶端有突起状茎痕，在根茎上略排成一行。香气浓，味辛辣，微苦麻舌。

◆ **组成**

附子一枚，细辛、麻黄各二两。

◆ **用法**

上述三味药以水一斗，先煮麻黄，减二升，去上沫，入余药，煮取三升，去渣，温服一升，日三服。

◆ **功效**

助阳解表。

◆ **主治**

少阴病始得之，反发热，脉沉者。

◆ **现代运用**

临床常用于感冒、流行性感冒、支气管炎、急性肾炎等初期属阳虚表寒者，以恶寒，发热，神疲欲寐，脉沉为辨证要点。现代研究同时证明，本方具有解热、发汗、增强体质、增加抵抗力、促进代谢、镇痛、促进血液循环等作用。

再造散

出自《伤寒六书》

再造散用参芪甘　桂附羌防芎芍参
细辛加枣煨姜煎　阳虚无汗法当谙

谙：谙（ān），音安。熟悉。

方解 再造散出自《伤寒六书》，具有助阳益气，散寒解表之功。风寒外束，邪在肌表，则恶寒发热，头痛无汗；阳虚气弱，则倦怠嗜卧，面色苍白，语言低微，脉沉无力，或浮大无力；阳虚则生内寒，又感受外在风寒之邪，阳气更虚，故寒轻热重，肢冷。

再造，即重新创造，给予新生命之意。本方用于阳气虚弱，外感风寒表证，可发汗而不伤正，补益而不留邪，使生命重获生机，如同再造之恩，故名“再造散”。

再造散方解

君药 散寒解表

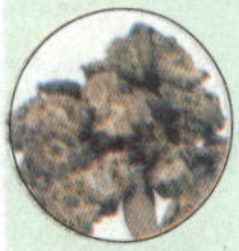
羌活一钱
可止风痛

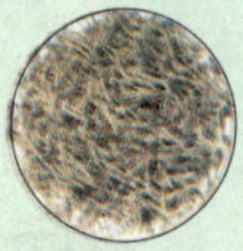
细辛一钱
搜少阴之风

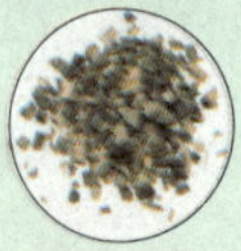
桂枝一钱
散寒解表

臣药 活血行气

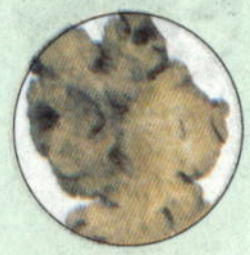
川芎一钱
活血止痛

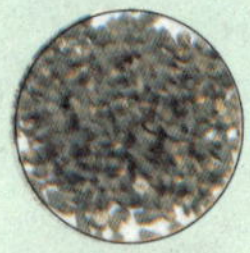
防风一钱
祛风解表

佐使药 补气助阳

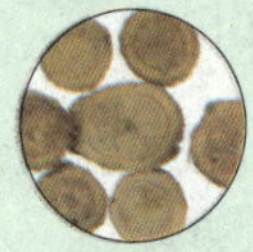
黄芪二钱
固表收敛

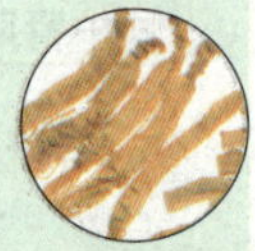
人参一钱
扶正祛邪

药材真假识别

细辛正品之北细辛：本品常蜷缩成团。根茎横生呈不规则圆柱形，分枝顶端有碗状的茎痕。根细长，密生节上，表面灰黄色，平滑或具纵皱纹，有须根及须根痕。气辛香，味辛辣，麻舌。

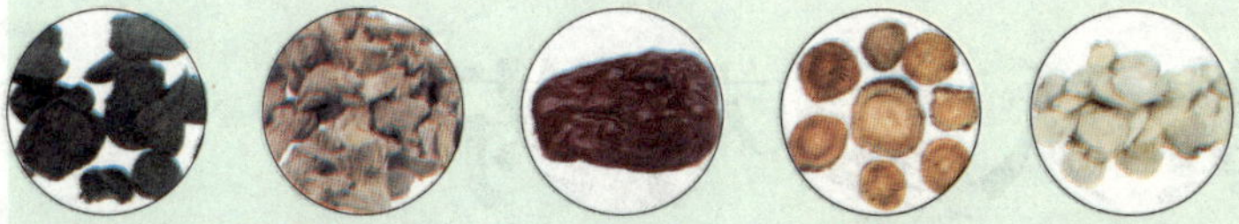

附子一钱 补火助阳　煨生姜一钱 暖胃散寒　大枣二枚 调和气血　甘草五分 益气安中　芍药一钱 清热养阴

服药时间：饭后　服药次数：日两服　服药温度：温

※ 1斤≈500g　1两≈31.25g　1钱≈3.125g　1分≈0.3125g

羌活	细辛	桂枝	川芎	防风	黄芪	人参	附子	煨生姜	大枣	甘草	芍药
0.09元/g	0.07元/g	0.03元/g	0.02元/g	0.08元/g	0.08元/g	0.33元/g	0.025元/g	0.006元/g	0.02元/g	0.11元/g	0.07元/g

※ 此价格为市场价，仅供参考

◆组成

黄芪二钱，人参、桂枝、芍药、熟附子、细辛、羌活、防风、川芎、煨生姜各一钱，甘草五分。

◆用法

水二盅，枣二枚，煎至一盅。《杀车槌法》加炒芍药少量，煎三沸，温服。

◆功效

解表散寒，助阳益气。

◆主治

阳虚虚弱，外感风寒。症见恶寒发热，热轻寒重，无汗肢冷，倦怠嗜睡，面色苍白，语声低微，舌淡苔白，脉沉无力，或浮大无力。

◆临证加减

表闭无汗，加苏叶、荆芥；中焦虚寒、腹痛便溏，干姜易煨姜，入白术；内有寒饮，咳嗽痰稀，加半夏、茯苓；肢节疼痛加独活、威灵仙等。

◆现代运用

主要用于风湿性关节炎、老年人感冒、缓慢性心律失常等属阳气虚弱，外感风寒者。以热轻寒重，身热恶寒，肢冷无汗，神疲，舌淡苔白，脉沉无力为辨证要点。

◆使用注意

血虚感寒或湿温初起者忌用本方。

附子 草部 毒草类

回阳救逆 补火助阳

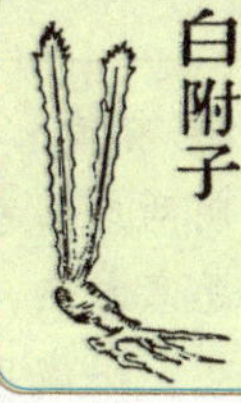

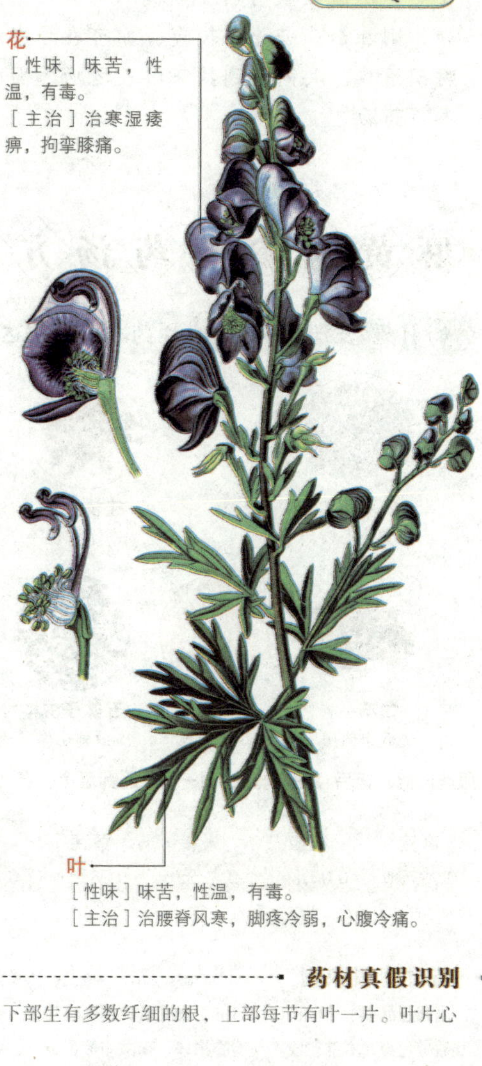

药材真假识别

细辛非正品之单叶细辛：本品根状茎细长，环节不明显，下部生有多数纤细的根，上部每节有叶一片。叶片心形，顶端渐尖，两面散生短毛。

麻黄人参芍药汤

出自《脾胃论》

麻黄人参芍药汤　桂枝五味麦冬襄

归芪甘草汗兼补　虚人外感服之康

方解 麻黄人参芍药汤出自李东垣《脾胃论》，具有益气养阴，发表散寒之功，主治气阴两虚而感受风寒表邪证。平素体虚之人，气阴两亏，复感受外邪。风寒束表，则恶寒发热，无汗；体虚气阴两虚，汗源不足，则汗出不多，倦怠乏力；表邪郁而化热，阴虚又生内热，热扰心神则心烦；热伤津液则口渴；热邪不得外透，动血耗血，则吐血；若吐血较重，亦可在方中加入凉血止血之药。诸药合用，益气养血，滋阴清热，共同达到扶正解表之功。因以麻黄、人参、芍药为主药，故名"麻黄人参芍药汤"。

麻黄人参芍药汤方解

君药 发汗散寒

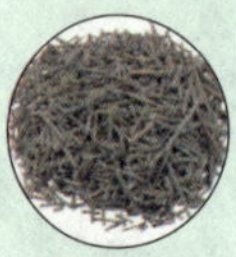

麻黄一钱
宣肺定喘

臣药 助麻黄通达营卫

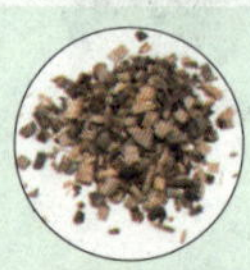

桂枝五分
发汗祛邪

佐使药 气阴双补

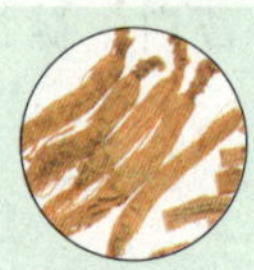

人参三分
大补元气

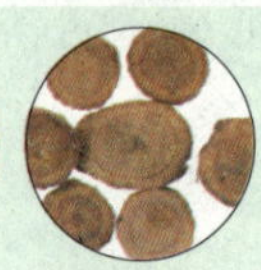

黄芪一钱
补中益气

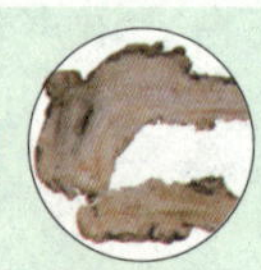

当归一钱
补血活血

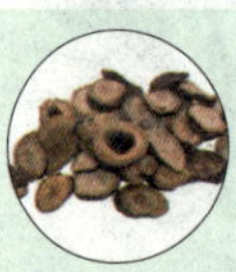

白芍一钱
养血敛阴

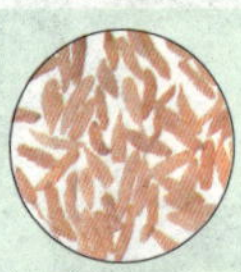

麦冬三分
滋阴除烦

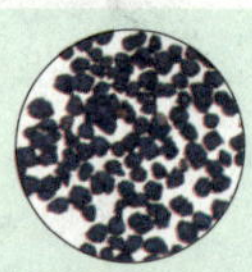

五味子五粒
敛肺生津

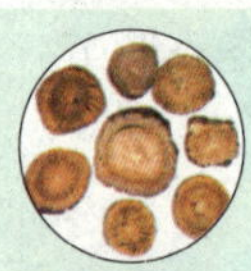

炙甘草一钱
调和诸药

服药时间：饭后　**服药次数**：日一服　**服药温度**：温

※ 1斤≈500g　1两≈31.25g　1钱≈3.125g　1分≈0.3125g

麻黄	桂枝	人参	黄芪	当归	白芍	麦冬	五味子	炙甘草
0.02元/g	0.03元/g	0.33元/g	0.08元/g	0.05元/g	0.07元/g	0.05元/g	0.06元/g	0.11元/g

※ 此价格为市场价，仅供参考

药材真假识别

当归正品：本品全长15～25cm，表面黄棕色至棕褐色。质韧，易折断，断面黄白色及淡黄棕色，皮部厚，有裂隙及多数棕色点，木部较浅。气清香浓厚，味微甜带苦辛。

◆ **组成**

人参、麦冬各三分，桂枝五分，黄芪、当归身、麻黄、炙甘草、白芍各一钱，五味子五粒。

◆ **用法**

水煎温服。

◆ **功效**

散寒解表，益气养血。

◆ **主治**

脾胃虚弱，外感风寒。症见恶寒发热且无汗，心烦，面色苍白，倦怠乏力，吐血。

银翘散

出自《温病条辨》

银翘散主上焦医	竹叶荆牛薄荷豉
甘桔芦根凉解法	风温初感此方宜
咳加杏贝渴花粉	热甚栀芩次第施

方解 银翘散出自吴瑭的《温病条辨》，方剂由金银花、连翘、苦桔梗、牛蒡子、薄荷、荆芥穗、淡豆豉、甘草组成，用于治疗温病范围的各种疾病，如急性支气管炎、肺炎、流感、百日咳、腮腺炎、麻疹、水痘、急性喉头炎等。方中诸药相配，辛凉透表，清热解毒，诸证自愈。

银翘散方解

君药 清热解毒

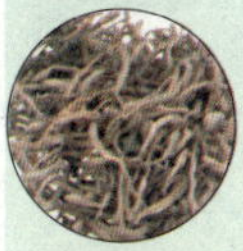

金银花一两
辟秽化浊

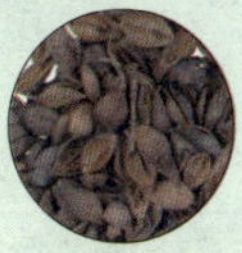

连翘一两
辛凉透表

臣药 利咽止咳

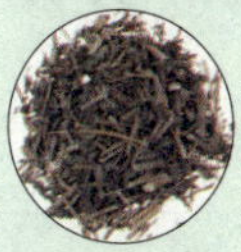

薄荷六钱
发散风热

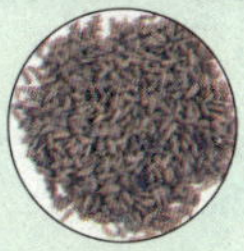

牛蒡子六钱
解表利咽

佐药 解表清热，宣肺化痰

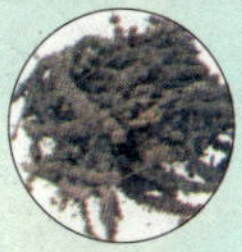

荆芥穗四钱
祛风解表

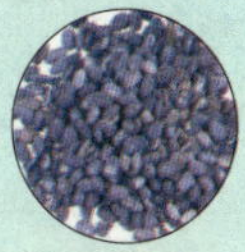

淡豆豉五钱
解表除烦

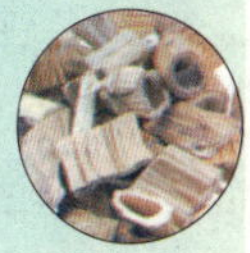

芦根一两
清热生津

药材真假识别

当归非正品之东当归：本品全长10～18cm，主根粗短，有细密环纹，直径1.5～3cm。顶端有叶柄及茎基痕，中央凹陷，有的已切齐。支根十余条，直径0.2～1cm。表面土黄色、棕黄色或棕褐色，有细纵皱纹及横向突起的皮孔状疤痕。断面皮部类白色，木部黄白色或黄棕色。气芳香，味甜而后稍苦。

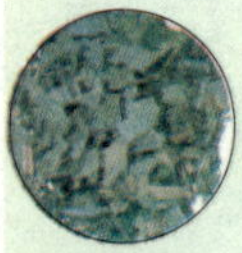

淡竹叶四钱
清心利尿

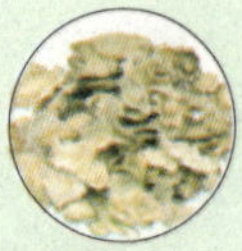

桔梗六钱
载药上行

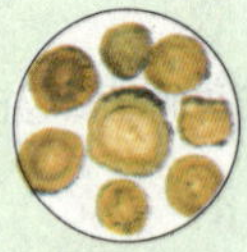

甘草五钱
合桔梗利咽

服药时间：饭后 **服药次数：**日两服 **服药温度：**温

※ 1斤≈500g 1两≈31.25g 1钱≈3.125g 1分≈0.3125g

金银花	连翘	薄荷	牛蒡子	荆芥穗	淡豆豉	芦根	淡竹叶	桔梗	甘草
0.11元/g	0.04元/g	0.006元/g	0.02元/g	0.022元/g	0.008元/g	0.011元/g	0.007元/g	0.05元/g	0.11元/g

※ 此价格为市场价，仅供参考

◆组成

金银花、连翘各一两，苦桔梗、牛蒡子、薄荷各六钱，淡竹叶、荆芥穗各四钱，淡豆豉、甘草各五钱。

◆用法

鲜芦根煎汤水煎服。

◆功效

辛凉解表，清热解毒。

◆主治

风热初起。症见发热无汗或汗出不畅，头痛口渴，咳嗽咽痛，苔薄白或微黄，脉浮数，微恶风寒。

神白散

出自《卫生家宝方》

神白散用白芷甘　姜葱淡豉与相参

一切风寒皆可服　妇人鸡犬忌窥探

肘后单煎葱白豉　用代麻黄功不惭

相参：共同加入。

窥探：从缝隙或隐蔽处查看。古人认为在配制药剂时，不宜让妇人、鸡犬看见，缺乏科学依据。

肘后：指《肘后备急方》。近代葛洪所著。

惭：羞愧，逊色。

方解 神白散出自朱端章的《卫生家宝方》，具有发散风寒之功，用于治疗外感风寒之轻证。风寒外袭，则恶寒发热，无汗；经气不利，则头痛；脉浮为邪气在表。本方主证为外感风寒轻证，头痛为次要症状，均由外邪束表，经输不利所致。

药材真假识别

金银花正品之忍冬：本品呈棒状，上粗下细，略弯曲，长2~3cm，上部直径约0.3cm，下部直径约0.15cm。表面黄白色或绿白色，密被短柔毛。气清香，味淡，味苦。

神白散方解

服药时间	服药次数	服药温度
饭后	日两服	温

※ 1斤≈500g 1两≈31.25g 1钱≈3.125g 1分≈0.3125g

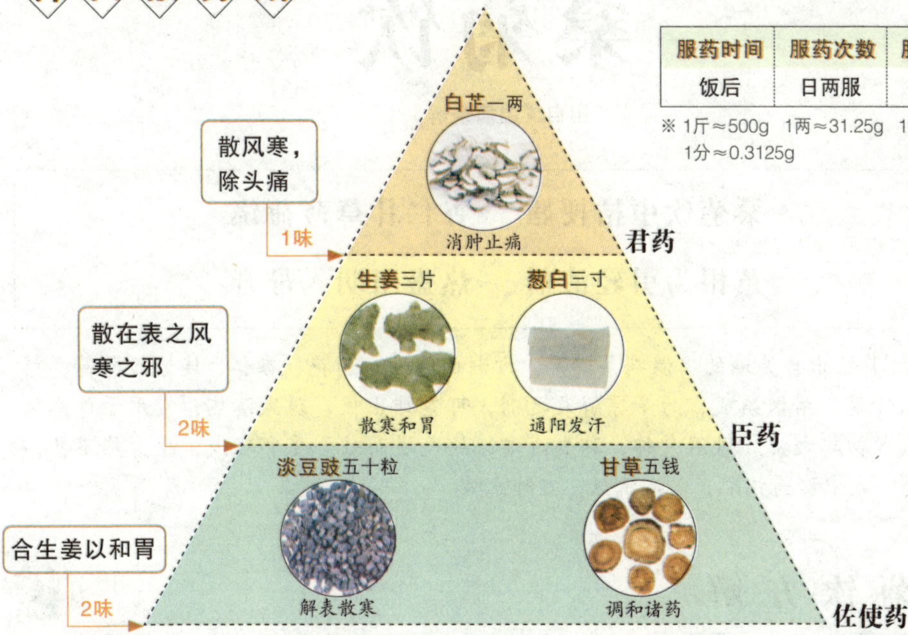

白芷	生姜	葱白	淡豆豉	甘草
0.009元/g	0.006元/g	0.002元/g	0.008元/g	0.11元/g

※ 此价格为市场价，仅供参考

◇组成

白芷一两，甘草五钱，淡豆豉五十粒，生姜三片，葱白三寸。

◇用法

水煎温服。

◇功效

解表散寒。

◇主治

外感风寒初起。症见头痛无汗，恶寒发热，舌苔薄白，脉浮。

附方

方名	组成	用法	功用	主治
葱豉汤（《肘后备急方》）	葱白一握，淡豆豉一升	水煎温服	发汗解表散寒	伤寒初起，头痛鼻塞，恶寒发热，无汗等症

※ 注：葱豉汤的发汗作用远不如麻黄汤，故仅适用于症状较轻感冒而无汗者。

药材真假识别

金银花非正品之短柄忍冬：本品长1.1～2.1cm，上部直径0.15～0.2cm。绿黄色，密被倒伏毛，萼筒类圆筒形，灰绿色，齿缘有毛。

桑菊饮

出自《温病条辨》

桑菊饮中桔梗翘　杏仁甘草薄荷饶

芦根为引轻清剂　热盛阳明入母膏

方解 桑菊饮出自吴瑭的《温病条辨》，方剂由桑叶、菊花、杏仁、连翘、薄荷、桔梗、生甘草、苇根组成，为辛凉解表之剂，可宣肺止咳、疏风清热，常用于外感风热、咳嗽初起之症。风温袭肺，肺失清肃，故气逆而咳。受邪轻浅，故身热不甚，口微渴。方中诸药相配，疏风清热，宣肺止咳。

桑菊饮方解

君药 疏散风热

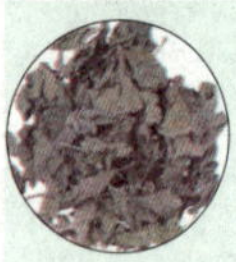

桑叶二钱半
清肺热

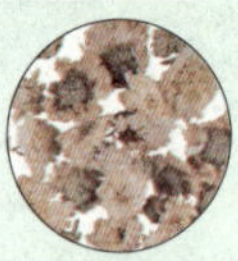

菊花一钱
清利头目

臣药 清热利咽

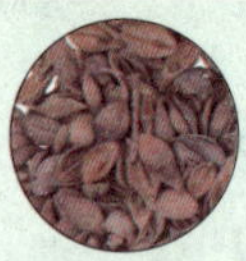

连翘一钱五分
透邪解毒

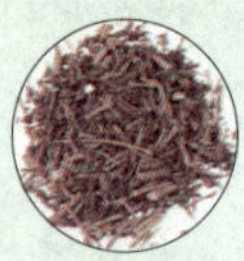

薄荷八分
散风热

佐使药 宣肺止咳，清热化痰

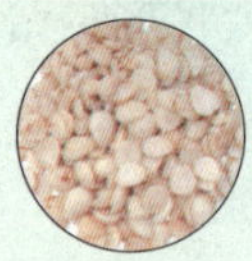

杏仁二钱
止咳平喘

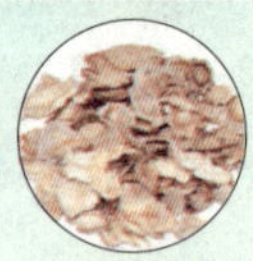

桔梗二钱
宣肺止咳

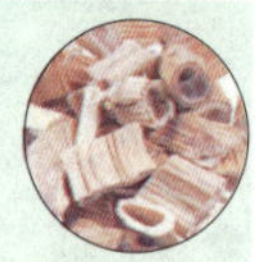

芦根二钱
清热生津

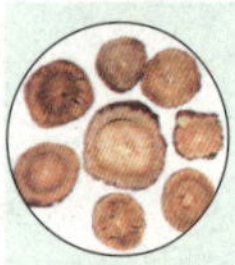

生甘草八分
助桔梗利咽化痰

服药时间：饭后 **服药次数**：日两服 **服药温度**：温

※ 1斤≈500g 1两≈31.25g 1钱≈3.125g 1分≈0.3125g

桑叶	菊花	连翘	薄荷	杏仁	桔梗	芦根	生甘草
0.02元/g	0.03元/g	0.04元/g	0.006元/g	0.07元/g	0.05元/g	0.011元/g	0.11元/g

※ 此价格为市场价，仅供参考

◆ 组成

桑叶二钱半，菊花一钱，杏仁二钱，连翘一钱五分，薄荷八分，桔梗二钱，生甘草八分，苇根二钱。

◆ 用法

水煎服。

药材真假识别

芦根正品：本品鲜芦根呈长圆柱形，长短不一，直径1～2cm。表面黄白色，有光泽，外皮疏松可剥离。节呈环状，有残根及芽痕。体轻，质韧。不易折断。气微，味甘。

◆ **功效**

疏风清热，宣肺止咳。

◆ **主治**

风温初起。症见咳嗽，口渴，身微热，脉浮数。

华盖散

出自《太平惠民和剂局方》

华盖麻黄杏橘红　桑皮苓草紫苏供

三拗只用麻甘杏　表散风寒力最雄

方解 华盖散出自《太平惠民和剂局方》，方剂由麻黄、桑白皮、紫苏子、杏仁、赤茯苓、陈皮、炙甘草组成，可宣肺化痰，止咳平喘。主治肺感寒邪，咳嗽上气，胸满气短，项背拘挛，声重久塞，头昏目眩，痰气不利，呀呷有声。方中诸药相配，宣肺解表，祛痰止咳，诸证自愈。

华盖散方解

君药 宣肺平喘

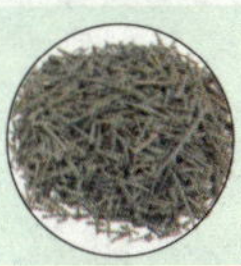

麻黄一两
辛温解表

臣药 止咳平喘化痰

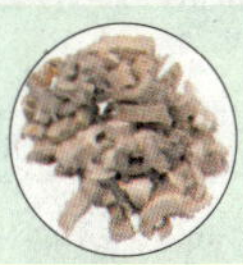

桑白皮一两
泻肺平喘

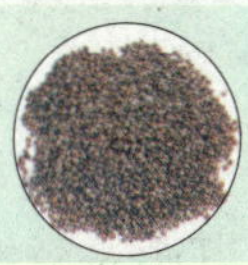

紫苏子一两
镇咳化痰

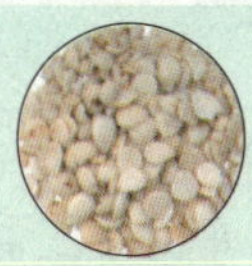

杏仁一两
宣肃肺气

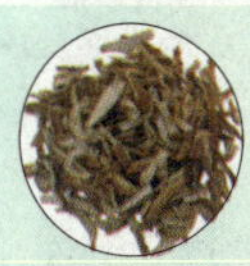

陈皮一两
理气化痰

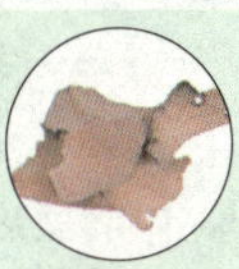

茯苓一两
健脾渗湿

佐使药 调和诸药

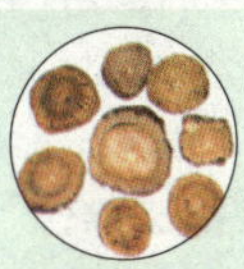

炙甘草半两
益胃和中

服药时间：饭后　**服药次数：**日两服　**服药温度：**温

※ 1斤≈500g　1两≈31.25g　1钱≈3.125g　1分≈0.3125g

麻黄	桑白皮	紫苏子	杏仁	陈皮	茯苓	甘草
0.02元/g	0.02元/g	0.012元/g	0.07元/g	0.03元/g	0.06元/g	0.11元/g

※ 此价格为市场价，仅供参考

药材真假识别

芦根非正品之芦竹：本品多切成不规则块状。表面黄白色，有光泽，具纵皱纹或横环纹。体轻，质硬而韧，可折断，切断面灰黄色或浅黄棕色，多呈纤维状，壁厚0.2～0.5cm。气弱，味淡。

◆ **组成**

麻黄、桑白皮、紫苏子、杏仁、茯苓、陈皮各一两，炙甘草半两。

◆ **用法**

水煎服。

◆ **功效**

宣肺解表，止咳祛痰。

◆ **主治**

肺感风寒。症见咳嗽气喘，痰气不利，呀呷有声，脉浮者。

附方

方名	组成	用法	功用	主治
三拗汤	麻黄不去节，杏仁不去皮尖，甘草不炙，各等份	水煎服	宣肺解表	感冒风邪。症见鼻塞身重，或伤风畏冷，头痛目眩，四肢拘倦，咳嗽痰多，胸满气短等

防风解毒汤

出自《绛雪园古方选注》

防风解毒荆薄荷　大力石膏竹叶和

甘桔连翘知木枳　风温痧疹肺经多

痧疹：即风痧，因其形似“沙子”而得名。冬春季流行，多见小儿。初起类似感冒，轻度发热，咳嗽，特殊皮疹细小如沙，预后良好。

方解　防风解毒汤出自王子接的《绛雪园古方选注》，方剂由防风、荆芥、薄荷、大力子（牛蒡子）、生石膏、竹叶、甘草、桔梗、连翘、知母、木通、枳实组成，主治风温痧疹初起表证、热邪内侵肺胃者。方中诸药相配，解表透疹，清热泻火，透疹解表为主，兼清里热，以防温邪逆传心包。

防风解毒汤方解

君药　透疹解表

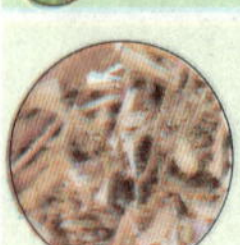

荆芥等份
疏风透疹

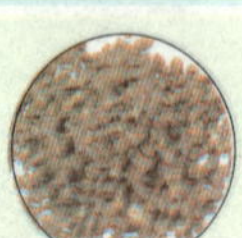

防风等份
解表祛风

臣药　助君药辛凉透疹，疏风解毒

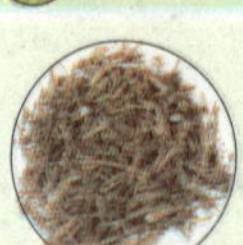

薄荷等份
散风热

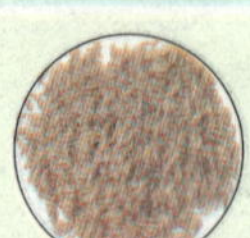

牛蒡子等份
解毒散肿

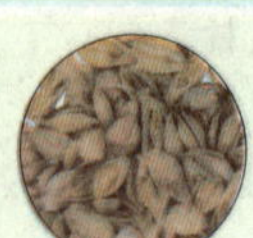

连翘等份
清热解毒

佐药　内清里热

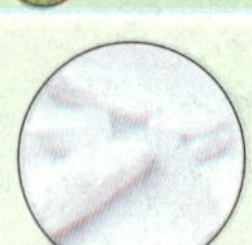

石膏等份
清热止渴

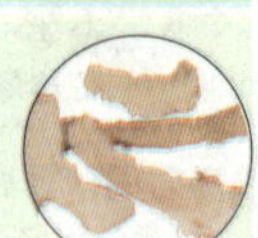

知母等份
清热泻火

药材真假识别

牛蒡子正品：瘦果呈长倒卵形，两端平截，稍弯曲。长0.5～0.7cm，宽0.2～0.3cm。表面灰褐色，有数条纵棱，并散有稀疏紫黑色斑点。顶端钝圆稍宽；中间具点状花柱残迹；基部略窄。

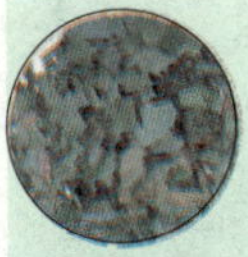

竹叶等份
清热除烦

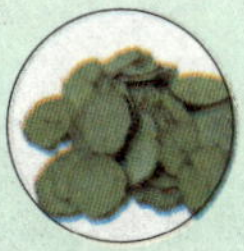

木通等份
清热利尿

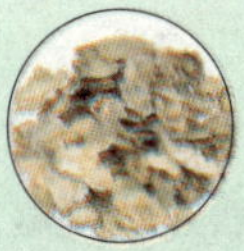

桔梗等份
利咽祛痰

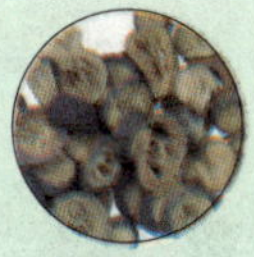

枳实等份
宣降气机

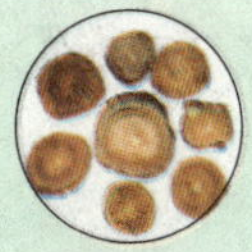

甘草等份
调和诸药

服药时间：饭后 **服药次数：**不拘次服 **服药温度：**温 ※ 1斤≈500g 1两≈31.25g 1钱≈3.125g 1分≈0.3125g

荆芥	防风	薄荷	牛蒡子	连翘	石膏
0.007元/g	0.08元/g	0.006元/g	0.02元/g	0.04元/g	0.001元/g
知母	竹叶	木通	桔梗	枳实	甘草
0.09元/g	0.007元/g	0.01元/g	0.05元/g	0.04元/g	0.11元/g

※ 此价格为市场价，仅供参考

◆组成

防风、荆芥、薄荷、大力子（牛蒡子）、生石膏、竹叶、甘草、桔梗、连翘、知母、木通、枳实各等份。

◆用法

水煎服。

◆功效

解表透疹，清热泻火。

◆主治

一切风温痧疹初起表证重者。

竹叶柳蒡汤

出自《先醒斋医学广笔记》

竹叶柳蒡干葛知　蝉衣荆芥薄荷司

石膏粳米参甘麦　初起风痧此可施

方解 竹叶柳蒡汤出自缪希雍的《先醒斋医学广笔记》，方剂由西河柳、荆芥穗、干葛、牛蒡子、蝉蜕、薄荷、知母、甘草、玄参、麦冬、淡竹叶组成，可透疹解表，清热生津。主治痧疹初起，透发不出。喘咳，鼻塞流涕，恶寒轻，发热重，烦闷躁乱，咽喉肿痛，唇干口渴，苔薄黄而干，脉浮数。方中诸药相配，透疹解表，清泄肺胃，诸证自愈。

药材真假识别

牛蒡子非正品之绒毛牛蒡：本品矩卵圆形，略弯曲。长0.5～0.7cm，宽0.2～0.4cm。两端近平截，顶面观为多角形，基部有白色的着生痕。表面灰褐色，具黑色小斑点。气微，味苦，后辛而麻舌。

竹叶柳蒡汤方解

君药 透疹解表

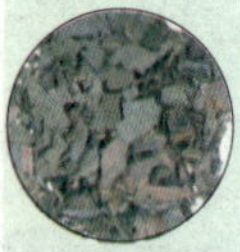
淡竹叶三十片
清泻上焦

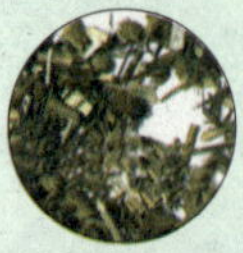
西河柳五钱
透疹解表

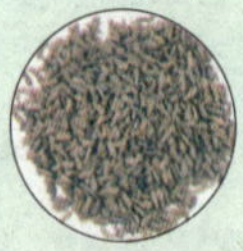
牛蒡子一钱五分
散风除热

臣药 助君药散风热，开腠理，透疹邪

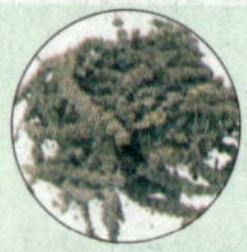
荆芥穗一钱五分
祛风透疹

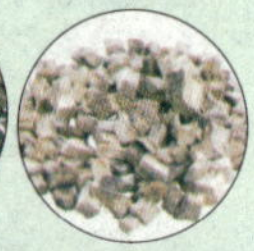
干葛一钱五分
解肌透疹

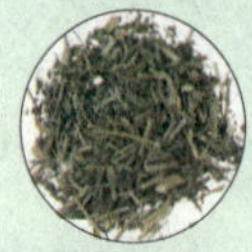
薄荷一钱
利咽透疹

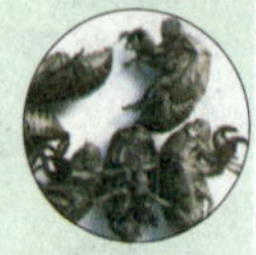
蝉蜕一钱
散风透疹

佐使药 清热

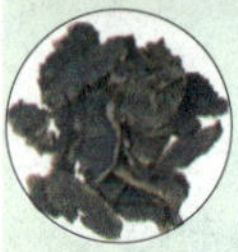
玄参二钱
清热生津

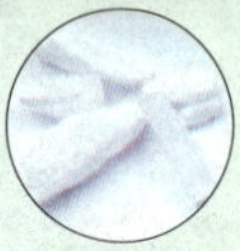
石膏五钱
清热生津

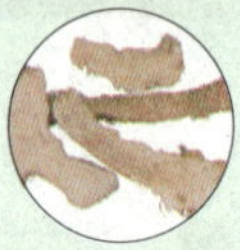
知母一钱
清热生津

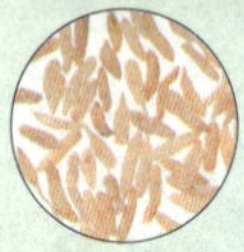
麦冬三钱
清热生津

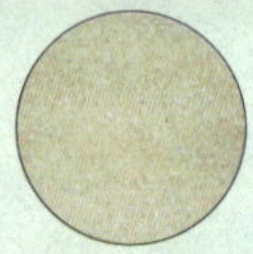
粳米一撮
和胃清热

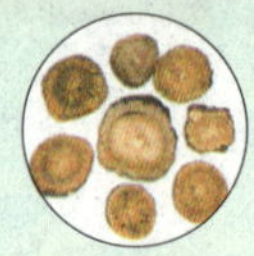
甘草一钱
调和诸药

服药时间：饭后 **服药次数**：日一服 **服药温度**：温

※ 1斤≈500g 1两≈31.25g 1钱≈3.125g 1分≈0.3125g

西河柳	牛蒡子	淡竹叶	荆芥穗	干葛	薄荷
0.006元/g	0.02元/g	0.007元/g	0.022元/g	0.01元/g	0.006元/g
蝉蜕	玄参	石膏	知母	麦冬	甘草
0.26元/g	0.01元/g	0.001元/g	0.09元/g	0.05元/g	0.11元/g

※ 此价格为市场价，仅供参考

组成

西河柳五钱,荆芥穗、干葛、牛蒡子各一钱五分，蝉蜕、薄荷、知母、甘草各一钱，玄参二钱，麦冬三钱，淡竹叶三十片（甚者加石膏五钱，粳米一撮）。

用法

水煎服。

功效

透疹解表，清泄肺胃。

主治

痧疹透发不出。症见咳嗽，烦闷躁烦，咽喉肿痛等。

使用注意

西河柳发泻力强，用量不宜大，疹点已透不可用。

药材真假识别

淡竹叶正品：本品茎叶长25～75cm，茎呈圆柱形有节，断面中空。叶片披针形，长5～20cm，宽2～3cm；表面浅绿色或黄绿色，叶脉平行，具横行小脉。体轻，质柔韧。气微，味淡。

第三章 攻里之剂

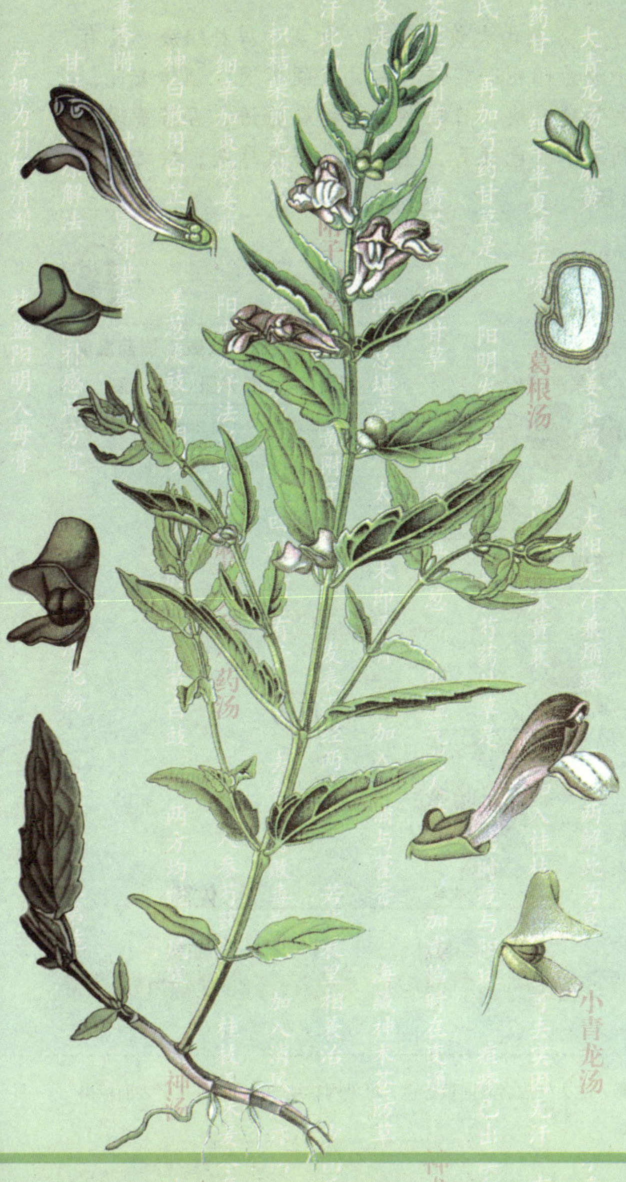

攻里即下法，运用泻下或润下的药物，通导大便，泻下积滞，荡涤寒热，攻逐水饮。攻里之剂有峻有缓，有寒有温，一般是在没有表证症状时应用。根据攻里之剂的不同作用，又可分为寒下、温下、润下、逐水、攻补兼施五类。使用攻里剂，要辨证准确，一般是在表邪已解，里实已成的情况下使用。

攻里剂易伤胃气，故得效即止。

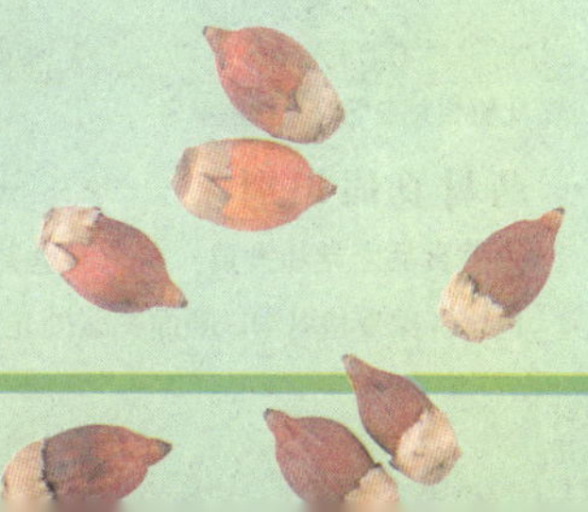

大承气汤

出自《伤寒论》

饶：另外增添。

大承气汤用芒硝　　枳实厚朴大黄饶

救阴泻热功偏擅　　急下阳明有数条

方解 大承气汤出自张仲景《伤寒论》，方剂由大黄、芒硝、枳实、厚朴组成。具有泻热攻结，荡涤肠胃积滞之功，用于治疗阳明腑实证。症见大便不通，频转矢气，脘腑痞满，脉沉实，腹痛拒按，按之坚硬有块，日晡潮热，神昏谵语，舌苔黄燥起刺；或焦黑燥裂，或热结旁流，下利清水，色纯青，气臭秽，脐腹疼痛，按之坚硬有块。或里热实证之热厥、痉病、发狂。

大承气汤方解

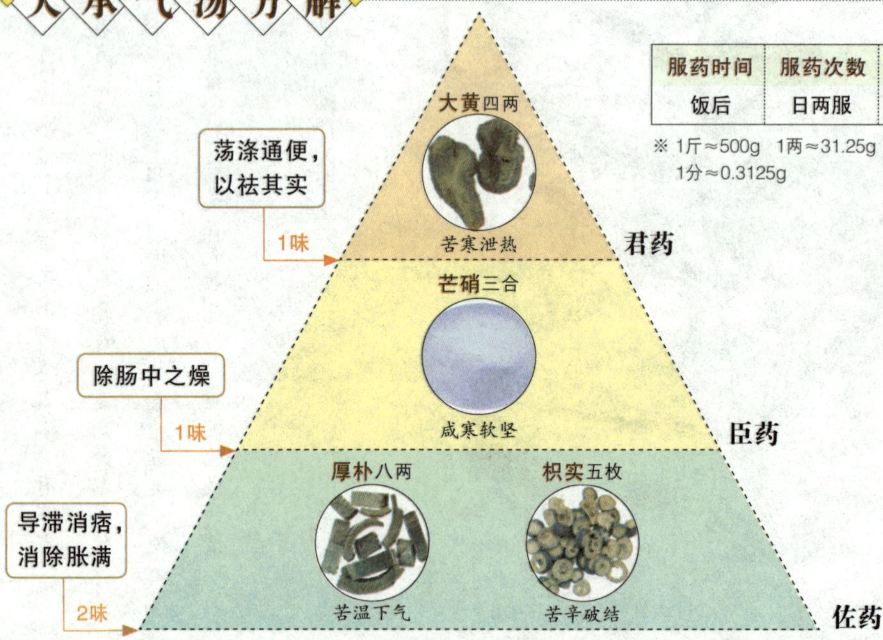

服药时间	服药次数	服药温度
饭后	日两服	温

※ 1斤≈500g　1两≈31.25g　1钱≈3.125g　1分≈0.3125g

大黄	芒硝	厚朴	枳实
0.03元/g	0.01元/g	0.014元/g	0.04元/g

※ 此价格为市场价，仅供参考

药材真假识别

大黄真品之党叶大黄：本品多呈类圆锥形或圆柱形。除去外皮者表面黄棕色，可见网状纹理，未去外皮者表面棕褐色，有横皱和纵沟。断面在紫外光灯下显棕色荧光。

◆ 组成

大黄四两，厚朴八两，枳实五枚，芒硝三合。

◆ 用法

水煎，先煮枳实、厚朴，后下大黄，芒硝溶服，分两次温服。若便通则停服第二次。

◆ 功效

峻下热结。

◆ 主治

阳明腑实证。症见身热汗出，心下痞塞不通（痞），胸腹胀满（满），大便干燥（燥），腹痛拒按，或热结旁流，下利清水，其气臭秽（实），舌苔黄燥起刺，脉沉实等。

◆ 临证加减

原方厚朴用量数倍于大黄，后世医家亦有用大黄重于厚朴者。如痞满较重，重用厚朴；如痞满较轻，则减轻厚朴用量。

◆ 现代运用

主要用于急性单纯性肠梗阻、急性胆囊炎、急性阑尾炎、粘连性肠梗阻、急性胰腺炎以及某些热性病过程中出现高热、神昏谵语、惊厥、发狂而有大便干实、苔黄脉实者。

◆ 使用注意

气阴亏虚，或表证未解，燥结不甚者；体弱、孕妇、年老，均忌用。病愈立止，不宜久服。

蜜煎导法

出自《伤寒论》

导法：通导大便的方法，与导便同义。是把液体药物灌入肠中，或把润滑性的锭剂塞入肛门内，以通下大便。

蜜煎导法通大便　或将猪胆灌肛中

不欲苦寒伤胃腑　阳明无热勿轻攻

方解 本方出自张仲景《伤寒论》，由蜂蜜组成，具有润肠通便之功，用于治疗肠燥津枯便秘。阳明发汗后，津液大伤，仅有大便秘结，而无潮热谵语之象，不能用承气之类，以免更伤胃气。方中一味蜂蜜润肠通便，将蜂蜜从肛门塞入。主要是借蜂蜜的润滑之性，使粪便易于排出，对于内无热邪之虚性便秘，用此法，免伤胃气。

◆ 组成

食蜜七合。

◆ 用法

将蜂蜜放在铜器内，用微火煎，时时搅和，不可发焦，等煎至可用手捻作锭时取下，稍候，趁热做成手指粗，两头尖，长二寸左右的锭状物。用时塞入肛门。

◆ 功效

润肠通便。

◆ 主治

津液不足，大便燥结。

药材真假识别

大黄非正品之藏边大黄：本品根茎多呈类圆锥形、根类圆柱形。长4～20cm，直径1～5cm。表面多红棕色，新横断面多呈淡蓝灰色至灰蓝带紫色，有明显环纹及半径向放外射的棕红色射线。香气弱，味苦微涩。

附方

方名	组成	用法	功用
猪胆汁导法	大猪胆一枚，和醋少许	将一竹管削净并将一端磨滑，插入肛门内，将已混好的胆汁灌入肛门内	润肠通便

小承气汤

出自《伤寒论》

谵狂：指阳明实热扰及神明时，出现神志不清、胡言乱语的重证。

小承气汤朴实黄　谵狂痞硬上焦强

益以羌活名三化　中风闭实可消详

上焦：三焦之一。三焦的上部，从咽喉至胸膈部分。包括心、肺两脏。

中风：病名，亦称卒中。指突然昏仆，不省人事，或突然半身不遂，口眼歪斜，言语不利的病证。

方解　小承气汤出自张仲景《伤寒论》，方剂由大黄、枳实、厚朴组成。具有轻下热结之作用，用于治疗阳明腑实证。症见大便不通，潮热谵语，脘腑痞满，舌苔老黄，脉滑而疾。痢疾初起，腹中胀痛，里急后重者亦可用之。

小承气汤方解

君药　荡涤通便，以祛其实

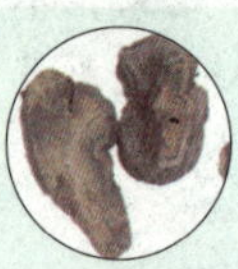

大黄四两
泻热通便

佐使药　行气导滞，消除痞满

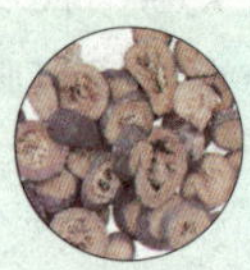

枳实三枚
苦辛破结

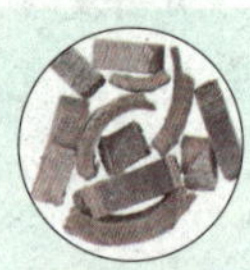

厚朴二两
苦温下气

服药时间：饭后　**服药次数**：日两服　**服药温度**：温

※ 1斤≈500g　1两≈31.25g　1钱≈3.125g　1分≈0.3125g

大黄	枳实	厚朴
0.03元/g	0.04元/g	0.014元/g

※ 此价格为市场价，仅供参考

药材真假识别

厚朴正品：本品呈卷筒状或双卷筒状。长15～45cm，厚0.3～0.5cm。外表面浅棕褐色，粗糙呈鳞片状，内表面紫棕色有密集纹理，指甲按后留油痕。质坚硬，不易折断。气芳香，味微辛苦。

◆组成

大黄四两，厚朴二两，枳实三枚。

◆用法

水煎分两次服。若便通停服第二次。

◆功效

轻下热结。

◆主治

阳明腑实证。症见大便不通，谵语潮热，脘腹痞满，舌苔黄腻，脉滑疾；痢疾初发，腹中胀痛，里急后重者。

附方

方名	组成	用法	功用	主治
三化汤《活法机要》	小承气汤加羌活	水煎服	通便散风	类中风外无表证，内有二通不通者。体壮之人方可服用

调胃承气汤

出自《伤寒论》

> 调胃承气硝黄草　甘缓微和将胃保
>
> 不用朴实伤上焦　中焦燥实服之好

方解 调胃承气汤出自张仲景《伤寒论》，方剂由大黄、芒硝、甘草组成，可缓下热结，用于治疗阳明腑实证。症见大便燥结不通，蒸蒸发热，口渴心烦，舌苔正黄，脉滑数。本方主治阳明腑实证，热邪传入阳明，燥屎内结，故大便不通；热蒸于内，故蒸蒸发热；阳明邪热内扰心神，故心烦；热故口渴；舌苔老黄，脉沉紧有力，均为阳明实热之象。

调胃承气汤方解

君药 荡涤通便，以祛其实

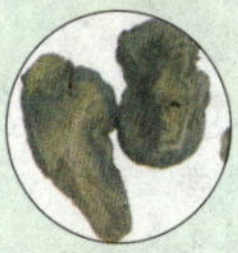

大黄四两
攻积泻热

臣药 除胃肠之燥

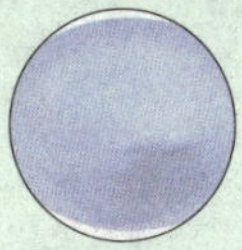

芒硝半升
软坚润燥

佐药 保护胃气

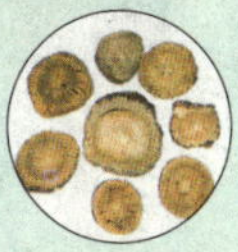

甘草二两
调和药性

服药时间：饭后　**服药次数**：日一服　**服药温度**：温

※ 1斤≈500g　1两≈31.25g　1钱≈3.125g　1分≈0.3125g

大黄	芒硝	甘草
0.03元/g	0.01元/g	0.11元/g

※ 此价格为市场价，仅供参考

药材真假识别

厚朴非正品之西康木兰：本品呈板块状、卷筒状或槽状，厚0.1～0.3cm。外表面灰黄色，栓皮薄，内表面黄棕色或紫褐色，平坦，放大镜下显网状短条纹。质脆，易折断，断面整齐。气香，味微辛。

◆ **组成**

大黄四两，芒硝半升，甘草（炙）二两。

◆ **用法**

水煎服。

◆ **功效**

缓下热结。

◆ **主治**

阳明腑实证。症见大便不通，恶热口渴，舌苔正黄，脉滑数；胃肠积热引起的发斑，口齿咽痛等，亦可服用本方。

温脾汤

出自《备急千金要方》

温脾参附与干姜　甘草当归硝大黄

寒热并行治寒积　脐腹绞结痛非常

寒积：阴寒凝滞引起的大便秘结。

绞结：剧烈的阵发性疼痛。

方解 温脾汤出自孙思邈《备急千金要方》，方剂由人参、附子、甘草、芒硝、大黄、当归、干姜组成。具有攻下寒积、温补脾阳之功，用于治疗冷积内停证。症见便秘，腹痛，绕脐不止，手足不温之脾阳不足，冷积内停。患者平素脾阳不足，或过食生冷，损伤中阳，可致寒积中阻。

温脾汤方解

君药 荡涤通便

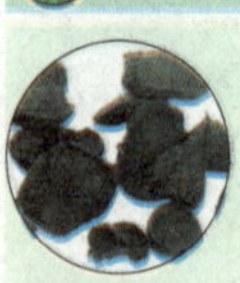

附子二两 温阳散寒

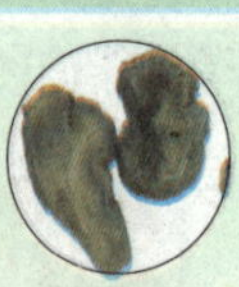

大黄五两 攻积泻下

臣药 祛除寒邪

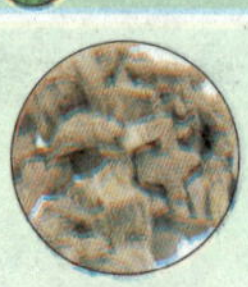

干姜三两 温中祛寒

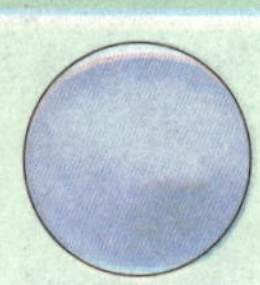

芒硝二两 润肠软坚

佐使药 益气养血，顾护正气

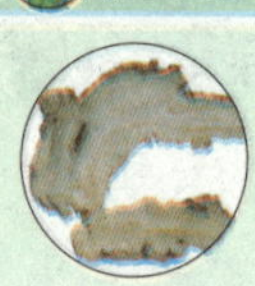

当归三两 养血润肠

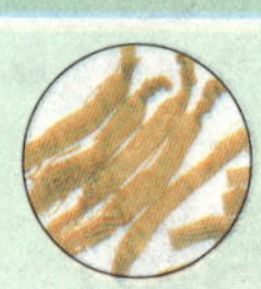

人参二两 益气扶正

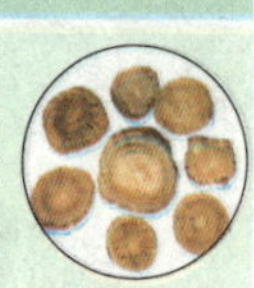

甘草二两 调和诸药

服药时间：饭后 **服药次数**：日三服 **服药温度**：温

※ 1斤≈500g 1两≈31.25g 1钱≈3.125g 1分≈0.3125g

附子	大黄	干姜	芒硝	当归	人参	甘草
0.025元/g	0.03元/g	0.014元/g	0.01元/g	0.05元/g	0.33元/g	0.11元/g

※ 此价格为市场价，仅供参考

药材真假识别

附子正品之盐附子：本品呈不规则圆锥形，长4～7cm，直径3～5cm。表面灰黑色，顶端有凹陷的芽痕，周围有瘤状突起的支根或支根痕。体重，难折断，切面灰褐色。气微，味咸而麻，刺舌。

◆ 组成

大黄五两，当归、干姜各三两，附子、人参、芒硝、甘草各二两。

◆ 用法

水煎分三次服。

◆ 功效

攻下冷积，温补脾阳。

◆ 主治

寒积腹痛。症见便秘腹痛，脐下绞痛，绕脐不止，手足欠温，苔白不渴，脉沉弦而迟。

◆ 临证加减

寒凝气滞，腹中胀痛，加厚朴、木香行气止痛；小腹冷痛，加肉桂以温中止痛；积滞不化，苔白厚腻，加厚朴、莱菔子以行气导滞；久利赤白，损伤阴血，舌淡脉细，加白芍以养血和营。

◆ 现代运用

主要用于慢性肾功能不全、急性肠梗阻、胆道蛔虫等属寒积内停者。

◆ 使用注意

热结便秘者，忌用本方。

枳实导滞丸

出自《内外伤辨惑论》

枳实导滞首大黄　芩连曲术茯苓襄
泽泻蒸饼糊丸服　湿热积滞力能攘
若还后重兼气滞　木香导滞加槟榔

攘：排除。

方解 枳实导滞丸出自李东垣《内外伤辨惑论》，方剂由大黄、枳实、黄芩、黄连、神曲、白术、茯苓、泽泻组成。具有消食导滞，清热祛湿之功，用于治疗湿热积滞内阻证。本方证乃积滞内停所致，饮食不节，损伤脾胃，积滞内停，生湿化热，湿热积滞互结于肠胃。积滞中阻，气机不畅，则脘腹痞闷胀痛，大便秘结；食积不消，湿热蕴结，下注大肠，则下利，小便黄赤，舌苔黄腻，脉沉实均为湿热在内之表现。

枳实导滞丸方解

君药 荡涤通便

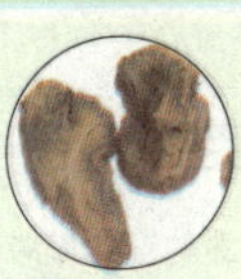

大黄一两
攻积泻热

臣药 清热燥湿

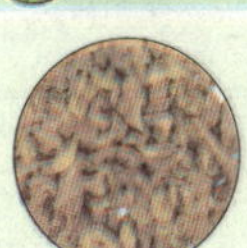

黄芩三钱
厚肠止痢

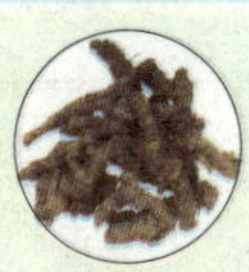

黄连三钱
厚肠止痢

佐使药 消除胀满

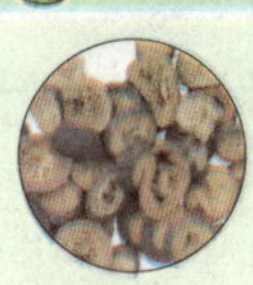

枳实五钱
行气导滞

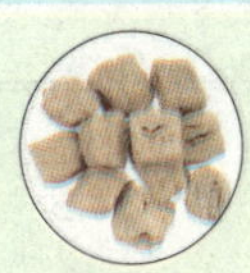

神曲五钱
消食化滞

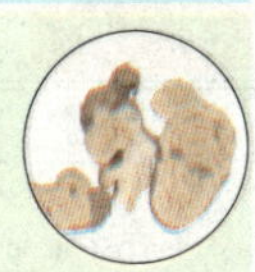

白术三钱
和中燥湿

药材真假识别

芒硝正品：本品呈棱柱状、长方形或不规则块状及颗粒状。无色透明或白色半透明。质脆，断面呈玻璃样光泽。气微，味淡，微苦咸而有清新感。

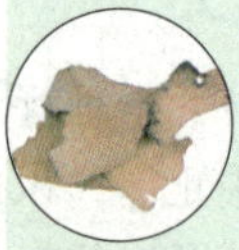

茯苓三钱
健脾利湿

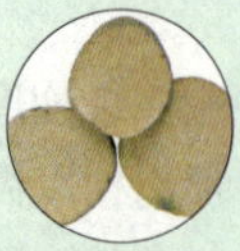

泽泻二钱
渗湿利水

服药时间：饭后 **服药次数：**日一服 **服药温度：**温

※ 1斤≈500g 1两≈31.25g 1钱≈3.125g 1分≈0.3125g

大黄	黄芩	黄连	枳实	神曲	白术	茯苓	泽泻
0.03元/g	0.017元/g	0.15元/g	0.04元/g	0.01元/g	0.16元/g	0.06元/g	0.014元/g

※ 此价格为市场价，仅供参考

◆ 组 成

大黄一两，枳实、神曲各五钱，茯苓、黄芩、黄连、白术各三钱，泽泻二钱。

◆ 用 法

研为细末，用蒸饼泡成糊，和药末做成梧桐子大药丸，每服五十至九十丸，温水送下。

◆ 功 效

消食导滞，清热祛湿。

◆ 主 治

湿热食积。症见腹胀，下痢泄泻，小便短赤，或大便秘结，舌苔黄腻，脉沉有力。

◆ 现代运用

临床常用于治疗食物中毒、急性胃肠炎、细菌性痢疾、胃肠功能紊乱等，以脘腹胀痛，便秘或下痢泄泻，苔黄腻，脉沉有力为辨证要点。现代研究证明，本方有促进消化吸收、促进胃肠蠕动及止泻、利尿、消炎、抗菌等效果。

黄连 草部 山草类
清热燥湿 泻火解毒

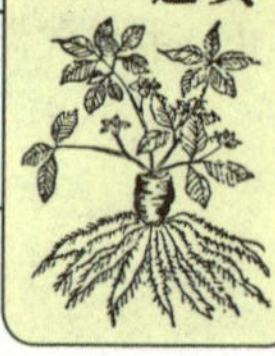

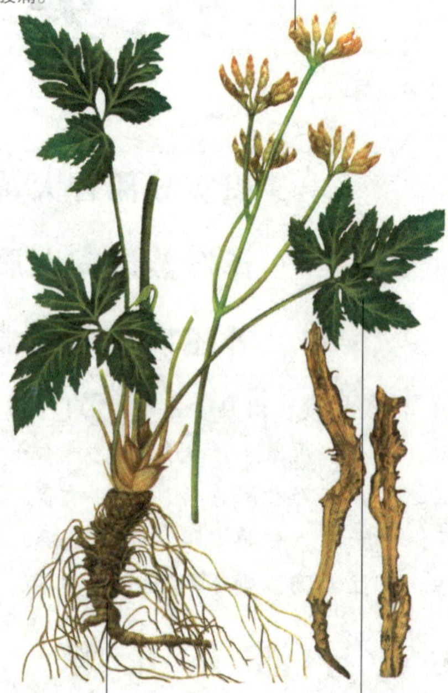

花
［性味］味苦，性寒，无毒。
［主治］治五劳七伤，能益气，止心腹痛。

根
［性味］味苦，性寒，无毒。
［主治］主热气，治目痛眦伤流泪，能明目。

叶
［性味］味苦，性寒，无毒。
［主治］主心病逆而盛，心积伏梁。

附 方

方名	组成	用法	主治
木香导滞丸	枳实导滞丸加木香，槟榔而成	温水送下	兼有后重气滞的湿热积滞证

药材真假识别

当归非正品之欧当归：本品根呈圆柱形，根头部膨大。顶端有2个以上的茎痕及叶柄残基，长短不一。表面灰棕色或棕色，有纵皱纹及横长皮孔状疤痕。断面黄白色或棕黄色。气微，味微甜而麻舌。

木香槟榔丸

出自《儒门事亲》

木香槟榔青陈皮　枳柏茱连棱术随

大黄黑丑兼香附　芒硝水丸量服之

一切实积能推荡　泻痢食疟用咸宜

量：估量。

推荡：清除。

咸：都，皆。

食疟：疟疾的一种，由饮食不节，营卫失和所致，症见善饥不能食，食后支满，腹大善呕，寒热交作等。

方解 木香槟榔丸出自张子和的《儒门事亲》，增加了三棱、芒硝。方剂由木香、槟榔、青皮、陈皮、枳壳、黄柏、黄连、三棱、莪术、大黄、香附、牵牛、芒硝组成。具有行气导滞，攻积泻热之功，用于治疗积滞证。症见大便秘结或赤白痢疾，里急后重，舌苔黄腻，脉腹痞满胀痛，脉实有力。

木香槟榔丸方解

君药 荡涤通便

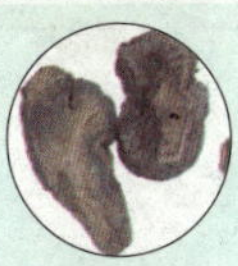

大黄三两
攻积导滞

臣药 清热泻火

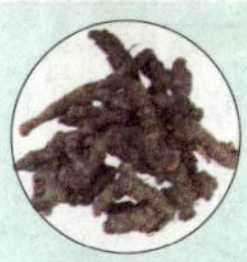

黄连一两
厚肠止痢

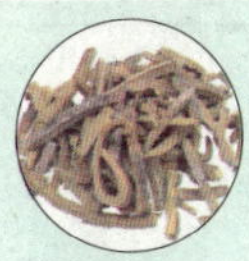

黄柏三两
清热燥湿

佐使药 破血中之气滞

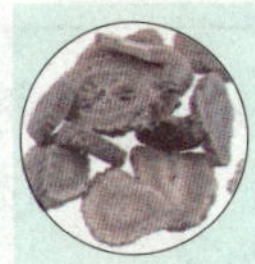

木香一两
行气止痛

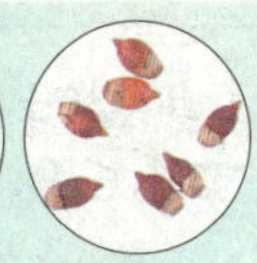

槟榔一两
行气导滞

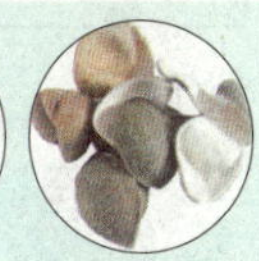

青皮一两
破气散结

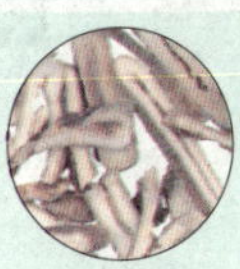

枳壳一两
理气和胃

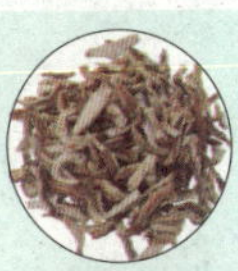

陈皮一两
健脾燥湿

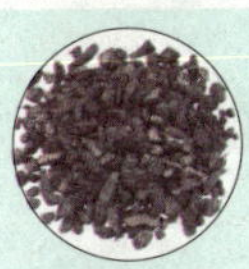

香附四两
行气导滞

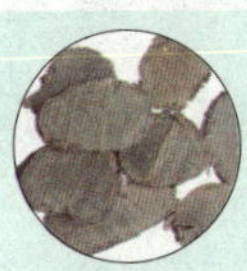

莪术一两
疏肝解郁

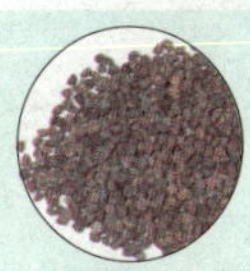

牵牛四两
泄水利尿

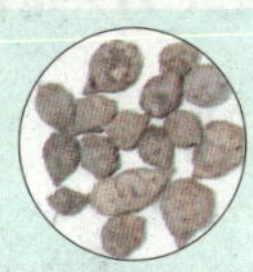

三棱一两
活血行气

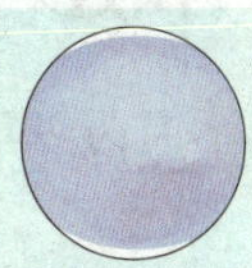

芒硝二两
咸寒软坚

服药时间：饭后 **服药次数**：日两服 **服药温度**：温

※ 1斤≈500g　1两≈31.25g　1钱≈3.125g　1分≈0.3125g

大黄	黄连	黄柏	木香	槟榔	青皮	枳壳
0.03元/g	0.15元/g	0.02元/g	0.01元/g	0.015元/g	0.012元/g	0.018元/g
陈皮	香附	莪术	牵牛	三棱	芒硝	
0.03 元/g	0.01元/g	0.01元/g	0.04元/g	0.06元/g	0.01元/g	

※ 此价格为市场价，仅供参考

药材真假识别

附子正品之黑顺片：本品呈纵切不规则三角形片状。外皮黑褐色，切面暗黄色，油润，具光泽，半透明。木部呈类三角形，并可见纵向“筋脉”纹理。质硬而脆，断面角质样。气微，味淡。

◆ 组 成

木香、槟榔、青皮、陈皮、广茂（莪术）、三棱、枳壳、黄连各一两，黄柏、大黄各三两，香附子、牵牛各四两，芒硝二两。

◆ 用 法

上述各药研为细末，和水丸，如小豆大，每服三十丸，饭后生姜汤下。

◆ 功 效

攻积泄热，行气导滞。

◆ 主 治

痢疾、食积。症见赤白痢疾，里急后重或食积内滞；脘腹胀满，大便秘实，舌苔黄腻，脉沉实。

◆ 现代运用

临床上常用于治疗急性胆囊炎、急性胃肠炎、细菌性痢疾、单纯性肠梗阻等属积滞较重者。以脘腹胀痛，便秘或下痢里急后重，舌苔黄腻，脉沉实为辨证要点。

香连丸

出自《兵部手集方》

香连治痢习为常　初起宜通勿遽尝

别有白头翁可恃　秦皮连柏苦寒方

遽：急，仓猝。

方解 香连丸出自杨士瀛的《兵部手集方》，方剂由黄连，木香组成。主治下痢赤白，脓血相杂，里急后重。方中诸药相配，清热燥湿，行气化滞，诸证自愈。

香连丸方解

君药 厚肠止痢

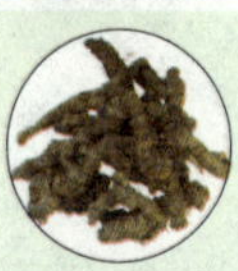

黄连二十两
清热燥湿

臣药 行气化滞

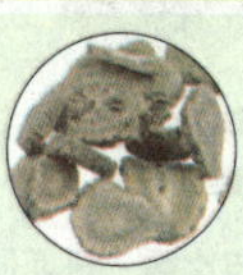

木香四两八钱八分
行气止痛

服药时间：饭后　服药次数：日两服　服药温度：凉

※ 1斤≈500g　1两≈31.25g　1钱≈3.125g　1分≈0.3125g

黄连	木香
0.15元/g	0.01元/g

※ 此价格为市场价，仅供参考

药材真假识别

黄连正品之味连：本品由多数呈簇状分枝的根茎组成，常弯曲。表面灰黄色或黄褐色，粗糙，有不规则结节状隆起的节、须根及须根残基。质硬，断面不整齐。气微，味极苦。

◆组成

黄连（用吴茱萸同炒至色赤，单取黄连）二十两，木香四两八钱八分。

◆用法

上述两味共为细末，以醋糊为丸，丸如梧桐子大，每服二十丸。或按比例水煎服。

◆功效

清热燥湿，行气化滞。

◆主治

湿热痢疾。症见脓血相兼，里急后重。

附方

方名	组成	用法	功用	主治
白头翁汤	白头翁二两，黄柏、黄连、秦皮各三两	水煎服	清热解毒，凉血止痢	热毒痢疾。症见腹痛，里急后重，肛门灼痛，便脓血，赤多白少，渴欲饮水，舌红苔黄，脉弦数

更衣丸

出自《太平惠民和剂局方》

更衣利便治津干　芦荟朱砂滴酒丸

脾约别行麻杏芍　大黄枳朴蜜和丸

方解 更衣丸出自《太平惠民和剂局方》，方剂由朱砂、芦荟组成。主治肠胃燥结，症见肝火上炎，肠热便秘，目赤易怒，头晕心烦，失眠。方中诸药相配，泻火，通便，安神，诸证自愈。古人如厕需更衣，故名"更衣丸"。

更衣丸方解

君药 苦寒润下

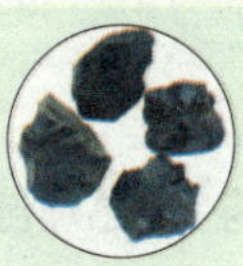

芦荟七钱
兼泻肝火

臣药 清心安神

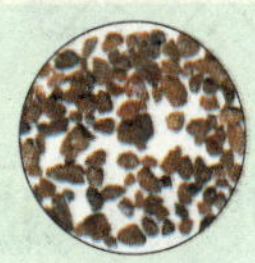

朱砂五钱
性寒下达

服药时间：早或晚　服药次数：日一服　服药温度：凉

※ 1斤≈500g　1两≈31.25g　1钱≈3.125g　1分≈0.3125g

芦荟	朱砂
0.07元/g	0.6元/g

※ 此价格为市场价，仅供参考

药材真假识别

黄连非正品之峨眉野连：本品多呈微弯曲的圆柱形，少有分枝。长3～9cm，直径0.3～0.9cm。表面棕褐色无"过桥"，顶端常带有长7～12cm的叶柄。叶柄簇生，表面光滑，具纵棱。

◆组成

朱砂五钱，芦荟七钱。

◆用法

上述两味与少许酒和为丸，如梧桐子大，每服一、二钱，温水送服。

◆功效

泻火通便。

◆主治

肠胃津伤。症见心烦易怒，大便燥结，失眠。

附方

方名	组成	用法	功用	主治
麻子仁丸	麻子仁二升，芍药半斤，枳实半斤，大黄一斤，厚朴一尺，杏仁一升	共为细末，炼蜜为丸，如梧桐子大，每服十丸，日三服	润肠泻热，行气通便	脾约证。症见脾津不足，肠胃燥热，大便秘结，小便频数

芍药汤

出自《素问病机气宜保命集》

芍药芩连与锦纹　桂甘槟木及归身
别名导气除甘桂　枳壳加之效若神

锦纹： 大黄之又名。

方解 芍药汤出自张元素的《素问病机气宜保命集》，方剂由芍药、当归、黄连、黄芩、大黄、木香、槟榔、甘草、官桂组成，主治湿热痢。症见腹痛便脓血，赤白相兼，里急后重，肛门灼痛，小便短赤，苔腻微黄，脉弦滑数。方中诸药相配，清热通腑，解燥去湿，诸证自愈。

芍药汤方解

君药 止泻痢腹痛

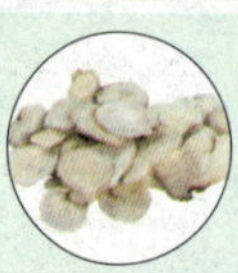

芍药一两
调和气血

臣药 燥湿、止痢

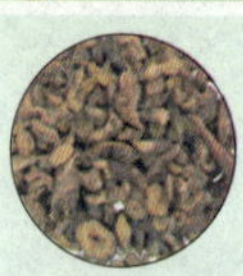

黄芩半两
清热燥湿

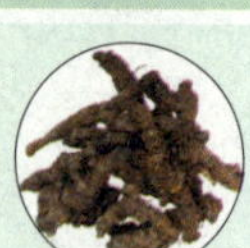

黄连半两
厚肠止痢

佐使药 清热燥湿，调气和血

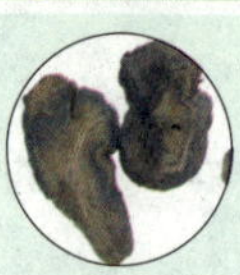

大黄三钱
泻热去积

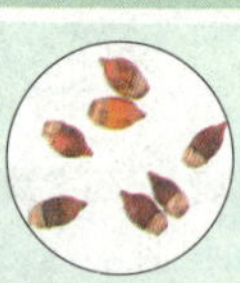

槟榔二钱
调气祛滞

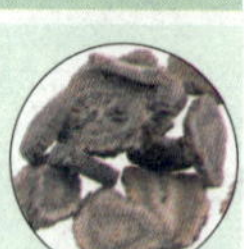

木香二钱
调气以除后重

药材真假识别

黄芩正品：本品呈长圆锥形，扭曲，长8～25cm，直径1～3cm。表面棕黄色或深黄色，粗糙，有明显的纵皱纹或不规则网纹，具侧根痕，顶端有茎痕或残留茎基。质硬而脆，易折断。

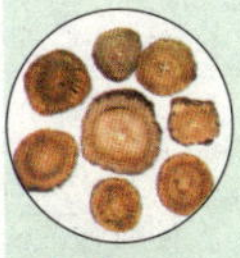

甘草二钱
补中调药

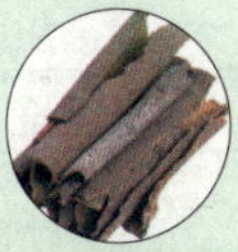

官桂一钱半
温通行血

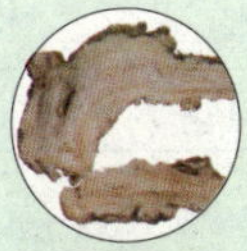

当归半两
补血活血

服药时间：饭后 **服药次数：**日三服 **服药温度：**温

※ 1斤≈500g 1两≈31.25g 1钱≈3.125g 1分≈0.3125g

芍药	黄芩	黄连	大黄	槟榔	木香	甘草	官桂	当归
0.07元/g	0.017元/g	0.15元/g	0.03元/g	0.015元/g	0.01元/g	0.11元/g	0.03元/g	0.05元/g

※ 此价格为市场价，仅供参考

◆组成

芍药一两，当归、黄连、黄芩各半两，大黄三钱，木香、槟榔、甘草各二钱，官桂一钱半。

◆用法

水煎服。

◆功效

清热解毒，平调气血。

◆主治

湿热痢。症见腹痛便血，里急后重，肛门灼痛，小便短涩，苔腻微黄，脉弦滑数。

黄芩 草部 山草类

清热燥湿 泻火解毒

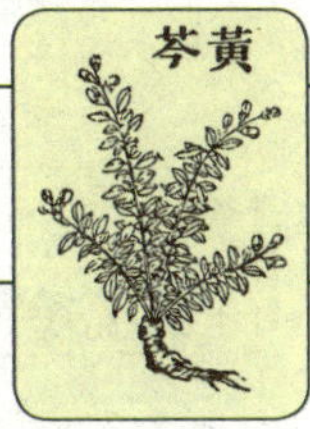

花
[性味] 味苦，性平，无毒。
[主治] 凉心，治肺中湿热，泻肺火上逆。

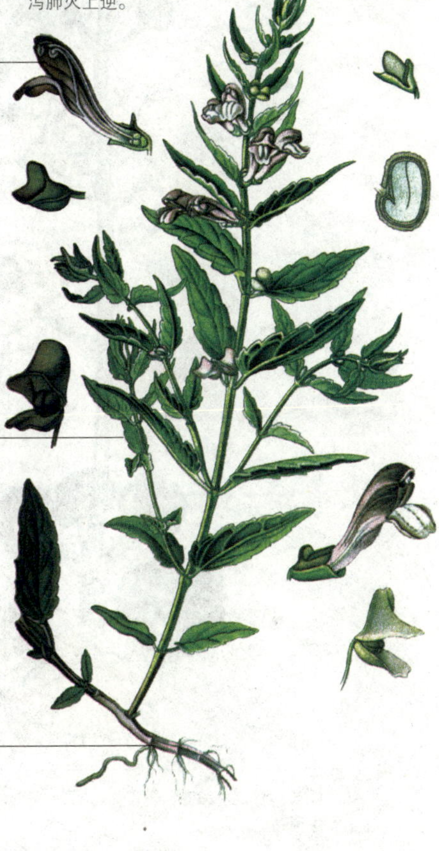

叶
[性味] 味苦，性平，无毒。
[主治] 治热毒骨蒸，寒热往来，肠胃不利。

根
[性味] 味苦，性平，无毒。
[主治] 治各种发热、黄疸，泻痢。

药材真假识别

黄芩非正品之滇黄芩：本品呈圆锥形的不规则条状，常有分枝。长5～20cm，直径1～1.6cm。表面黄褐色或棕黄色，常有粗糙栓皮，有皱纹。支根痕断面纤维性，黄绿色。

附方

方名	组成	用法	功用	主治
导气汤	本方去甘草、肉桂，加入枳壳三钱而成	水煎服	清热解毒，行气导滞	湿热痢疾。症见里急后重，大便脓血，脘腹满胀，气滞较重者

慈姑 果部 水果类

败毒抗癌 消肿散结

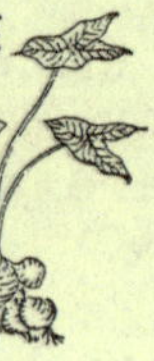

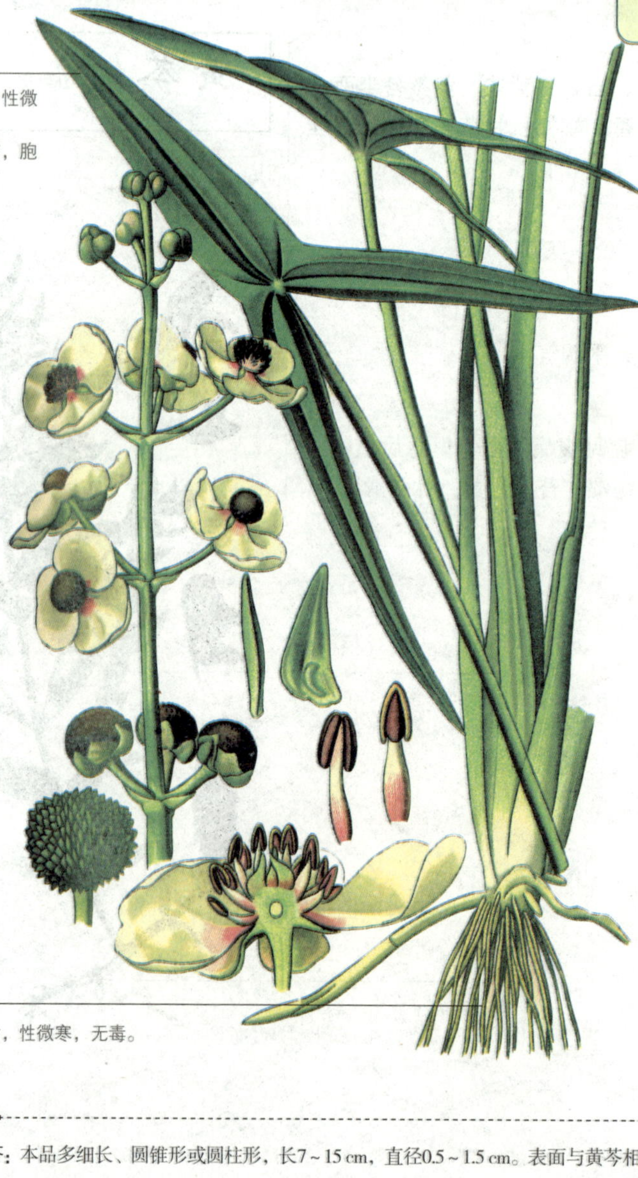

叶

[性味] 味苦、甘，性微寒，无毒。

[主治] 主产后血瘀，胞衣不下。

根

[性味] 味苦、甘，性微寒，无毒。

[主治] 主百毒。

药材真假识别

黄芩非正品之粘毛黄芩：本品多细长、圆锥形或圆柱形，长7～15 cm，直径0.5～1.5 cm。表面与黄芩相似，很少中空或枯朽。

第四章

涌吐之剂

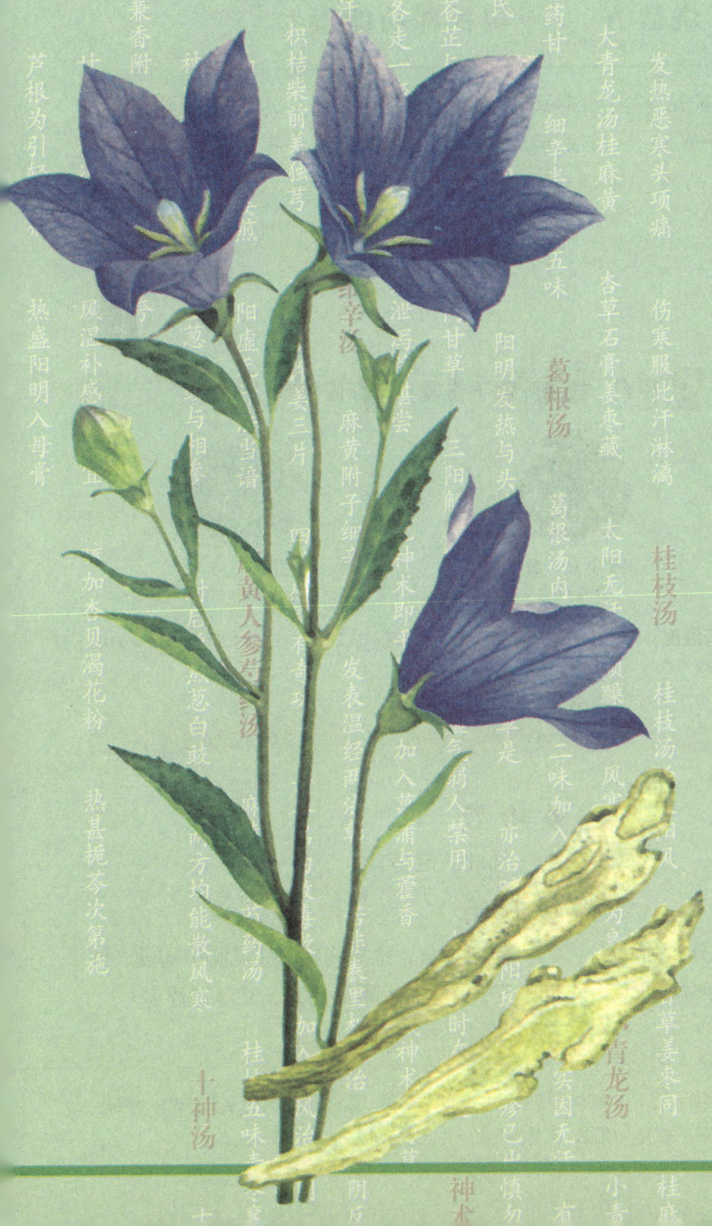

涌吐，即吐法，或催吐法。使停蓄在咽喉、胸膈、胃脘的痰涎、宿食、毒物，根据『其高者，因而越之』（《素问·阴阳应象大论》）的原则，从口中吐出。适用于病情急迫而又急需吐出之证，属于『八法』中的『吐法』。

涌吐剂作用迅猛，易伤胃气，中病应即止。

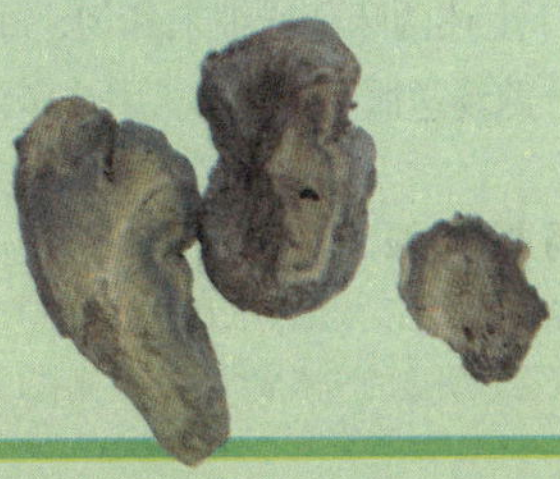

瓜蒂散

出自《伤寒论》

瓜蒂散中赤小豆　或入藜芦郁金凑
此吐实热与风痰　虚者参芦一味勾
若吐虚烦栀豉汤　剧痰乌附尖方透
古人尚有烧盐方　一切积滞功能奏

风痰：病证名，痰证的一种。指素有痰疾，因感受风邪或因风热拂郁而发。

虚烦：指状如伤寒，但不恶寒，身不疼痛，头不痛，脉不紧数，独热者。

凑：会合，合用。

勾：勾取，消除。

透：透彻。

方解 瓜蒂散出自张仲景《伤寒论》，方剂由瓜蒂、赤小豆组成。具有涌吐痰食之功，用于治疗痰涎、宿食壅滞胃脘。症见胸中痞硬，懊恼不安，气上冲咽喉不得息，寸脉微浮。方中瓜蒂极苦而寒，可涌吐痰涎宿食。又因此方以瓜蒂为主药，方为散剂，故名“瓜蒂散”。

瓜蒂散方解

君药 可涌吐痰涎宿食

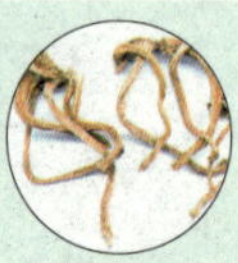

瓜蒂一分
极苦而寒

臣药 祛湿除满不伤胃

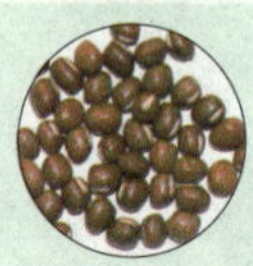

赤小豆一分
味酸性平

佐使药 和胃

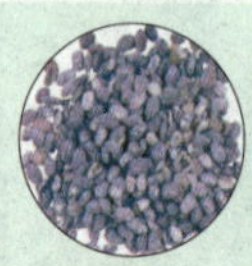

豆豉三分
宣解胸中邪气

服药时间：饭后 **服药次数：**日一服 **服药温度：**温

※ 1斤≈500g　1两≈31.25g　1钱≈3.125g　1分≈0.3125g

瓜蒂	赤小豆	豆豉
0.48元/g	0.008元/g	0.008元/g

※ 此价格为市场价，仅供参考

组成

瓜蒂、赤小豆各一分。

用法

上述两味药研细末和匀，每服一分，用豆豉三分煎汤送服。不吐者，用洁净翎毛探喉取吐。

功效

涌吐痰涎宿食。

主治

痰涎宿食，壅滞胸脘。症见胸中痞硬，懊恼不安，气上冲咽喉不得息，寸脉微浮者。

药材真假识别

赤小豆正品：本品呈长圆形而稍扁。表面暗紫红色，一侧有线形突起的种脐，偏向一端，白色，约为全长的2/3；种脐处有一明显的凹陷成纵沟，另侧有1条不明显的棱脊。质硬，不易破碎。

◆ 临证加减

痰湿重，入白矾以助涌吐痰湿；痰涎壅塞，入菖蒲、半夏、郁金以开窍化痰；风痰热盛，入防风、藜芦以涌吐风痰。

◆ 现代运用

临床上主要用于饮食无节导致的急性胃炎、精神错乱、药物中毒的早期、神经官能症、病毒性肝炎、支气管哮喘等属积食、毒邪停滞或痰涎壅盛者。

◆ 使用注意

瓜蒂苦寒有毒，易伤正气，不宜服用过量，中病即止；年老、孕妇、体虚、产后，以及有吐血史者慎用，若老年人或体质虚弱者，必须涌吐时，可用人参芦一二钱研末，开水调服催吐。宿食或毒物已离胃入肠，痰涎不在胸膈者，均禁用；吐后宜饮稀粥少许以自养；服后呕吐不止，可取麝香0.1～0.15g或丁香粉0.3～0.6g，开水冲服缓之。

附方

方名	组成	用法	功用	主治
三圣散	防风，瓜蒂各三两，藜芦或一两，或半两，或一分	研成细末，每次用热水煎服五钱取吐。另一方瓜蒂、郁金共研细末，韭菜汁调服后，再用鹅翎探吐	涌吐风痰	中风闭证。症见失声闷乱，口眼㖞斜或不省人事，脉浮滑实，牙关紧闭者
栀子豉汤	栀子，香豉各三钱	水煎服	清热除烦	身热虚烦不眠，胸脘痞满，按之软而不硬，嘈杂似饥，但不欲食，舌红，苔微黄者
乌附尖方	乌头和地浆水。（在土地上掘一坑，将水倒入，搅拌后澄清，取上层清水即得，有解毒作用。）	煎服	涌吐痰涎	寒痰食积，壅塞上焦者
烧盐方	食盐	将盐用开水调成饱和盐汤，每服2000ml，服后探吐，以吐尽宿食为度	涌吐宿食	宿食停滞或干霍乱。症见欲吐而不吐，欲泻而不泻，心烦满者

稀涎散

出自《经史证类备急本草》

稀涎皂角白矾班　或益藜芦微吐间
风中痰升人眩仆　当先服此通其关
通关散用细辛皂　吹鼻得嚏保生还

班：同等，并列。

眩仆：头晕目眩，跌倒昏仆。

方解 稀涎散出自唐慎微的《经史证类备急本草》，引用了南宋医家严用和之方。本方由皂角、白矾组成，具有催吐之功用于治疗痰涎壅盛之中风闭证。症见喉有痰声，心神昏闷，四肢不收，或倒仆不省人事，或口角似歪，脉实有力，或治喉痹。

药材真假识别

赤小豆非正品之木豆：本品呈扁球形，一端略平截。直径0.4～0.6cm。表面棕色至暗棕色。种脐位于平截一端，白色，长圆形，显著突起。质硬，不易破碎，种皮薄，内含黄色肥厚的子叶。气微，味淡。

稀涎散方解

君药 软顽痰

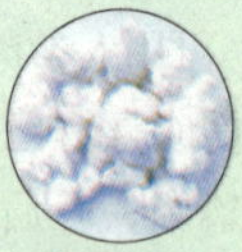

白矾一两
化痰

佐使药 咸能去垢，专治风木

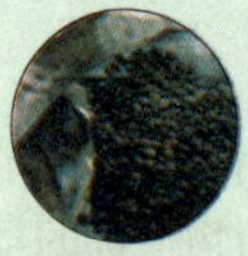

皂角四挺
能通窍

服药时间：饭后 **服药次数：**日一服 **服药温度：**温

※ 1斤≈500g 1两≈31.25g 1钱≈3.125g 1分≈0.3125g

白矾	皂角
0.001元/g	0.01元/g

※ 此价格为市场价，仅供参考

组成

猪牙皂角四挺，白矾一两。

用法

共研为细末，每服半钱，温水调下。

功效

开关涌吐。

主治

中风闭证。症见痰涎壅盛，喉中痰声漉漉，心神瞀闷，气塞不通，四肢不利，或倒扑不省，或口角似歪，脉滑实有力者。

药材真假识别

皂角正品：本品呈弯曲剑鞘状表面深紫棕色至黑棕色。种子所在处隆起，基部渐狭而略弯，两侧有明显的纵棱线。质硬，剖开后，果皮断面黄色，纤维性。气特异，有强烈刺激性，味辛辣。

第五章

和解之剂

和解之剂是用药物的疏通调和作用，消除病邪。有和解少阳，调和肝脾，调和肝胃，调和寒热、表里双解等方法。属于『八法』中的『和法』。本方剂组方配伍较为独特，既祛邪又扶正，既疏肝又治脾，既透表又攻里。和解剂虽然用药较为平和，但终为祛邪而设，辨证论治有一定标准，切不可盲目使用本类方剂。

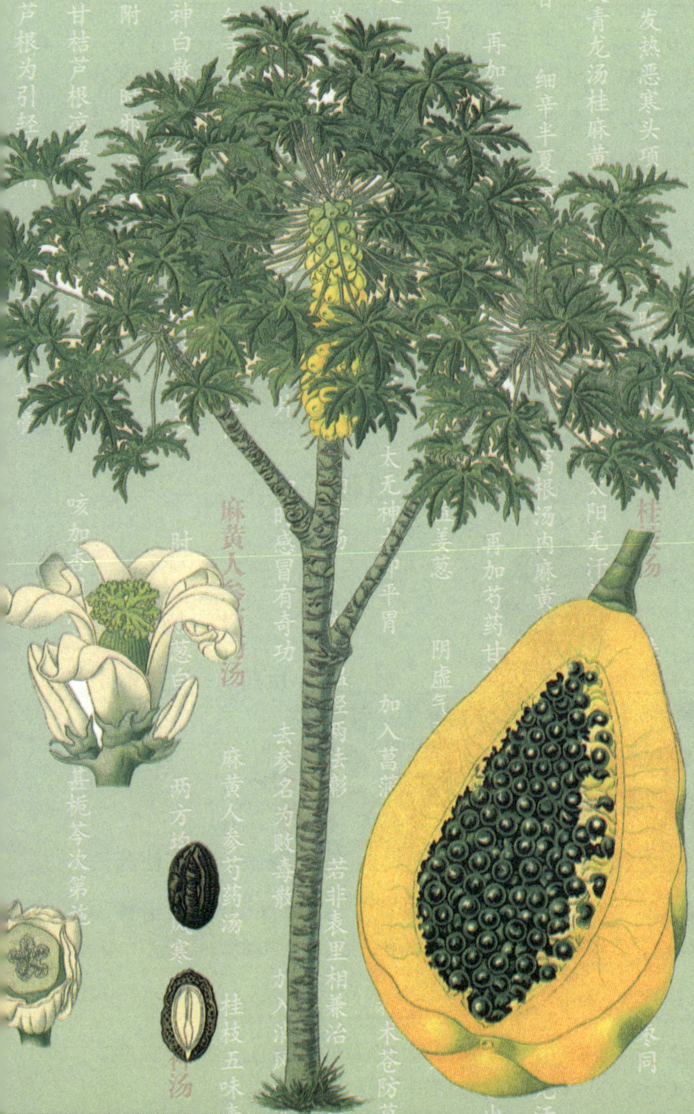

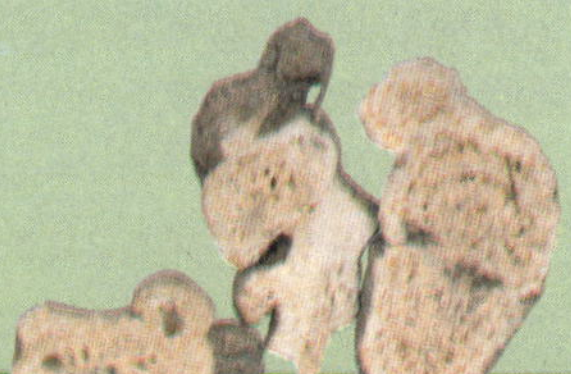

小柴胡汤

出自《伤寒论》

和解：八法之一，一名和法。是针对外感病，邪既不在表，又不在里，而在半表半里之间，不能使用汗、下等法时，用以和解的治法。

小柴胡汤和解供　半夏人参甘草从

更用黄芩加姜枣　少阳百病此为宗

供：提供，作用。此处为押韵，置于句末。意谓“具有和解作用”。

从：参加。

少阳：少阳病。《伤寒论》六经病之一，其病位既不在太阳之表，又不在阳明之里，属半表半里证。

方解 小柴胡汤出自张仲景的《伤寒论》，此方由柴胡、半夏、人参、甘草、黄芩、生姜、大枣这七味药组成，具有和解少阳之功效，可用于治疗伤寒少阳证。伤寒少阳证：症见往来寒热，胸胁苦满，心烦喜呕，食欲不振，口苦咽干，头晕目眩，舌苔薄白，脉薄。对妇人热入血室，疟疾、黄疸、内伤杂病等证亦有效果。

小柴胡汤方解

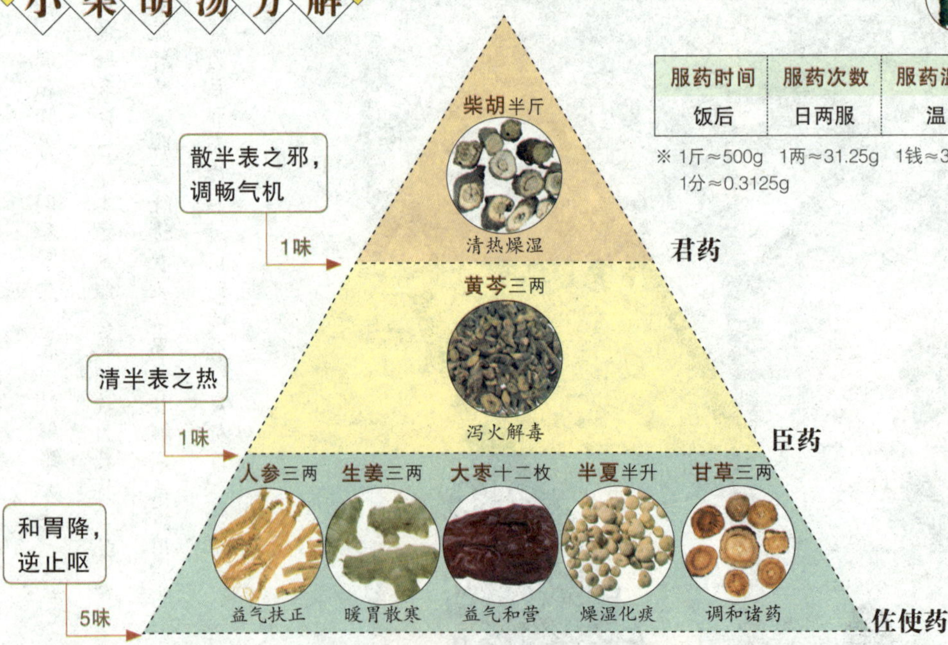

服药时间	服药次数	服药温度
饭后	日两服	温

※ 1斤≈500g　1两≈31.25g　1钱≈3.125g　1分≈0.3125g

柴胡	黄芩	人参	生姜	大枣	半夏	甘草
0.08元/g	0.017元/g	0.33元/g	0.006元/g	0.02元/g	0.12元/g	0.11元/g

※ 此价格为市场价，仅供参考

药材真假识别

柴胡正品之南柴胡：本品呈长圆锥形，较细。长5～14cm，直径0.3～0.6cm。表面红棕色或黑棕色，具纵皱纹及皮孔。下部多不分枝或稍分枝。质稍软，易折断，断面略平坦。具败油气，味微苦辛。

◆ 组成

柴胡半斤，黄芩、人参、甘草、生姜各三两，半夏半升，大枣十二枚。

◆ 用法

水煎分两次温服。

◆ 功效

和解少阳。

◆ 主治

①伤寒少阳证。症见往来寒热，胸胁苦满，默默不欲饮食，心烦喜呕，口苦，口干头晕，舌苔薄白，脉弦者。

②妇人伤寒，热入血室，以及疟疾、黄疸与内伤杂病而见少阳证者。

◆ 临证加减

表邪未尽，恶寒微热，去人参，加桂枝以解表；胃气和而痰热较盛，胸中烦而不呕，去半夏、人参，入栝楼以清热化痰、理气宽胸；热盛津伤而口渴，去半夏，入天花粉清热生津；肝气乘脾而腹中痛，去黄芩，入芍药以柔肝缓痛；气滞痰凝，胁下痞硬，去大枣，入牡蛎以软坚散结；黄疸入茵陈蒿、栀子清热利湿退黄。

◆ 现代运用

主要用于感冒、病毒性感冒、慢性肝炎、肝硬化、急慢性胆囊炎、胆汁反流性胃炎、胆石症、中耳炎等属邪踞少阳，胆胃不和者。

◆ 使用注意

阴虚血少者慎用。

半夏 草部 毒草类

燥湿化痰 降逆止咳

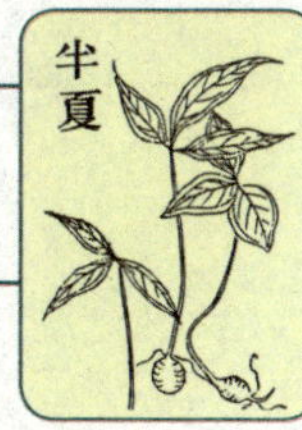

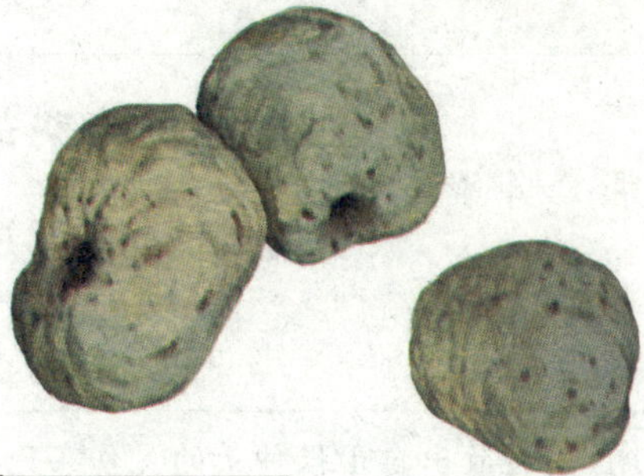

叶
［性味］味辛，性平，有毒。
［主治］消痰，下肺气，开胃健脾，止呕吐。

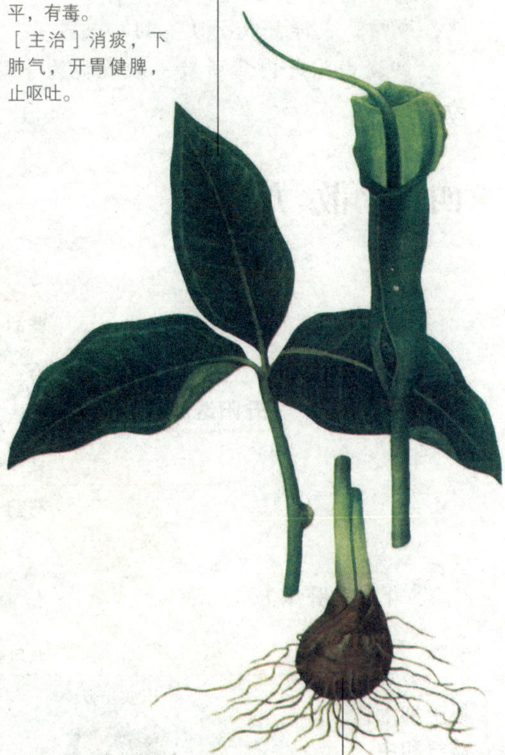

根
［性味］味辛，性平，有毒。
［主治］主伤寒寒热，心下坚，胸胀咳逆。

药材真假识别

柴胡非正品之窄竹叶柴胡：本品呈细长圆锥形，有时弯曲，长达15cm，直径0.5～0.8cm。表面灰褐黄色，具细皱缩，见皮孔及支根痕。质脆，易折断，断面略呈纤维性。气微，味淡或微具辛辣。

四逆散

自于《伤寒论》

四逆散里用柴胡　芍药枳实甘草须

此是阳邪成厥逆　敛阴泄热平剂扶

须：同“需”。需要。

阳邪：侵犯阳经的邪气。

厥逆：病证名。指四肢厥冷。

平剂：指性味平和的方剂。

方解　四逆散出自于张仲景的《伤寒论》，此方由柴胡、芍药、枳实、甘草四味药组成，具有疏肝理气、透邪解郁之功效。用于治疗阳郁厥逆证，即手足不温，身重微热，或咳，或悸，或小便不利，或腹痛，或泻痢下重，脉弦。

四逆由阳气内滞所致，故表现为手足不温。此证手足不温为主证，其他证见均为然证。

四逆散方解

服药时间	服药次数	服药温度
饭后	日三服	温

※ 1斤≈500g　1两≈31.25g　1钱≈3.125g　1分≈0.3125g

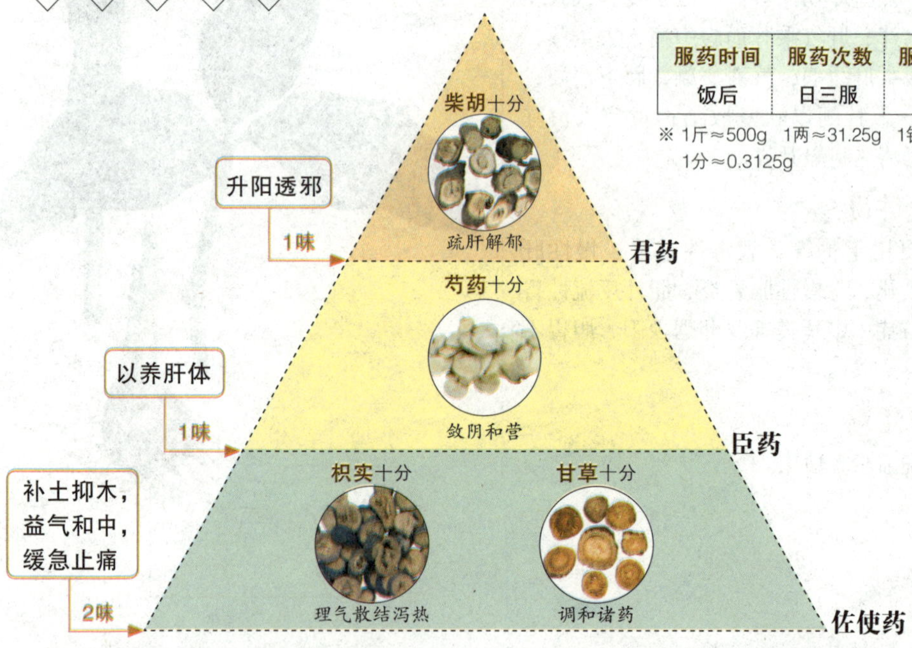

柴胡	芍药	枳实	甘草
0.08元/g	0.07元/g	0.04元/g	0.11元/g

※ 此价格为市场价，仅供参考

药材真假识别

枳实正品：本品性状与酸橙枳实基本相同，果皮较薄，0.3cm左右。表面灰绿色，有短柔毛，油腺点较细密的而稍平滑。气清香。

◆ **组成**

甘草、柴胡、芍药、枳实各十分。

◆ **用法**

水煎服。

◆ **功效**

透邪解郁，疏肝理脾。

◆ **主治**

①肝脾不和。症见腹痛，或泻痢下重。

②阳证热厥。症见手足厥逆，但上不过肘，下不过膝，久按则有微热，脉弦。

◆ **临证加减**

阳郁重而发热四逆，增加柴胡用量以透热解郁；脾虚湿阻而小便不利，加白术、茯苓、泽泻以利湿健脾；气郁见胸胁胀痛，加香附、郁金以行气解郁止痛；气郁化热见心胸烦热，加黄芩、栀子以清泄解热。

◆ **现代运用**

主要用于慢性肝炎、胆囊炎、胆结石、胆道蛔虫症、肋间神经痛、胃炎、胃溃疡、胃肠神经官能症。亦可治疗妇科病，如输卵管堵塞、附件炎、急性乳腺炎等病证。

◆ **使用注意**

阳衰阴盛之寒厥禁用本方。

黄芩汤

出自《伤寒论》

黄芩汤用甘芍并　二阳合利枣加烹

此方遂为治痢祖　后人加味或更名

再加生姜与半夏　前症兼呕此能平

单用芍药与甘草　散逆止痛能和营

二阳：指太阳、少阳合病。

烹：煎煮。

利：通“痢”，腹泻。

祖：祖方。

平：平定，平息。

方解 黄芩汤出自张仲景的《伤寒论》，方剂由黄芩、芍药、甘草、大枣组成，具有清热止痢，和中止痛之功，主治热泻热痢。症见身热口苦，腹痛下痢，舌红苔黄，脉数。方中诸药合用，为治疗热痢腹痛之良方，有“治痢祖方”之称。

药材真假识别

枳实非正品之绿衣枳实： 本品呈半球形。直径0.5～2.5cm。表面黑绿色或暗棕绿色，具颗粒状突起和皱纹，有明显的花柱残迹或果梗痕。切面中果皮略隆起。质坚硬，气清香。

黄芩汤方解

服药时间	服药次数	服药温度
早晚饭后	日两服	温

※ 1斤≈500g 1两≈31.25g 1钱≈3.125g 1分≈0.3125g

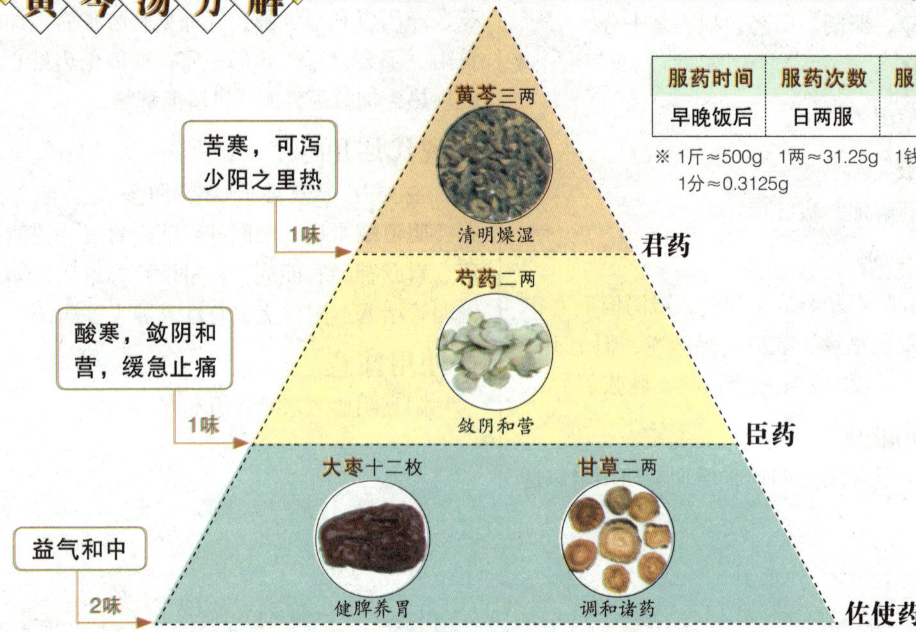

黄芩	芍药	甘草	大枣
0.017元/g	0.07元/g	0.11元/g	0.02元/g

※ 此价格为市场价，仅供参考

◇组成

黄芩三两，芍药、甘草各二两，大枣十二枚。

◇用法

水煎服。

◇功效

清肠止痢。

◇主治

泄泻或下痢脓血，身热但不发恶寒，心下痞，腹痛，口苦，舌红苔腻，脉弦数。

◇现代运用

临床常用于治疗细菌性痢疾、阿米巴痢疾及急性肠炎、小儿腹泻等病证，以发热口苦，腹痛下痢，苔黄舌红，脉弦数为辨证要点。现代研究表明，本方有明显的抗炎、解痉、镇痛、退热作用和一定的镇静、提高免疫力作用。

附方

方名	组成	用法	功用	主治
黄芩加半夏生姜汤	黄芩汤加半夏三钱，生姜三片	水煎服	清热止痢，降逆止呕	黄芩汤兼见呕吐痰水
芍药甘草汤	芍药三两，甘草二两	水煎服	缓急止痛	胃气不和，腹痛或误汗后脚挛急等

药材真假识别

黄连正品之雅连：本品多不分枝或有少而短的分枝，略呈圆柱形，微弯曲。长4～8cm，直径0.5～1cm。较长而明显。质轻而硬，折断时易从节间处断裂。

黄连汤

出自《伤寒论》

黄连汤内用干姜　半夏人参甘草藏

更用桂枝兼大枣　寒热平调呕痛忘

寒热平调： 指寒凉药与温热药药味相近，药力相当。

方解 黄连汤出自张仲景的《伤寒论》，该方由黄连、干姜、甘草、桂枝、半夏、大枣组成。具有均衡寒热，和胃降逆之功，主治胸中有热、胃中有寒之上热下寒证。症见胸中烦闷，欲呕吐，腹痛，或发热，肠鸣泄泻，舌苔白兼黄腻，脉弦滑而数。临床上常用于治疗浅表性胃炎、慢性胃炎、消化不良等症，以呕吐、腹痛为辨证表征。

黄连汤方解

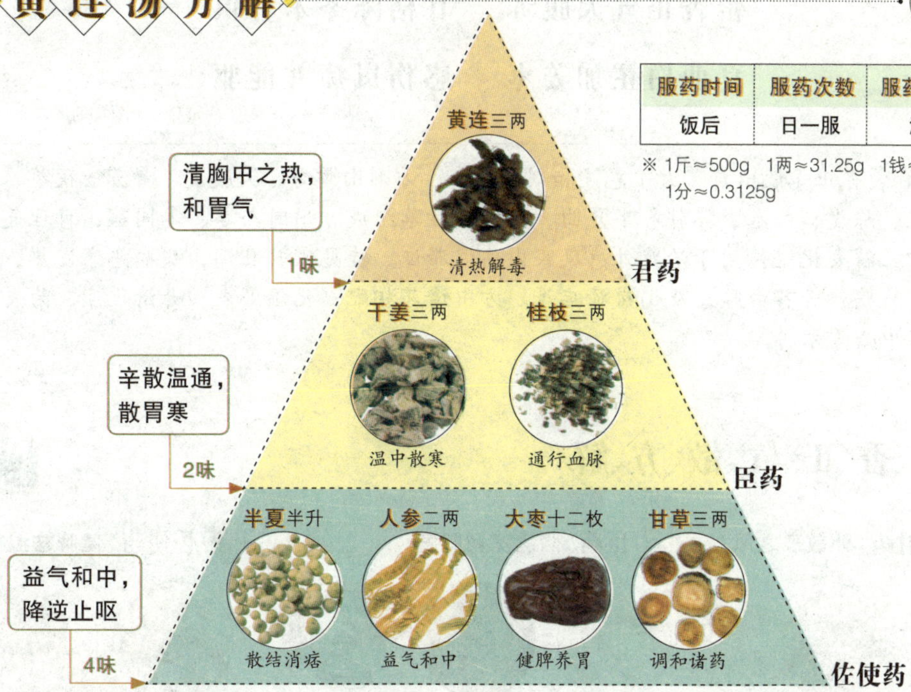

服药时间	服药次数	服药温度
饭后	日一服	温

※ 1斤≈500g　1两≈31.25g　1钱≈3.125g　1分≈0.3125g

黄连	干姜	桂枝	半夏	人参	大枣	甘草
0.15元/g	0.014元/g	0.03元/g	0.12元/g	0.33元/g	0.02元/g	0.11元/g

※ 此价格为市场价，仅供参考

药材真假识别

黄连非正品之因州黄连：本品呈弯曲的圆柱形，具有连珠状的结节，分枝少。较短，长2～4cm，直径0.2～0.3cm。表面灰黄色，残留有鳞状叶片及须根，无“过桥”；顶端有时具短的叶柄残基。

组成

黄连、甘草、干姜、桂枝各三两，人参二两，半夏半升，大枣十二枚。

用法

水煎服。

功效

寒热平调，和胃降逆。

主治

伤寒胸中有热，胃有邪气，腹痛，欲呕者。

现代运用

临床上常用于治疗浅表性胃炎、慢性肠炎、消化不良等属上热下寒者，以呕吐、腹痛为主要症状。

藿香正气散

出自《太平惠民和剂局方》

藿香正气大腹苏　甘桔陈苓术朴俱

夏曲白芷加姜枣　感伤岚瘴并能驱

俱：在一起。

岚瘴：山林间的瘴气。

方解 藿香正气散出自《太平惠民和剂局方》，方剂由藿香、大腹皮、紫苏、茯苓、白芷、陈皮、白术、厚朴、半夏曲、桔梗、甘草组成。用时与姜、枣同煎，可理气和中，解表化湿，用于治疗外感风寒内伤湿滞证。症见霍乱吐泻，头痛恶寒发热，脘腹胀痛，舌苔白腻，及山岚瘴疟等。方中诸药相配，化湿解表，升清化浊，为夏季家中必备方剂。

藿香正气散方解

君药 外散表之风

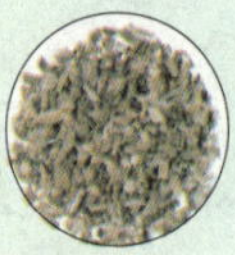

藿香三两
辟秽和中

臣药 除满宽利肺气

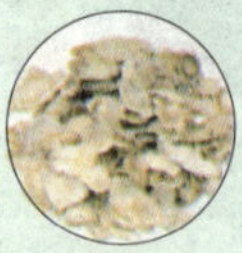

桔梗二两
化痰散结

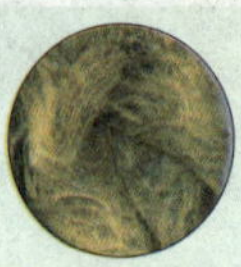

大腹皮一两
行气宽胸

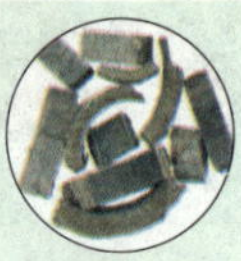

厚朴二两
行气平喘

佐使药 健脾祛湿

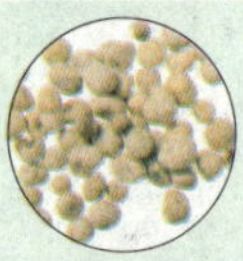

半夏曲二两
化湿止呕

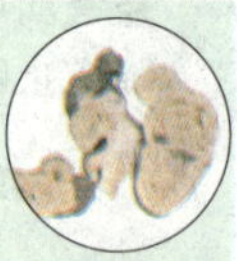

白术二两
和中燥湿

药材真假识别

桔梗正品：本品呈圆柱形或呈纺锤形，下部渐细。长7～20cm，直径0.7～2cm。表面白色或淡黄白色，具扭皱纵沟，并有横长的皮孔样斑痕。质脆，易折断。气微，味微甜而后苦。

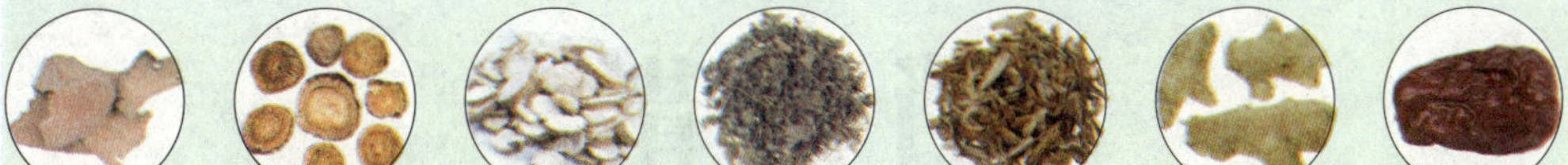

茯苓一两	甘草二两半	白芷一两	紫苏一两	陈皮二两	生姜四两	大枣一两
渗湿利水	补中益气	散寒化湿	散寒理气	健脾燥湿	温胃散寒	调和脾胃

服药时间：早晚饭后 **服药次数：**日两服 **服药温度：**温　　※ 1斤≈500g 1两≈31.25g 1钱≈3.125g 1分≈0.3125g

藿香	桔梗	大腹皮	厚朴	半夏曲	白术	茯苓	甘草	生姜	大枣	白芷	紫苏	陈皮
0.01元/g	0.05元/g	0.006元/g	0.014元/g	0.12元/g	0.16元/g	0.06元/g	0.11元/g	0.006元/g	0.02元/g	0.009元/g	0.013元/g	0.03元/g

※ 此价格为市场价，仅供参考

◆ 组 成

大腹皮、白芷、紫苏、茯苓各一两，半夏曲、白术、陈皮、厚朴、桔梗各二两，藿香三两，甘草二两半。

◆ 用 法

加生姜三片，大枣两枚，水煎服。

◆ 功 效

解表化湿，理气和中。

◆ 主 治

①外感风寒，内伤湿滞证。症见发热恶寒，头痛，胸脘满胀，舌苔白腻。

②霍乱以及感不正之气。

◆ 临证加减

表邪偏重，寒热无汗，入香薷或加大苏叶用量，以增强解表散寒之力；偏湿重，苍术易白术，以增其化湿之功效；脘腹胀痛甚，加木香、良姜以调气止痛。

◆ 现代运用

主要用于急性胃肠炎、胃肠型感冒等湿滞于脾胃，外感风寒者。

◆ 使用注意

本方辛香温燥，阴虚火旺者忌用；湿热霍乱者，不宜服用本方。

桔梗 草部 山草类

宣肺 利咽 祛痰 排脓

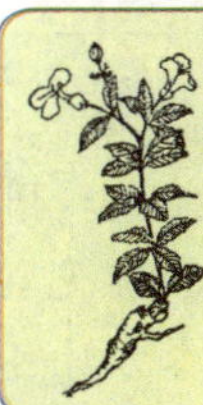
桔梗

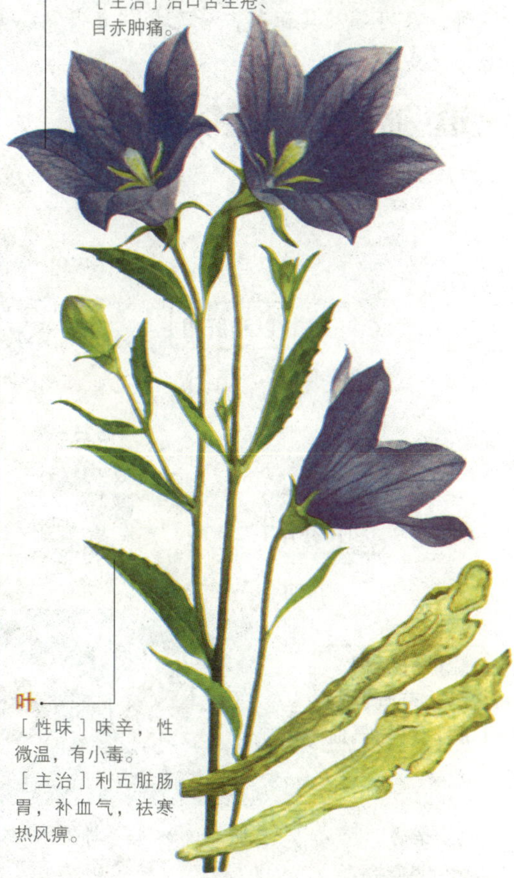
花
［性味］味辛，性微温，有小毒。
［主治］治口舌生疮、目赤肿痛。
叶
［性味］味辛，性微温，有小毒。
［主治］利五脏肠胃，补血气，祛寒热风痹。

药材真假识别

桔梗非正品之丝石竹：本品呈圆柱形或圆锥形，长短不一，直径0.5～3.5cm。表面棕黄色或灰棕黄色，顶端有的具地上茎基痕，近根头处有多数凸起的圆形支根痕及细环纹。体轻，质坚实，断面不平坦。

逍遥散

出自《太平惠民和剂局方》

逍遥散用当归芍　柴苓术草加姜薄

散郁除蒸功最奇　调经八味丹栀着——**着**：添加。

方解 逍遥散出自《太平惠民和剂局方》，方剂由柴胡、当归、白芍、白术、茯苓、甘草组成。用时与煨生姜、薄荷同煎，可疏肝解郁，养血健脾。用于治疗肝郁血虚脾弱。症见乳肋酸痛，头晕目眩，食少神疲，口干舌燥，月经不调，脉象弦大而虚。本方既可调体，又和肝用，体用并调，肝脾同治，气血兼顾，用后气通达，气郁消，气血调和，"如阳动冰消，虽耗不竭其本，虽动不伤其内，既可以消散其气郁，又可摇动其血郁，皆无损伤正气"，故名"逍遥散"。

逍遥散方解

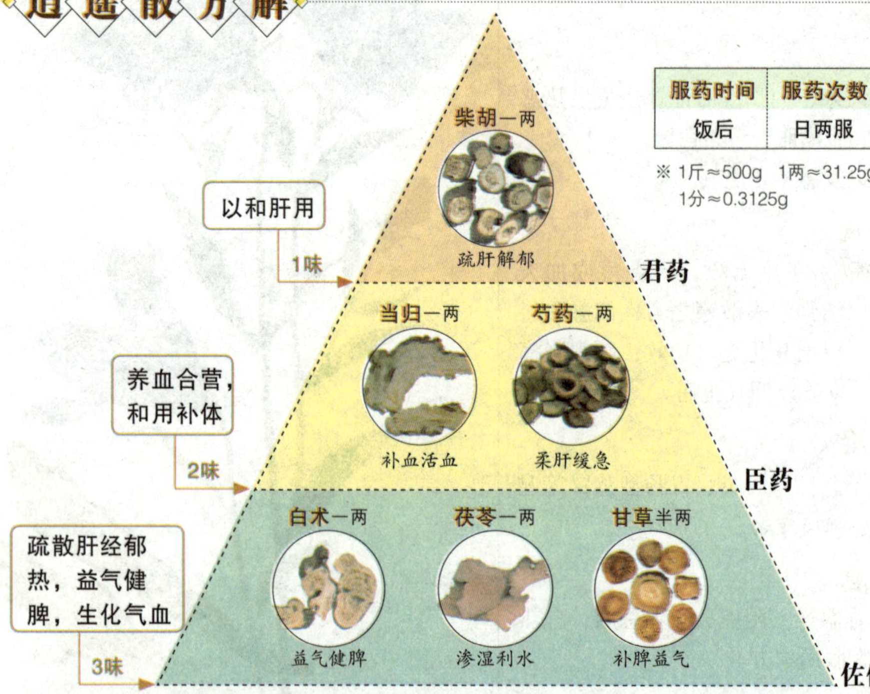

服药时间	服药次数	服药温度
饭后	日两服	温

※ 1斤≈500g　1两≈31.25g　1钱≈3.125g　1分≈0.3125g

柴胡	当归	芍药	白术	茯苓	甘草
0.08元/g	0.05元/g	0.07元/g	0.16元/g	0.06元/g	0.11元/g

※ 此价格为市场价，仅供参考

药材真假识别

白术正品：本品呈不规则的团块状。长3～13cm，直径1.5～7cm。表面灰黄色或灰棕色，有明显瘤状突起、断续的纵沟纹和须根痕。质坚实，不易折断。气清香，味甘，微辛，嚼之略带黏性。

◆ **组成**

当归、茯苓、芍药、白术、柴胡各一两，甘草半两。

◆ **用法**

上述各味为粗末，每服二钱，加烧生姜一块（切破），薄荷少许，水煎服。

◆ **功效**

疏肝解郁，养血健脾。

◆ **主治**

肝郁脾虚血虚证。症见两胁酸痛，头痛目眩，神疲食少，口燥咽干或往来寒热，或月经失调，乳房胀痛，脉弦而虚。

◆ **临证加减**

肝郁气滞较甚，加香附、郁金、青皮以疏肝行气；肝郁血虚日久，蕴热化火，兼见潮热、颊赤口干、烦躁易怒、月经不愆期、脉弦虚数，入丹皮、栀子以凉血散，清热泻火（《内科摘要》加味逍遥散）；肝血瘀，入川芎、丹参、桃仁以活血祛瘀；血虚甚，入熟地以滋阴补血（《医宗已任篇》黑逍遥散）；脾虚甚，加党参、黄芪健脾补气。

◆ **现代运用**

本方主要用于肝硬化、慢性肝炎、慢性胃炎、胃肠神经官能症、胆石症、经前期综合征、更年期综合征、乳腺小叶增生；也可用于慢性盆腔炎、子宫肌瘤、视神经萎缩等属肝郁血虚脾弱者。

◆ **使用注意**

方中薄荷、柴胡用量不可过多。

六和汤

出自《太平惠民和剂局方》

六和藿朴杏砂呈　半夏木瓜赤茯苓
术参扁豆同甘草　姜枣煎之六气平
或益香薷或苏叶　伤寒伤暑用须明

呈：呈现，显露。

六和：风、暑、湿、火、燥、寒等六淫之邪均能抵御。

伤暑：病名。夏月中暑病证的总称。

方解 六和汤出自《太平惠民和剂局方》，方剂由藿香、厚朴、杏仁、砂仁、半夏、木瓜、赤茯苓、白术、人参、扁豆、甘草组成。或加香薰，或加紫苏叶。用时与生姜、大枣同煎，可健脾化湿，发散风寒，可用于治疗暑湿外脾胃失和。症见霍乱吐泻，倦怠嗜睡，胸脘痞闷，舌苔白滑。夏季暑气当令，雨水频多，加之饮食生冷不净，易耗损脾胃阳气。方中诸药相配，可祛暑化湿，健脾和胃。

药材真假识别

白术非正品之白芍根头片：本品多呈纵切的不规则片状。大小不一，有的有分叉。表面黄棕色，常被有棕褐色的外皮，质坚实，不易折断，断面不平坦，类白色。气微，味微苦酸。

六和汤方解

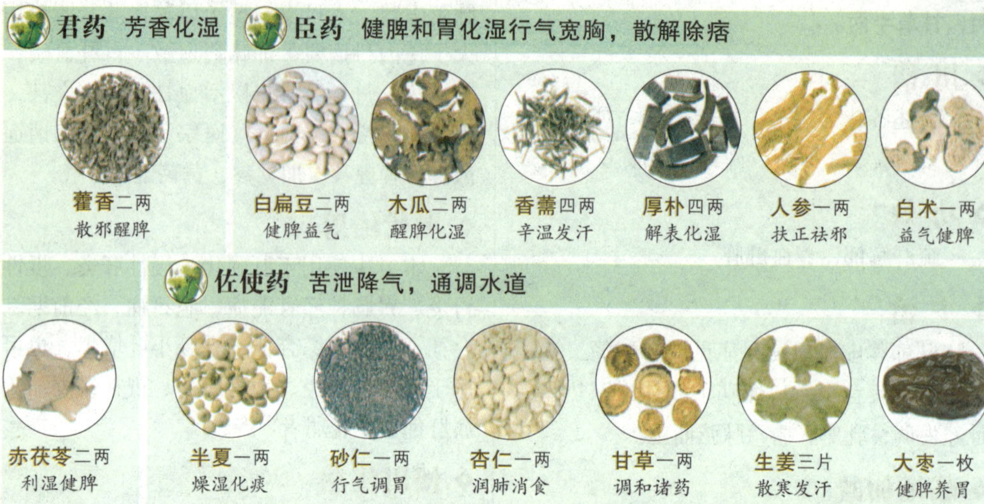

服药时间：早晚饭后 **服药次数：**日两服 **服药温度：**温

※ 1斤≈500g 1两≈31.25g 1钱≈3.125g 1分≈0.3125g

藿香	白扁豆	木瓜	香薷	厚朴	人参	白术
0.01元/g	0.01元/g	0.01元/g	0.007元/g	0.014元/g	0.33元/g	0.16元/g
赤茯苓	半夏	砂仁	杏仁	甘草	生姜	大枣
0.06元/g	0.12元/g	0.2元/g	0.07元/g	0.11元/g	0.006元/g	0.02元/g

※ 此价格为市场价，仅供参考

◆组成

砂仁、半夏、杏仁、人参、白术、甘草各一两，赤茯苓、藿香叶、白扁豆、木瓜各二两，香薷、厚朴各四两。

◆用法

入生姜三片，大枣一枚，水煎服。

◆功效

消暑化湿，健脾和胃。

◆主治

暑湿外袭，脾胃失和。症见霍乱吐泻，倦怠久睡，胸膈痞闷，头目昏痛，身体困倦，恶寒发热，口微渴，舌苔白滑者。

◆现代运用

临床上常用于治疗支气管炎、暑热感冒、急慢性胃肠炎等属感受暑湿伤气者。

木瓜 果部 山果类

消食 驱虫 清热 祛风

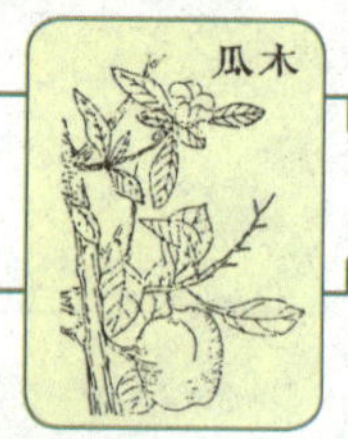
瓜木

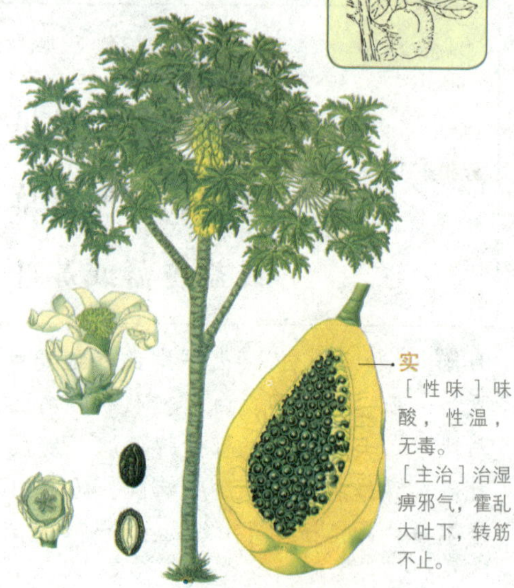
实
[性味]味酸，性温，无毒。
[主治]治湿痹邪气，霍乱大吐下，转筋不止。

药材真假识别

木瓜正品：本品呈卵圆形或长圆形。外表面紫红色或红棕色，有不规则的深皱纹。剖面边缘向内卷曲，果肉红棕色，中心部分凹陷，棕黄色。种子扁长三角形，多脱落。气微清香，味酸。

清脾饮

出自《济生方》

清脾饮用青朴柴　苓夏甘芩白术偕

更加草果姜煎服　热多阳疟此方佳

阳疟：疟疾中属阳热性质的一类。

方解 清脾饮出自严用和的《济生方》，方剂由青皮、厚朴、柴胡、黄芩、半夏、甘草、茯苓、白术、草果组成。用时与生姜同煎，可清热解暑，健脾祛湿，化痰散结，用于治疗热疟（疟疾痰湿化热）。症见寒热往来，热重寒轻，口苦心烦，胸脘痞闷，小便赤黄，舌苔黄腻，脉弦滑。全方扶正祛邪，调理脾胃，故名“清脾散”。

清脾饮方解

君药 和解少阳

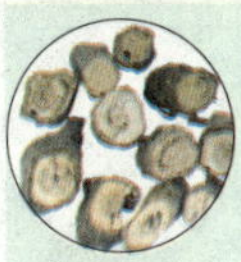

柴胡等份
解表退热

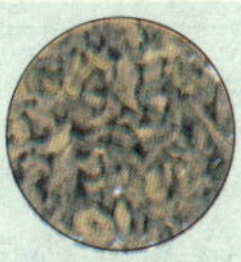

黄芩等份
清热燥湿

臣药 既能化湿痰，又是截疟要药

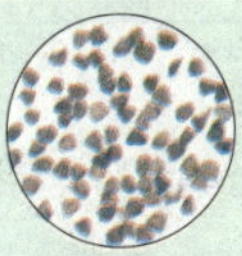

草果等份
截疟解暑

佐使药 健脾燥湿

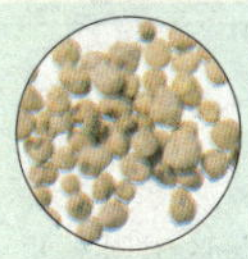

半夏等份
降逆下气

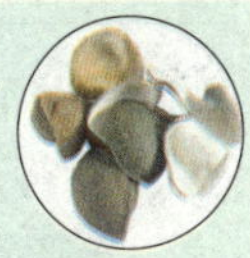

青皮等份
理气宽胸

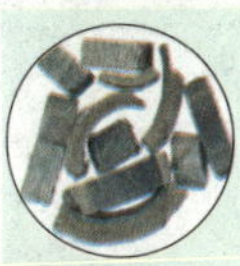

厚朴等份
燥湿行气

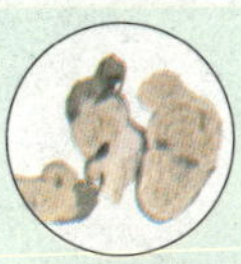

白术等份
益气健脾

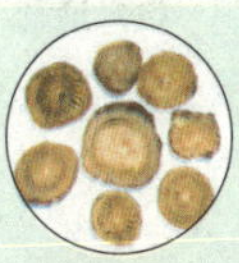

甘草等份
调和诸药

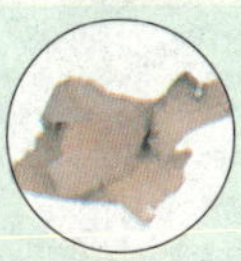

茯苓等份
健脾利湿

服药时间：发作前两小时 **服药次数：**不拘次服 **服药温度：**温

※ 1斤≈500g　1两≈31.25g　1钱≈3.125g　1分≈0.3125g

青皮	柴胡	黄芩	草果	半夏	厚朴	白术	甘草	茯苓
0.012元/g	0.08元/g	0.017元/g	0.04元/g	0.12元/g	0.014元/g	0.16元/g	0.11元/g	0.06元/g

※ 此价格为市场价，仅供参考

◆ 组成

青皮、厚朴、柴胡、黄芩、半夏、茯苓、白术、草果、甘草各等份。

◆ 用法

加生姜三片，病发前两小时水煎服。

药材真假识别

木瓜非正品之光皮木瓜：本品呈长椭圆形或卵圆形。外表面红棕色或棕褐色，光滑或略粗糙。剖面边缘不向内卷曲，果肉粗糙，显颗粒性。微，味微酸涩，嚼之有砂粒感。

◆ **功效**

健脾祛湿，化痰截疟。

◆ **主治**

疟疾湿痰内遏。症见热重寒轻，口苦心烦，胸膈满闷，小便黄赤，舌苔白腻，脉象弦滑数。

◆ **现代运用**

临床常用于治疗疟疾属痰湿化热，以热多寒少，寒热往来，口苦心烦，脉弦数为辨证要点。

奔豚汤

出自《金匮要略》

奔豚：古病名，属肾之积。豚，即小猪。奔豚指肾脏寒气上冲，肝脏气火上逆，胸腹如有小豚奔闯，故名。

邪：中医指引起疾病的环境因素：寒邪。风邪。

奔豚汤治肾中**邪**　气上冲胸腹痛佳

苓芍芎归甘草半　生姜干葛李根加

方解　奔豚汤出自张机的《金匮要略》，该方由李根白皮、葛根、甘草、川芎、当归、芍药、黄芩、半夏、生姜组成。诸药配合，降冲逆，补心血，为治奔豚的专方。奔豚的临床特点为发作性下腹气上冲胸，直达咽喉，腹部绞痛，胸闷气急，头昏目眩，心悸易惊，烦躁不安，发作过后如常，有的夹杂寒热往来或吐脓症状。因其发作时胸腹如有小豚奔闯，故名。

奔豚汤方解

君药　主治肾水犯心

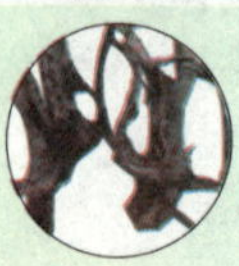

李根白皮一升
清热解毒

臣药　缓急止痛

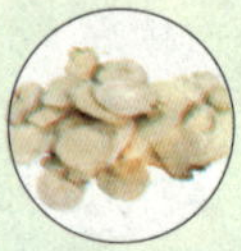

芍药二两
柔肝养血

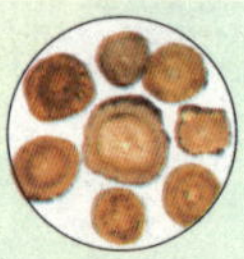

甘草二两
和中缓急

佐使药　清水之上源降逆止呕

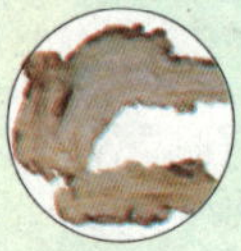

当归二两
补血活血

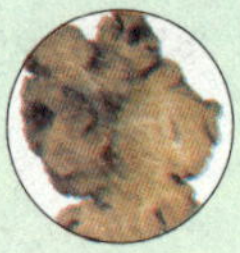

川芎二两
活血止痛

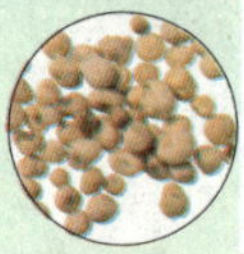

半夏四两
降逆化痰

药材真假识别

川芎正品：本品为不规则结节状拳形团块。表面黄褐色，粗糙皱缩，有多数平行隆起的轮节。顶端有凹陷的类圆形茎痕，下侧及轮节上有多数小瘤状根痕。质坚实，不易折断。气浓香。

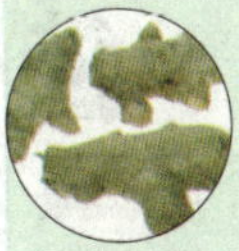
生姜四两
中和止呕

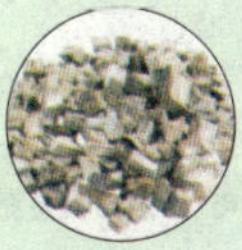
葛根五钱
生津止渴

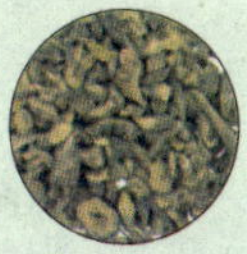
黄芩二两
清泻肺热

服药时间：饭后 **服药次数**：日两服 **服药温度**：温 ※ 1斤≈500g 1两≈31.25g 1钱≈3.125g 1分≈0.3125g

李根白皮	芍药	甘草	当归	川芎	半夏	生姜	葛根	黄芩
0.05元/g	0.07元/g	0.11元/g	0.05元/g	0.02元/g	0.12元/g	0.006元/g	0.01元/g	0.017元/g

※ 此价格为市场价，仅供参考

◆组成

李根白皮一升，葛根五钱，甘草、川芎、当归、芍药、黄芩各二两，半夏四两，生姜四两。

◆用法

水煎服。

◆功效

补心气，平冲逆。

◆主治

奔豚。症见气上冲胸，腹痛，往来寒热。

何人饮

出自《景岳全书》

何人饮治久虚疟　参首归陈姜枣约
追疟青陈柴半归　首乌甘草正未弱
若名休疟脾无虚　参术归乌甘草酌
四兽果梅入六君　补中兼收须量度
更截实疟木贼煎　青朴夏榔苍术着

虚疟：病名，指或因体虚而病疟，或因病疟而致虚者。

截：到一定期限停止，阻拦。

方解 何人饮出自张介宾所著的《景岳全书》，方剂由何首乌、当归、人参、陈皮、煨生姜组成。可益气养血，扶助正气，为治虚疟专方。主要用于疟疾久发不止，气血两虚，寒热时作，稍劳即发，面色萎黄，倦怠乏力，食少自汗，形体消瘦，舌淡，脉缓大而虚者。

药材真假识别

川芎非正品之东川芎：本品外形与川芎相似，为不规则团块状。长3～10cm，直径2～5cm。暗褐色，表面有皱缩的结节状轮环，断面淡褐色，有特异的芳香，味微苦。

何人饮方解

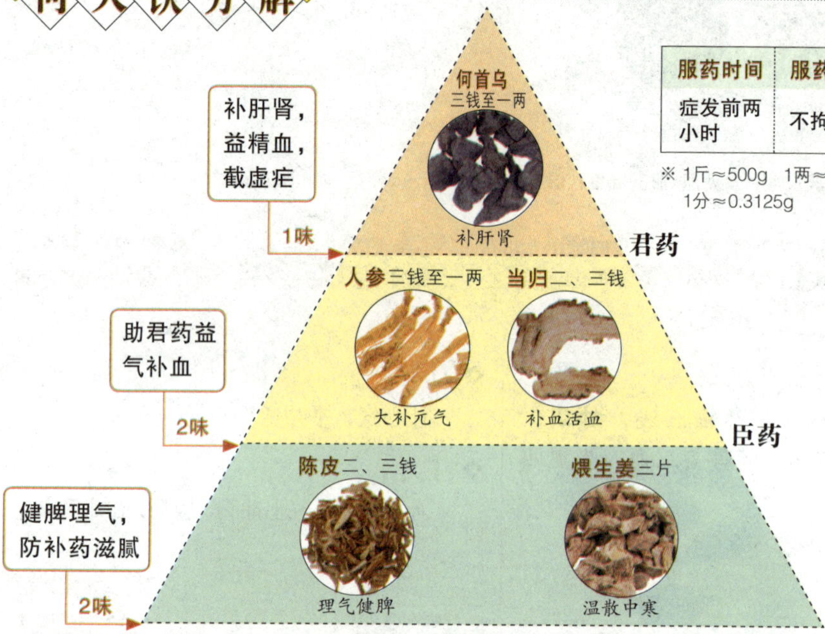

何首乌 三钱至一两
补肝肾
补肝肾，益精血，截虚疟
1味
君药
人参三钱至一两
大补元气
当归二、三钱
补血活血
助君药益气补血
2味
臣药
陈皮二、三钱
理气健脾
煨生姜三片
温散中寒
健脾理气，防补药滋腻
2味
佐药

服药时间	服药次数	服药温度
症发前两小时	不拘次服	温

※ 1斤≈500g　1两≈31.25g　1钱≈3.125g　1分≈0.3125g

何首乌	人参	当归	陈皮	煨生姜
0.02元/g	0.33元/g	0.05元/g	0.03元/g	0.006元/g

※ 此价格为市场价，仅供参考

◆ 组成

何首乌三钱至一两，当归二、三钱，人参三钱至一两，陈皮二、三钱，煨生姜三片。

◆ 用法

疟发前两小时水煎服。

◆ 功效

益气养血，治疗虚疟。

◆ 主治

气血两虚。症见疟疾发作，日久不愈。

◆ 临证加减

大虚者，去陈皮；寒甚者，煨生姜加用至三至五钱。

附方

方名	组成	用法	功用	主治
追疟饮	何首乌一两，当归三钱，甘草三钱，半夏三钱，青皮三钱，陈皮三钱，柴胡三钱	水煎服	养血截疟	久疟不愈，气血不堪虚弱者
休疟饮	何人饮去陈皮，加白术三钱、甘草一钱	水煎服	健脾养血，治疗虚疟	因疟疾而用发散剂过多，以致脾气虚弱者
四兽饮	六君子汤加乌梅、草果、生姜、大枣	水煎服	补脾祛痰截疟	脾虚痰湿之久疟
木贼煎	木贼、厚朴各三钱，苍术一钱，半夏五钱，青皮五钱，槟榔一钱	水煎服	散风解郁，燥湿化痰	体质强健，多湿多痰之实疟

药材真假识别

白芍正品：本品呈圆柱形，多顺直，两端平截。长5～18cm，直径1～2.5cm。质坚实，不易折断，断面较平坦，类白色或微带棕红色，木部具放射状纹理。气微，味微苦、酸。

痛泻要方

出自《景岳全书》

痛泻要方陈皮芍　防风白术煎丸酌

补泻并用理肝脾　若作食伤医更错

酌：斟酒，饮酒。引申为煎好的药汁一同饮用。

方解 痛泻要方出自《景岳全书》引刘卓窗方，此方由白术、白芍、陈皮、防风组成。具有补脾柔肝、祛湿止泻之功，用于治疗脾虚肝郁之痛泻。症见肠鸣腹痛，大便泄泻，泻必腹痛，舌苔薄白，脉两关不调，左弦而右缓。方中诸药相配，健肝益脾，痛泄自愈，故名“痛泄要方”。

痛泻要方方解

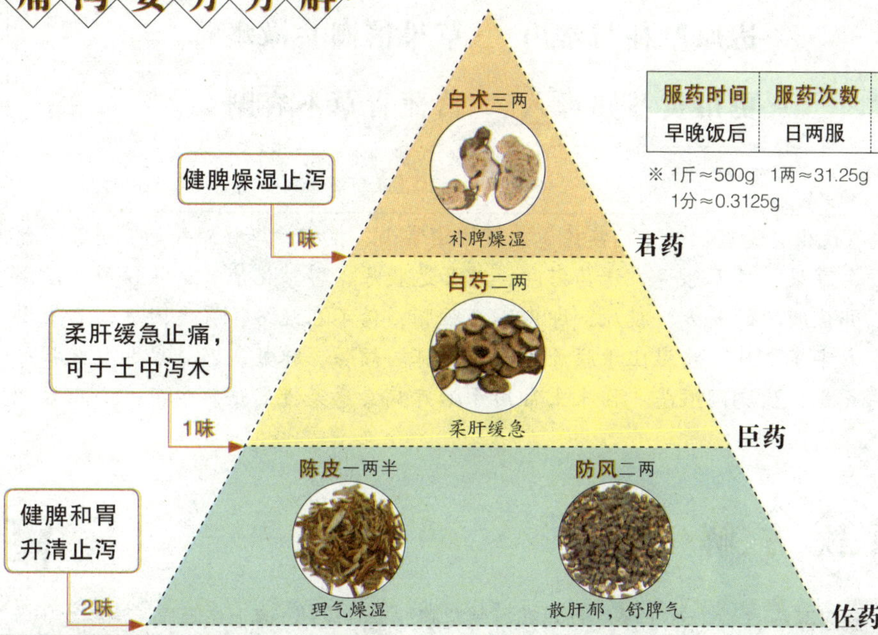

服药时间	服药次数	服药温度
早晚饭后	日两服	温

※ 1斤≈500g　1两≈31.25g　1钱≈3.125g　1分≈0.3125g

白术	白芍	陈皮	防风
0.16元/g	0.07元/g	0.03元/g	0.08元/g

※ 此价格为市场价，仅供参考

◆组成

白术三两，白芍二两，陈皮一两半，防风二两。

◆用法

水煎服。

药材真假识别

白芍非正品之白芍：本品呈圆柱形，长10～18cm，直径1～2.5cm。质坚实，不易折断，断面不甚平坦，浅黄色，略角质，木部具放射状纹理。气微香，味微苦、酸。

◆ 功效

补脾泻肝。

◆ 主治

痛泻。症见肠鸣腹痛，大便泄泻，泻必腹痛，舌苔薄白，两关脉弦而缓。

◆ 现代运用

临床上常用于急慢性结肠炎、急性过敏性肠炎等属肝旺脾虚者，以腹痛，泄泻腹痛，舌苔薄白，大便泄泻，脉两关失和，左弦而右缓为辨证要点。现代研究同时表明，本方对痢疾杆菌、金黄色葡萄球菌、大肠杆菌都有抑制作用。此外，本方还可抑制平滑肌的蠕动。

达原饮

出自《瘟疫论》

达原厚朴与常山　草果槟榔共涤痰

更用黄芩知母入　菖蒲青草不容删

涤：洗，清除。

容：让，允许。

入：加入。

删：会意。从刀从册。册是简册,把若干竹简编穿在一起叫“册”。简册的内容有问题,就用刀除掉,所以从“刀”。本义：削除，去除。

方解　达原饮出自吴有性的《瘟疫论》，该方由常山、槟榔、厚朴、知母、黄芩、菖蒲、青皮、草果、甘草组成。诸药搭配，可开达膜原，辟秽化浊。达原饮原为治温疫初发、邪伏膜原的要方。膜原，即内不在脏腑，外不在经络，胃之附近，表里之分界，半表半里之处。痰湿阻于膜原为本方主证。烦躁，脉数，乃兼热邪之症状；痰湿阻碍气机，故胸闷呕恶。临床上常用于治疗病毒感染性发热，水痘，小儿食积等病症。

达原饮方解

君药　截疟要药

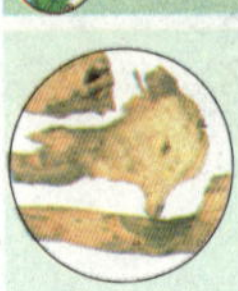

常山二钱　善开痰结

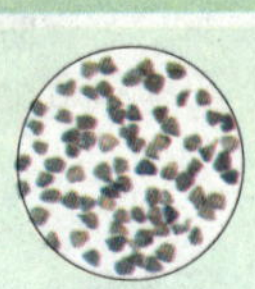

草果五分　治湿郁伏邪

臣药　助君药行气化痰

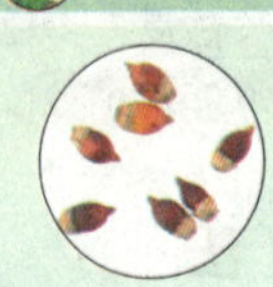

槟榔二钱　利水行气

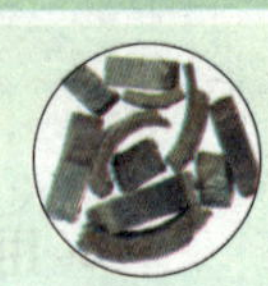

厚朴一钱　燥湿行气

佐药　清上焦膜原、温疫之热

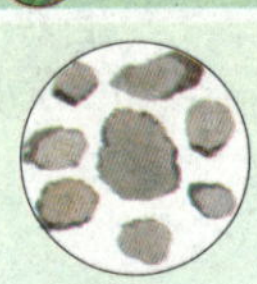

石菖蒲一钱　化痰开窍

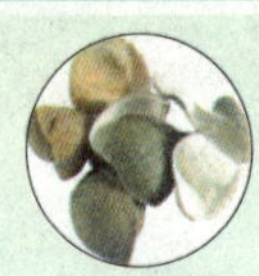

青皮一钱　消积理气

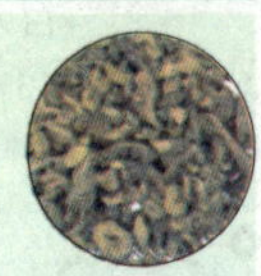

黄芩一钱　清热解毒

药材真假识别

常山正品：本品呈圆柱形。长9～15cm，直径0.5～2cm。表面棕黄色，具细皱纹，外皮易剥落，剥落处露出淡黄色木部。质坚硬，不易折断，折断面粉性强。气微，味苦。

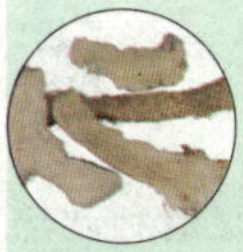

知母一钱
养阴清热

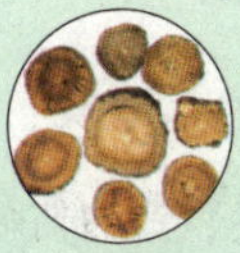

甘草五分
调和诸药

服药时间：午饭后 **服药次数**：日一服 **服药温度**：温　　※ 1斤≈500g　1两≈31.25g　1钱≈3.125g　1分≈0.3125g

常山	草果	槟榔	厚朴	石菖蒲	青皮	黄芩	知母	甘草
0.005元/g	0.04元/g	0.015元/g	0.014元/g	0.03元/g	0.012元/g	0.017元/g	0.09元/g	0.11元/g

※ 此价格为市场价，仅供参考

◆组成

常山、槟榔各二钱，厚朴、知母、黄芩、菖蒲、青皮各一钱，草果、甘草各五分。

◆用法

水煎，午后温服。

◆功效

开达膜原，辟秽化浊。

◆主治

瘟疫初起或疟疾邪伏膜原。症见憎寒壮热，或一日三次，或一日一次，发无定时，胸闷呕恶，头痛烦躁，脉弦数，舌苔垢腻者。

◆临证加减

疟疾，入青蒿以增其截疟之力；痰湿重见舌苔满白，入半夏、茯苓以祛湿化痰；痰湿蕴热，心烦甚，入栀子、豆豉以清透郁热；温热疫毒，化火伤阴见口舌苔燥，入芍药以清热养阴。

蒿芩清胆汤

出自《重订通俗伤寒论》

俞氏蒿芩清胆汤　陈皮半夏竹茹**襄**——帮助，辅助，相助而成。
赤苓枳壳**兼**碧玉　湿热轻**宣**此法良

兼：同时涉及或所具有的不只一方面。
宣：疏导。

方解　蒿芩清胆汤出自俞根初的《重订通俗伤寒论》，该方由青蒿、黄芩、半夏、枳壳、陈皮、竹茹、赤茯苓、碧玉散组成。诸药搭配，可清胆利湿，和胃化痰。少阳热盛为本方主证。胆热犯胃，气逆不降，遂出现吐苦吞酸，呕黄黏涎，干呕呃逆等次要症状。临床上常用于治疗流行性感冒、急性胃炎、急性胆囊炎。

药材真假识别

常山非正品之滇常山：本品老茎多切成片，皮暗红色，具纵裂痕，断面有髓，白色，木部微黄色；嫩枝外皮黄绿色，有毛茸，断面有髓，外皮不易剥离。干燥后多皱卷曲，具有特异臭气。味辛苦。

蒿芩清胆汤方解

君药 清透少阳　**臣药** 除烦止呕　**佐药** 和胃降逆，宽胸畅膈，清利湿热

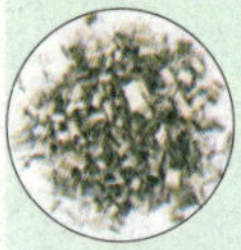
青蒿一钱半至二钱
清热解毒

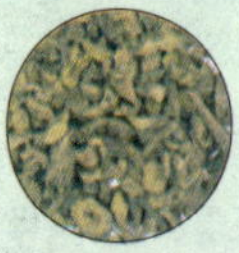
黄芩一钱半至三钱
清热泻火

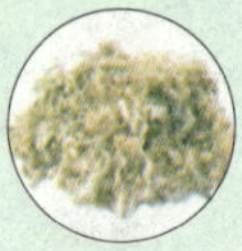
竹茹三钱
清热化痰

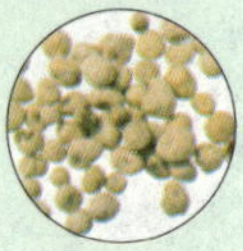
半夏一钱半
燥湿化痰

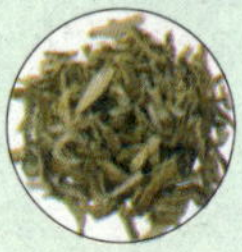
陈皮一钱半
理气化痰

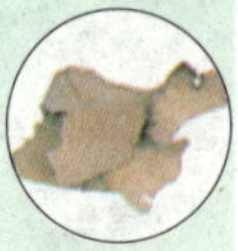
赤茯苓三钱
健脾利湿

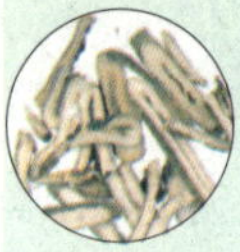
枳壳一钱半
破气消积

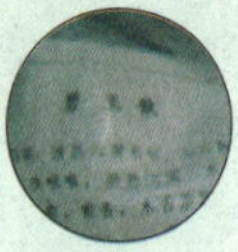
碧玉散三钱
清热解暑

服药时间：发作前2小时　**服药次数：**不拘次服　**服药温度：**温　※ 1斤≈500g　1两≈31.25g　1钱≈3.125g　1分≈0.3125g

青蒿	黄芩	竹茹	半夏	陈皮	赤茯苓	枳壳	碧玉散
0.01元/g	0.017元/g	0.045元/g	0.12元/g	0.03元/g	0.05元/g	0.018元/g	0.2元/g

※ 此价格为市场价，仅供参考

◆ 组成

青蒿一钱半至二钱，黄芩一钱半至三钱，半夏、枳壳、陈皮各一钱半，竹茹、赤茯苓、碧玉散各三钱。

◆ 用法

水煎服。

◆ 功效

清胆利湿，和胃化痰。

◆ 主治

少阳热盛，胆热及胃。症见寒热如疟，寒轻热重，口苦胸闷，吐酸泛苦，或呕黄涎而黏，甚则干呕呃逆，胸胁胀痛，舌红苔白，间现杂色，脉数而右滑左弦者。

◆ 临证加减

胆热及胃，呕吐甚，加黄连、苏叶以清热止呕；湿重，加白豆蔻、藿香、厚朴以芳香化湿；湿热发黄，入茵陈蒿、栀子以清热利湿退黄；小便不利，入泽泻、车前子、通草以清热利湿。

◆ 现代运用

主要用于急性黄疸型肝炎、胆汁反流性胃炎、耳源性眩晕、急性胆囊炎、肠伤寒、肾盂肾炎、钩端螺旋体感染等病症。

◆ 使用注意

脾胃虚寒者慎用。

药材真假识别

黄芩非正品之甘肃黄芩：本品略呈圆锥形。表面可见棕褐色厚粗皮，具深纵沟纹，及灰色和棕褐色组成的不规则的块状或交织样纹理，质硬而松脆，易折断，断面多不规则裂隙或呈层片状。气微，味苦涩。

第六章

表里之剂

表里之剂，即表里双解剂。以解表药配合泻下、清里、温里的药物，可治表里同病。表和里是辨别疾病的发病位置，病势轻重的标准。从内外来分，皮毛、经络为外，属表，病势较轻；脏腑为内，属里，病势较重。在临床对于表证未除，而里证又急者，若单用解表，则里邪难除；若仅治其里，而表邪不解，里证难愈，或变生他证。

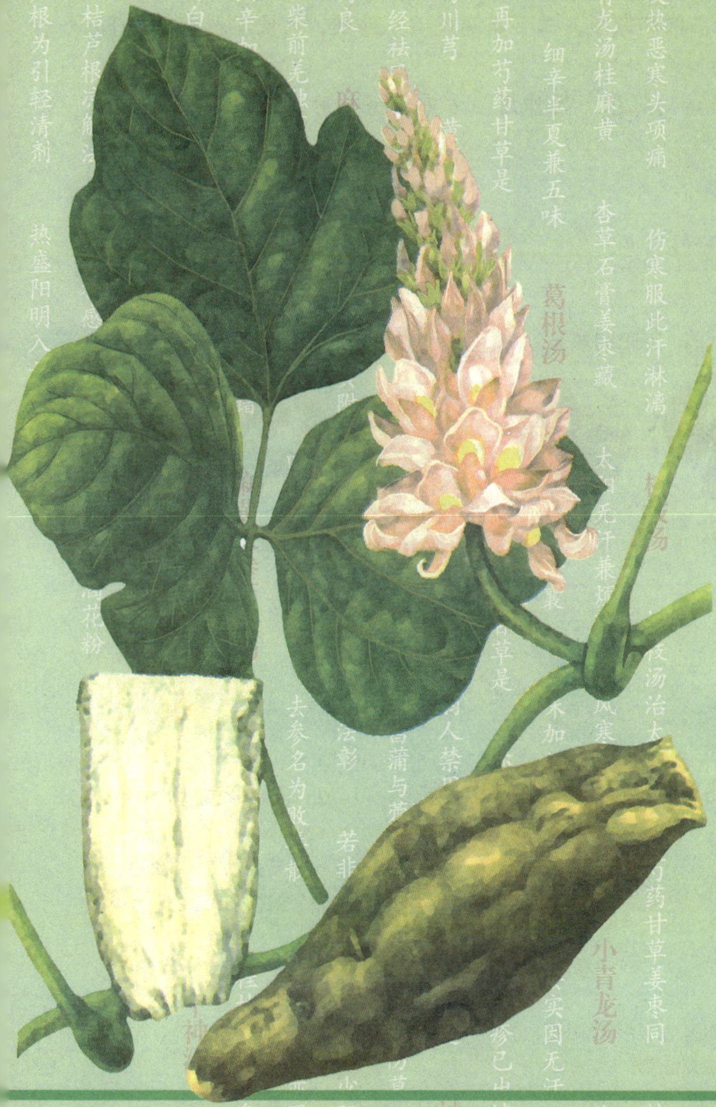

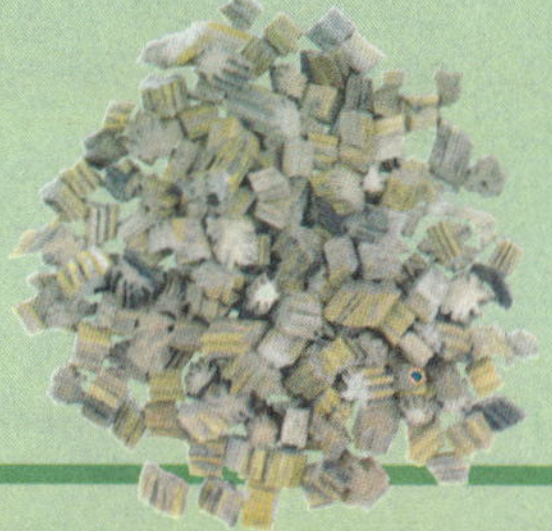

大柴胡汤

出自《伤寒论》

大柴胡汤用大黄　枳实芩夏白芍将
煎加姜枣表兼里　妙法内攻并外攘
柴胡芒硝义亦尔　仍有桂枝大黄汤

方解 大柴胡汤出自张仲景的《伤寒论》，方剂由柴胡、大黄、枳实、半夏、黄芩、芍药、生姜、大枣组成，具有和解少阳、内泻热结之功效，治疗少阳、阳明合病。症见往来寒热，胸胁苦满，呕不止，抑郁微烦，心下满痛或心下痞硬，大便不解或挟热下痢，舌苔黄，脉弦有力。

本方有明显的利胆、降低括约肌张力的作用。方中诸药合用，少阳、阳明合病得以双解。

大柴胡汤方解

君药 和解少阳

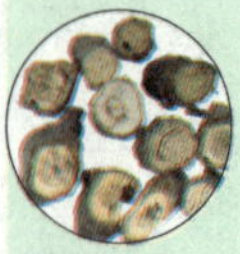

柴胡半斤
解表退热

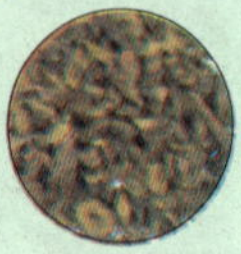

黄芩三两
清热燥湿

臣药 泻阳明热结

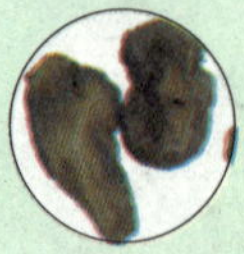

大黄二两
荡涤泻下

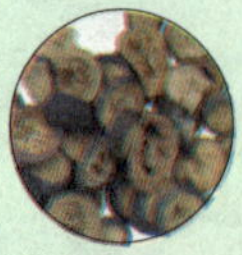

枳实四枚
破痰利膈

佐使药 调营卫而行津液

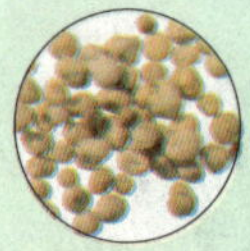

半夏半升
燥湿化痰

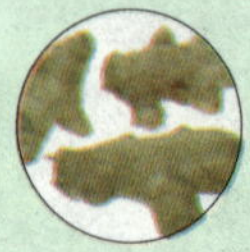

生姜五两
降逆止呕

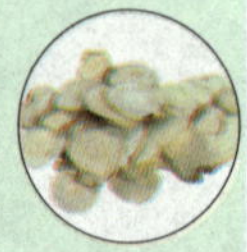

芍药三两
缓急止痛

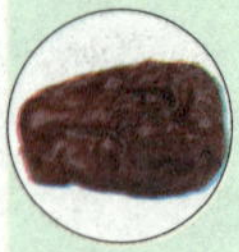

大枣十二枚
健脾养胃

服药时间：饭后 **服药次数**：日三服 **服药温度**：温

※ 1斤≈500g　1两≈31.25g　1钱≈3.125g　1分≈0.3125g

柴胡	黄芩	大黄	枳实	半夏	生姜	芍药	大枣
0.08元/g	0.017元/g	0.03元/g	0.04元/g	0.12元/g	0.006元/g	0.07元/g	0.02元/g

※ 此价格为市场价，仅供参考

药材真假识别

大黄正品之唐古特大黄：本品多呈类圆锥形、纺锤形或圆柱形。直径5～11cm。根茎近顶端横切面星点1～2环，其下为1环，渐成散在。新断面在紫外光灯下显棕色荧光。

◆组成

柴胡半斤，黄芩、芍药各三两，枳实四枚，大黄二两，半夏半升，生姜五两，大枣十二枚。

◆用法

水煎服。

◆功效

和解少阳，内泻热结。

◆主治

少阳、阳明合病。症见往来寒热，胸胁苦满，呕吐不止，郁闷烦躁，心下满痛或心下痞坚，大便不下或夹热下痢，舌苔黄，脉弦有力。

◆临证加减

脘胁剧痛，加川楝子、延胡索、郁金等以行气活血止痛；恶心呕吐剧烈，加姜竹茹、黄连、旋覆花等以降逆止呕；肤发黄，加茵陈、栀子以清热退黄；胆结石，加金钱草、海金沙、鸡内金、郁金以消石。

◆现代运用

主要用于胆道蛔虫病、急性胰腺炎、急性胆囊炎、胆结石、胃及十二指肠溃疡等。

◆使用注意

需根据病机中少阳与阳明的轻重，斟酌方中泻下、和解药物的比例。

黄芪 草部 山草类

补气升阳 益卫固表

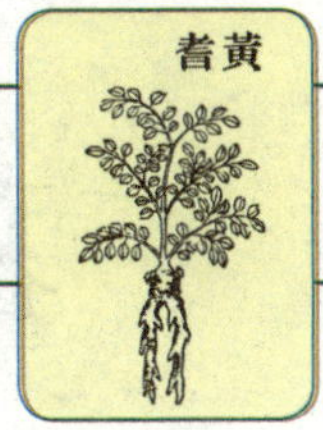

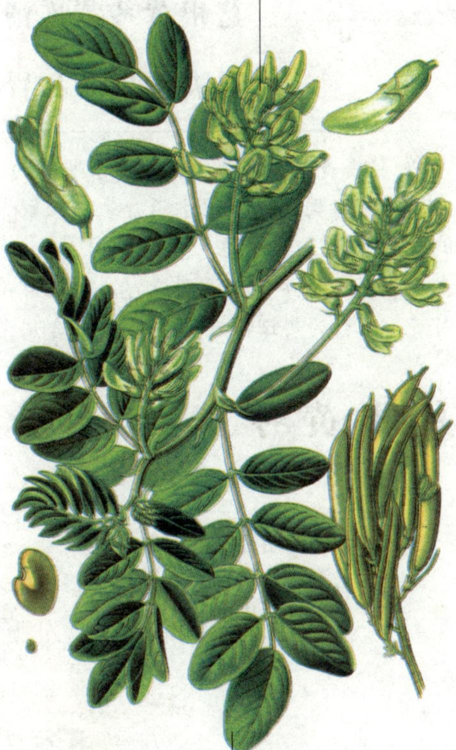

花

［性味］味甘，性微温，无毒。

［主治］月经不调，痰咳，头痛，热毒赤目。

叶

［性味］味甘，性微温，无毒。

［主治］疗渴以及筋挛，痈肿疽疮。

附方

方名	组成	用法	功用	主治
柴胡加芒硝汤	柴胡汤的三分之一加芒硝三钱	水煎服	和解少阳，内泻热结	小柴胡汤所治之证，有腹中坚，大便燥结；或治大柴胡汤证误用泻下，肠津已伤，里实未解者
桂枝加大黄汤	桂枝汤加重芍药三钱，大黄二钱组成	水煎服	外解太阳，内泻热结	太阳病误下后，邪陷太阴，表证未愈，腹满疼痛，大便燥结者

药材真假识别

大黄非正品之河套大黄：本品呈类圆柱形及圆锥形。多纵切成条状或块片状，长5~13cm，直径1.5~4cm。表面黄褐色，横断面淡黄红色。根茎横切面无星点。

葛根黄芩黄连汤

出自《伤寒论》

葛根黄芩黄连汤　甘草四般治二阳

解表清里兼和胃　喘汗自利保平康

二阳： 太阳病、阳明病。

方解 葛根黄芩黄连汤出自张仲景所著的《伤寒论》。该方由葛根、甘草、黄芩、黄连组成，可清里解表，用于治疗表证未解，热邪入里证。症见身热下痢臭秽，心下痞，胸脘烦热，舌干口渴，喘而汗出，舌红苔黄，脉数。临床常用于治疗痢疾、急性肠炎、细菌性痢疾、胃肠型感冒、小儿麻痹等属表证未解，里热又甚者，以身热下痢，苔黄，脉数为辨证要点。方中诸药合用，表里同治，表解里和。

葛根黄芩黄连汤方解

服药时间	服药次数	服药温度
饭后	日一服	温

※ 1斤≈500g　1两≈31.25g　1钱≈3.125g　1分≈0.3125g

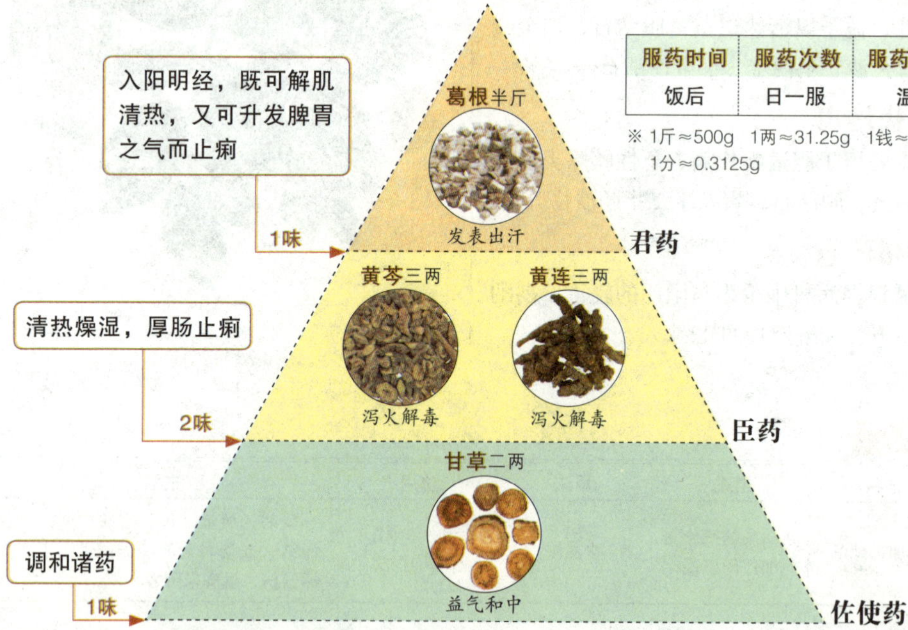

葛根	黄芩	黄连	甘草
0.01元/g	0.017元/g	0.15元/g	0.11元/g

※ 此价格为市场价，仅供参考

药材真假识别

葛根正品之野葛：本品呈纵切的长方形厚片或小方块。长5～35cm，厚0.5～1cm。外皮淡棕色，有纵皱纹，粗糙。切面黄白色，纹理不明显。质韧，纤维性强。气微，味微甜。

◆ 组成

葛根半斤，甘草二两，黄芩、黄连各三两。

◆ 用法

水煎服。

◆ 功效

解表清热。

◆ 主治

表证未解，热邪入里。症见身热，下痢臭秽，肛门灼痛，胸脘烦热，口干渴，喘且汗出，苔黄，脉数。

◆ 现代运用

临床常用于治疗细菌性痢疾、急性肠炎、胃肠感冒等属表证未解、里热又甚者，以身热下痢，脉数，苔黄为表证要点。现代研究表明，本方可清热、止泻、抗菌、抗病毒等。

三黄石膏汤

出自《伤寒六书》

三黄石膏芩柏连　栀子麻黄豆豉全
姜枣细茶煎热服　表里三焦热盛宣

三焦：六腑之一。是脏腑外围最大的腑，又称外腑、孤腑。有主持诸气，疏通水道的作用。

方解 三黄石膏汤出自陶节庵所著的《伤寒六书》。该方由石膏、黄芩、黄连、黄柏、栀子、麻黄、淡豆豉组成。用时与姜、枣、茶同煎，可发汗解毒，清热解表，用于治疗表证未解，里热已盛证。治伤寒阳证，表里大热而不得汗，或已经汗下，过经不解，六脉洪数，面赤鼻干，舌干口燥，烦躁难眠，谵语鼻衄，发黄发疹，发斑。以上诸证，凡表实无汗，而未入里成实者，均可用之。

三黄石膏汤方解

君药 清热除烦

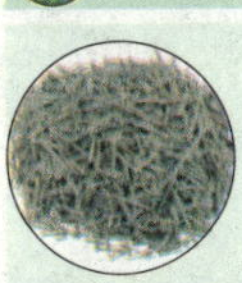
麻黄三两　发汗解表

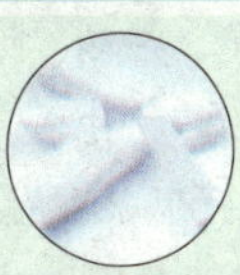
石膏二两　生津止渴

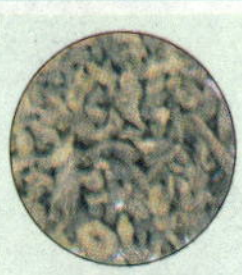
黄芩二两　清上焦之热

臣药 清三焦实火，祛表邪

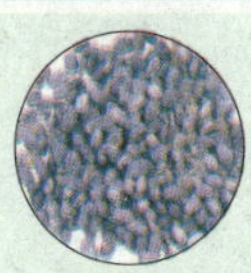
淡豆豉一升　解表祛邪

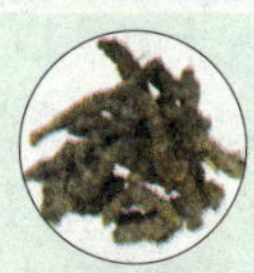
黄连二两　泻中焦火邪

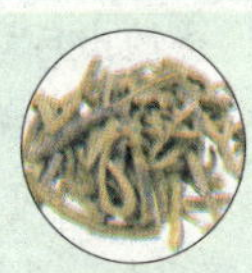
黄柏二两　泻下焦火邪

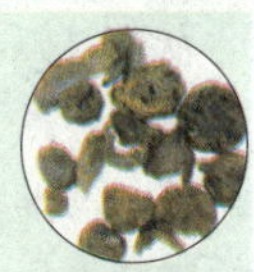
栀子十枚　通泄三焦

药材真假识别

葛根非正品之苦葛根：本品呈不规则圆柱形，有的稍扭曲。长10～20cm，直径3～4cm。表面棕褐色，具明显的细纵皱纹和皮孔样突起。质硬，不易折断，断面纤维性。气微，味苦，有毒。

佐使药 调和脾胃，和中益气

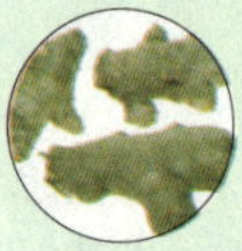

生姜三片
合大枣，调和营卫

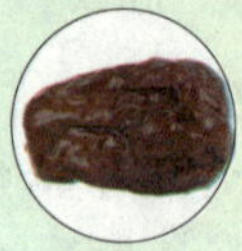

大枣一枚
健脾养胃

服药时间：睡前 **服药次数**：日一服 **服药温度**：温

※ 1斤≈500g 1两≈31.25g 1钱≈3.125g 1分≈0.3125g

麻黄	石膏	黄芩	淡豆豉	黄连	黄柏	栀子	生姜	大枣
0.02元/g	0.001元/g	0.017元/g	0.008元/g	0.15元/g	0.02元/g	0.03元/g	0.006元/g	0.02元/g

※ 此价格为市场价，仅供参考

◆ 组成

石膏、黄连、黄柏、黄芩各二两，淡豆豉一升，栀子十枚，麻黄三两。

◆ 用法

加生姜三片，大枣一枚，细茶叶一撮，水煎服。

◆ 功效

发汗解表，清热解毒。

◆ 主治

伤寒里热已炽，表证未解。症见壮热不发汗，身重拘挛，鼻干口干，烦躁失眠，神昏谵语，脉滑数，发斑。

◆ 现代运用

临床常用于治疗各种急性病，见有表邪未解，里热成炽者，以鼻干口干，身热不发汗，烦躁脉数为辨证要点。

防风通圣散

出自《素问病机气宜保命集》

防风通圣大黄硝　荆芥麻黄栀芍翘
甘桔芎归膏滑石　薄荷芩术力偏饶
表里交攻阳热盛　外科疡毒总能消

饶：充足，多。

疡：习惯上，一切外部感染都可称疡。

方解 防风通圣散出自刘完素的《素问病机气宜保命集》。方剂由大黄、芒硝、防风、荆芥、麻黄、栀子、白芍、连翘、川芎、当归、薄荷、白术、桔梗、黄芩、石膏、甘草、滑石组成。用时与姜、葱同煎，可起到疏风解表，泻热通便之功效，可用于治疗风热壅盛，表里俱实证。症见恶寒发热，头晕目眩，目赤睛痛，口苦舌干，咽喉不利，胸脘痞闷，咳嗽气喘，涕唾稠黏，大便燥结，小便短赤。方中诸药合用，表里双解，前后分消，诸证自愈。

药材真假识别

石膏正品：本品呈块状、板块状或纤维状集合体。条痕白色。体重质软，手捻能碎。纵断面具丝绢样光泽，并可见纤维状纹理。气微，味淡。

防风通圣散方解

君药 疏风散邪，荡涤积滞

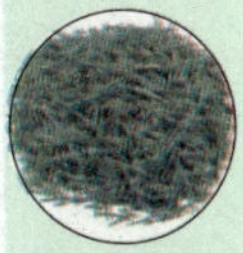
麻黄五钱
发汗解表

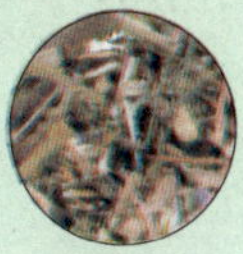
荆芥五钱
疏风止痛

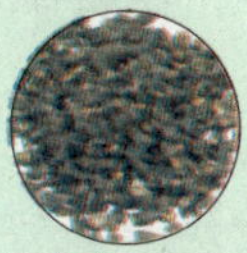
防风五钱
解表祛风

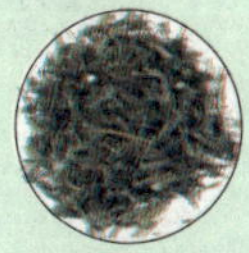
薄荷五钱
散风热

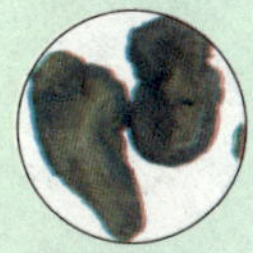
大黄五钱
荡涤泻下

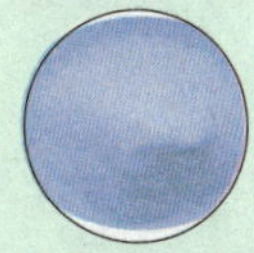
芒硝五钱
破结通便

臣药 除上部风热清泻肺胃之热

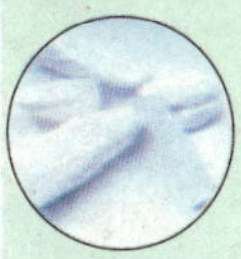
石膏一两
清热止渴

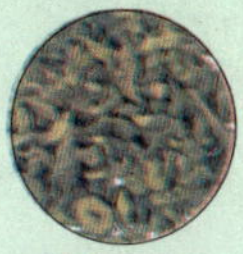
黄芩一两
泻热解毒

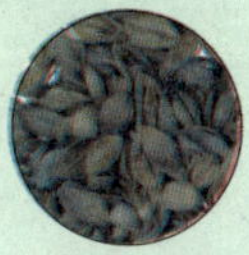
连翘五钱
清热解毒

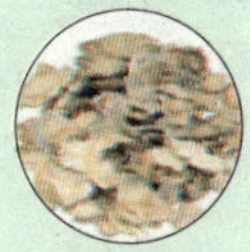
桔梗一两
载药上行

佐药 清热利湿、养血补肝

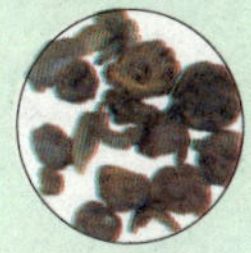
栀子五钱
通泄三焦

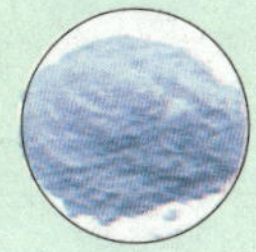
滑石五钱
滑能利窍

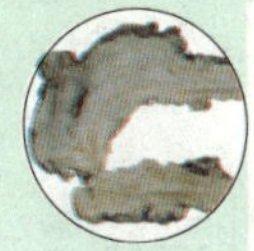
当归五钱
补血活血

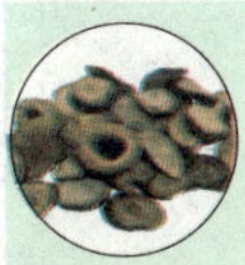
白芍五钱
敛阴和营

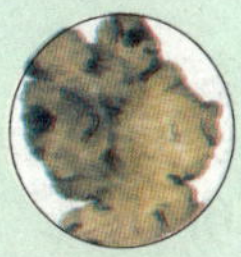
川芎五钱
活血止痛

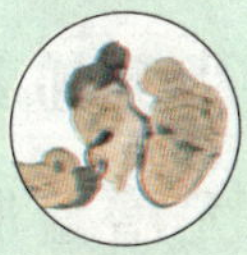
白术五钱
健脾益气

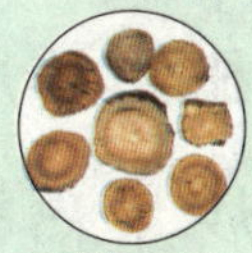
甘草二两
调和诸药

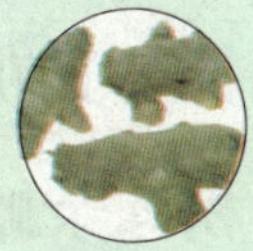
生姜三片
健脾和胃

服药时间：饭后服用 **服药次数：**日两服 **服药温度：**温

※ 1斤≈500g 1两≈31.25g 1钱≈3.125g 1分≈0.3125g

麻黄	荆芥	防风	薄荷	大黄	芒硝	石膏	黄芩	连翘
0.02元/g	0.007元/g	0.08元/g	0.006元/g	0.03元/g	0.01元/g	0.001元/g	0.017元/g	0.04元/g
栀子	滑石	当归	芍药	川芎	白术	甘草	生姜	桔梗
0.03元/g	0.003元/g	0.05元/g	0.07元/g	0.02元/g	0.16元/g	0.11元/g	0.006元/g	0.05元/g

※ 此价格为市场价，仅供参考

◆组成

防风、荆芥、连翘、麻黄、薄荷、川芎、当归、白芍、栀子、大黄、芒硝、白术、滑石各五钱，石膏、黄芩、桔梗各一两，甘草二两。

◆用法

上述各药研为粗末，每次服二钱，加生姜三片，水煎服。或作汤剂，依原方用量比例，水煎服。

◆功效

疏风解表，泻热通便。

◆主治

风热壅盛，表里俱实。症见憎寒发热，头目昏眩，目赤睛痛，口苦舌干，咽喉不利，胸膈痞闷，咳呕喘满，涕痰黏稠，便秘，小便赤。并治疮疡肿毒，肠风痔漏，丹斑瘾疹等。

◆临证加减

呕涎咳嗽，加姜半夏以下气化痰；无憎寒，去麻黄；内热不盛，去石膏；无大便秘结，去大黄、芒硝；体质壮实，去当

药材真假识别

石膏非正品之方解石：本品呈不规则块状、斜方柱状晶体，有棱角。白色或黄白色，表面平滑有玻璃样光泽。透明或不透明。敲击时多小呈块斜方体碎裂，断面平坦。气微，味淡，遇冷稀盐酸强烈起泡。

归、芍药、白术。

◆ 现代运用

临床上常用于治疗感冒、肺炎、支气管炎、高血压、偏头痛、急性结膜炎、急性肾炎、急性肝炎、肾盂性肾炎、胃肠炎等属风热，表里俱实证。

◆ 使用注意

体虚者及孕妇慎用。

五积散

出自《太平惠民和剂局方》

五积散治五般积　麻黄苍芷归芍芎
枳桔桂姜甘茯朴　陈皮半夏加姜葱
除桂枳陈余略炒　熟料尤增温散功
温中解表祛寒湿　散痞调经用各充

积： 积聚。

熟料： 加工炒熟的药料。

充： 充任，担当。

方解 《太平惠民和剂局方》中所记载的五积散，配伍成分与《仙授理伤续断秘方》的五积散相同，由当归、川芎、白芍、茯苓、桔梗、苍术、白芷、厚朴、陈皮、枳壳、麻黄、半夏、肉桂、干姜、炙甘草组成。可发表温中，化痰消积，用于治疗五积证。五积，指寒，湿，气，血 ，痰。外感风寒邪郁肌表，腠理闭塞，则发热，症见身热无汗，胸腹胀痛，呕吐厌食，周身疼痛，肩背拘挛， 以及妇女血气不调，心腹疼痛等属寒性者。方中诸药合用，表里皆治，五积皆除。

五积散方解

君药 发汗祛湿解表

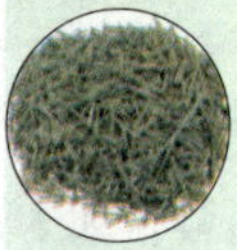

麻黄六两
发汗解表

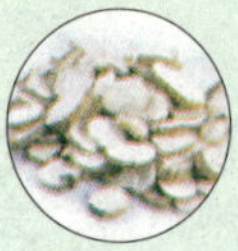

白芷三两
燥湿止痛

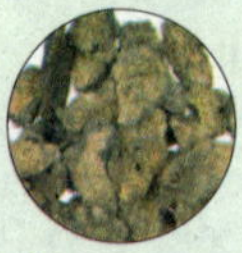

苍术二十四两
燥湿健脾

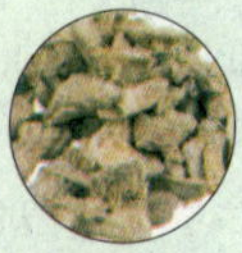

干姜四两
温中散寒

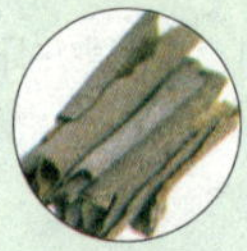

肉桂三两
温里祛寒

臣药 行气化痰，除积

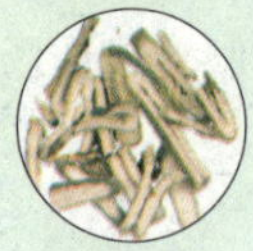

枳壳六两
破气消积

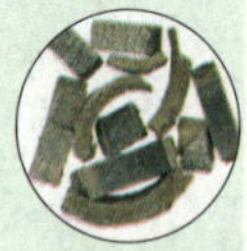

厚朴四两
燥湿化瘀

药材真假识别

独活正品：本品略呈圆柱形。表面灰褐色或棕褐色，根头部膨大，顶端有茎、叶的残基或凹陷，根下部具纵皱纹、有隆起横长皮孔及稍突起的细根痕。质较硬，有特异香气，味苦辛，微麻舌。

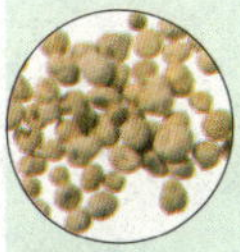

半夏三两
降逆化痰

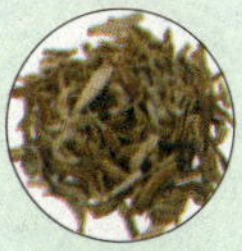

陈皮六两
理气化痰

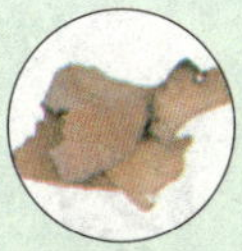

茯苓三两
健脾化湿

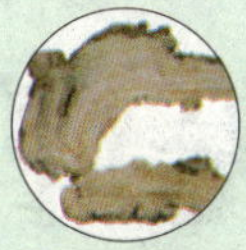

当归三两
补血活血

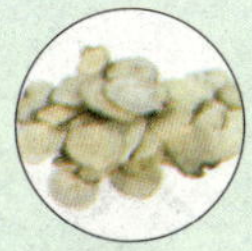

芍药三两
养血柔肝

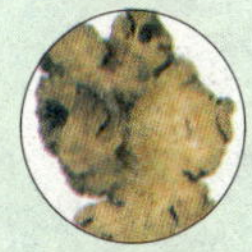

川芎三两
活血止痛

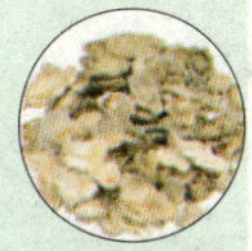

桔梗十二两
宣肺化痰

佐药 和里缓急

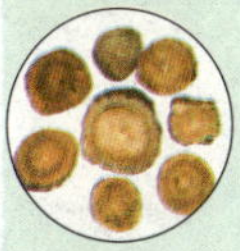

炙甘草三两
调和诸药

服药时间：饭后服用 **服药次数：**日三服 **服药温度：**温 ※ 1斤≈500g 1两≈31.25g 1钱≈3.125g 1分≈0.3125g

麻黄	白芷	苍术	干姜	肉桂	厚朴	半夏	陈皮
0.02元/g	0.009元/g	0.05元/g	0.014元/g	0.03元/g	0.014元/g	0.12元/g	0.03元/g
茯苓	当归	芍药	川芎	桔梗	枳壳	炙甘草	
0.06元/g	0.05元/g	0.07元/g	0.02元/g	0.05元/g	0.018元/g	0.11元/g	

※ 此价格为市场价，仅供参考

◆ 组 成

白芷、川芎、炙甘草、茯苓、当归、肉桂、芍药、半夏各三两，陈皮、枳壳、麻黄各六两，苍术二十四两，干姜四两，桔梗十二两，厚朴四两。

◆ 用 法

上述各药研成粗末，每服三钱，加生姜三片，葱白三茎同煎热服。或按用量比例水煎服。

◆ 功 效

解表温里，顺气化痰，活血消积。

◆ 主 治

外感风寒，内伤生冷。症见身热无汗，头身疼痛，项背拘挛，胸满厌食，呕吐腹痛。妇女气血失和，心腹疼痛，月经失调等。

◆ 临证加减

表寒证重，桂枝易肉桂以增强解表之力；表寒证轻，去白芷、麻黄，以减发汗之力；里寒偏盛，加制附片以温里驱寒；胃寒且呕吐清水者，加吴茱萸以降逆止呕，温中散寒；气虚，加人参、白术、黄芪以益气扶正；无血瘀，去当归、川芎；痛经，加延胡索、炒艾叶、乌药以温经止痛。

◆ 现代运用

临床上常用于治疗感冒，急性胃肠炎，腰痛，坐骨神经痛，妇女痛经，风湿兼寒湿症状者。

◆ 使用注意

素体阴虚，或湿热证患者，不宜服用本方。

附 方

方名	组成	用法	功用	主治
熟料五积散	五积散中去除肉桂、枳壳、陈皮	炒成黄色，研为粗末服下	具有温散之性	寒凝气滞，气血失和

药材真假识别

独活非正品之香独活：本品呈类圆柱形，略弯曲。表面棕褐色或灰棕色，有不规则的纵沟纹、皮孔及细根痕。根头部膨大，圆锥状，顶端残留茎基及叶鞘。质柔韧，有裂隙，气芳香，味微甘辛。

大羌活汤

出自《此事难知》

大羌活汤即九味　已独知连白术暨

散热培阴表里和　伤寒两感差堪慰

暨（既）：与，及，和。

伤寒两感：既伤寒阴经与阳经同时俱病，实为表里同病。

方解 大羌活汤出自王好古的《此事难知》，该方由九味羌活汤去白芷、白芍加防己、知母、独活、黄连、白术组成。适用于外感风寒湿邪兼有里热证，症见头痛身疼，发热恶寒，口干烦满而渴，舌苔白腻，脉浮数。本方升散而不伤正气，滋阴而不留外邪，方剂配伍较九味羌活汤药效更强，故名“大羌活汤”。

大羌活汤方解

君药 祛风寒湿

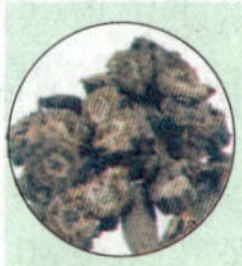
羌活三钱
止风痛

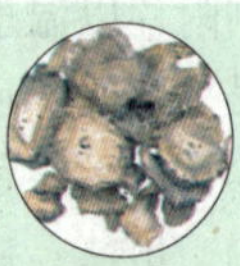
独活三钱
祛风除湿

臣药 助君药散风寒，湿邪以解表

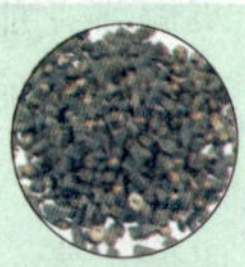
防风三钱
解表疏风

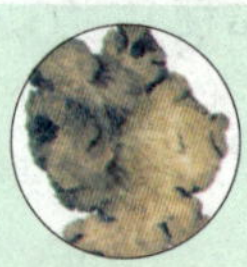
川芎一两
温中散寒

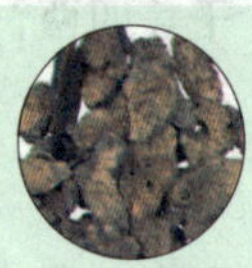
苍术三钱
健脾燥湿

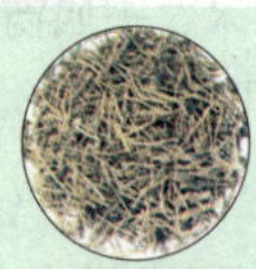
细辛三钱
搜少阴之风

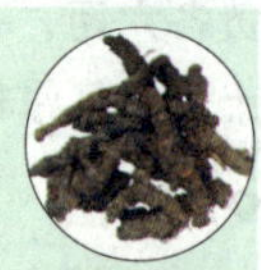
黄连三钱
清热燥湿

使药 清热养阴，生津止渴；导湿热下行

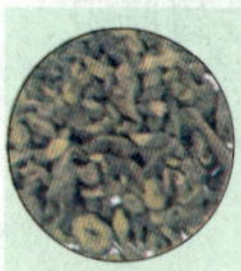
黄芩三钱
清热燥湿

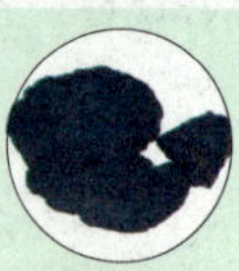
生地一两
清热滋阴

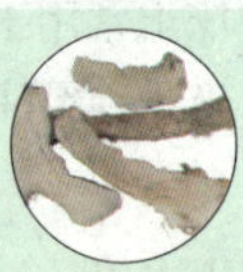
知母一两
泻火清热

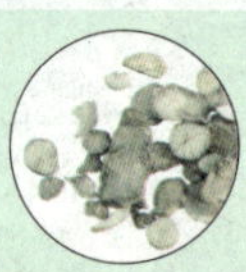
防己三钱
利水去湿

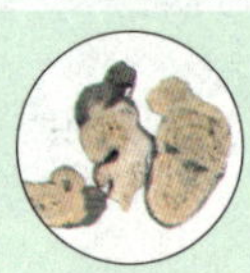
白术三钱
合中补阳

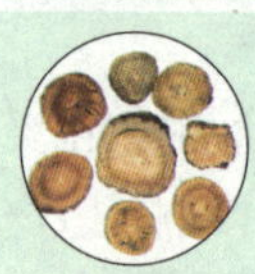
炙甘草三钱
益气健脾和中

服药时间：饭后　**服药次数**：日一服　**服药温度**：温

※ 1斤≈500g　1两≈31.25g　1钱≈3.125g　1分≈0.3125g

羌活	独活	防风	川芎	苍术	细辛	黄连
0.09元/g	0.012元/g	0.08元/g	0.02元/g	0.05元/g	0.07元/g	0.15元/g
黄芩	生地	知母	防己	白术	甘草	
0.017元/g	0.09元/g	0.09元/g	0.18元/g	0.16元/g	0.11元/g	

※ 此价格为市场价，仅供参考

药材真假识别

细辛正品之华细辛：本品根茎长5～20cm，直径0.1～0.2cm，节间长0.2～1cm。基生叶1～2片，叶片较薄，心形，先端渐尖。花被裂片开展，果实近球形。气味较弱。

◆组成

防己、独活、羌活、黄连、苍术、炙甘草、白术、防风、细辛、黄芩各三钱，知母、川芎、生地各一两。

◆用法

上述各药共为粗末，每次五钱，水煎温服。病不解，可再服三四次，病愈即止。

◆功效

发汗解表，清热养阴。

◆主治

风寒湿邪外感，兼有里热。症见头痛，恶寒发热，口干烦满而渴。

参苏饮

出自《医垒元戎》

参苏饮内用陈皮　枳壳前胡半夏宜
干葛木香甘桔茯　内伤外感此方推
参前若去芎柴入　饮号芎苏治不差
香苏饮仅陈皮草　感伤内外亦堪施

推：举荐，推荐。

方解 参苏饮出自《医垒元戎》。方剂由人参、紫苏、前胡、半夏、葛根、茯苓、陈皮、枳壳、桔梗、木香、甘草组成。用时加姜、枣煎服，具有益气解表、理气化痰之功。用于治疗外感风寒，内有痰饮者。症见恶寒发热，头晕，头痛鼻塞，咳嗽痰清，胸脘满闷，倦怠无力，呕逆，气短懒言，舌苔白，脉弱。

参苏饮方解

君药 外感风寒

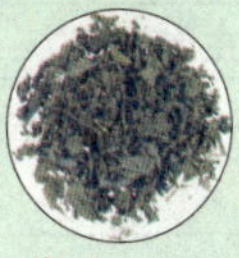

苏叶七钱半
解表散邪

臣药 理气止咳；扶助正气

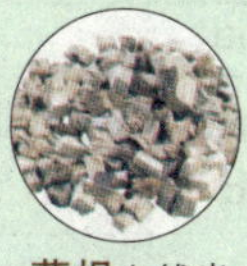

葛根七钱半
解肌透邪

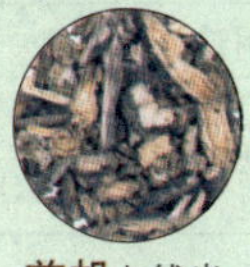

前胡七钱半
降气化痰

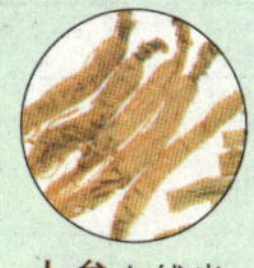

人参七钱半
扶正祛邪

佐使药 扶正祛邪

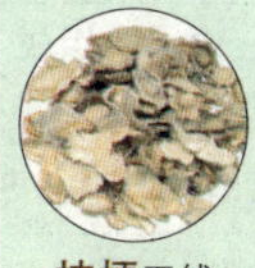

桔梗五钱
宣肺化痰

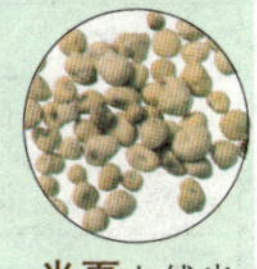

半夏七钱半
燥湿化痰

药材真假识别

细辛非正品之小叶马蹄香：本品根状茎短，环节明显。叶片心形或卵形，稀戟状心形，顶端钝或尖。花被管球状，喉部缢缩，膜环窄，内壁有格状网眼，裂片基部有乳突皱褶；雄蕊花丝极短，柱头顶生。

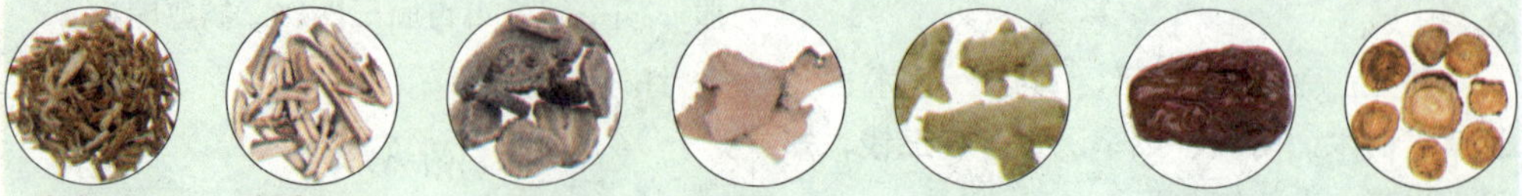

陈皮五钱	枳壳五钱	木香五钱	茯苓七钱半	生姜三片	大枣三枚	甘草五钱
化痰止咳	破气消滞	醒脾行气	健脾祛湿	散寒发汗	调和营卫	补气健脾

服药时间：饭后 **服药次数：**日一服 **服药温度：**温　　※ 1斤≈500g　1两≈31.25g　1钱≈3.125g　1分≈0.3125g

苏叶	葛根	前胡	人参	桔梗	半夏	陈皮
0.013元/g	0.01元/g	0.05元/g	0.33元/g	0.05元/g	0.12元/g	0.03元/g
枳壳	木香	茯苓	生姜	大枣	甘草	
0.018元/g	0.01元/g	0.06元/g	0.006元/g	0.02元/g	0.11元/g	

※ 此价格为市场价，仅供参考

◆组成

人参、苏叶、葛根、前胡、半夏、茯苓各七钱半，陈皮、甘草、桔梗、枳壳、木香各五钱。

◆用法

以水500毫升，加姜三片，大枣三枚，取250毫升，去渣，调参末，随时加减服。

◆功效

益气解表，理气化痰。

◆主治

虚人外感风寒，内有痰饮。症见恶寒发热，无汗，鼻塞，头痛，咳嗽痰清，胸膈满闷，倦怠无力，气短懒言，舌苔白，脉虚弱。

◆现代应用

临床上常用于治疗流感等属气虚外感风寒挟有痰湿者。现代研究同时表明，本方可解热，镇痛，消炎，化痰，对提高机体免疫力也有很显著的效果。

葛根 草部 蔓草类

解肌发表出汗 开腠理

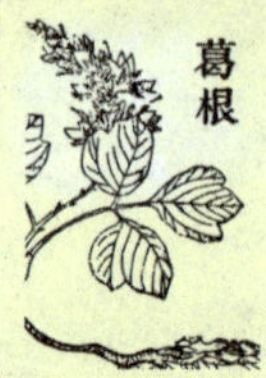

叶

［性味］味辛，性平，无毒。

［主治］主诸痹，起阴风，解诸毒。

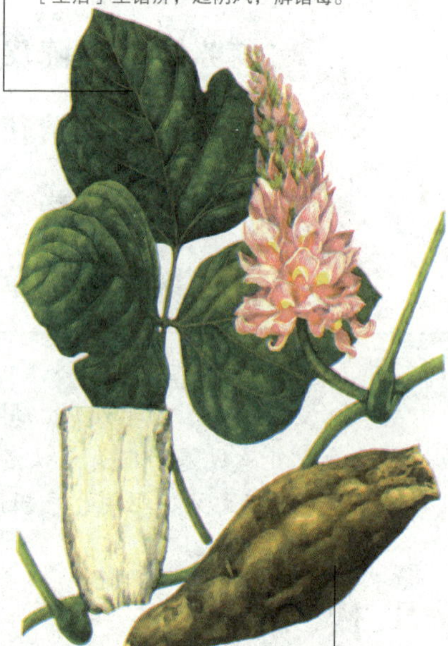

根

［性味］味甘、辛，性平，无毒。

［主治］主消渴，呕吐。

附方

方名	组成	用法	功用	主治
芎苏饮	参苏饮去人参、前胡，加川芎、柴胡，用姜枣同煎	水煎服	理气解表，散风止痛	外感风寒，恶寒，发热头痛，咳嗽吐痰等
香苏饮	香附，紫苏叶各四两，炙甘草一两，陈皮二两	加姜葱水煎服	理气解表	四时感冒，头痛发热，或兼内伤，胸膈满胀，嗳气，不欲饮食等

药材真假识别

木香正品之国产木香：本品呈圆柱形、纵剖片状或板状的块根，表面黄棕色至灰褐色。有明显的扭曲抽皱和侧根痕。质坚，不易折断。气清香浓厚，味辛苦，嚼之不粘牙。

茵陈丸

出自《备急千金要方》

茵陈丸用大黄硝	鳖甲常山巴豆邀
杏仁栀豉蜜丸服	汗吐下兼三法超
时气毒疠及疟痢	一丸两服量病调

邀：邀请，引申为共同应用。

超：超出，胜过。

疟痢：包括疟疾和痢疾两种疾病。

时气毒疠：具有强烈传染性的致病邪气。

方解 茵陈丸出自王焘的《备急千金要方》，方剂由茵陈、芒硝、鳖甲、栀子、大黄、常山、杏仁、巴豆、豆豉组成。可解表解肌，攻下实热，涌吐痰水。用于治疗患得四季不正之气所致的疟疾、痢疾、黄疸、瘴气等里表兼证。若老儿及体虚者服用，应削减药量，但孕妇忌服。此方备汗、吐、下三法，故能统治诸病。居平当预合之，以备缓急，虽云劫剂，实佳方也。

茵陈丸方解

君药 利湿清热，主治黄疸

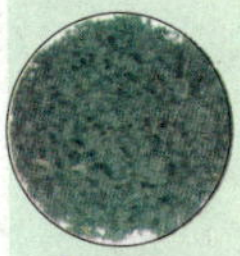

茵陈二两
疏肝理气

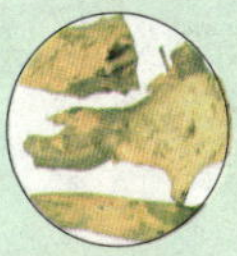

常山三两
涌吐截疟

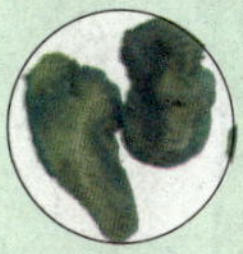

大黄五钱
清热泻火

臣药 助君药荡涤实热

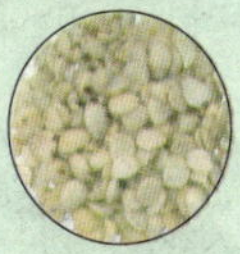

杏仁三两
下气开痹

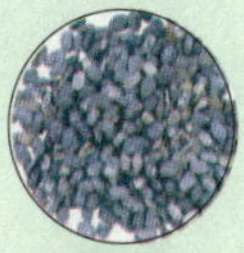

豆豉五合
解肌发汗

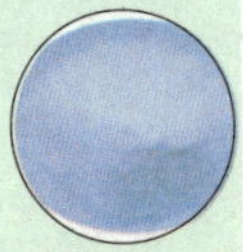

芒硝二两
泻热软坚

佐使药 攻除脏腑冷积，清热泻火

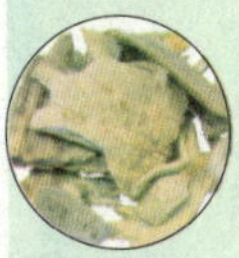

鳖甲二两
滋阴退热

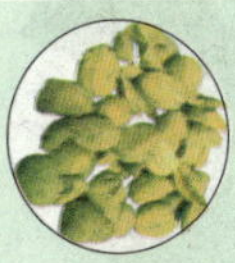

巴豆一两
攻除合积

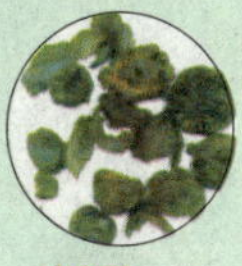

栀子二两
助吐疟痰

服药时间：饭后 **服药次数**：一或两次 **服药温度**：凉

※ 1斤≈500g 1两≈31.25g 1钱≈3.125g 1分≈0.3125g

茵陈	常山	大黄	杏仁	豆豉	芒硝	鳖甲	巴豆	栀子
0.004元/g	0.005元/g	0.03元/g	0.07元/g	0.008元/g	0.01元/g	0.07元/g	0.015元/g	0.03元/g

※ 此价格为市场价，仅供参考

药材真假识别

木香非正品之土木香：根呈圆柱形或长圆锥形，稍弯曲或扭曲。质坚硬，不易折断。折断面不平坦，稍呈角质样，乳白色至浅黄棕色，形成层环状明显，木质部略显放射状纹理。气微，味微苦而辣。

◆组成

茵陈、芒硝、鳖甲、栀子各二两，大黄五钱，常山、杏仁各三两，巴豆一两，豆豉五合。

◆用法

上述各药共研细末，炼白蜜为梧桐子般大的丸药，用时先服一丸，服后或吐，或下，或汗，病可愈。若无效、可再服一丸，服药后多饮热水以助药力。

◆功效

攻下涌吐，发表散邪，泄热荡实。

◆主治

疟疾、流行性黄疸、赤白下痢等，属里实兼表证者。

大黄 草部 毒草类

攻积滞 清湿热 泻火

黄大

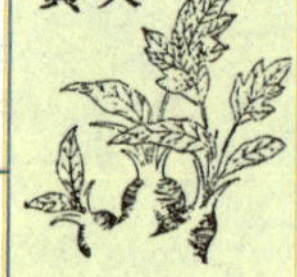

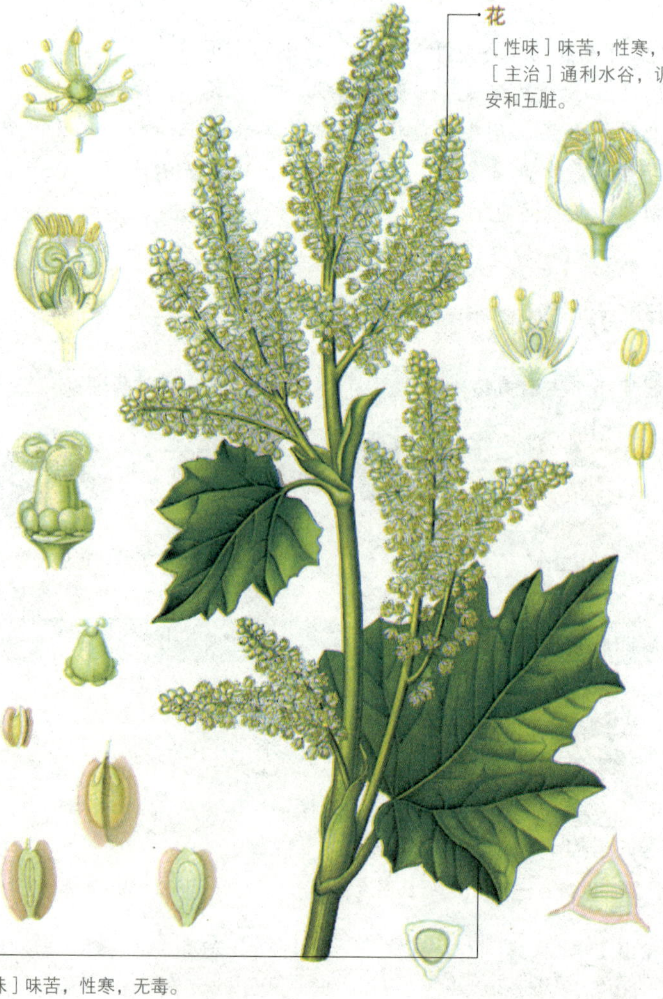

花

［性味］味苦，性寒，无毒。

［主治］通利水谷，调中化食，安和五脏。

叶

［性味］味苦，性寒，无毒。

［主治］能下瘀血，除寒热，破肿块。

药材真假识别

大黄非正品之土大黄：本品呈圆锥形或圆柱形，略弯曲。长8～16cm，直径1～3cm。表面为灰棕色，有皱纹及横长突起的皮孔样疤痕。质硬，横切面黄棕色，可见明显的环纹及放射状纹理。气微，味微苦。

第七章

消补之剂

消补之剂就是利用消法，消散积滞，补益不足的方剂。病者因饮食不节，食积痞块，损伤脾胃；或因脾胃失养；或因日久积滞，应用时应根据具体症候选用。

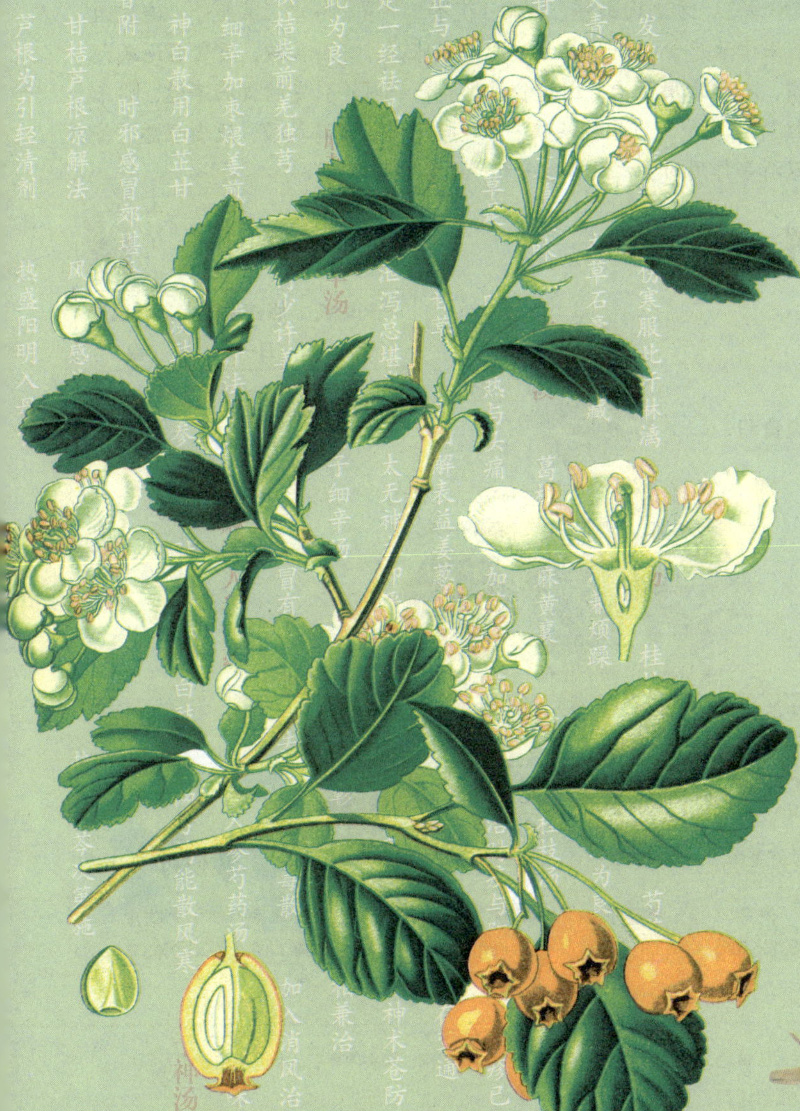

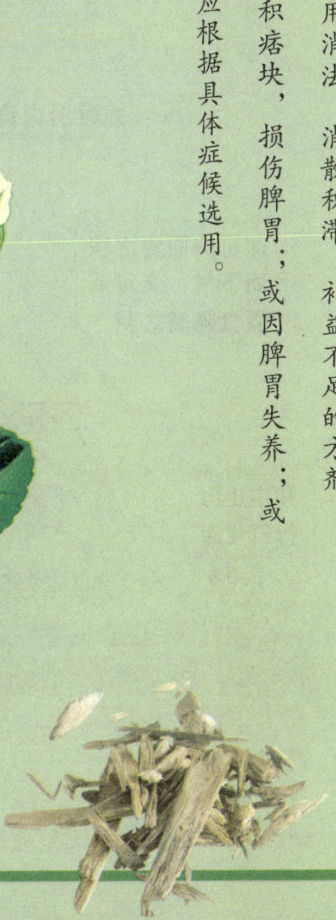

保和丸

出自《丹溪心法》

保和神曲与山楂　苓夏陈翘菔子加
曲糊为丸麦汤下　亦可方中用麦芽
大安丸内加白术　消中兼补效堪夸

“消”：消法。八法之一。包括消散和消导两种意义。用以消除食滞及因气血瘀滞而产生痞积的方法。消散导滞破积药，有消食化滞、消痞化积等法。

菔子：即莱菔子，今北方口语称“萝卜”。

补：补法。八法之一。补养人体气血阴阳不足，治疗各种虚证的方法。

方解 保和丸出自《丹溪心法》。方剂由山楂、神曲、茯苓、半夏、陈皮、莱菔子、连翘组成，具有消食和胃之功，用于治疗食积证。症见脘腹痞满胀痛，嗳腐吞酸，厌食呕逆或大便泄泻，舌苔厚腻，脉滑。本方常用于治疗因饮食过度，食积内停引发的胃肠不适，临床常用于消化不良、急慢性胃肠炎等消化系统疾病，以脘腹胀满，嗳腐吞酸，厌食呕恶，苔腻为辨证要点。本方虽以消导作用为主，但药性平和，故名“保和丸”。

保和丸方解

服药时间	服药次数	服药温度
饭后	日一服	温

※ 1斤≈500g　1两≈31.25g　1钱≈3.125g　1分≈0.3125g

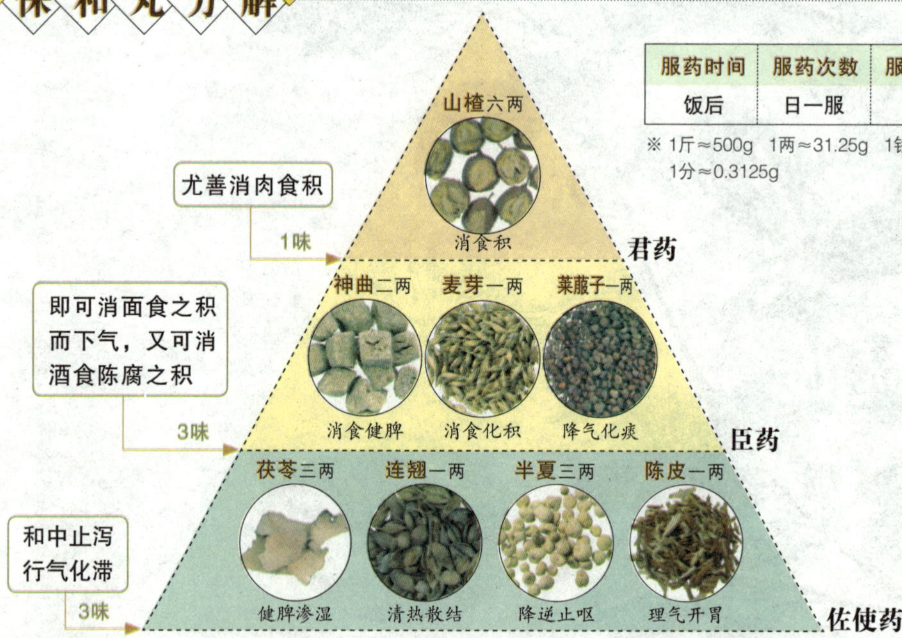
山楂六两
消食积
君药
尤善消肉食积
1味
神曲二两
麦芽一两
莱菔子一两
消食健脾
消食化积
降气化痰
臣药
即可消面食之积而下气，又可消酒食陈腐之积
3味
茯苓三两
连翘一两
半夏三两
陈皮一两
健脾渗湿
清热散结
降逆止呕
理气开胃
佐使药
和中止泻行气化滞
3味

山楂	神曲	麦芽	莱菔子	茯苓	连翘	半夏	陈皮
0.012元/g	0.01元/g	0.005元/g	0.01元/g	0.06元/g	0.04元/g	0.12元/g	0.03元/g

※ 此价格为市场价，仅供参考

药材真假识别

麦芽正品：本品略呈纺锤形。表面淡黄色，背面为外稃包围，腹面为内稃包围，除去内稃后，基部生出胚根及须根，质硬，断面白色，粉性。气微，味酸甘。

◆ 组成

山楂六两，神曲二两，半夏、茯苓各三两，陈皮、连翘、炒莱菔子各一两。

◆ 用法

上述药研成细末，用神曲煮糊和丸如梧桐子大，每次服七八十丸，用炒麦芽煎汤送下。也可将麦芽一两研成细末，共和丸药中。或作汤剂，水煎服。用量按以原方十分之一为标准。

◆ 功效

消食和胃。

◆ 主治

食积。症见脘腹痞满胀痛，嗳腐咽酸，恶心泛呕，或大便泄泻，舌苔厚腻，脉滑等。

◆ 临证加减

食滞较重，脘腹胀痛甚，加枳实、槟榔、厚朴；食积化热明显，舌苔黄腻，嗳腐食臭，加黄连、黄芩；大便秘结，积滞结实，入大黄、槟榔；脾虚便溏，加白术，即《丹溪心法》大安丸，消中有补。

◆ 现代运用

临床上主要用于治疗消化不良、急慢性胃炎、急慢性肠炎、婴幼儿食积腹泻等属食积作患者。现代研究表明，本方可促进肠胃蠕动，提高胃蛋白酶的活性，促进消化。

◆ 使用注意

本方药力缓和，宜于食积较轻者。

山楂 果部 山果类

扩张血管及降压 扩张心肌

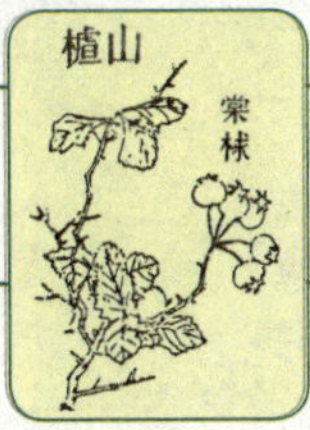
樝山
棠梂

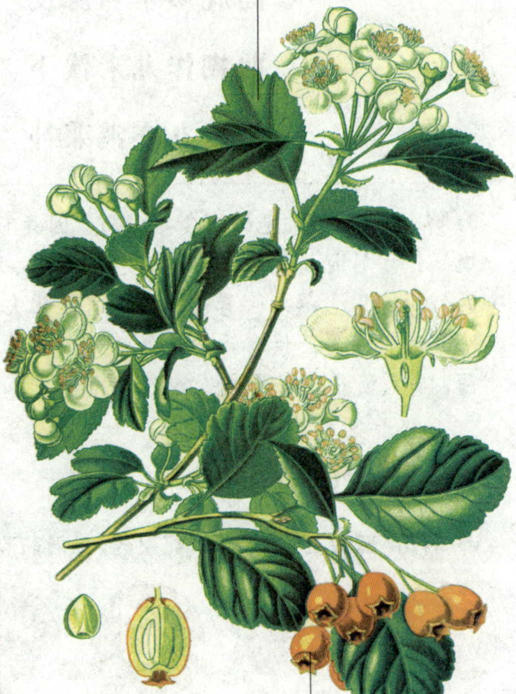
叶
[性味] 性冷，味酸，无毒。
[主治] 化血块气块，活血。
果实
[性味] 味酸，性冷，无毒。
[主治] 煮汁服，止水痢。

附方

方名	组成	用法	功用	主治
大安丸	本方加白术二两	水煎服	消食健脾	饮食不消，气虚邪微以及小儿食积兼脾虚者

麦芽非正品之小麦：颖果呈矩形或卵形，长约0.6 cm。腹面有一深沟，外稃膜质，具条纵脉，内稃与外稃等长。

健脾丸

出自《证治准绳》

健脾参术与陈皮　枳实山楂麦蘖随
曲糊作丸米饮下　消补兼行胃弱宜
枳术丸亦消兼补　荷叶烧饭上升奇

方解 健脾丸为常见的消食导滞药，因具有消食导滞功能而得名。药方出自《证治准绳》，方剂由人参、白术、陈皮、麦芽、山楂、枳实组成，具有健脾理气，消食和胃的作用，用于治疗脾胃虚弱，脾胃运化失常，饮食内停证。症见食少难消，脘腹胀痞，大便溏薄，倦怠乏力，苔腻微黄，脉弱无力。方剂中各味药物配伍，可起到抗菌，抗胃溃疡，促进消化液分泌的作用。

健脾丸方解

君药 健脾益气

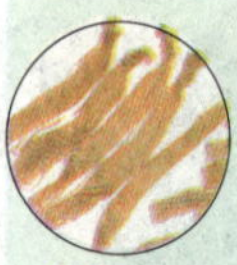

人参二两
益气健脾

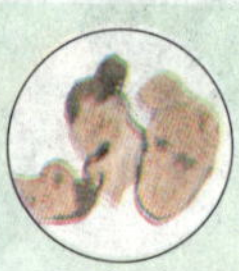

白术二两
和中健脾

臣药 助君药消食，化滞以消食积

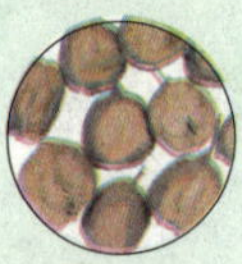

山楂一两半
消食

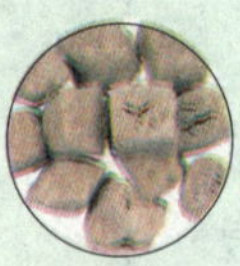

神曲一两
消食和胃

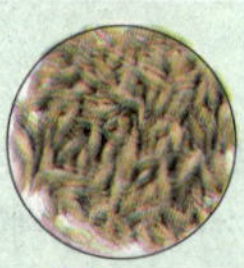

麦芽二两
消食化积

佐使药 行气导滞

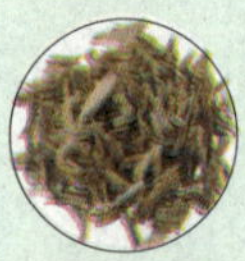

陈皮二两
理气醒脾行胃

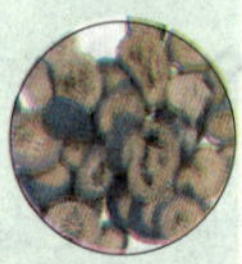

枳实三两
破痰利膈

服药时间：饭后 **服药次数：**不拘次数 **服药温度：**温　※ 1斤≈500g 1两≈31.25g 1钱≈3.125g 1分≈0.3125g

人参	白术	山楂	神曲	麦芽	陈皮	枳实
0.33元/g	0.16元/g	0.012元/g	0.01元/g	0.005元/g	0.03元/g	0.04元/g

※ 此价格为市场价，仅供参考

◆组成

人参、土炒白术、陈皮、炒麦芽各二两，山楂一两半、炒枳实三两。

◆用法

上述六味药共研细末，用神曲煮糊做成丸药，如梧桐子大，每次服三钱，用米汤或温开水送下。

◆功效

健脾消食。

◆主治

脾胃虚弱，饮食内积。症见食少难消，脘腹痞闷，体倦少气。

药材真假识别

茯苓正品之茯苓个：本品呈类球形、椭圆形，扁圆形或不规则团块，大小不一。外皮薄而粗糙，棕褐色至黑褐色，有明显的皱缩纹理。体重质坚实，断面颗粒性，有的具裂隙。外层淡棕色，内部白色，少数淡红色，有的中间抱有松根。无臭味淡，嚼之粘牙。

◆ 临证加减

脾胃虚寒兼食滞，去黄连，加干姜以温中祛寒。

◆ 现代运用

临床上常用于治疗各种慢性消化不良、小儿营养不良、慢性肠胃炎、胃肠神经官能症等属脾虚食积者。以便稀，食少，脘闷，苔腻微黄，脉弱为辨证要点。

现代临床研究发现，健脾丸对肿瘤患者化疗后遗留的消化系统病症有良好的治疗作用，对患者化疗后体力的恢复也有较为明显的辅助作用。

附方

方名	组成	用法	功用	主治
枳实丸	枳实一两、白术二两	枳实一两、白术二两，二药同研为极细末，用荷叶裹包陈米烧饭为丸，如梧桐子大，每次服五十丸，白开水送下	健脾消痞	脾虚气滞，饮食停聚。症见不思饮食，胸脘痞满

参苓白术散

出自《太平惠民和剂局方》

参苓白术扁豆陈　山药甘莲砂薏仁

桔梗上浮兼保肺　枣汤调服益脾神

上浮：载药上行。

脾神：即脾。

方解 参苓白术散出自《太平惠民和剂局方》，方剂由人参、茯苓、白术、陈皮、山药、炙甘草、扁豆、莲子肉、砂仁、薏苡仁、桔梗组成。用时与大枣同煎，可益气健脾，渗湿止泻，用于治疗脾虚湿盛及气机阻滞所致的水肿。症见进食减少，胸腹闷胀，吐泻乏力，形体消瘦，面色萎黄，舌苔白腻，脉细缓。方中诸药配合，培补中焦脾胃之气，旺脾祛湿，调畅气机。服用时，用量上宜由小变大，中病即止。

参苓白术散方解

君药　益气脾胃

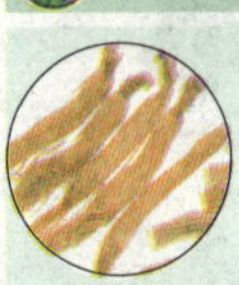

人参二斤
大补脾胃之气

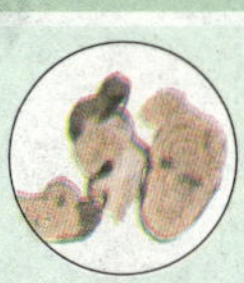

白术二斤
健脾燥湿

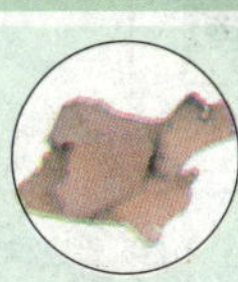

茯苓二斤
渗湿健脾

臣药　助君药健脾益气

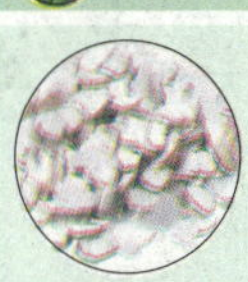

山药二斤
益气健脾涩肠

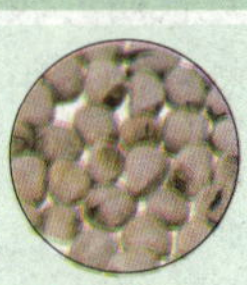

莲子肉一斤
补脾涩肠

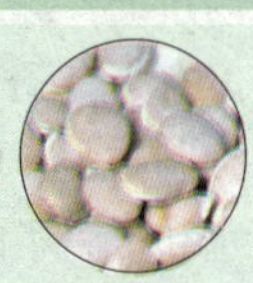

扁豆一斤
健脾化湿

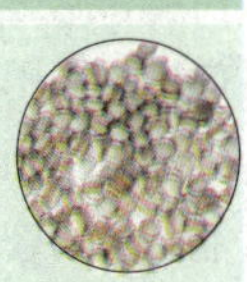

薏苡仁一斤
健脾利湿

药材真假识别

茯苓正品之茯苓皮：本品为削下的茯苓外皮，形状大小不一。外面棕褐色至黑褐色，内面白色或淡棕色。质较松软，略具弹性。

佐使药　载药上行，培土生金

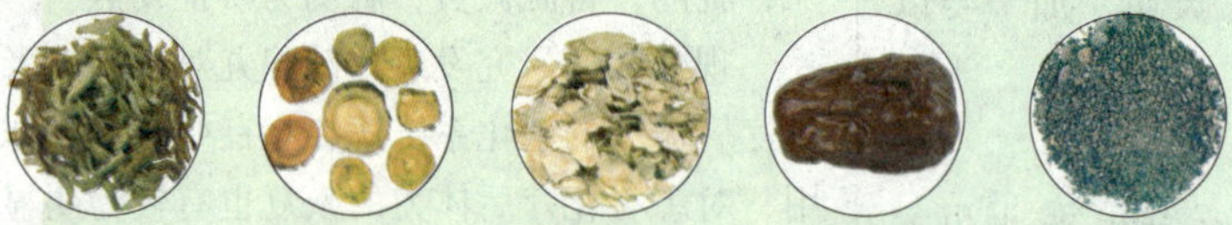

陈皮二斤　理气开胃
炙甘草二斤　调和诸药
桔梗一斤　宣开肺气，通调水道
大枣　补益脾胃
砂仁一斤　化湿醒脾，行气和胃

服药时间：饭后　**服药次数：**一日两服　**服药温度：**温　　※ 1斤≈500g　1两≈31.25g　1钱≈3.125g　1分≈0.3125g

人参	白术	茯苓	山药	莲子肉	扁豆	薏苡仁	砂仁	桔梗	炙甘草	大枣	陈皮
0.33元/g	0.16元/g	0.06元/g	0.015元/g	0.07元/g	0.01元/g	0.01元/g	0.4元/g	0.05元/g	0.11元/g	0.02元/g	0.03元/g

※ 此价格为市场价，仅供参考

◆组成

人参、茯苓、白术、陈皮、山药、炙甘草各二斤，扁豆一斤，莲子肉、砂仁、薏苡仁、桔梗各一斤。

◆用法

上述十一味药共研细末，每次服二钱，用大枣煎汤送下。本方做成丸药（水丸）即“参苓白术丸”，每次服一百丸，每日两次，用枣汤或温开水送下，或作汤剂水煎服，用量按原方比例酌情加减。

◆功效

健脾益气，渗湿止泻，补肺气。

◆主治

脾胃虚弱夹湿证。症见饮食减少，疲劳乏力，便溏，或泻，或吐，体瘦，胸脘闷胀，舌苔白腻，脉细缓或虚缓等。

◆使用注意

临床上常用于治疗慢性胃肠炎、贫血、慢性肾炎等脾湿证，也可用于慢性支气管炎、肺结核等肺脾虚证。以泄泻或咳嗽痰白，舌苔白腻，脉虚缓为辨证要点。现代研究表明，小剂量的服用本方有兴奋肠管蠕动的作用，大剂量的服用则有抑制作用，可解除肠管痉挛，并能增加肠管对水和氯离子的吸收率，以抑制为主，兴奋为辅，调节胃肠活动。

薏苡仁 果部 山果类
利水消肿　健脾祛湿

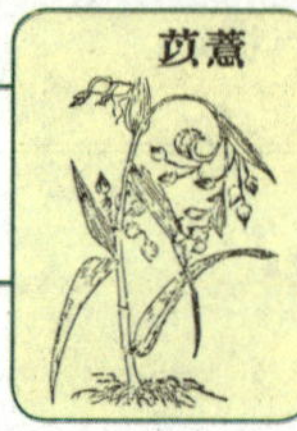

叶
［主治］煎水饮，味道清香，益中空膈。

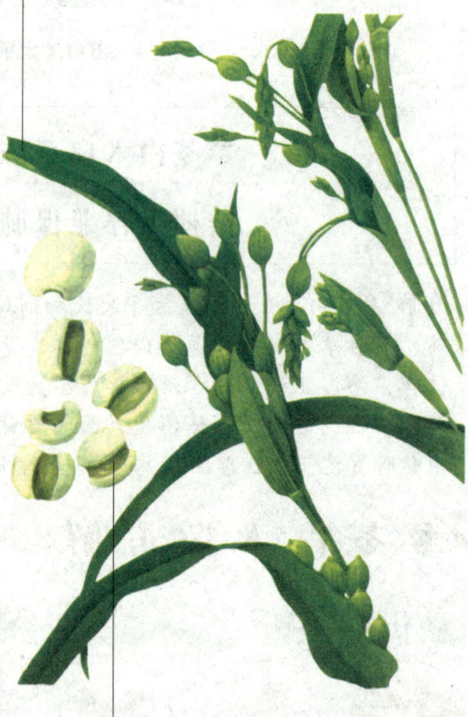

仁
［性味］味甘，性微寒，无毒。
［主治］主筋急拘挛、不能屈伸，风湿久痹，可降气。

药材真假识别

砂仁正品之阳春砂：本品呈椭圆形或卵圆形，表面棕褐色，密生刺状突起。顶端花被残基明显，基部有果柄。种子呈不规则多面体，表面红棕色或暗褐色。气芳香，味辛凉。

平胃散

出自《简要济众方》

平胃散是苍术朴　陈皮甘草四般药

除湿散满驱瘴岚　调胃诸方从此扩

或合二陈或五苓　硝黄麦曲均堪着

若合小柴名柴平　煎加姜枣能除疟

又不换金正气散　即是此方加夏藿

瘴岚（兰）：又称山岚瘴气、瘴毒、瘴气。即指南方山林中湿热蒸郁产生的一种病邪。

此扩：在此，指平胃散。扩，即扩充、扩展。

堪：能够，可以。

方解 平胃散最初记载于北宋周应所著的《简要济众方》，后在《太平惠民和剂局方》更加明确地标出了其主治病证，用于治疗湿滞脾胃证。症见脘腹胀满，不思饮食，口淡无味，大便溏泻，嗳气吞酸，肢体沉重，困倦嗜睡，舌苔白腻而厚，脉缓。本方可较好的调整肠胃功能，临床上常用于治疗胃炎、胃溃疡、十二指肠溃疡、冠心病、慢性肾炎等。

平胃散方解

服药时间	服药次数	服药温度
饭前	日一服	温

※ 1斤≈500g　1两≈31.25g　1钱≈3.125g　1分≈0.3125g

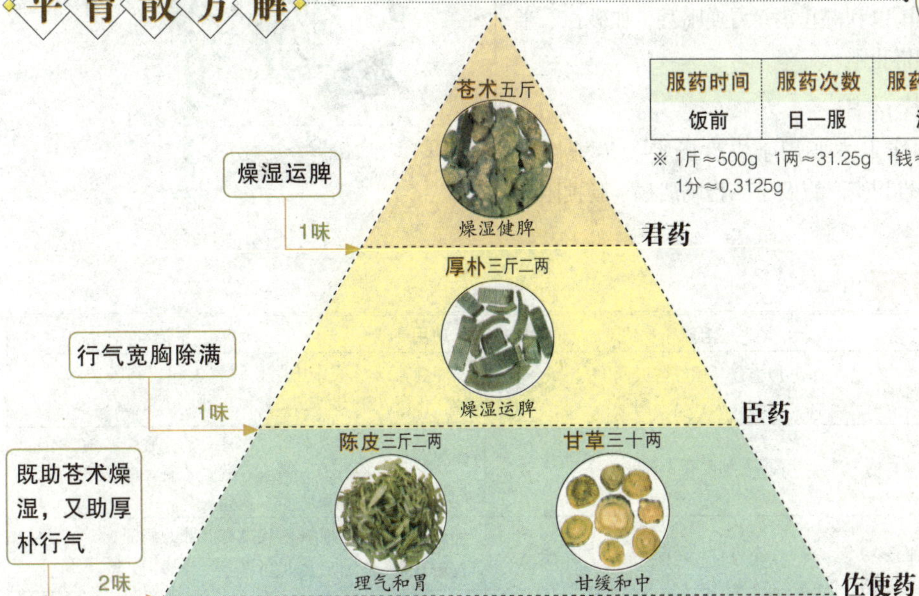

苍术	厚朴	陈皮	甘草
0.05元/g	0.014元/g	0.03元/g	0.11元/g

※ 此价格为市场价，仅供参考

药材真假识别

砂仁非正品之红壳砂仁：本品呈类球形，表面棕褐色，纵向棱线明显，刺状突起疏生且较大。顶端具花被残基，基部果柄较长。表面红棕色，外被淡棕色假种皮，略光滑，可见条状纹理。气弱，味淡。

◆组成

苍术五斤，姜制厚朴，陈皮各三斤二两，甘草三十两。

◆用法

上述四味药共研细末，每次服用二钱，加生姜两片、大枣两枚同煎，去姜枣，饭前服用。或以生姜、大枣煎汤送下；或六味药作汤剂水煎服。

◆功效

燥湿运脾，行气和胃。

◆主治

湿滞脾胃。症见腹胀，不思饮食，口淡无味，呕吐泄泻，嗳气吞酸，肢体沉重，怠懒嗜卧，舌苔白腻且厚，脉缓等。长期服用可调气暖胃，化宿食，消痰饮，辟风寒湿冷非节之气。

◆临证加减

中焦湿热见口苦咽干，舌苔黄腻，加黄连、黄芩以清热燥湿；寒湿见舌淡肢冷，加干姜、草豆蔻以温寒化湿；湿甚泄泻，加茯苓、泽泻以利湿止泻；胃逆呕甚，加砂仁、半夏以和胃止呕。

◆现代运用

临床上主要用于慢性肠炎、传染性肝炎、慢性胃炎、胃及十二指肠溃疡、肠梗阻、小儿厌食、急性湿疹、婴幼儿腹泻等。

◆使用注意

脾胃虚弱者及孕妇不宜服用本方。

肉苁蓉 草部 山草类

补肾阳 益精血 润肠通便

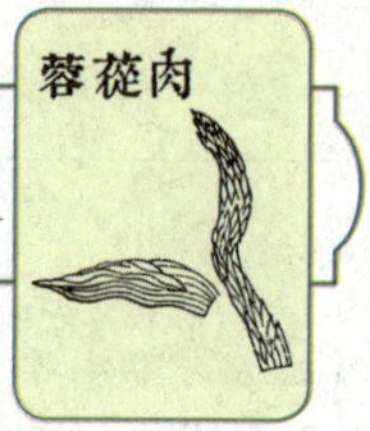
蓉蓯肉

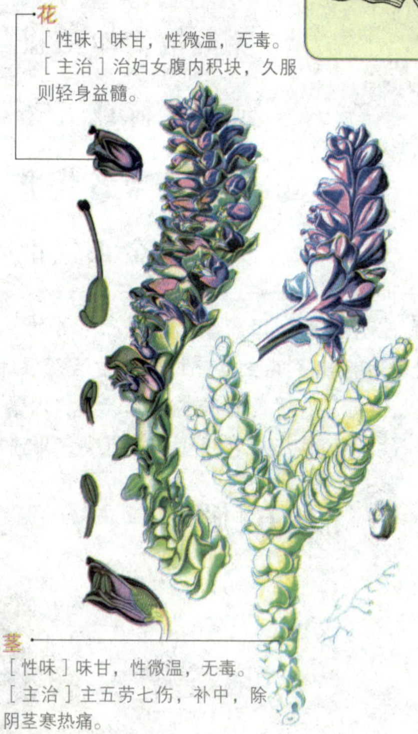
花
［性味］味甘，性微温，无毒。
［主治］治妇女腹内积块，久服则轻身益髓。
茎
［性味］味甘，性微温，无毒。
［主治］主五劳七伤，补中，除阴茎寒热痛。

附方

方名	组成	用法	功用	主治
平陈汤	本方加半夏、橘红各五两、白茯苓三两、炙甘草一两半	水煎服	燥湿健脾，理气化痰	痰湿中阻，脾胃失和，胸膈痞闷，不思饮食，咳嗽，恶心呕吐等
加味平胃散	本方加麦芽、神曲	水煎服	燥湿散满，消食和胃	湿滞脾胃，宿食不消，脘腹胀满，不思饮食，嗳腐吞酸。若有大便秘结症状，可加大黄、芒硝
柴平汤	本方合小柴胡汤	水煎服	和解少阳，祛湿和胃	湿疟（疟疾夹有湿邪的病证）。症见身痛，手足沉重，寒多热少，脉濡等
不换金正气散	本方加藿香、半夏	水煎服	行气化湿，和胃止呕	四时伤寒瘴疫时气（感受四时不正之气）。症见腰背拘挛，咳嗽痰涎，霍乱吐泻

药材真假识别

厚朴正品之凹叶厚朴：本品呈卷筒状。厚约0.4cm。外表面淡棕色，多纵裂沟，皮孔大，开裂呈唇形。内表面紫棕色，有密集纹理，折断面外层呈颗粒状，内层呈裂片状，气芳香，味微苦。

枳实消痞丸

出自《兰室秘藏》

枳实消痞四君全　麦芽夏曲朴姜连
蒸饼糊丸消积满　清热破结补虚痊

四君：指四君子汤，由人参、白术、茯苓、炙甘草组成。
痊：痊愈。

方解 枳实消痞丸出自《兰室秘藏》，方剂由枳实、黄连、人参、白术、半夏、厚朴、茯苓、甘草、麦芽、干姜组成，具有消痞除满，健脾和胃之功效。症见心下痞满，腹胀纳差，倦怠乏力，食不消化，不欲饮食，舌苔腻而微黄，脉弦。方中诸药相合，除满消积，清热散结，补虚。

枳实消痞丸方解

君药　行气消痞

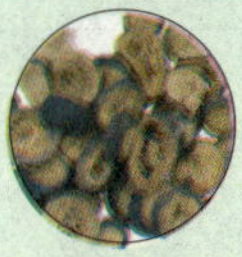

枳实五钱
破痰利膈

臣药　消痞除满

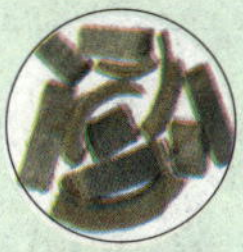

厚朴四钱
行气燥湿

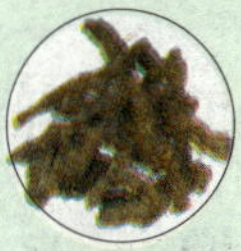

黄连五钱
清热燥湿

佐药　辛开苦降，益气健脾

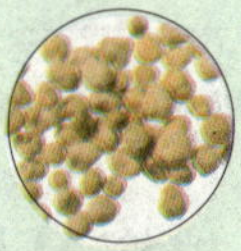

半夏曲三钱
化痰和胃

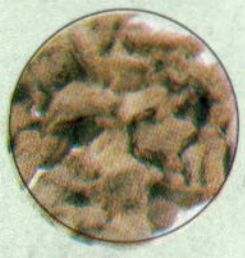

干姜一钱
温中散寒

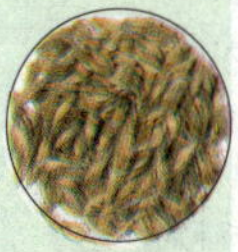

麦芽二钱
消食去滞

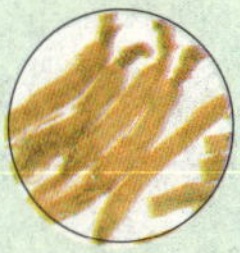

人参三钱
益气健脾

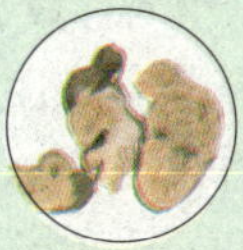

白术二钱
益气健脾

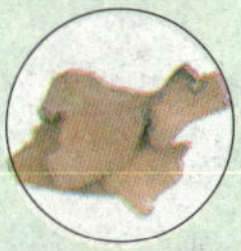

茯苓二钱
渗湿利水

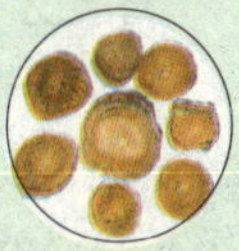

炙甘草二钱
益气健脾

服药时间：饭后　**服药次数：**日两服　**服药温度：**温

※ 1斤≈500g　1两≈31.25g　1钱≈3.125g　1分≈0.3125g

枳实	厚朴	黄连	半夏曲	干姜	麦芽	人参	白术	茯苓	炙甘草
0.04元/g	0.014元/g	0.15元/g	0.12元/g	0.014元/g	0.005元/g	0.33元/g	0.16元/g	0.06元/g	0.11元/g

※ 此价格为市场价，仅供参考

◆组成

枳实、黄连各五钱，半夏曲、人参各三钱，白术、茯苓、炙甘草、麦芽各二钱，干姜一钱，厚朴四钱。

◆用法

上述十味药共研细末，用汤浸蒸饼成糊与药末和匀做成如梧桐子大的丸药，每次服五十至七十丸，温开水送下，日两次。亦可

药材真假识别

厚朴非正品之武当玉兰：本品呈板片状，厚1.5～5cm。外表面灰棕色至灰黄色，粗糙，内表面黄褐色至紫褐色，平滑，具纵向细纹。质硬，易折断，断面外侧黄棕色。气芳香，具姜辣味，微苦。

做汤剂，水煎服。

◆功效

消痞除满，健脾和胃。

◆主治

脾虚气滞，寒热互结。症见心下痞满，不欲饮食，倦怠乏力或胸腹痞胀，食少不化，大便不调等。

◆临证加减

脾虚甚，重用人参、白术以增益气健脾之功；偏寒，除黄连，加重干姜用量，或再入高良姜、肉桂等以助温中散寒；脘腹胀满，加木香、陈皮等行气消胀。

◆现代运用

临床常用于治疗胃肠神经官能症、慢性胃炎、消化不良等属脾虚寒热互结者。以心下痞满，不欲饮食，苔腻微黄为辨证要点，现代研究表明，本方可加速肠胃蠕动，促进胃的排空，兴奋消化系统。另外，本方还可用于慢性胃炎、慢性支气管炎、胃肠神经官能症等属脾虚气滞，寒热互结者。

◆使用注意

湿热食积，不宜服用本方。

鳖甲饮子

出自《济生方》

鳖甲饮子治疟母　甘草芪术芍芎偶
草果槟榔厚朴增　乌梅姜枣同煎服

方解 鳖甲饮子出自严用和《济生方》，方剂由鳖甲、黄芪、白术、甘草、陈皮、川芎、白芍、草果、槟榔、厚朴组成。用时与生姜、大枣、乌梅同煎，可补气活血，软坚消癥，常用于治疗疟母。由于疟邪久留不去，正气益衰，气血不畅，寒热痰湿与气血滞结，聚而成形于胁下。故气血双亏，正气不足。症见胁腹胀痛，肌体消瘦，饮食减少，疲乏无力等。临床常用此方治疗肝硬化、肝脾肿大、肝癌、子宫肌瘤、卵巢囊肿等病证。

鳖甲饮子方解

君药 软坚消癥

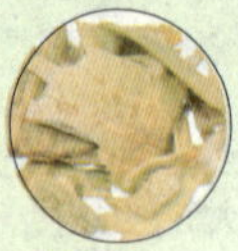

鳖甲一钱
补虚清热

佐药 益气健脾和胃，养血和血，益阴和营

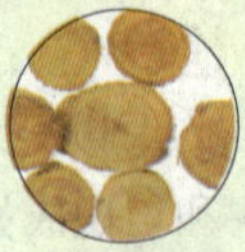

黄芪一钱
补气益血

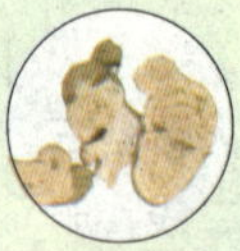

白术一钱
和中健脾

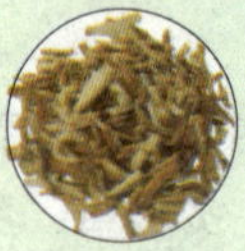

陈皮一钱
理气化痰

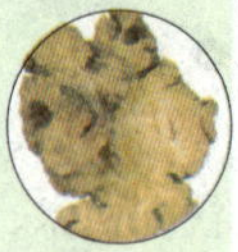

川芎一钱
活血止痛

药材真假识别

鳖甲正品：本品呈类椭圆形，背部稍隆起。外表面灰褐色或墨绿色。前端有冀状颈板1块，两侧各有左右对称的肋板8块，椎板纵列，每块椎板呈不规则长方形。内表面类白色，质坚硬，气微腥。

使药 促血行，助生化，酸甘化阴，除瘀结

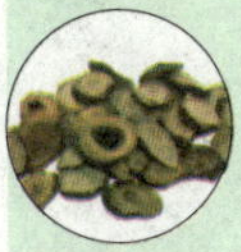

白芍一钱
益阴养血柔肝

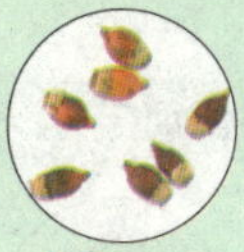

槟榔一钱
行气消积

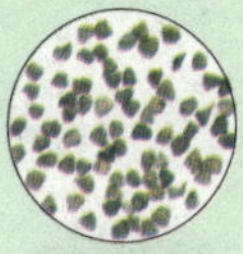

草果一钱
燥湿散寒截疟

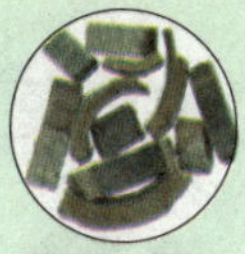

厚朴一钱
行气宽胸

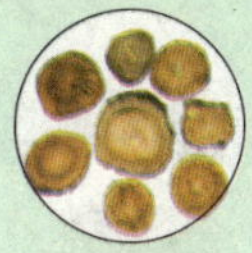

甘草一钱
益气和中

服药时间：饭后 **服药次数**：日一服 **服药温度**：温

※ 1斤≈500g 1两≈31.25g 1钱≈3.125g 1分≈0.3125g

鳖甲	黄芪	白术	陈皮	川芎
0.07元/g	0.08元/g	0.16元/g	0.03元/g	0.02元/g
白芍	槟榔	草果	厚朴	甘草
0.07元/g	0.015元/g	0.04元/g	0.014元/g	0.11元/g

※ 此价格为市场价，仅供参考

◆ 组成

醋炙鳖甲、土炒白术、川芎、酒炒白芍、槟榔、煨草果、厚朴、陈皮、甘草各一钱，炙黄芪一钱，生姜三片，大枣一枚，乌梅少许。

◆ 用法

水煎服。

◆ 功效

软坚散结，行气活血，祛湿消癥。

◆ 主治

疟母。症见疟疾久而不愈，胁下结块，胁腹胀痛；以及腹中疼痛，肌体消瘦，饮食减少，疲乏无力等。

◆ 现代运用

临床常用于治疗肝硬化、子宫肌瘤、肝癌、肝脾肿大、卵巢囊肿等病。以胁下痞块，推之不动，触之则痛，舌黯失华，脉弦细为辨证要点。

葛花解酲汤

出自《兰室秘藏》

葛花解酲香砂仁　二苓参术蔻青陈
神曲干姜兼泽泻　温中利湿酒伤珍

酲：酒醉醒后感觉到的疲惫如病的状态。

方解 葛花解酲汤出自李东垣的《兰室秘藏》，方剂由葛花、砂仁、蔻仁、木香、茯苓、人参、白术、青皮、陈皮、神曲、干姜、猪苓、泽泻组成。分消酒湿，温中健脾，用于治疗嗜酒中虚。症见头痛心烦，呕吐眩晕，胸脘痞闷，食量逐减，身倦神散，小便不利，大便泄泻，舌苔腻，脉滑。饮酒过度，酒湿停积即是本方主证。方中诸药相配，祛酒湿，缓诸证。

药材真假识别

鳖甲非正品之鼋背甲：本品呈类圆形，长15～25cm，宽15～25cm。外表面白色或黑色，有不规则较粗大的蠕虫状凹坑纹理，椎板、肋板、颈板粗大，无缘板。内表面类白色，可见较大的椎骨、颈骨、肋骨。

葛花解醒汤方解

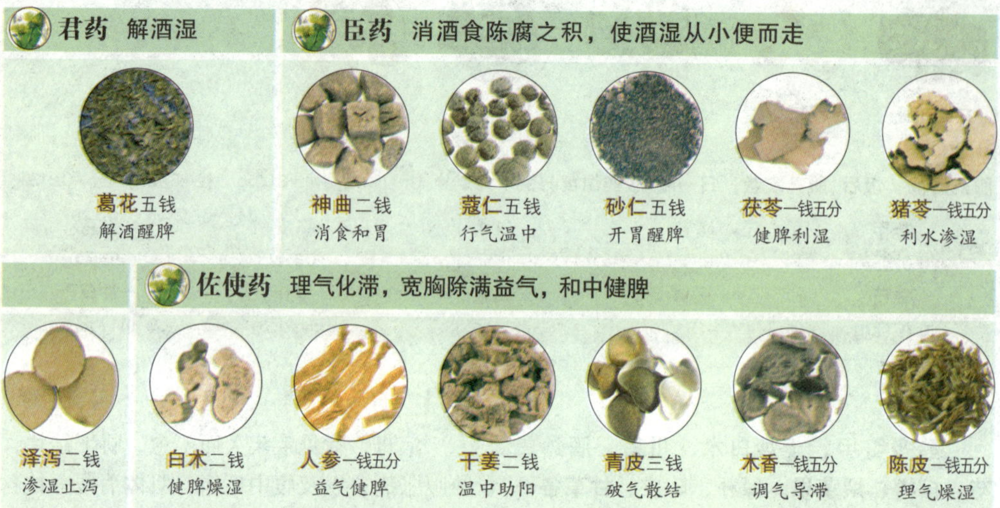

服药时间：饭后 **服药次数**：日一服 **服药温度**：温

※ 1斤≈500g 1两≈31.25g 1钱≈3.125g 1分≈0.3125g

葛花	神曲	蔻仁	砂仁	茯苓	猪苓	泽泻
0.01元/g	0.01元/g	0.034元/g	0.4元/g	0.06元/g	0.18元/g	0.014元/g
人参	白术	干姜	青皮	陈皮	木香	
0.33元/g	0.16元/g	0.014元/g	0.012元/g	0.03元/g	0.01元/g	

※ 此价格为市场价，仅供参考

◇组成

葛花、砂仁、蔻仁各五钱，木香、茯苓、猪苓、人参、陈皮各一钱五分，青皮三钱，白术、神曲、干姜、泽泻各二钱。

◇用法

上述十三味药共研极细末和匀，用白开水调服，每次服用三钱。

◇功效

分消酒湿，温中健脾。

◇主治

饮酒过度，伤脾胃。症见眩晕呕吐，胸膈痞满，饮食减少，体倦，小便不利或泄泻。

◇现代运用

临床常用于治疗饮酒过量致醉或嗜酒成性者。

药材真假识别

茯苓正品之茯苓块：本品为去皮后切制的茯苓，呈块状，大小不一。白色，淡红色或淡棕色。

第八章

理气之剂

理气之剂，即理气剂。能调理气机，行气降气。气为一身之主，升降出入，周行全身，只有气机调畅，才能温养内外，使五脏六腑、四肢百骸得以正常活动。若因情志失常，寒温不适，饮食失调，劳倦过度等，均可引起气之升降失调，导致气机郁滞或气逆不降等气机失调的病证。

使用理气剂，应注意辨清病情的寒热虚实与有无兼夹，分别予以不同的配伍。

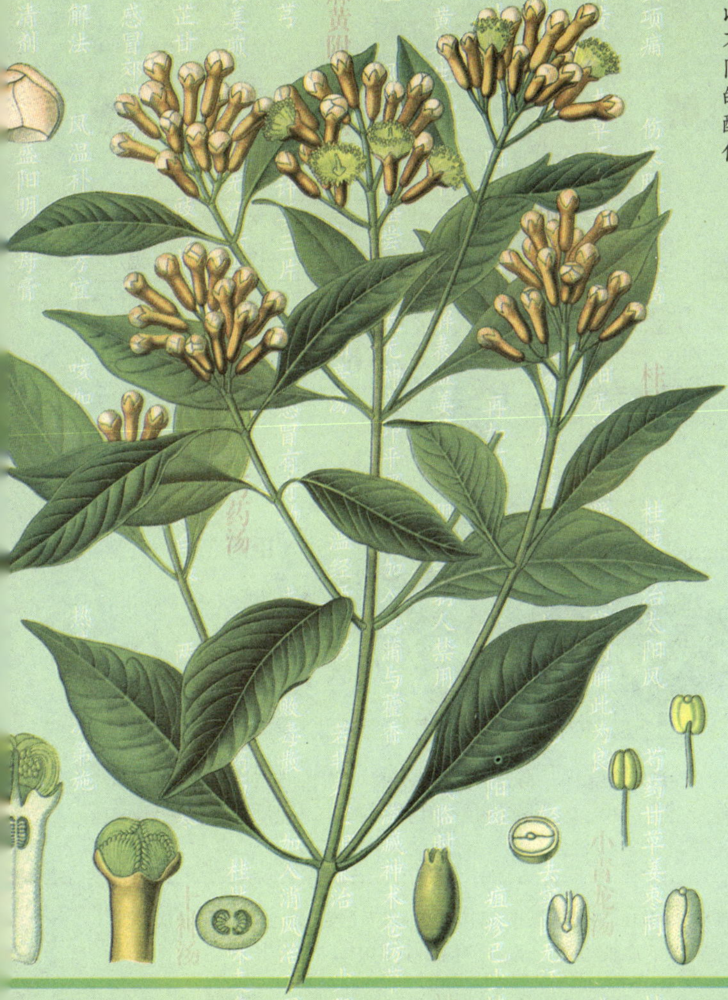

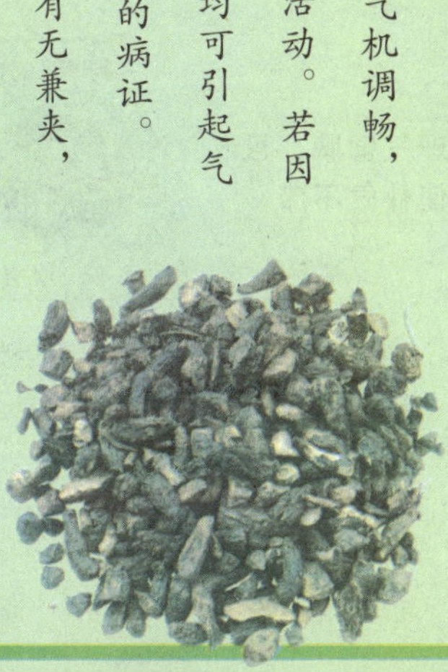

补中益气汤

出自《内外伤辨惑论》

补中益气芪术陈　升柴参草当归身
虚劳内伤功独擅　亦治阳虚外感因
木香苍术易归术　调中益气畅脾神

擅：专。

内伤：由七情不节，饮食饥饱，房劳过度而致的病证。

阳虚：阳气不足，功能衰退。

方解 补中益气汤出自李东垣的《内外伤辨惑论》，方剂由黄芪、人参、炙甘草、白术、陈皮、当归身、升麻、柴胡组成。用时与生姜、大枣同煎，可补中益气，升阳举陷。用于治疗脾虚气陷证。症见困倦少食，饮食乏味，少气懒言，面色萎白，大便稀溏，脉大而虚软。不耐劳累，动则气短，不胜风寒；或脱肛、子宫脱垂，久泻久痢，便血崩漏等；亦可用于一切清阳下陷，中气不足之证。症见身热，自汗，渴喜热饮，气短乏力，舌淡而胖，脉大无力。

补中益气汤方解

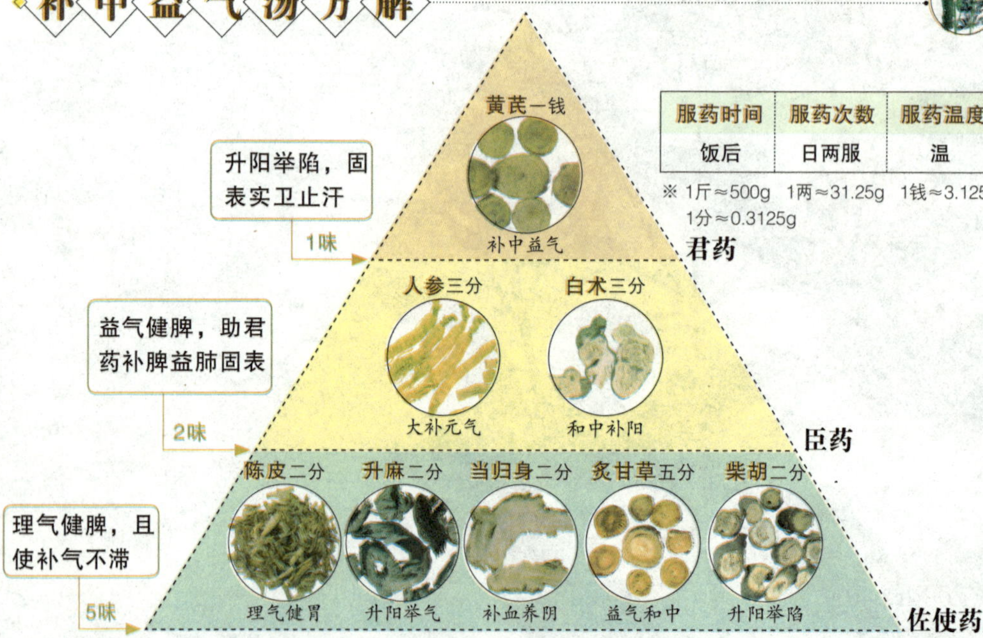

服药时间	服药次数	服药温度
饭后	日两服	温

※ 1斤≈500g　1两≈31.25g　1钱≈3.125g　1分≈0.3125g

黄芪	人参	白术	当归身	陈皮	升麻	柴胡	炙甘草
0.08元/g	0.33元/g	0.16元/g	0.05元/g	0.03元/g	0.022元/g	0.08元/g	0.11元/g

※ 此价格为市场价，仅供参考

药材真假识别

黄芪非正品之东俄洛黄芪：本品呈长圆锥形，少分枝，中心疏松或空洞状。表面淡黄色至深黄色，常见须根痕和凸起。质地疏松，柔韧，不易折断，断面纤维性弱，皮部约占半径的1/2。味甜，具豆腥气。

◆组成

黄芪（病甚，劳倦热甚者）一钱，炙甘草五分，人参、白术各三分，陈皮、升麻、柴胡各二分或三分，当归身二分。

◆用法

上述八味药切碎，水煎一次，去渣，空腹温服。亦可照本方做成蜜丸或水丸，即“补中益气丸”，每次服二至三钱，每日服用两次，温开水送下。

◆功效

补中益气，升阳举陷。

◆主治

①脾胃气虚证。症见饮食减少，体倦肢软，少气懒言，面色虚白，大便稀溏，脉大而虚软。

②气虚发热证。症见身热，自汗，渴喜温饮，气虚短乏力，舌淡，脉虚大无力等。亦见头痛恶寒，稍动即气喘。

③气虚下陷证。症见脱肛、子宫脱垂，便血崩漏，久泻久痢等。

◆临证加减

头痛，较轻者加蔓荆子，较重者加川芎，以升阳止痛；腹痛，加白芍以缓急止痛；气滞脘腹痞胀，加枳壳、砂仁、木香；久泻日久不愈，加诃子、莲子肉、肉豆蔻以涩肠止泻；发热心烦较甚，加黄柏、生地以泻下焦之阴火；外感风寒，恶寒发热头痛，加苏叶、防风以扶正祛邪。

◆现代运用

主要用于治疗肌弛缓性疾病，如子宫脱垂、胃肝脾等内脏下垂、胃黏膜脱落、疝气、脱肛、膀胱肌麻痹所致癃闭、肌无力等；常用于不明原因所致低热、慢性结肠炎、习惯性流产、功能性子宫出血、乳糜尿、先天性低血压等属中气不足，清阳不升者。

◆使用注意

血虚感寒或湿温初起者禁用本方。

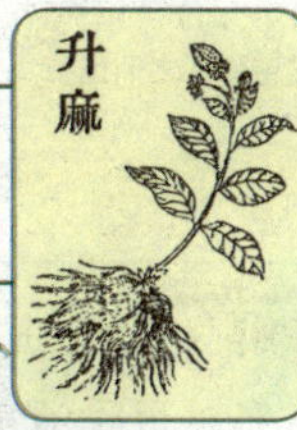

升麻 草部 山草类

清热解毒 升举阳气

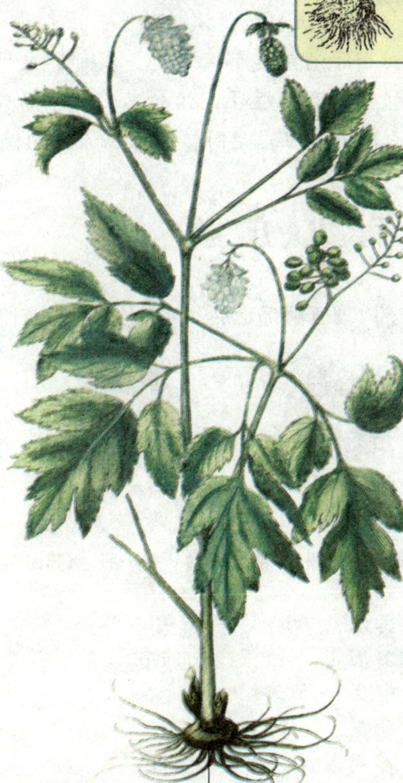

［性味］味甘、苦，性平、微寒，无毒。

［主治］解百毒，辟瘟疫瘴气邪气蛊毒。

附方

方名	组成	用法	功用	主治
调中益气汤	补中益气汤去白术、当归身，加木香二钱，苍术三钱。	水煎服。	益气健脾，调中祛湿。	脾胃不调，胸满短气，饮食减少，四肢倦怠，口不知味，以及食后呕吐等证。

药材真假识别

黄芪非正品之金翼黄芪：本品呈长圆柱形。主根多为二歧分枝。表面淡黄色至深褐色，上部可见细密的环纹，纵皱明显。质致密，坚韧，断面纤维性，富粉性，皮部约占半径的1/2。味甜，豆腥气较浓。

越鞠丸

出自《丹溪心法》

越鞠（居）：鞠，弯曲也，郁也。吴昆注释本方名“越鞠者，发越鞠郁之谓也”。

越鞠丸治六般郁　气血痰火湿食因
芎苍香附兼栀曲　气畅郁舒痛闷伸
又六郁汤苍芎附　甘苓橘半栀砂仁

方解 越鞠丸出自《丹溪心法》，方剂由香附、苍术、川芎、栀子、神曲组成。可行气解郁，用于治疗气郁，血郁，痰郁，火郁，湿郁，食郁这六种郁证。症见胸膈痞闷，脘腹胀痛，吞酸呕吐，饮食不化，牙痛口疮等。本方着重于行气解郁，气机通畅，则诸郁自解。临证应用时，可根据六郁的偏重适当加减。

越鞠丸方解

君药 理气解郁止痛

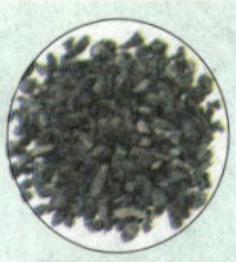

香附等份
行气解郁

臣药 助香附行气解郁，又可活血祛瘀治郁

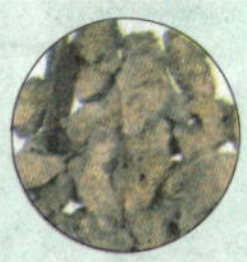

苍术等份
燥湿健脾

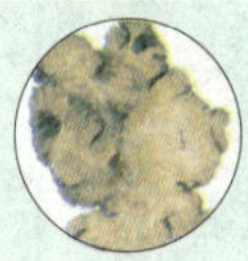

川芎等份
行气活血

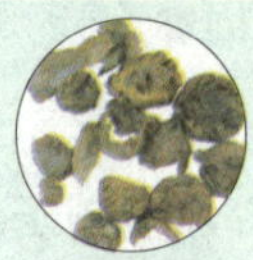

栀子等份
清热泻火

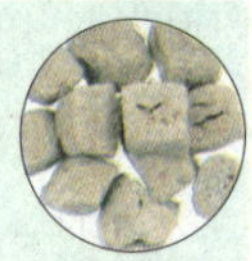

神曲等份
消食和胃

服药时间：饭后服用　**服药次数**：日一服　**服药温度**：温

※ 1斤≈500g　1两≈31.25g　1钱≈3.125g　1分≈0.3125g

香附	苍术	川芎	栀子	神曲
0.01元/g	0.05元/g	0.02元/g	0.03元/g	0.01元/g

※ 此价格为市场价，仅供参考

组成

川芎、苍术、香附、栀子、神曲各等份。

用法

上述五味药共研细末，用水做成丸药如绿豆大，每次服三钱，温开水送下。亦可依原方用量比例酌情增减药剂量作汤剂，水煎服。

功效

行气解郁。

主治

六郁。症见胸膈痞闷，脘腹胀痛，嗳腐吞酸，恶心呕吐，消化不良等。

药材真假识别

苍术正品之北苍术：本品呈疙瘩块状或结节状。长4～9cm，直径1～4cm。表面黑棕色，除去外皮者黄棕色。质较疏松，易折断，断面散有黄棕色点。气淡，味辛苦。

◆ 临证加减

根据六郁之偏重，调整方中药物各药用量、剂量随症加减。气郁偏重，胸膈脘腹，胀满疼痛，偏用香附，可酌加木香、青皮、枳壳、厚朴等；血郁偏重，胁肋刺痛，舌质黯，重用川芎，酌加桃仁、红花、赤芍等；湿郁偏重，舌苔白腻，重用苍术，酌加茯苓、泽泻等；食郁偏重，嗳腐厌食，重用神曲，酌加山楂、麦芽等；心烦口渴，火郁偏重，舌红苔黄，重用山栀，酌加黄芩、黄连等；痰郁甚，苔腻脉滑，咳吐痰涎，酌量加半夏、栝楼、橘红等。

◆ 现代运用

主要用于胃肠神经官能症、慢性胃炎、胃及十二指肠溃疡等属郁证者。

◆ 使用注意

血虚阴亏者忌用；不宜与西药磺胺类及大环内酯类药物同时服用，以免伤肾。

附方

方名	组成	用法	功用	主治
六郁汤	川芎、醋炒香附、赤茯苓、橘红、制半夏、山栀各一钱，苍术、砂仁、甘草各五分	与生姜配伍，水煎服	行气解郁，祛湿化痰	胸膈痞闷，嗳腐吞酸，脘腹胀痛，恶心呕吐，消化不良等

四七汤

出自《三因方》

四七汤理七情气　半夏厚朴茯苓苏
姜枣煎之舒郁结　痰涎呕痛尽能纾
又有局方名四七　参桂夏草妙更殊

七情气：由喜怒忧思悲恐惊七情影响而致的气郁。

纾：缓和，解除。

方解 四七汤出自陈言《三因方》，方剂由半夏、茯苓、厚朴、紫苏叶组成。用时与生姜、大枣同煎，可行气散结，降逆化痰，用于治疗痰涎凝聚证及由喜、怒、悲、恐、忧、思、惊七情影响而致的气郁，故名“四七汤”。症见咽中有异物感，咯吐不出，咽之不下，胸满喘急，或咳或呕，或胸胁攻撑作痛，舌苔白滑，脉弦缓或弦滑。

药材真假识别

川芎非正品之东川芎：本品外形与川芎相似，为不规则团块状。长3~10cm，直径2~5cm。暗褐色，表面有皱缩的结节状轮环，断面淡褐色，有特异的芳香，味微苦。

四七汤方解

君药　化痰散结		臣药　杜生痰之源	佐使药　宽中散邪解郁，引药入咽		
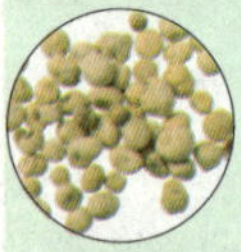	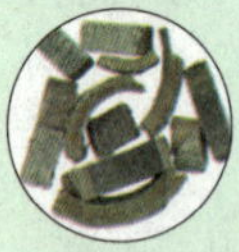	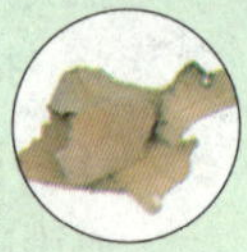	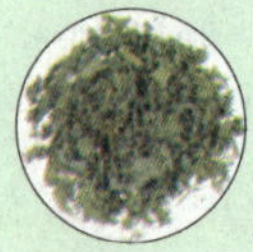	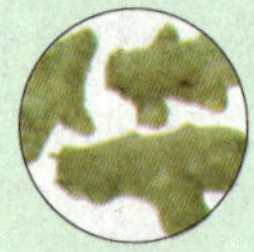	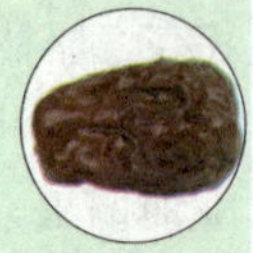
半夏五钱 降逆和胃	**厚朴**三钱 下气除满	**茯苓**四钱 健脾渗湿	**紫苏叶**二钱 芳香疏散	**生姜**三片 辛散化痰	**大枣**两枚 健脾养血

服药时间：饭后　**服药次数：**日一服　**服药温度：**温

※ 1斤≈500g　1两≈31.25g　1钱≈3.125g　1分≈0.3125g

半夏	厚朴	茯苓	紫苏叶	生姜	大枣
0.12元/g	0.014元/g	0.06元/g	0.013元/g	0.006元/g	0.02元/g

※ 此价格为市场价，仅供参考

◆ 组成

制半夏五钱，姜制厚朴三钱，茯苓四钱，紫苏叶二钱。

◆ 用法

上述各药切碎，加生姜三片，大枣两枚，水煎服。

◆ 功效

行气解郁，降逆化痰。

◆ 主治

七情气郁，痰涎结聚。症见咽中有异物感，咳吐不出，吞咽不下，胸满喘急，或咳或呕，或攻冲作痛。

◆ 现代运用

临床常用于治疗食道痉挛、慢性喉炎、梅核气、呼吸道炎症、胃肠神经官能症，慢性胃炎、胃下垂等属于痰气郁结者。

半夏　草部 毒草类

燥湿化痰　降逆止咳

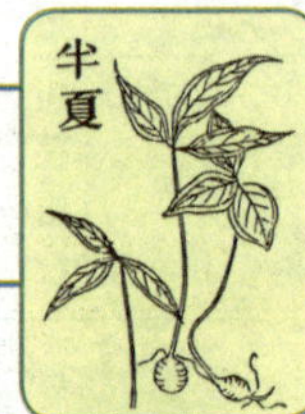

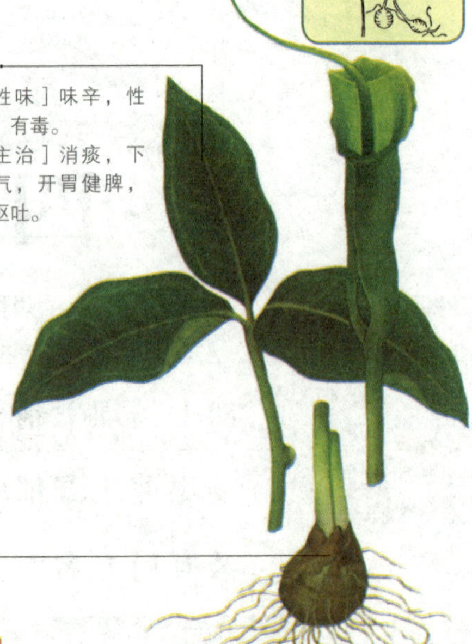

附方

方名	组成	用法	功用	主治
《局方》四七汤	人参、肉桂、炙甘草各一两，制半夏五两	共研粗末，每次服三钱，加生姜3片同煎温服	温中解郁，散结化痰	七情气郁，痰涎结聚，虚冷上气。症见不思饮食，心腹绞痛，臌胀喘急等

药材真假识别

紫苏叶正品：本品叶片多皱缩卷曲，破碎，完整者展平后呈卵圆形。两面紫色或上表面绿色，下表面紫色。质脆。带嫩枝者，枝的直径0.2～0.5cm，紫绿色，断面中部有髓。气清香，味微辛。

乌药顺气汤

出自《济生方》

中气：病证名，气类中风类型之一。指因怒动肝气、气逆上行所致的突然昏倒，不知人事，牙关紧闭，身体四肢逆冷等症。

乌药顺气芎芷姜　橘红枳桔及麻黄
僵蚕炙草姜煎服　中气厥逆此方详

厥逆：四肢逆冷。

详：周密完备。

方解 乌药顺气汤出自严用和的《济生方》，方剂由乌药、陈皮、川芎、白芷、枳壳、桔梗、麻黄、僵蚕、炮姜、炙甘草组成。用时与生姜、大枣同煎可行气祛痰，疏风开窍，用于治疗中气攻入四肢。症见突然昏厥，骨节疼痛，遍身周麻，不知人事，四肢厥冷，头晕目眩，牙关紧闭，脉沉伏，语言謇涩，口眼歪斜等症。本方以乌药为主药，兼顺表里之气，故名“乌药顺气汤”。

乌药顺气汤方解

君药 通调逆气

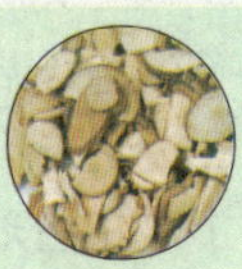

乌药二钱
降逆止痛

臣药 助君药理气，调畅气机

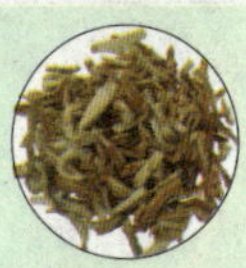

陈皮二钱
理气健胃

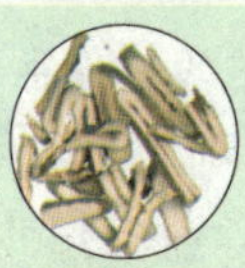

枳壳一钱
理气化痰

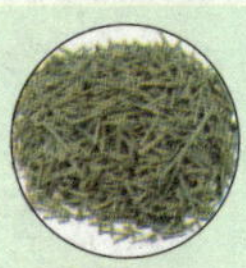

麻黄一钱
宣肺散邪

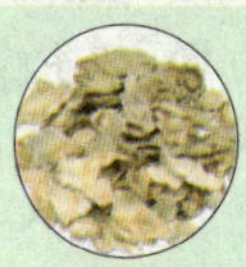

桔梗一钱
宣通肺气

佐药 活血通阳祛风止痛

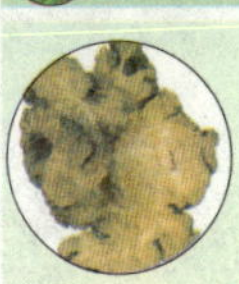

川芎一钱
活血止痛

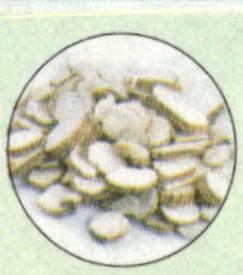

白芷一钱
和血散风

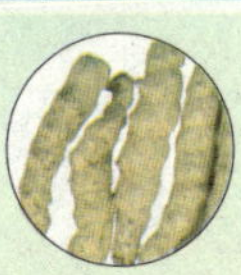

僵蚕五分
祛风解痉，化瘀散结

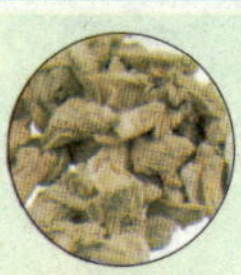

炮姜五分
温经通阳

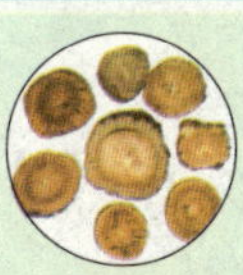

炙甘草五分
调和诸药

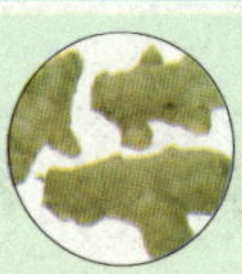

生姜三片
调和营卫

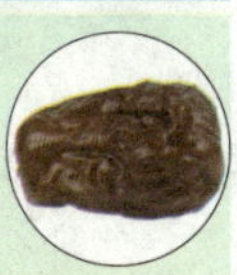

大枣一枚
调和营卫

服药时间：饭后服用 **服药次数**：日一服 **服药温度**：温

※ 1斤≈500g 1两≈31.25g 1钱≈3.125g 1分≈0.3125g

乌药	陈皮	枳壳	麻黄	桔梗	川芎
0.015元/g	0.03元/g	0.018元/g	0.02元/g	0.05元/g	0.02元/g
白芷	僵蚕	炮姜	炙甘草	生姜	大枣
0.009元/g	0.14元/g	0.006元/g	0.11元/g	0.006元/g	0.02元/g

※ 此价格为市场价，仅供参考

药材真假识别

乌药正品：本品多呈纺锤形，略弯曲，有的中部收缩成连珠状。表面黄棕色或黄褐色，有纵皱纹及稀疏的细根痕。质坚硬，表面黄白色或淡黄棕色，中心颜色较深。气香，味微苦、辛。

◆组成

乌药、陈皮各二钱，麻黄（去根节）、川芎、白芷、炒枳壳、桔梗各一钱，炮干姜、僵蚕、炙甘草各五分。

◆用法

加生姜三片，大枣一枚，水煎服。

◆功效

顺气、化痰、祛风。

◆主治

中气证。症见突然昏厥，不省人事，四肢逆冷，脉沉伏等；或中风而遍身木麻，骨节疼痛，步履艰难，语言謇涩，口眼斜，喉中气急有痰者。

苏子降气汤

出自《备急千金要方》

苏子降气橘半归　前胡桂朴草姜依
下虚上盛痰嗽喘　亦有加参贵合机

上盛：痰涎上壅于肺。
下虚：肾阳虚衰。
依：傍着，归向。
合机：符合病机。

方解 苏子降气汤出自唐代孙思邈的《备急千金要方》，原名“紫苏子汤”，后被录入《太平惠民和剂局方》，名“苏子降气汤 ”。方剂由苏子、橘红、半夏、当归、前胡、厚朴、肉桂、炙甘草组成，与生姜同煎可祛痰止咳。用于治疗上实下虚之喘咳证。症见痰涎壅盛，喘咳气短，胸膈满闷，或腰疼脚软，咽喉不利，肢体倦怠，肢体浮肿，舌苔白滑或白腻。因本方具有祛痰，缓解呼吸困难，镇咳，促进血液循环等作用，临床上常用于治疗慢性支气管炎，支气管哮喘等呼吸道疾病。

苏子降气汤方解

君药 祛痰止咳

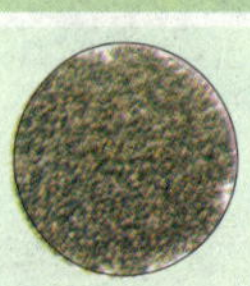

苏子二两半
降气平喘

臣药 下气消痰，降逆除满，四药合用，助紫苏子降气祛痰平喘

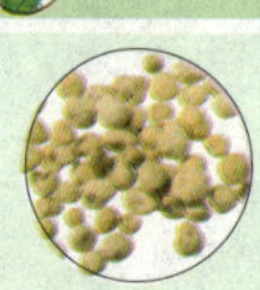

半夏二两半
降逆化痰

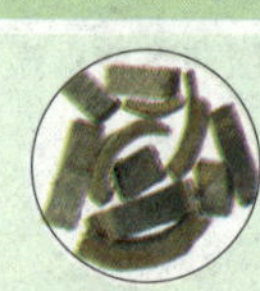

厚朴一两
降气宽胸

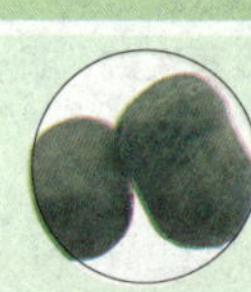

橘红一两半
燥湿化痰

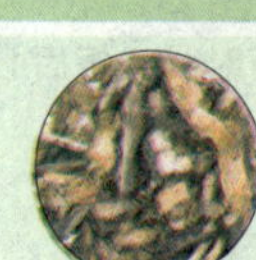

前胡一两
降逆除满

药材真假识别

紫苏子正品：本品呈卵圆形或类球形。直径约0.06～0.20cm。表面灰棕色或灰褐色，有微隆起的暗紫色网纹。基部稍尖，有灰白色点状果梗痕。果皮薄而脆，类白色，有油性。压碎有香气，味微辛。

佐使药 治咳逆上气，又可制约温药之燥

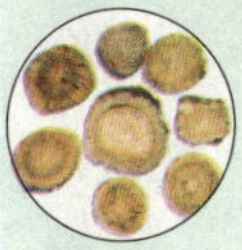

炙甘草二两
和中益气

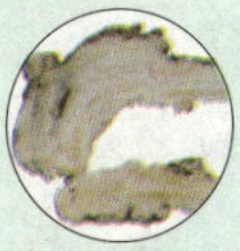

当归二两半
养血补虚，治咳逆上气

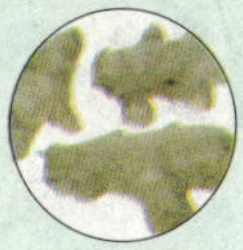

生姜三片
和胃散寒

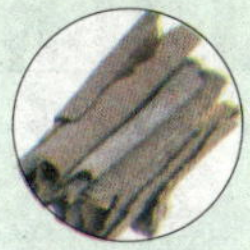

肉桂一两半
温肾壮阳，纳气平喘

服药时间：饭后 **服药次数：**日两服 **服药温度：**温

※ 1斤≈500g 1两≈31.25g 1钱≈3.125g 1分≈0.3125g

苏子	半夏	厚朴	橘红	前胡	肉桂	当归	生姜	炙甘草
0.012元/g	0.12元/g	0.014元/g	0.01元/g	0.05元/g	0.03元/g	0.05元/g	0.006元/g	0.11元/g

※ 此价格为市场价，仅供参考

◆ 组成

紫苏子、制半夏各二两半，川当归、橘红各一两半，前胡、厚朴各一两，肉桂一两半，炙甘草二两。

◆ 用法

上述各药共研细末，每次用二、三钱，加生姜三片同煎温水服下。依本方制成的水丸与本方组成成分相同，即“苏子降气丸”，每次服一至三钱，每日服用两次，温开水送下。

◆ 功效

降气平喘，祛痰止咳。

◆ 主治

上实下虚证。症见痰涎壅盛，咳喘气短，胸膈满闷，或腰膝酸软，肢体倦怠，或肢体浮肿，舌苔白滑或白腻等。

◆ 临证加减

痰涎壅盛，喘咳气逆，卧则甚，加沉香降气平喘；兼风寒表证，加麻黄、杏仁宣肺止喘，疏散外邪；兼气虚，加人参以益气扶正。

◆ 现代运用

主要用于慢性支气管炎、支气管哮喘、肺气肿等属痰涎壅肺或兼肾阳不足者。

◆ 使用注意

肺肾阴虚、肺热痰盛之喘咳忌用本方。不宜与阿司匹林同时服用，以免加剧其对消化道的损害。

前胡 草部 山草类

散风清热 降气化痰

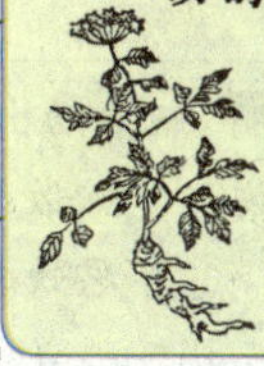

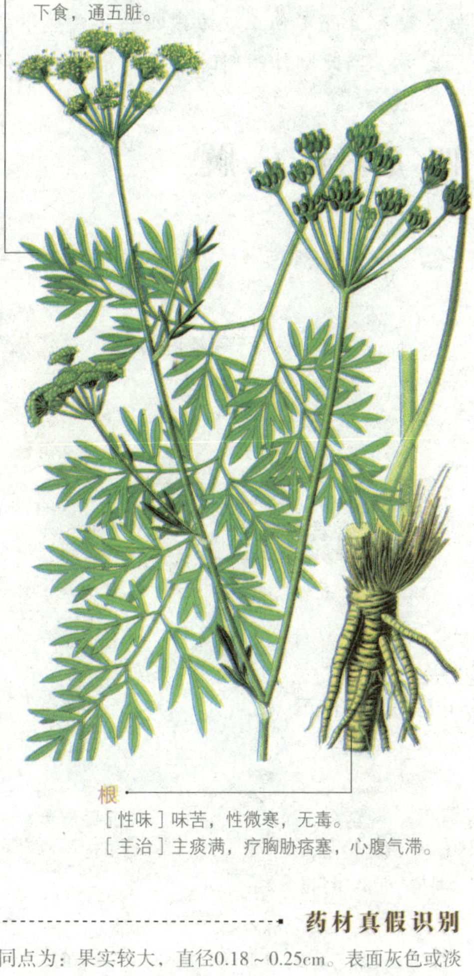

叶
[性味] 味苦，性微寒，无毒。
[主治] 治一切气，破癥结，开胃下食，通五脏。

根
[性味] 味苦，性微寒，无毒。
[主治] 主痰满，疗胸胁痞塞，心腹气滞。

药材真假识别

紫苏子非正品之白苏子：本品性状与紫苏类似，主要不同点为：果实较大，直径0.18～0.25cm。表面灰色或淡灰色，有微隆起的网纹。

四磨汤

出自《济生方》

四磨亦治七情侵　人参乌药及槟沉
浓磨煎服调逆气　实者枳壳易人参
去参加入木香枳　五磨饮子白酒斟

实者： 身体壮实之人。

方解 四磨汤出自严用和的《济生方》，方剂由人参、乌药、槟榔、沉香组成。行气降逆，宽胸散结，用于治疗肝气郁结证。症见肝气郁结，胸膈烦闷，上气喘急，心下痞满，不思饮食，苔白脉弦。肝主疏泄，若情志不畅，即会导致肝失疏泄，肝气郁结，进而损及肺胃。本方以疏散郁结肝气为本。行气降气并用而以行气为主，以益气扶正为辅，使郁开而不伤正。方中四药非久煎不能出性，但煎煮过久又会使芳香之气散失二减弱疗效。因此制作药剂时采用的是先磨浓汁再和水煎沸的方法，故名"四磨汤"。

四磨汤方解

服药时间	服药次数	服药温度
饭后	日一服	温

※ 1斤≈500g　1两≈31.25g　1钱≈3.125g　1分≈0.3125g

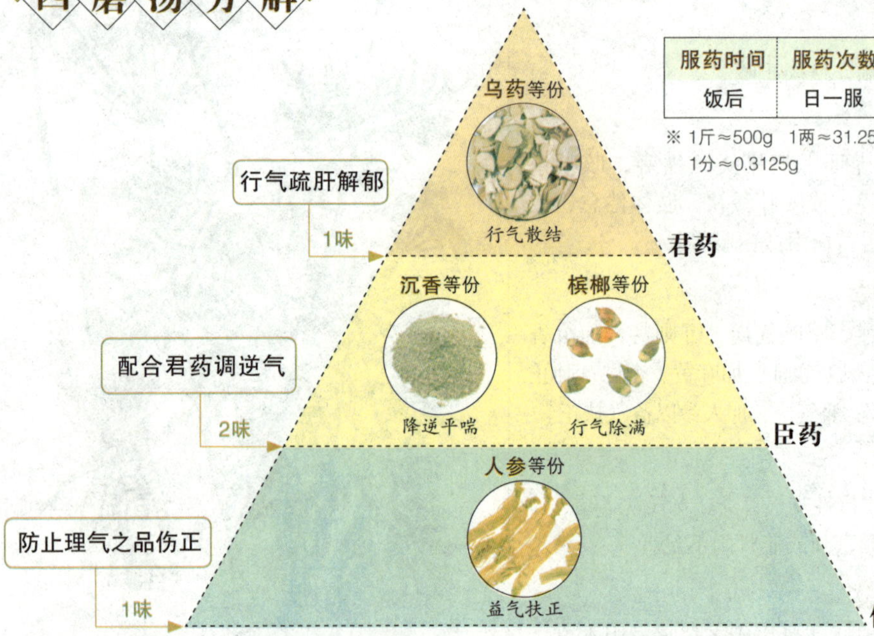

乌药	沉香	槟榔	人参
0.015元/g	1.3元/g	0.015元/g	0.33元/g

※ 此价格为市场价，仅供参考

药材真假识别

沉香正品之国产沉香：本品呈不规则块片状，有的为小碎块。表面凹凸不平，有刀痕，偶具孔洞，可见黑褐色树脂与黄白色相间斑纹。孔洞及凹窝表面多呈朽木状。质坚实，断面刺状。气芳香，味苦。

◆组成

人参、乌药、槟榔、沉香各等份。

◆用法

上述四味药磨浓汁后和水煎三四沸，温服。

◆功效

行气疏肝，降逆宽胸，兼益气。

◆主治

七情不畅，肝气郁结，气逆不降。症见胸膈烦闷，心下痞满，上气喘急，不欲饮食等。

◆临证加减

体壮气实而气结甚，见大怒，心腹胀痛，可易人参，加木香、枳实以行气破结；气滞肠闭见大便秘结，腹满胀痛，加枳实、大黄以通便导滞；下焦虚冷，阴寒冲逆见喘急、肢冷腰痛，可同时送服金匮肾气丸。

◆现代运用

主要用于胃动力不足、支气管哮喘、肺气肿、小儿消化不良等属气滞兼有气逆者。

◆使用注意

本方乃破降之峻剂，正气亏虚之神倦，脉弱者慎用。

附方

方名	组成	用法	功用	主治
五磨饮子	四磨汤去人参，加木香、枳实各等分	用白酒磨汁服	行气降逆	大怒暴厥（即因大怒而昏厥，气息闭塞）或七情郁结等。症见心腹胀痛，或走注攻痛

旋覆代赭汤

出自《伤寒论》

旋覆代赭用人参　半夏甘姜大枣临

重以镇逆咸软痞　痞硬噫气力能禁

痞硬：指胃脘部胀闷难受，似有物堵住。

噫：即嗳气。气从胃中上逆，冒出有声，其声沉长，不似呃逆，声急短促。

方解 旋覆代赭汤出自张仲景的《伤寒论》，方剂由代赭石、人参、旋覆花、甘草、半夏、生姜、大枣组成。具有降逆化痰，益气和胃之功效，用于治疗胃虚痰阻气逆证。症见脘腹胀闷，心下痞硬，噫气不除，频频嗳气，或反胃呕逆，舌淡，苔白滑，脉缓或滑。方中诸药相配，标本兼顾，和胃气，消痰浊，平气逆。

药材真假识别

沉香非正品之劣沉香：本品呈不规则块状。表面凹凸不平，有刀痕，偶具孔洞，无或少见黑褐色树脂与黄白色相间斑纹，孔洞及凹窝表面多呈朽木状。质坚实，断面刺状。气芳香，味淡。

旋覆代赭汤

服药时间	服药次数	服药温度
饭后	分三次服	温

※ 1斤≈500g　1两≈31.25g　1钱≈3.125g　1分≈0.3125g

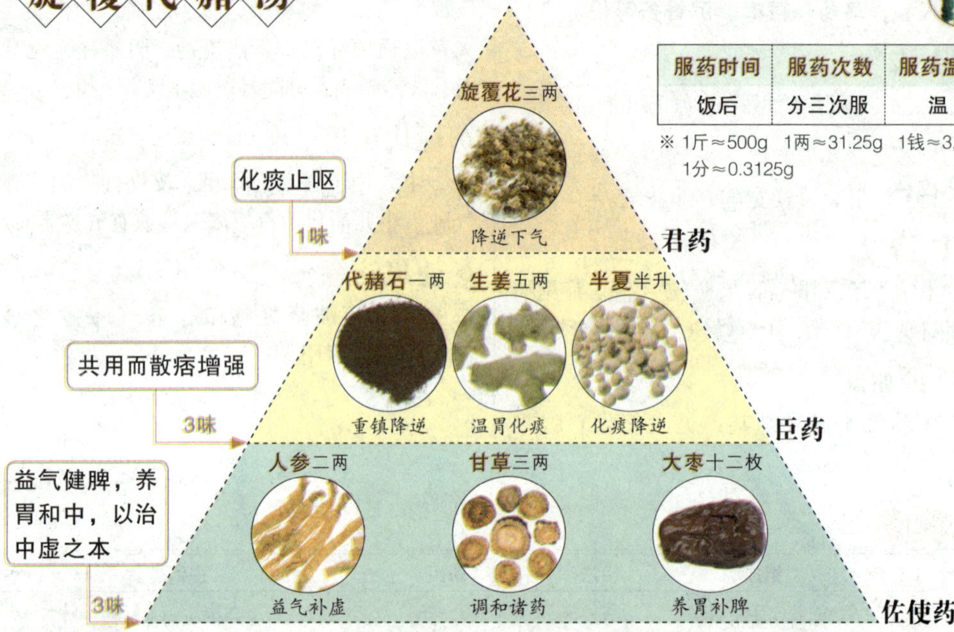

旋覆花	代赭石	生姜	半夏	人参	甘草	大枣
0.01元/g	0.01元/g	0.006元/g	0.12元/g	0.33元/g	0.11元/g	0.02元/g

※ 此价格为市场价，仅供参考

◆组成

旋覆花三两，代赭石一两，人参二两，半夏半升，炙甘草三两，生姜五两，大枣十二枚。

◆用法

代赭石打碎先煎一刻钟，再放入余六味药，旋覆花布包煎，用水煎服，分三次温服服下。

◆功效

降气化痰，益气和胃。

◆主治

胃气虚弱，痰浊内阻。症见心下痞硬，噫气难消，舌苔白滑，脉弦而虚等。

◆现代运用

临床上常用于治疗胃神经官能症、慢性胃炎、胃下垂、幽门痉挛、胃及十二指肠溃疡、膈肌痉挛等属于胃虚痰阻气逆者，以心下痞硬，噫气频发，呕呃，苔白滑，脉弦虚为辨证要点。现代药理研究表明，本方可止吐，祛痰，镇咳，可改善肠胃功能、促进消化吸收。

药材真假识别

旋覆花正品：本品呈扁球形或类球形。总苞由多数苞片组成，呈覆瓦状排列，苞片披针形或条形，灰黄色。体轻，易散碎。气微，味微苦。

橘皮竹茹汤

出自《济生方》

> 橘皮竹茹治呕呃　参甘半夏枇杷麦
> 赤茯再加姜枣煎　方由金匮此方辟——辟：开辟。

方解 橘皮竹茹汤出自严用和的《济生方》，方剂是在《金匮要略》中的橘皮竹茹汤（橘皮、竹茹、生姜、大枣、人参、甘草）的基础上加半夏、麦冬、赤茯苓、枇杷叶而成。具有理气降逆，益气清热之功效，用于治疗胃虚有热证。症见呃逆或干呕，虚烦少气，口干，舌嫩红，脉虚数。脾胃同属中焦，胃主通降，若久病损伤胃阴则致胃失津液之养，则胃呃逆或干呕。方剂中诸药合用，降逆、补气，呃逆自止。

橘皮竹茹汤方解

君药 止呃安胃

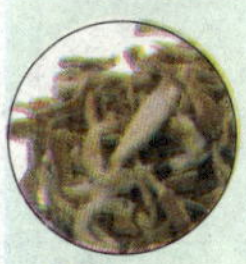

橘皮一两
行气和胃

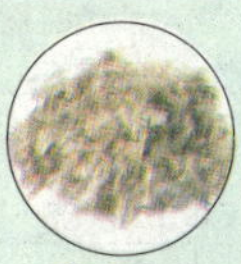

竹茹一两
甘寒清热

臣药 益气补中，和胃降逆

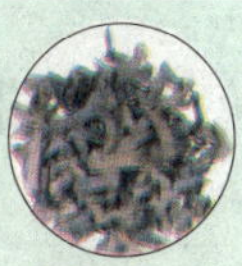

枇杷叶一两
清降胃热

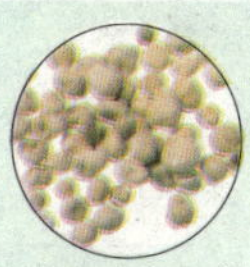

半夏一两
化痰降逆

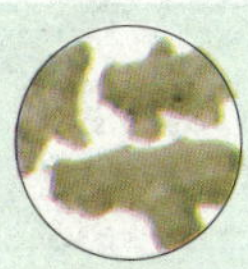

生姜五片
降逆止呕

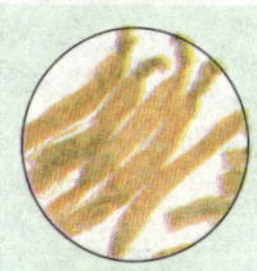

人参半两
益气补虚

佐使药 益气补虚和胃，降心火而清虚热

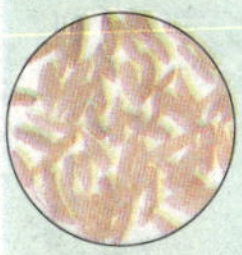

麦冬一两
滋养胃阴

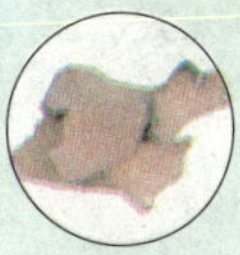

赤茯苓一两
利水清热

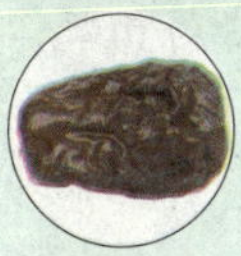

大枣三枚
健脾养胃

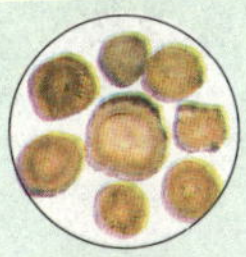

甘草半两
调和诸药

服药时间：饭后 **服药次数：**一升分三次服 **服药温度：**温

※1斤≈500g 1两≈31.25g 1钱≈3.125g 1分≈0.3125g

橘皮	竹茹	枇杷叶	半夏	生姜
0.03元/g	0.045元/g	0.004元/g	0.12元/g	0.006元/g
人参	麦冬	赤茯苓	大枣	甘草
0.33元/g	0.05元/g	0.05元/g	0.02元/g	0.11元/g

※ 此价格为市场价，仅供参考

药材真假识别

旋覆花非正品之湖北旋覆花：本品呈扁球形，直径1～2cm。花序托直径0.6～0.8cm，总苞由5层苞片组成，苞片外面具长柔毛，舌状花1列，金黄色，先端3齿裂；管状花多数，长约0.4cm，子房顶端有白色冠毛4～6条，长不及管状花。

◆ 组成

橘皮、竹茹、半夏、枇杷叶、麦冬、赤茯苓各一两，人参、甘草各半两。

◆ 用法

上述八味药共研粗末，每次服用四钱，用时加生姜五片，大枣三枚同煎，去渣温服，不拘时服。

◆ 功效

降逆止呃，清热和胃。

◆ 主治

胃虚有热。症见口渴，干呕呃逆等。

◆ 临证加减

兼胃阴不足而口干、舌红少苔，加石斛、麦冬以滋阴养胃；胃热较甚而口干、舌红苔黄，加黄连清泻胃热；胃气不虚之呕呃，去人参、大枣、甘草，加柿蒂以降逆止呕。

◆ 现代运用

主要用于幽门不完全性梗阻、膈肌痉挛、妊娠频频泛呕及术后呃逆不止等属胃虚有热气逆者。

◆ 使用注意

实热或虚寒之呕呃者忌用本方。

定喘汤

出自《摄生众妙方》

定喘白果与麻黄　款冬半夏白皮桑
苏杏黄芩兼甘草　肺寒膈热喘哮尝

肺寒膈热： 指素体多痰（膈间有痰），又外感风寒，肺气壅闭，不得宣降（即肺寒），痰不得出，郁结生热（即膈热）。

喘哮： 即呼吸急促，升多降少，喉间有痰声像青蛙叫一样。

方解 定喘汤出自明代张时彻之《摄生众妙方》，方剂由白果、麻黄、半夏、款冬花、桑白皮、苏子、杏仁、黄芩、甘草组成。用时与生姜同煎，可宣肺降气，清热化痰。主治风寒外束，痰热壅肺，哮喘咳嗽，痰稠色黄，胸闷气喘，喉中有哮鸣声，或有恶寒发热，舌苔薄黄，脉滑数。方中诸药相配，外祛风寒，内消痰热，则咳喘自平。

定喘汤方解

君药 补降肺气

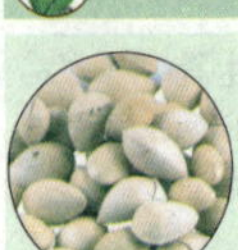

白果二十一枚
敛肺定喘

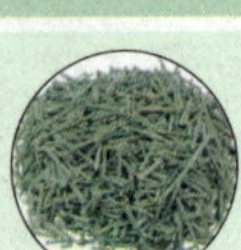

麻黄三钱
宣肺消喘，解表散寒

臣药 清泻膈热

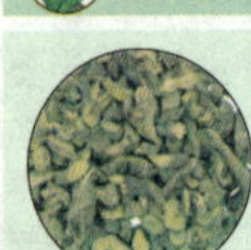

黄芩一钱五分
清热化痰

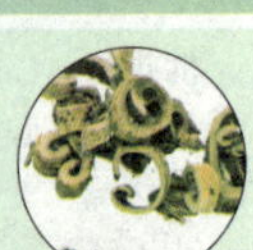

桑白皮三钱
泻肺平喘

佐使药 降气平喘，化痰止咳

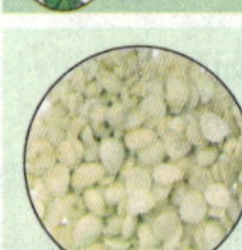

杏仁一钱五分
泄肺气之逆

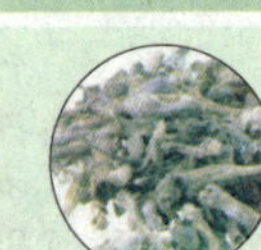

款冬花三钱
润肺下气

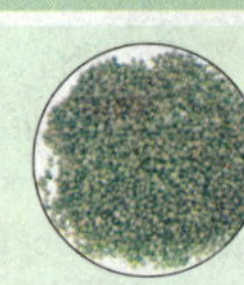

苏子二钱
宽中利气

药材真假识别

桑白皮正品：本品呈扭曲的卷筒状、槽状或板片状。外表面白或淡黄白色，较平坦；内表面黄白色或灰黄色，有细纵纹。体轻，质韧，纤维性强，难折断，撕裂时有粉尘飞扬。

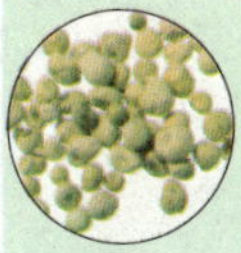

半夏三钱
燥湿化痰

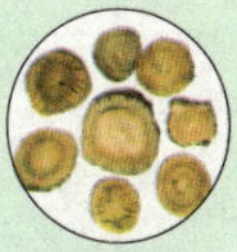

甘草一钱
调和诸药

服药时间：不拘时间 **服药次数：**日两服 **服药温度：**温 ※ 1斤≈500g 1两≈31.25g 1钱≈3.125g 1分≈0.3125g

白果	麻黄	黄芩	桑白皮	杏仁	款冬花	苏子	半夏	甘草
0.016元/g	0.02元/g	0.017元/g	0.02元/g	0.07元/g	0.06元/g	0.012元/g	0.12元/g	0.11元/g

※ 此价格为市场价，仅供参考

◆ 组 成

白果二十一枚，麻黄、款冬花、半夏、桑白皮各三钱，苏子二钱，杏仁、黄芩各一钱五分，甘草一钱。

◆ 用 法

上述九味药水煎服。

◆ 功 效

宣肺降气，化痰平喘。

◆ 主 治

风寒外束，痰热内蕴。症见咳嗽气喘，痰多气急，痰稠色黄，恶寒发热，舌苔黄腻，脉滑数。

◆ 临证加减

无风寒外束，麻黄可酌情减量，或用炙麻黄，取其宣肺平喘之功效；痰稠难咳，酌加栝楼、胆南星清热化痰；肺热偏重，加石膏、鱼腥草以清泄肺热。

◆ 现代运用

临床上常用于治疗支气管哮喘，急慢性支气管炎等呼吸道疾病者。

款冬花 草部 隰草类

润肺下气 止咳化痰

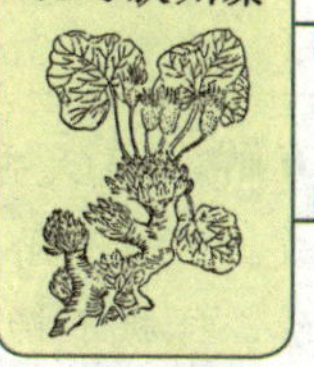

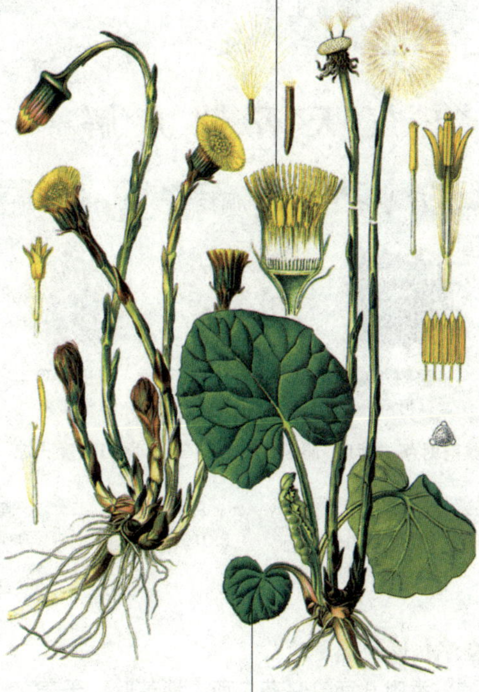

花
[性味] 味辛，性温，无毒。
[主治] 各种惊痫寒热邪气。

叶
[性味] 味辛，性温，无毒。
[主治] 主咳嗽上气、哮喘，喉痹。

药材真假识别

桑白皮非正品之华桑：本品呈槽状或板片状，形状及大小不一。表面多具暗紫褐色，可见圆形或横向皮孔样疤痕，脱落处呈污黄色糟朽状，具颗粒状物。内表面黄褐色或浅黄棕色，有细纵纹。体轻，质硬。

正气天香散

出自《心印绀珠经》

绀珠正气天香散　香附干姜苏叶陈
乌药舒郁兼除痛　气行血活经自**匀**

绀珠：《心印绀珠经》，为元代李汤卿所著，一说是罗知悌所著。

匀：匀称，和谐。

方解 正气天香散出自《心印绀珠经》，方剂由香附、乌药、陈皮、紫苏叶、干姜组成。可行气解郁，调经止痛，适用于妇女肝郁气滞，郁气上冲心胸证。女子气常有余，气机不畅，气郁则血郁；肝失疏泄则月经失调，症见气郁不舒，胸胁胀痛，胃纳不佳，脉沉弦。腹中如有结块，或刺痛，月水不调，舌淡白。方中诸药相合，理气解郁，活血止痛。

正气天香散方解

君药 理气解郁，调经

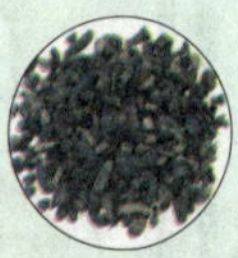

香附八两
疏肝解郁

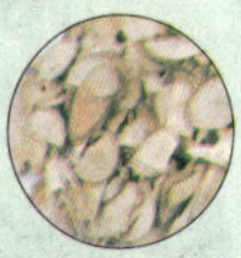

乌药二两
行气止痛

臣药 助香附理气解郁

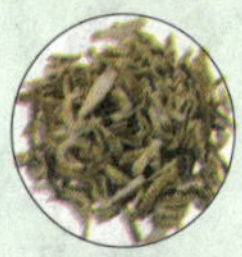

陈皮一两
理气宽胸

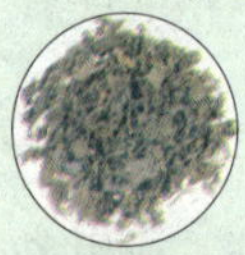

紫苏叶一两
助香附理，血分之气

佐使药 通经活血，调理冲任

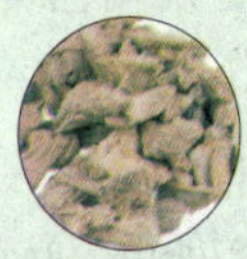

干姜一两
温中散寒

服药时间：饭后　**服药次数**：日三服　**服药温度**：凉

※ 1斤≈500g　1两≈31.25g　1钱≈3.125g　1分≈0.3125g

香附	乌药	陈皮	紫苏叶	干姜
0.01元/g	0.015元/g	0.03元/g	0.013元/g	0.014元/g

※ 此价格为市场价，仅供参考

◆组成

香附八两，乌药二两，紫苏叶、干姜、陈皮各一两。

◆用法

上药研成细末，每次服五六钱，水煎服。

◆功效

行气解郁，调经止痛。

◆主治

女子肝郁气滞，郁气上冲心胸。症见胁肋刺痛，月经失调，乳房胀痛等。

药材真假识别

紫苏叶正品：药材为唇形科植物紫苏的干燥叶或带嫩枝的叶。

丁香柿蒂汤

出自《症因脉治》

丁香柿蒂人参姜　　呃逆因寒中气戕——**戕：**伤害，损伤。

济生香蒂仅二味　　或加竹橘用皆良

方解 丁香柿蒂汤出自《症因脉治》，方剂由丁香、柿蒂、人参、生姜组成。可温中益气，降逆止呃，用于治疗虚寒呃逆。胃主通降，若胃气虚寒，气逆不降则为呃逆。症见呃逆不止，胸脘痞闷，舌淡苔白，脉沉迟。方中诸药合用，可使寒散气行，胃虚恢复，呃逆可止。

丁香柿蒂汤方解

君药 温胃散寒，止呃

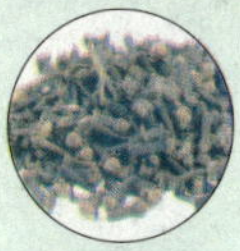

丁香等份
温中散寒

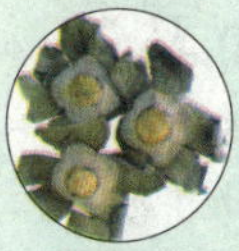

柿蒂等份
降逆止呃

臣药 降逆止呕

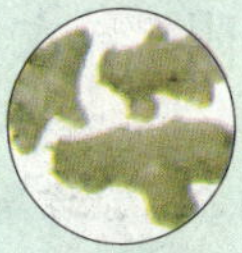

生姜等份
温胃和中

佐使药 补虚养胃

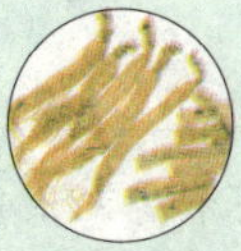

人参等份
甘温益气

服药时间：饭后 **服药次数：**日一服 **服药温度：**凉

※ 1斤≈500g　1两≈31.25g　1钱≈3.125g　1分≈0.3125g

丁香	柿蒂	生姜	人参
0.08元/g	0.023 元/g	0.006元/g	0.33元/g

※ 此价格为市场价，仅供参考

组成

丁香、柿蒂、人参、生姜各等份。

用法

水煎服。

功效

温中降逆，益气和胃。

主治

胃气虚寒。症见呃逆不止，胸痞脉迟等。

临证加减

若兼气滞痰阻者，可加陈皮、半夏以理气化痰；胃气不虚者，可酌减人参用量。

现代运用

临床常用于治疗膈肌痉挛、神经性呃逆等属胃中虚寒者。

药材真假识别

陈皮正品：本品常剥成数瓣，基部相连，厚0.1～0.4cm。外表面橙红色或红棕色，有细皱纹及凹下的点状油室。内表面浅黄白色，粗糙。质稍硬而脆。气香，味辛、苦。

附方

方名	组成	用法	功用	主治
柿蒂汤	丁香、柿蒂各一两	两药共研末，每次服四钱，加生姜五片，水煎服	温中降逆	胃寒气郁，呃逆不止
丁香柿蒂竹茹汤	丁香三粒，柿蒂、竹茹各三钱，陈皮一钱	水煎服	温中降逆，化痰和胃	胃寒气郁有痰之呃逆

苏合香丸

出自《太平惠民和剂局方》

苏合香丸麝息香　木丁熏陆气同芳

犀冰白术沉香附　衣用朱砂中恶尝

熏陆：指薰陆香（即乳香）。

方解 苏和香丸出自《太平惠民和剂局方》，方剂由苏合香油、冰片、麝香（研）、安息香、青木香、丁香、乌犀屑、白术、沉香、香附、白檀香、朱砂、薰陆香、荜茇、诃子组成。方剂配伍是以芳香开窍药为主，配伍大量辛香行气之品，是治疗寒闭证的常用方，可芳香开窍，行气温中。适用于中风、中气或感受时行瘴疠之气，以致突然昏倒不语、牙关紧闭、不省人事、中寒气闭、心腹猝痛、小儿惊厥、昏迷、冠心病之心绞痛。

苏合香丸方解

君药 均辛温芳香，辟恶开窍

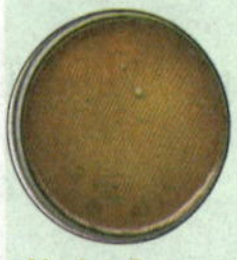

苏合香一两
通窍开郁

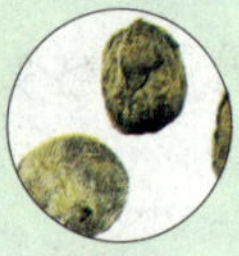

麝香一升
开窍醒神

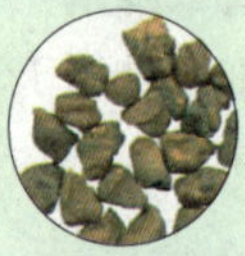

安息香一升
芳香开窍

臣药 散寒止痛，助君药开窍醒神

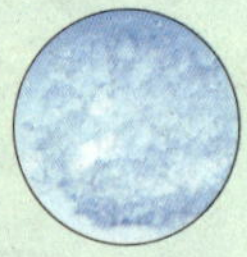

冰片一两
芳香走窜

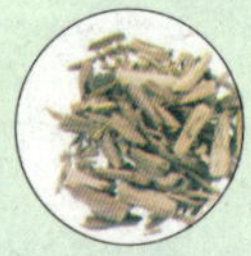

白檀香二两
散寒止痛

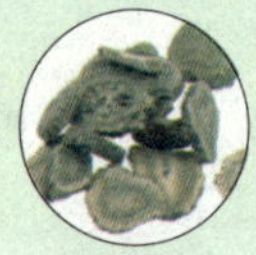

木香二两
芳香开窍

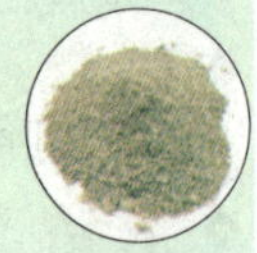

沉香二两
活血行气

药材真假识别

麝香正品之毛壳麝香：本品呈扁圆形或类椭圆形的囊状体。开口面的囊皮革质，棕褐色，略平，密生白色或棕色短毛。中间有一小囊孔。另一面为棕褐色略带紫色的皮膜，微皱缩，略有弹性。

佐使药 防诸香药辛散走窜，耗散正气

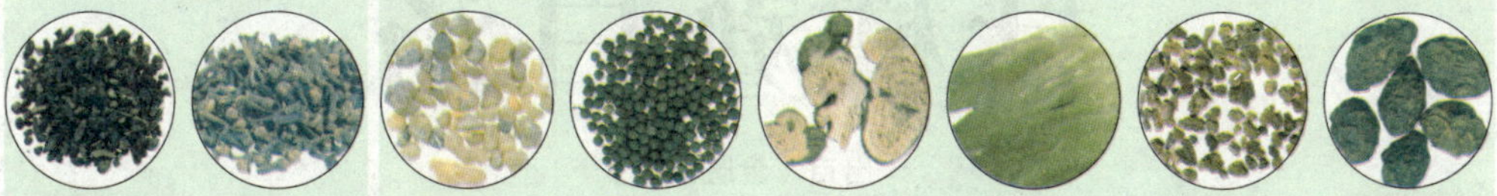

香附二两	丁香二两	乳香一两	荜茇二两	白术二两	犀角二两	朱砂二两	诃子二两
行气解郁	辟秽化瘀	活血化瘀止痛	辛热温中散寒	燥湿化浊	清心解毒	镇心安神	收涩敛气

服药时间：饭前 **服药次数：**日三服 **服药温度：**温　　※ 1斤≈500g 1两≈31.25g 1钱≈3.125g 1分≈0.3125g

苏合香	麝香	安息香	冰片	白檀香	木香	沉香	香附
0.065元/g	185元/g	0.125元/g	0.075元/g	0.035元/g	0.01元/g	1.3元/g	0.01元/g
丁香	乳香	荜茇	白术	（代）犀角	朱砂	诃子	
0.08元/g	0.035元/g	0.1元/g	0.16元/g	0.6元/g	0.6元/g	0.012元/g	

※ 此价格为市场价，仅供参考

◇组成

苏合香油入安息香膏内、冰片各一两，麝香研、安息香用无灰酒（即好黄酒）各一升熬膏，青木香、丁香、乌犀屑、白术、沉香、香附、白檀香各二两，朱砂研，水飞二两，荜茇、诃子各二两，薰陆香别研一两。

◇用法

上述诸味药共研细末，再和研匀（朱砂另研），将安息香膏和蜜，与药末和匀，制成丸药如梧桐子大，用朱砂制衣，每次服用四丸，温开水化送下，小儿、老人可服一丸，温酒化服也可。（现均加适量炼蜜制成大蜜丸，每次一丸，温开水化服。小儿减半。）

◇功效

芳香开窍，行气温中。

◇主治

中恶客忤，中寒气闭。症见突然昏厥，不省人事，牙关紧闭，苔白脉迟，或心腹猝痛，甚则昏厥，或痰壅气阻等。

丁香 果部 香木类

暖胃 温肾

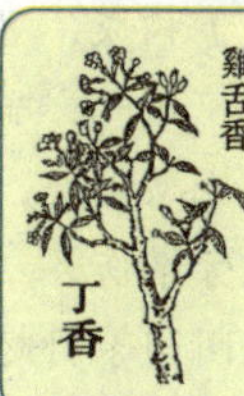

花

［性味］辛，温，无毒。

［主治］主温脾胃，止霍乱涌胀。

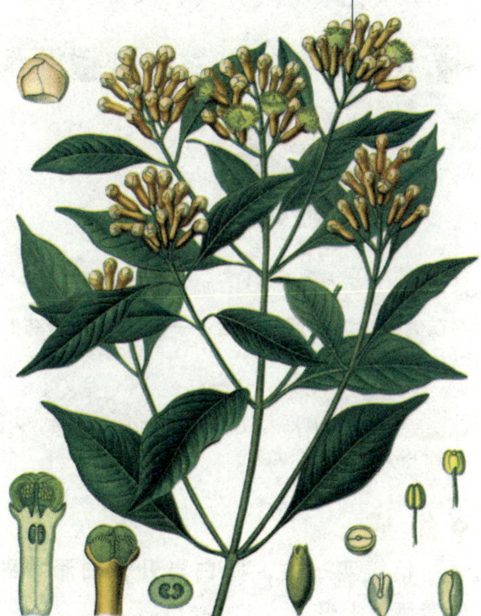

枝

［性味］温，无毒。

［主治］主风毒诸肿，齿疳溃疡。

药材真假识别

麝香非正品之假毛壳麝香：本品呈扁球形或椭圆形，直径2～5cm，厚3cm左右。开口面不平坦，密生白毛或灰棕色毛，毛呈放射状排列，中心有一孔系用线扎缩而成，小孔周围有呈放射状的毛束残基。

栝楼薤白汤

出自《金匮要略》

胸痹： 胸痹指因胸阳不振，胸中痰阻气滞所致胸中闷痛，甚则胸痛彻背，短气，喘息咳嗽等。

栝楼薤白治胸痹　　益以白酒温肺气
加夏加朴枳桂枝　　治法稍殊名亦异

方解 栝楼薤白汤出自张机的《金匮要略》，方剂由栝楼实、薤白、白酒（即现时黄酒）构成，可通阳散结，行气祛痰。主治胸痹。胸痹以胸部憋闷、疼痛，甚则胸痛彻背，短气，喘息不得卧等为主要表现的病象。多因身体阳虚，虚感寒邪，寒滞心脉；或忧思恼怒，肝郁气滞，瘀血内阻；或饮食不节，损伤脾胃，聚湿生痰，闭阻心脉；或劳累伤脾，生化失源，气血不足，心失所养；或久病不愈，房劳过度，进而损及心之阴阳等引起。

栝楼薤白汤方解

君药 涤痰散结

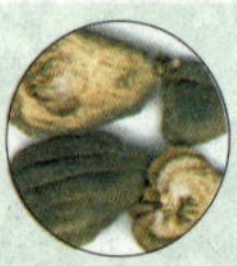

栝楼一枚
理气宽胸

臣药 通阳散结

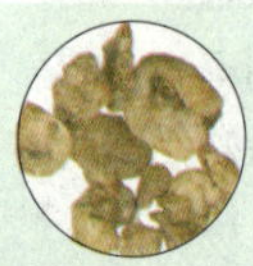

薤白半升
温通滑利，行气止痛

佐使药 助药力上行

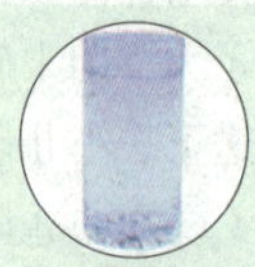

白酒七升
行气活血

服药时间：饭后 **服药次数：**一煎分两服 **服药温度：**温

※ 1斤≈500g　1两≈31.25g　1钱≈3.125g　1分≈0.3125g

栝楼	薤白	白酒(黄酒)
0.08元/g	0.025元/g	0.01元/g

※ 此价格为市场价，仅供参考

◆组成

栝楼实一枚，薤白半升，白酒（即现时黄酒）七升。

◆用法

三味药同煮，分两次服用。

◆功效

通阳散结，行气化痰。

◆主治

胸痹。症见胸部满痛，甚至胸痛，喘息咳嗽，短气，舌苔白腻，脉沉弦或紧。

药材真假识别

丹参正品：本品根茎短粗，根长圆柱形，略弯曲，有的具分枝及须根。表面棕红色或暗棕红色，粗糙，具纵皱纹，有的外皮疏松，易片状剥落，多显紫棕色。质硬脆，易折断。

附方

方名	组成	用法	功用	主治
栝楼薤白半夏汤	栝楼实一枚薤白三两、半夏半升、白酒一斗	四味同煮，取四升，温服一升，日三服	通阳散结，祛痰宽胸	胸痹而痰浊较甚。症见胸中满痛彻背，背痛彻胸，不得安卧等
枳实薤白桂枝汤	枳实四枚、厚朴四两、薤白半升、桂枝一两、栝楼一枚	上五味，以水五升，先煮枳实、厚朴，取二升，去渣，内诸药，煮数沸，分三次温服	通阳散结，下气祛痰	胸痹，气结在胸。症见胸满而痛，甚或胸痛彻背，喘息咳嗽，短气，气从胁下上抢心，舌苔白腻，脉沉弦或紧

丹参饮

出自《时方歌括》

丹参饮里用檀砂　心胃诸痛效验赊

百合汤中乌药佐　专除郁气不须夸

圣惠更有金铃子　酒下延胡均可嘉

——赊：长远，这里指疗效可靠持久。

方解 丹参饮出自《时方歌括》，方剂由丹参、檀香、砂仁组成。可活血祛瘀，行气止痛。气滞血瘀是本方主要对症的方症，指气滞和血瘀同时存在的病理状态，一般多先由气的运行不畅，然后引起血液的运行瘀滞，也可由离经之血等瘀血阻滞影响气的运行，也可因闪挫等损伤而气滞与血瘀同时形成。气滞血瘀证多由情志不舒，或外邪侵袭引起肝气久郁不解所致。方中诸药合用，使瘀去气行，气血通畅，疼痛自止。

丹参饮方解

君药 清心除烦

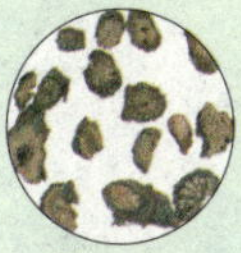

丹参一两
活血祛瘀

佐使药 行气宽中而止痛

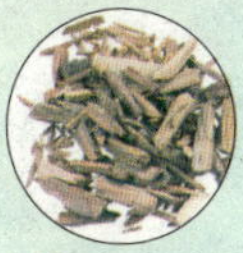

檀香一钱半
散寒止痛

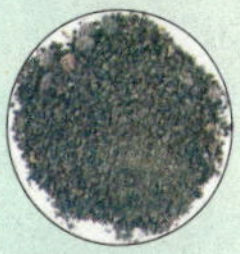

砂仁一钱半
行气调胃

服药时间：饭后 **服药次数：**每日一服 **服药温度：**温

※ 1斤≈500g　1两≈31.25g　1钱≈3.125g　1分≈0.3125g

丹参	檀香	砂仁
0.02元/g	0.035元/g	0.4元/g

※ 此价格为市场价，仅供参考

药材真假识别

丹参非正品之褐毛甘西鼠尾：本品呈圆锥形，主根明显。长15～25cm，直径3～6cm。表面紫褐色或红褐色，有扭曲的纵向沟纹。质松脆，易折断。木部具浅黄色小点，散列四周。气微，味微苦涩。

◆组成

丹参一两，檀香、砂仁各一钱半。

◆用法

水煎服。

◆功效

活血祛瘀，行气止痛。

◆主治

气血瘀滞互结所致的心胃诸痛。

◆现代运用

临床上常用于治疗胸胁胀闷，走窜疼痛，急躁易怒，胁下痞块，刺痛拒按。妇女可见闭经或痛经，经色紫暗有块，舌质紫暗或见瘀斑，脉涩。

附方

方名	组成	用法	功用	主治
百合汤	百合一两、乌药三钱	水煎服	理气止痛	气滞所致的胃心疼痛
金铃子散	金铃子、延胡索各等份	共研细末，每次服9g，酒调下	行气舒肝，活血止痛	肝郁有热。症见心腹胁肋诸痛，时发时止，口苦，苔黄，舌红，脉弦数等

药材真假识别

丹参非正品之滇丹参：本品根茎短，具密集的茎残基或叶柄残基，直径0.4~1cm。根呈纺锤形簇生。长5~10cm。直径0.2~0.7cm。表面暗棕红色，粗糙。质地、断面和气味与丹参类似。

第九章

理血之剂

理血之剂，即以理血药为主，活血祛瘀或止血，治疗瘀血和出血证的方剂。血是人体的重要物质，血行不畅，瘀滞内停，或离经妄行，血溢脉外，或生化无源，营血亏损，均可引起血分病变，如瘀血、出血、血虚等证。

使用理血剂时，要首先辨明病因，分清标本缓急，掌握急则治标，缓则治本，或标本兼顾的治疗原则。

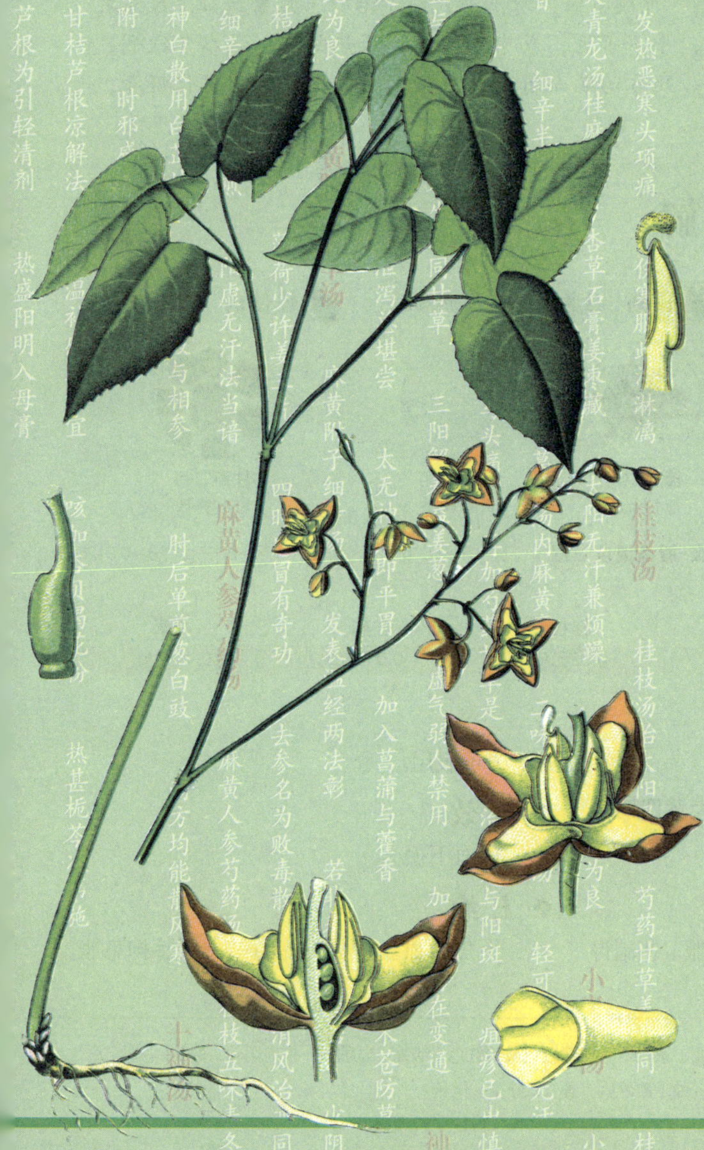

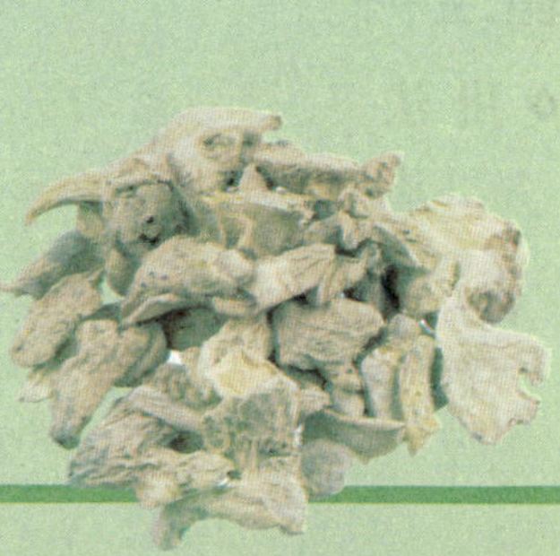

桃仁承气汤

出自《伤寒论》

桃仁承气五般奇　甘草硝黄并桂枝

热结膀胱少腹胀　如狂蓄血最相宜

热结： 指热邪聚结而出现的病理现象。

蓄血： 病证名。指邪在太阳（表证）没有解除，病邪随经传入膀胱化热，与血相搏结于下焦所致的蓄血证（即血瘀于下焦）。

方解 桃仁承气汤出自张仲景所著的《伤寒论》，本方由调胃承气汤（大黄、芒硝、甘草）加桃仁、桂枝演化而成。可破下血，清下瘀，用于治疗下焦蓄血证。风寒之邪与血热内结下焦，血结胸中，手不可近，或中焦蓄血，寒热胸满，漱水不欲咽，善忘，昏迷如狂者，谵语烦渴。此方治败血留经，月事不通。诸药合用可化瘀滞，清热结。

桃仁承气汤方解

君药 配伍瘀热并治

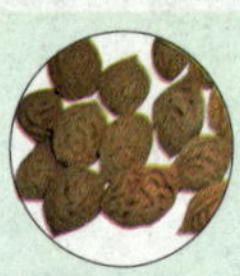

桃仁五十个
破血逐瘀

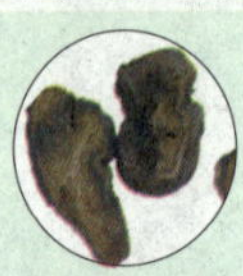

大黄四两
泻热逐瘀

臣药 温通经脉，下瘀泻热

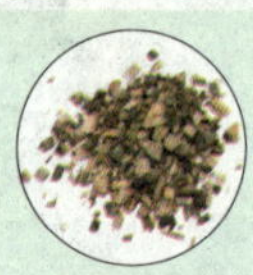

桂枝二两
通行血脉

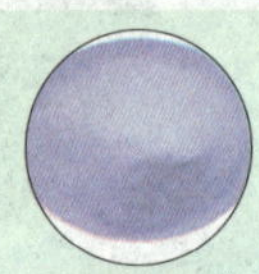

芒硝二两
咸寒软坚

佐使药 益气和中

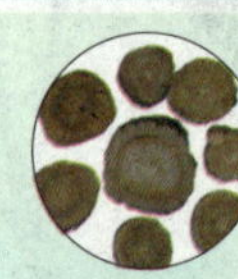

甘草二两
缓和药性

服药时间： 不拘时候　**服药次数：** 日三服　**服药温度：** 温

※ 1斤≈500g　1两≈31.25g　1钱≈3.125g　1分≈0.3125g

桃仁	大黄	桂枝	芒硝	甘草
0.09元/g	0.03元/g	0.03元/g	0.01元/g	0.11元/g

※ 此价格为市场价，仅供参考

组成

甘草、芒硝、桂枝各二两，大黄四两、桃仁五十个。

用法

上述五味药，水煎，分三次温服。芒硝得融，方可服用。

功效

破血下瘀。

主治

下焦蓄血。症见少腹急结（即感拘急胀

药材真假识别

五味子正品：本品呈不规则的球形或扁球形。表面红色、紫红色或暗红色，皱缩，显油润。果肉柔软，种子1～2枚，肾形，表面棕黄色，有光泽，种皮薄而脆。种子破碎后有香气，味辛、微苦。

满），大便色黑，小便自利，谵语烦渴，甚则其人如狂，脉沉实或涩等。

◆ 现代运用

临床上常用于治疗跌打损伤，疼痛不能转侧，或经闭、痛经、产后恶露不止等，以少腹急结，小便自利，脉沉涩为辨证要点。现代研究已证明，本方可抗凝血、化瘀血、抗炎、同时抗渗出、抗惊厥、可止血。

人参养荣汤

出自《三因方》

人参养荣即十全　除却川芎五味联

陈皮远志加姜枣　肺脾气血补方先

十全：即“十全大补汤”。

联：联合，连接。

方解 人参养荣汤出自《三因方》，原名“养荣汤”，《太平惠民和剂局方》将其更名为“人参养荣汤”。方剂由白芍、当归、陈皮、黄芪、桂心、人参、白术、炙甘草、熟地黄、五味子、茯苓、远志组成，与生姜、大枣同煎，温补气血，补心宁神，用于治疗气血两虚证。症见倦怠乏力，食少无味，心悸失眠健忘，咽干唇燥，形体消瘦，气短自汗，动则气喘。方剂中诸药合用，补益气血，因以人参为主药，方剂又为汤剂，故名“人参养荣汤”。

人参养荣汤方解

君药 益气补血

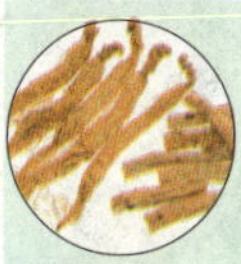

一两
大补元气

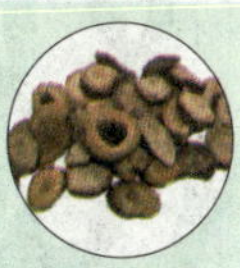

白芍三两
补血敛阴

臣药 助君药健脾益气

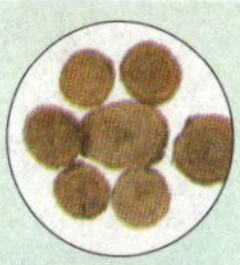

黄芪一两
固表止汗

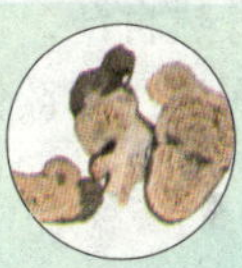

白术一两
燥湿，生化气血

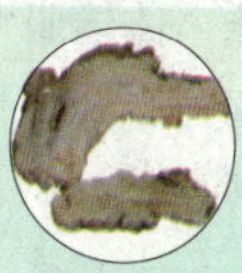

当归一两
助白芍补血

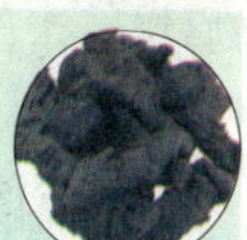

熟地七钱半
助白芍补血

佐使药 补肺养心，使补血不滞，补气不壅

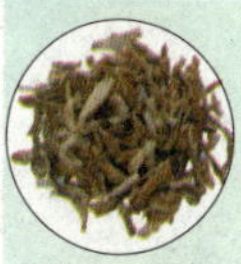

陈皮一两
理气健胃

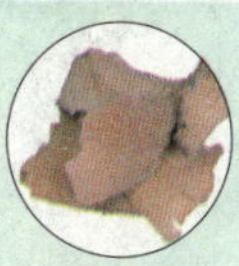

茯苓七钱半
健脾渗湿，宁心安神

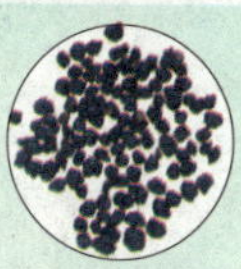

五味子七钱半
敛阴止汗，补肺养心

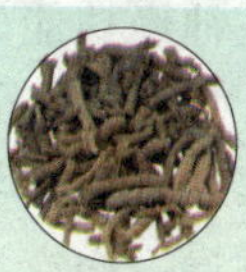

远志半两
养心安神

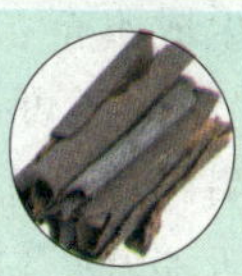

桂心一两
滋养气血，鼓舞气血生长

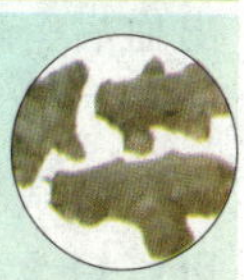

生姜四两
调补脾胃

药材真假识别

五味子非正品之翼梗五味子：本品呈略类球形。表面棕紫色或黄褐色，皱缩。果肉薄，内含种子1～2粒，棕黄色，球状肾形，种皮表面具明显的多数细小的乳头状或小疣状突起。气微，味略酸。

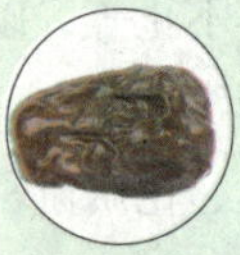

大枣四两
益气固表

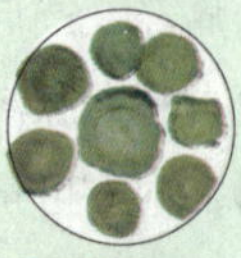

炙甘草一两
调和诸药

服药时间：饭后 **服药次数：**日两服 **服药温度：**温

※ 1斤≈500g 1两≈31.25g 1钱≈3.125g 1分≈0.3125g

人参	白芍	黄芪	白术	当归	熟地	陈皮
0.33元/g	0.07元/g	0.08元/g	0.16元/g	0.05元/g	0.1元/g	0.03元/g
茯苓	五味子	远志	桂心	生姜	大枣	炙甘草
0.06元/g	0.06元/g	0.005元/g	0.03元/g	0.006元/g	0.02元/g	0.11元/g

※ 此价格为市场价，仅供参考

◆组成

白芍三两，当归、陈皮、黄芪、桂心、人参、白术、炙甘草一两，熟地黄、五味子、茯苓各七钱半，远志半两。

◆用法

上述十二味药研成粗末，每次服用四钱，与生姜三片，大枣二枚同煎后温服。照本方制成蜜丸，即“人参养荣丸”，每次服用三钱，每日服用两次，温开水服下。

◆功效

益气补血，养心安神。

◆主治

积劳虚损，脾肺气虚，营血不足。症见呼吸少气，心虚惊悸，行动喘息，咽干唇燥，饮食无味，体倦肌瘦，身热自汗，毛发脱落，口微渴，心烦，胸脘痞闷，不欲饮食，舌苔薄白或薄黄，脉浮。

◆现代运用

临床上不仅可以用于治疗慢性胃炎、贫血、慢性肝炎、其他慢性疾病；产后、出血后、肉芽生成不全、自主神经功能失调等气血两虚者；还可用于慢性支气管炎、肺结核、失眠等气血两虚兼寒象者。以气短乏力，舌淡红，口干唇燥，心悸，失眠，脉细弱为辨证要点。现代药理研究表明，本方不仅能改善气血两虚的状态，还可安神、祛痰、止咳。

远志 草部 山草类
安神益智 祛痰消肿

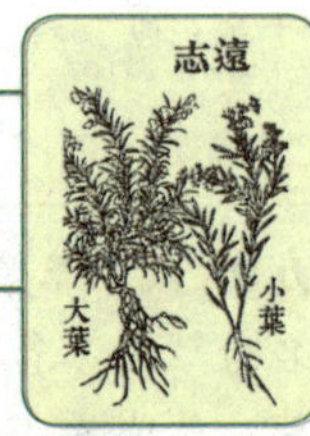

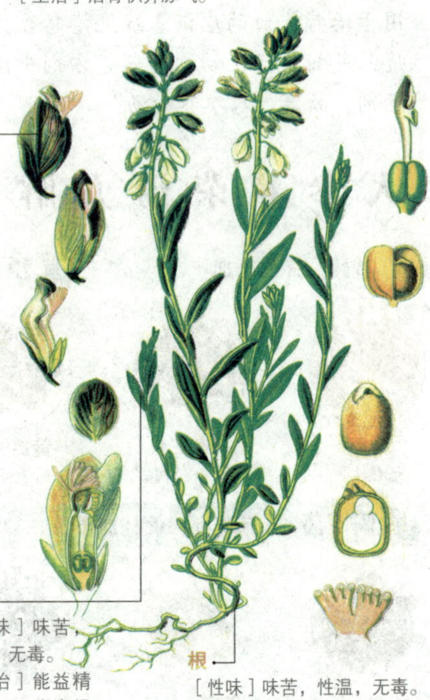

花
［性味］味苦，性温，无毒。
［主治］治肾积奔豚气。

叶
［性味］味苦，性温，无毒。
［主治］能益精补阴气，止虚损梦泄。

根
［性味］味苦，性温，无毒。
［主治］主咳逆伤中，补虚，祛邪气。

药材真假识别

五味子正品之南五味子：本品呈不规则的球形，较小，多干瘪。直径0.2~0.5cm。表面棕红色至暗棕色，皱缩，果肉常紧贴种子上。种子肾形，较北五味子种子略小，表面黄棕色，略呈颗粒状。

四物汤

出自《仙授理伤续断秘方》

四物地芍与归芎	血家百病此方通
八珍合入四君子	气血双疗功独崇
再加黄芪与肉桂	十全大补补方雄
十全除却芪地草	加粟煎之名胃风

崇：高。
雄：为首，领先。
粟：粟米，即小米。

方解 四物汤出自《仙授理伤续断秘方》，较《太平惠民和剂局》早两个多世纪，方剂由当归、白芍、熟地、川芎四味药组成。具有补血调血之功，是中医补血养血的经典药方。血是构成人体和维持人体正常生命活动的基本物质之一，若血液虚亏，脏腑失去濡养，则易患营血虚滞证。症见心悸失眠，头晕目眩，面色无华，形瘦乏力，妇女月经不调，或经闭不通，脐腹作痛，舌淡，脉细弦或细涩。

四物汤方解

服药时间	服药次数	服药温度
早起空腹	日一服	温

※ 1斤≈500g 1两≈31.25g 1钱≈3.125g 1分≈0.3125g

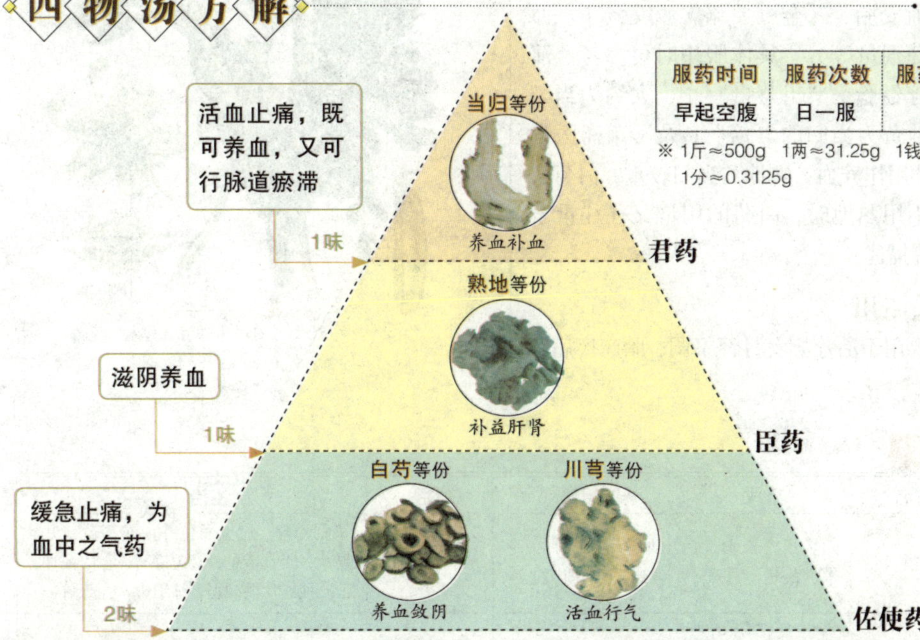

当归	熟地	白芍	川芎
0.05元/g	0.1元/g	0.07元 /g	0.02元/g

※ 此价格为市场价，仅供参考

药材真假识别

五味子非正品之山葡萄：本品呈不规则球形。表面棕褐色，皱缩，无光泽，内表面灰褐色。种子呈卵形，基部略呈喙状，背侧有脐状突起，腹面具2沟。棕褐色，略光滑，质柔软，不易碎。气微，味酸、微甜。

组成

熟地黄、当归、白芍、川芎各等份。

用法

上述四味药研为粗末，每次三钱，水煎后去渣空腹热服。

功效

补血调血。

主治

营血虚滞。症见心悸失眠，头晕目眩，唇爪无华，妇女月水不调，量少或经闭，脐腹作痛，舌质淡，脉细弦或细涩。

临证加减

气虚，加人参、黄芪等补气生血（《脉因证治》圣愈汤）；瘀滞重，白芍易赤芍，并加桃仁、红花，以活血祛瘀（《医垒元戎》桃红四物汤）；血虚有寒，加炮姜、肉桂、吴茱萸以温通血脉；血虚有热，加黄芩、丹皮，熟地易生地以清热凉血；妊娠胎漏，加阿胶、艾叶止血安胎（《金匮要略》胶艾汤）。原方中诸药剂量等分，具体服用时可参考《蒲辅周医疗经验》“川芎量宜小，大约为当归之半，地黄为当归的二倍”；及《谦斋医学讲稿》“用作养血，熟地、当归较重，白芍次之；在不用熟地时，白芍的用量又往往重于当归”等描述。

现代运用

主要用于治疗妇女月经不调、胎产疾病，扁平疣、荨麻疹等皮肤病，神经性头痛、过敏性紫癜等属营血虚滞者。

使用注意

湿盛中满，大便溏泻者禁用；大失血者，不宜服用本方。

当归 草部 芳草类

泻肺下气 下痰止咳

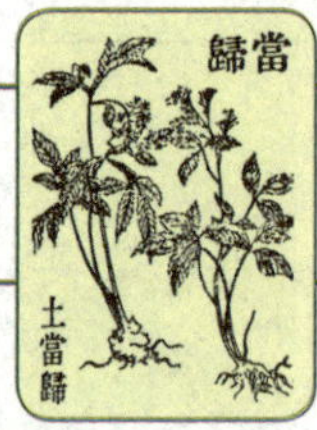

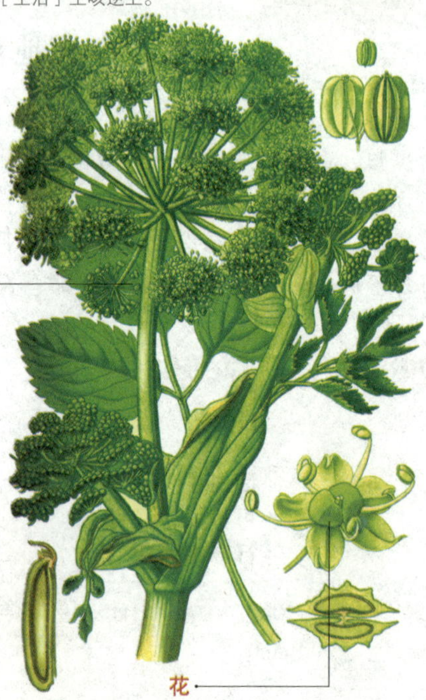

茎
[性味]味甘，性温，无毒。
[主治]主咳逆上。

花
[性味]味甘，性温，无毒。
[主治]主妇人漏下、不孕不育。

附方

方名	组成	用法	功用	主治
八珍汤	四物汤合人参、白术、茯苓、甘草	加生姜三片，大枣二枚，水煎服	补益气血	气血两虚。症见面色苍白或萎黄，头晕眼花，四肢倦怠，气短懒言，心悸怔忡，舌质淡，食欲减退，脉细虚，苔薄白
胃风汤	当归、白芍、川芎、肉桂、人参、白术、茯苓加粟米百粒	水煎服	益气补血，温胃祛风	大便泄泻，完谷不化，或大便下血等

药材真假识别

丹皮正品：本品呈筒状或半筒状，有纵剖开的裂缝，略向内卷曲或张开。外表面灰褐色或黄褐色，内表面淡灰黄色或浅棕色，有明显的细纵纹，质硬而脆，易折断，断面较平坦，粉性，气芳香。

犀角地黄汤

出自《备急千金要方》

犀角地黄芍药丹　血升胃热火邪干——干：冒犯，冲犯。

斑黄阳毒皆堪治　或益柴芩总伐肝

斑黄阳毒：即阳毒发斑。阳毒，指热邪较重，热壅于上 。斑 ，指发于肌肤表面的片状斑块，抚之不碍手。此乃因胃热盛，热伤血络，迫血妄行，外溢肌肤，则发斑成片。热毒甚则斑色紫黑。

方解 犀角地黄汤出自《备急千金要方》，方剂由犀角、生地、芍药、丹皮组成。具有清热解毒，凉血散瘀之功，用于治疗热入血分证，或热扰心神，或热邪入血妄行，或血分热毒耗伤血中津液。症见热扰心神，昏狂发斑，斑色紫黑，舌绛起刺，脉细数；或见吐血、衄血、尿血，舌红绛，脉数；或喜旺如狂，漱水不欲咽，大便色黑易解。方剂中诸药相配，可清热解毒，凉血散瘀，凉血与活血散瘀并用，热清血宁而无耗血动血之虑，凉血止血又无冰伏留瘀之弊。

犀角地黄汤方解

服药时间	服药次数	服药温度
饭后服用	一煎分三服	温

※ 1斤≈500g　1两≈31.25g　1钱≈3.125g　1分≈0.3125g

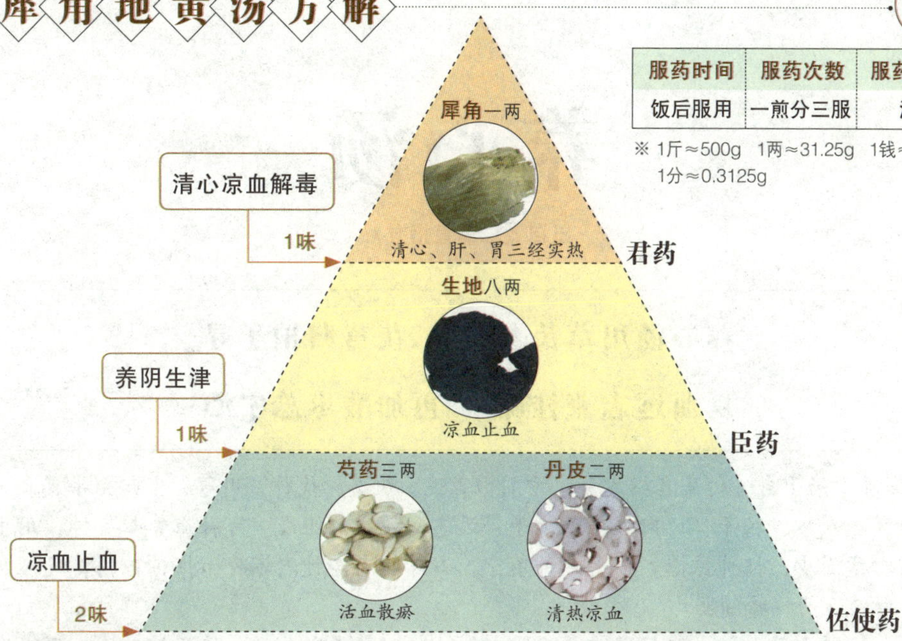

犀角（代用品）	生地	芍药	丹皮
0.46元/g	0.09元/g	0.07元/g	0.027元/g

※ 此价格为市场价，仅供参考

药材真假识别

丹皮非正品之茂丹皮：本品呈卷筒状或半卷筒状，有纵剖开的裂纹。长5~20cm，厚0.2~0.6cm。外表面灰褐色或黄褐色，略粗糙。质硬而脆，易折断，断面具粉性，有特殊香气，味辛微苦涩。

◆组成

犀角一两、生地八两、芍药（以赤芍为宜）三两、牡丹皮二两。

◆用法

上述四味药。水煎服（犀牛为国家重点保护动物，严禁捕猎，临床上犀角用水牛角代替，用量为犀角的十倍），一煎分三次服用。

◆功效

清热解毒，凉血散瘀。

◆主治

①伤寒温病，热入血分。症见身热谵语，昏狂发斑，紫黑斑色，舌绛起刺，脉细数。

②热伤血络，迫血妄行。症见衄血、吐血、便血、溲血（尿血），舌红绛，脉数等。

③蓄血留瘀。症见善忘，漱水不欲咽，大便色黑易解等。

◆临证加减

瘀热互结之蓄血，喜忘发狂，可加大黄、黄芩以清热祛瘀；郁怒而挟肝火，可加柴胡、黄芩、栀子以清泻肝火；心火炽盛，可加黑栀子、黄连以清心泻火；热盛神昏，可同时送服紫雪丹或安宫牛黄丸，以开窍清热醒神；吐血，可加白茅根、三七、花蕊石以清胃止血；衄血，可加黄芩、白茅根、青蒿以止血清肺；尿血，可加小蓟、白茅根等以通淋止血；便血，可加地榆、槐花以清肠止血；发斑，可加紫草、青黛等以凉血化斑。

◆现代运用

主要用于治疗急性重型肝炎、弥漫性血管内凝血、流行性脑脊髓膜炎、斑疹伤寒，以及溃疡病出血等属血分热盛者。

◆使用注意

阳虚或气虚之失血证，禁用本方。

养心汤

出自《仁斋直指方》

养心汤用草芪参　二茯芎归柏子寻

夏曲远志兼桂味　再加酸枣总宁心

方解 养心汤出自《仁斋直指方》，方剂由黄芪、茯苓、茯神、川芎、当归、半夏曲、炙甘草、人参、柏子仁、肉桂、五味子、远志、酸枣仁组成。可补血养心安神，用于治疗心虚血少，怔忡惊悸。症见心神不宁，心悸健忘，神志不安，怔忡惊惕，气短自汗，神疲乏力，脉细弱。

心主神血而藏神，心静则神藏，躁则消亡，心血虚则易动，故怔忡惊悸，不得安宁也。方剂中诸药合用，可补心安神，故名“养心汤”。

药材真假识别

酸枣仁正品：本品呈扁圆形或扁椭圆形。表面紫红色或紫褐色，平滑有光泽，有的有裂纹。顶端有细小凸起的合点，下端略凹陷的种脐。种皮较脆，胚乳白色，气微，味淡。

养心汤方解

君药 使气血生化有源，则心血虚得补

臣药 补益心脾，宁心安神

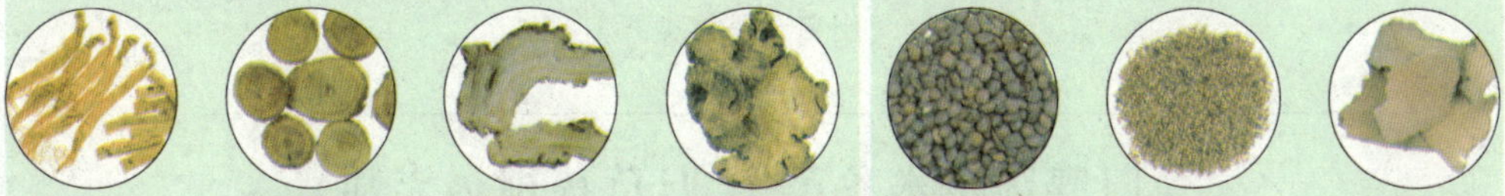

人参一分 补益元气

黄芪半两 益气补脾

当归半两 补血活血

川芎半两 行气活血

酸枣仁一分 补中益肝

柏子仁一分 补血养心安神

茯苓半两 健脾渗湿

佐药 畅血行，引药入心经既可敛心气，又可敛心阴

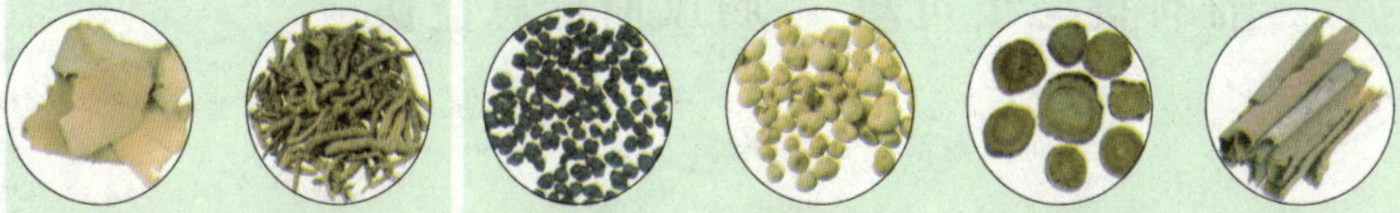

茯神半两 宁心安神

远志一分 安神益智

五味子一分 敛心益肾

半夏曲半两 燥湿化痰

炙甘草四钱 益气补心

肉桂一分 温化阳气

服药时间：饭后服用 **服药次数**：日一服 **服药温度**：温

※ 1斤≈500g 1两≈31.25g 1钱≈3.125g 1分≈0.3125g

人参	黄芪	当归	川芎	酸枣仁	柏子仁	茯苓
0.33元/g	0.08元/g	0.05元/g	0.02元/g	0.07元/g	0.08元/g	0.06元/g
茯神	**远志**	**五味子**	**半夏曲**	**炙甘草**	**肉桂**	
0.02元/g	0.05元/g	0.06元/g	0.12元/g	0.11元/g	0.03元/g	

※ 此价格为市场价，仅供参考

◆ 组成

炙黄芪、茯苓、茯神、川芎、当归、半夏曲各半两，人参、柏子仁、远志、肉桂、五味子、酸枣仁各一分，炙甘草四钱。

◆ 用法

上述十三味药共为粗末，每次用三钱，加生姜五片，大枣二枚水煎服。

◆ 功效

补血养心。

◆ 主治

心虚血少。症见怔忡惊惕，心神不宁等。

◆ 现代运用

临床上常用于治疗心虚血少之心悸易惊，失眠多梦，健忘等。

五味子 草部 蔓草类

收敛固涩 益气生津

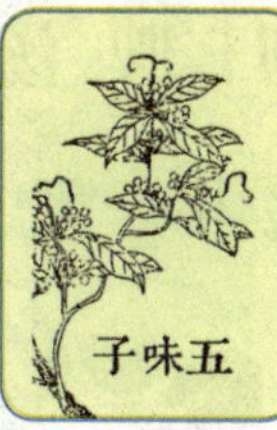

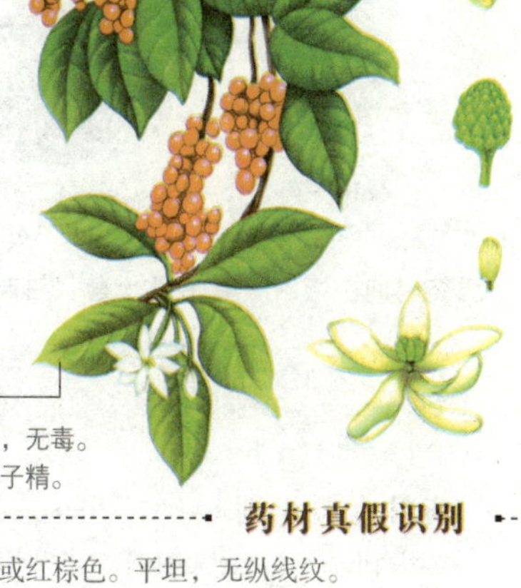

茎

［性味］味酸，性温，无毒。

［主治］治劳伤羸瘦，补不足。

叶

［性味］味酸，性温，无毒。

［主治］强阴，益男子精。

药材真假识别

酸枣仁非正品之滇刺枣：本品性状与酸枣仁相似，唯种子表面为黄棕色或红棕色。平坦，无纵线纹。

归脾汤

出自《正体类要》

归脾汤用术参芪　归草茯神远志随

酸枣木香龙眼肉　煎加姜枣益心脾

怔忡健忘俱可却　肠风崩漏总能医

怔冲： 患者自觉心跳剧烈。

肠风： 脾虚不能统摄而致便血。

崩漏： 病证名。亦名崩中漏下。崩，指不在经期突然阴大量出血，来势急骤，出血如注；漏是出血量少，淋漓不止。

方解 归脾汤出自《正体类要》，是在严用和《济生方》“归脾汤 ”的基础上加当归、远志衍生而来。方剂由人参、白术、茯神、酸枣仁、龙眼肉、黄芪、当归、远志、木香、甘草组成，与加生姜、大枣同煎，可养血安神，补心益脾，用于治疗心脾两虚证或脾不统血证。脾为营卫气血生化之源，大量益气健脾药配伍可益气补血，健脾养心，为治疗思虑过度，劳伤心脾，气血两虚之良方。

归脾汤方解

君药　使气血生化有源，则心血虚得补

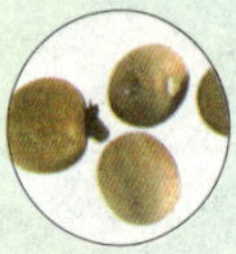

龙眼肉一两
补益心脾

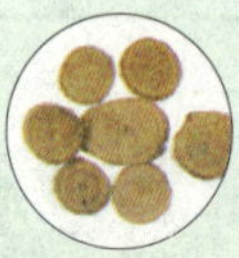

黄芪一两
补气升阳

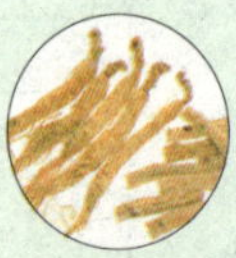

人参半两
益气生津

臣药　补益心脾，宁心安神

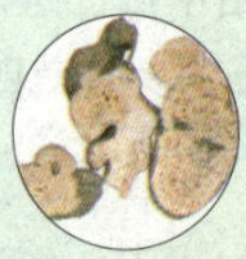

白术一两
健脾益气

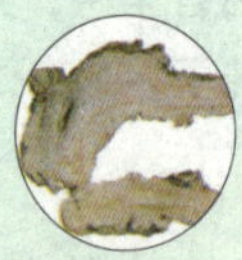

当归半两
补血活血

佐使药　使气血生化有源，则心血虚得补

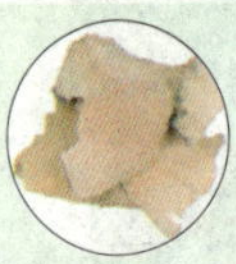

茯神一两
宁心安神

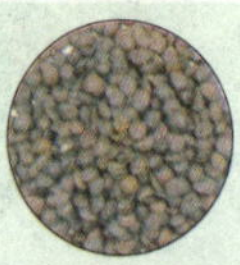

酸枣仁一两
补中益肝

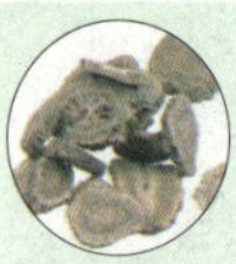

木香半两
健脾和胃

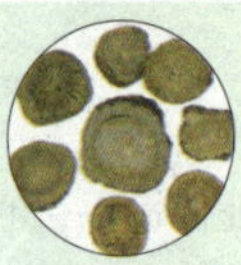

甘草二钱半
补脾益气

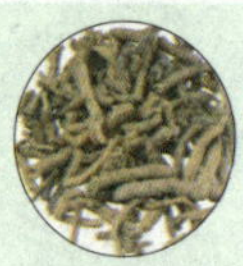

远志半两
安神益智

服药时间：饭后服用 **服药次数：**日两服 **服药温度：**温

※ 1斤≈500g　1两≈31.25g　1钱≈3.125g　1分≈0.3125g

龙眼肉	黄芪	人参	白术	当归	茯神	酸枣仁	木香	甘草	远志
0.06元/g	0.08元/g	0.33元/g	0.16元/g	0.05元/g	0.02元/g	0.07元/g	0.01元/g	0.11元/g	0.05元/g

※ 此价格为市场价，仅供参考

药材真假识别

龙眼肉正品：本品呈纵向破裂的不规则薄片。长约1.5cm，宽2～4cm，厚约0.1cm。棕褐色，半透明，外面皱缩不平，内面较光亮而有细密的纵皱纹，质柔润。气微香，具特殊的甜味。

组成

白术、黄芪、茯神、酸枣仁、龙眼肉各一两，人参、当归、远志、木香各半两，甘草二钱半。

用法

上述十味药切碎，研成粗末，每次服用四钱，加生姜五片，大枣一枚水煎，去渣温服。本方制成蜜丸，即“人参归脾丸”。每次服三钱，每日服用两次，温开水送下。

功效

益气补血，健脾补心。

主治

①思虑过度，劳伤心脾，心脾两虚，气血不足。症见失眠健忘，心悸怔忡，盗汗，食少体倦，舌苔白，面色枯黄，脉细微。

②脾虚不能统血。症见崩漏、便血，妇人月经提前，量多色浅，或淋漓不尽，或带下等。

临证加减

血虚较甚，面色虚白，头晕心悸，加熟地、阿胶等；崩漏下血兼少腹冷痛，四肢不温，加艾叶（炭）、炮姜（炭）；崩漏下血兼口干舌干，虚热盗汗，加生地炭、阿胶珠、棕榈炭。

现代运用

主要用于治疗神经衰弱、冠心病、胃及十二指肠溃疡性出血、再生障碍性贫血、功能性子宫出血、血小板减少性紫癜等属心脾气血两虚及脾不统血者。

咳血方

出自《丹溪心法》

咳血方中诃子收　栝楼海石山栀投
青黛蜜丸口噙化　咳嗽痰血服之瘳

收：指诃子味酸涩收敛，以敛肺止咳。

瘳（抽）：病愈。

噙（芹）：含在口中。

方解 咳血方出自《丹溪心法》，方剂由诃子、栝楼仁、海石、栀子、青黛组成，可清肝宁肺，止血凉血。

中医认为，郁怒伤肝，情志抑郁，肝气郁结、化火犯肺，易患肝火犯肺证。症见咳嗽痰稠带血，咯痰不爽，心烦易怒，胸肋胀痛，颊赤便秘，舌红苔黄，烦热口渴，脉弦数。方中各药配伍，可清泻肝火。又因本方属寒凉降泄之剂，故肺肾阴虚及脾虚便溏者，不宜服用。

药材真假识别

龙眼肉非正品之荔枝肉：本品形似龙眼肉，长2～2.5cm。黑褐色，不透明，外面皱缩不平，内面光亮且有较宽细纵皱纹，较干硬，柔润感差。气微香，味微甜、略酸。

咳血方方解

君药 清火凉血

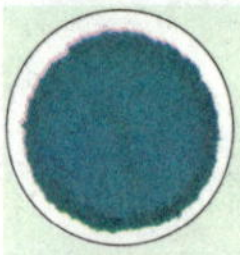

青黛
清肝泻火，凉血止血

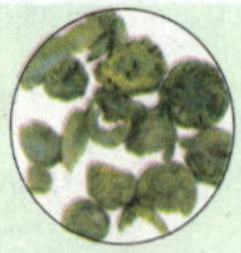

栀子
降火除烦，导热下行

臣药 清热化痰

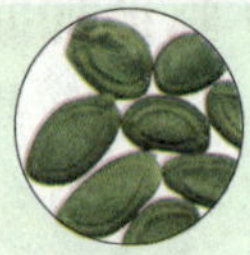

栝楼仁
润肺止咳

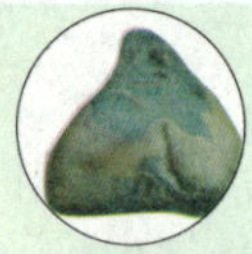

海石
软坚化痰

佐使药 止咳下气

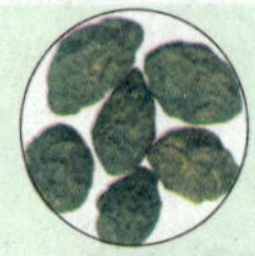

诃子
清热敛肺

服药时间：饭后 **服药次数：**不拘次服 **服药温度：**温

※ 1斤≈500g 1两≈31.25g 1钱≈3.125g 1分≈0.3125g

青黛	栀子	栝楼仁	海石	诃子
0.06元/g	0.03元/g	0.08元/g	0.01元/g	0.012元/g

※ 此价格为市场价，仅供参考

◆ 组成

青黛、栝楼仁、海石、栀子、诃子（原书未标分量）。

◆ 用法

上述五味药共研细末，用白蜜和生姜汁相和做丸，含服。

◆ 功效

清肝宁肺，化痰止咳。

◆ 主治

肝火犯肺之咳血证。症见咳嗽痰稠，痰中带血，咳吐不利，心烦易怒，胸胁作痛，颊赤便秘，舌红苔黄，脉弦数等。

◆ 临证加减

肺热阴伤甚者，加麦冬、沙参、阿胶以清热养阴；咳血较多，加白及、白茅根、侧柏叶以止血；咳甚痰多，加川贝母、天竺黄、枇杷叶清热化痰、止咳。

◆ 现代运用

主要用于肺结核咯血、支气管扩张等属肝火犯肺病症。

◆ 使用注意

肺肾阴虚及脾虚便溏者，不宜服用本方。

青黛 草部 隰草类

清热解毒，消肿散结

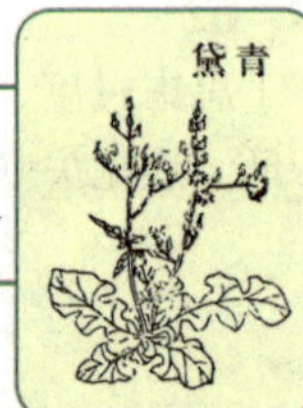

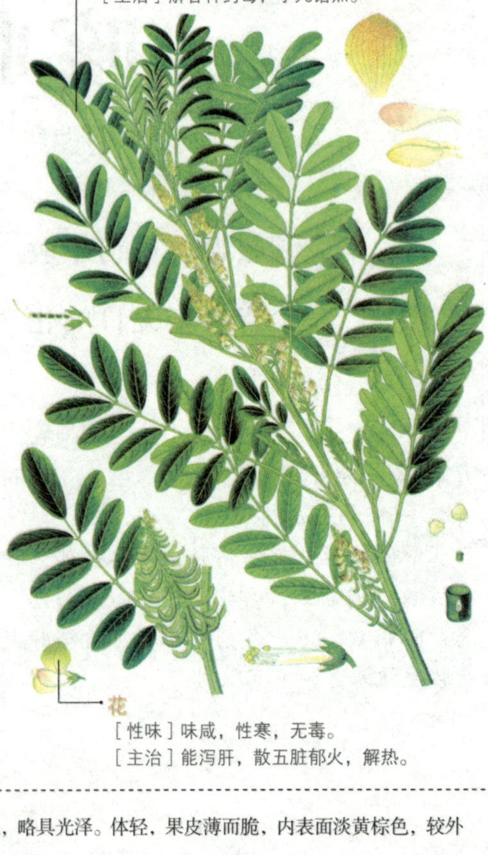

叶
［性味］味咸，性寒，无毒。
［主治］解各种药毒，小儿诸热。

花
［性味］味咸，性寒，无毒。
［主治］能泻肝，散五脏郁火，解热。

药材真假识别

栀子正品：本品呈椭圆形、卵圆形。表面呈红棕色或黄棕色，略具光泽。体轻，果皮薄而脆，内表面淡黄棕色，较外表面为浅，具明显的光泽。质脆，易碎。气微，味酸而苦。

槐花散

出自《普济本事方》

槐花散用治肠风　侧柏黑荆枳壳充
为末等分米饮下　宽肠凉血逐风功

肠风：便前下血，血色新鲜，直出四射者为肠风。

方解 槐花散出自《普济本事方》，方剂由槐花、侧柏叶、荆芥穗、枳壳组成。方剂可燥湿理气，凉血止血，用于治疗肠风脏毒。湿热风邪，伤及血络，可致便后出血，或便中带血，血色鲜红或晦暗。此脏毒肠风下血不止，纯用辛凉苦寒之药，方中诸药配合，泄肠胃之热，消肠中风邪，血得凉而宁静，则病自然减矣。

槐花散方解

服药时间	服药次数	服药温度
饭前服用	日三服	温

※ 1斤≈500g　1两≈31.25g　1钱≈3.125g　1分≈0.3125g

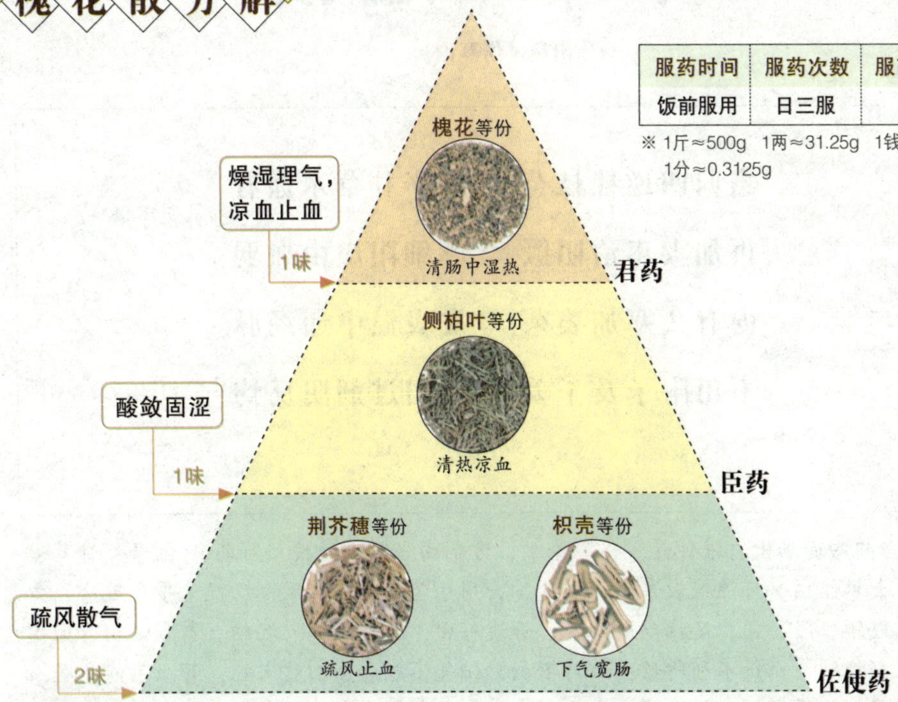

槐花	侧柏叶	荆芥穗	枳壳
0.012元/g	0.003元/g	0.022元/g	0.018元/g

※ 此价格为市场价，仅供参考

药材真假识别

栀子非正品之水栀子：本品呈长椭圆形。果皮稍厚，内表面红黄色或鲜黄色，亦有的颜色不鲜明，有光泽，折断面鲜黄色。种子团含种子110～250粒，单粒种子扁卵圆形。气微，味微酸而苦。

◆ **组 成**

槐花、侧柏叶、荆芥穗炒黑、枳壳各等份。

◆ **用 法**

上述四味药研成细末，用清米汤调服二钱，饭前空腹服用。若作汤剂，水煎服。

◆ **功 效**

清肠止血，疏风下气。

◆ **主 治**

肠风脏毒下血。症见便前出血，或便后出血，或粪时出血，痔疮出血，血色鲜红或晦暗（脏毒下血则晦暗），舌红，脉数等。

◆ **临证加减**

大肠热盛，加黄连、黄柏以清肠中之热；便血且出血量多，加大蓟、地榆、小蓟以加强凉血止血之功。

◆ **现代运用**

主要用于肛裂、痔疮、结肠炎等属风热湿毒下迫大肠者。

◆ **使用注意**

不宜久服；便血日久而正气亏损者，不宜单用本方。

当归四逆汤

出自《伤寒论》

当归四逆桂枝芍　细辛甘草木通着
再加大枣治阴厥　脉细阳虚由血弱
内有久寒加姜茱　发表温中通经脉
不用附子及干姜　助阳过剂阴反灼

阴厥：即寒厥。是由阳虚阴盛而引起的厥证。此是因阳虚血弱，又受寒邪，寒凝经脉，四末失其温养，而致手足厥冷。

灼：烧灼，即煎熬阴液。

过：太甚。

方解 当归四逆汤出自张仲景《伤寒论》，方剂由当归、桂枝、芍药、细辛、甘草、木通、大枣组成。可温经散寒，养血通脉，用于治疗血虚寒厥证。症见手足厥冷，口不渴，或腰、股、腿、足疼痛或麻木，舌淡苔白，脉细欲绝或沉细。本方证由营血虚弱，寒凝经脉，血行不利所致：血行不利，阳气不能达于四肢末端，营血不能充盈血脉，遂呈手足厥寒、脉细欲绝。本方剂中配伍之各方共奏温经散寒，养血通脉之效。温而不燥，补而不滞，阴寒除，证自愈。

药材真假识别

槐花正品：本品皱缩而卷曲，花瓣多散落。完整者花萼钟状，黄绿色。体轻。气微，味微苦。

当归四逆汤方解

君药 温补肝血，祛寒		臣药 助君药温经散寒		佐使药 补血养阴		
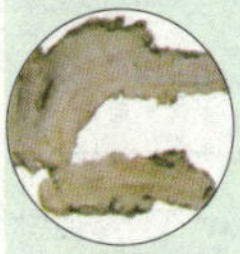	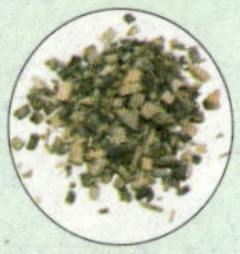	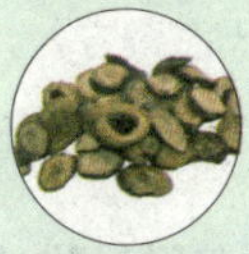	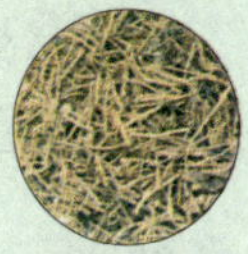	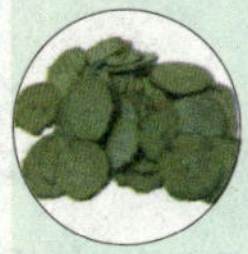	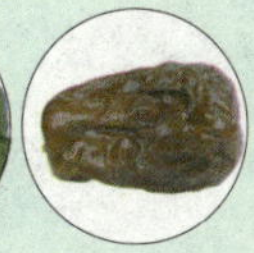	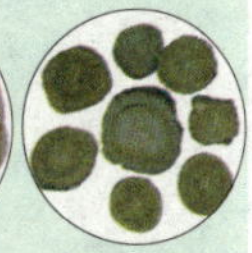
当归三两 补血和血	**桂枝**三两 温经散寒	**芍药**三两 养血和营	**细辛**三两 温经散寒	**木通**二两 通利血脉	**大枣**二十五枚 益气补血	**甘草**二两 益气健脾

服药时间：饭后 **服药次数**：日三服 **服药温度**：温　※ 1斤≈500g　1两≈31.25g　1钱≈3.125g　1分≈0.3125g

当归	桂枝	芍药	细辛	木通	大枣	甘草
0.05元/g	0.03元/g	0.07元/g	0.07元/g	0.01元/g	0.02元/g	0.11元/g

※ 此价格为市场价，仅供参考

组成

当归、桂枝、芍药、细辛各三两，甘草、木通各二两，大枣二十五枚。

用法

上述七味药水煎，分三次温服。

功效

温经散寒，养血复脉。

主治

阳气不足而又血虚，外受寒邪。症见手足厥冷，舌淡苔白，脉细欲绝或沉细。亦可治寒入经络所致的腰、股、腿、足疼痛。

临证加减

内有久寒，脘痛呕逆，加生姜、吴茱萸以温阳散寒；血虚明显，面色无华，加鸡血藤、阿胶以养血和营；寒凝血滞，肢节疼痛，加乳香、仙茅、没药以温经活血止痛；风稽经络，手足麻木，加威灵仙、黄芪、僵蚕以益气祛风疏通经络等。

现代运用

主要用于血栓闭塞性脉管炎、坐骨神经痛、风湿性关节炎、多发性神经炎、雷诺病、小儿硬皮肿等。

使用注意

素体湿热偏盛或阴虚内热者，禁用本方。

细辛 草部 山草类

祛风散寒，通窍止痛，温肺化饮

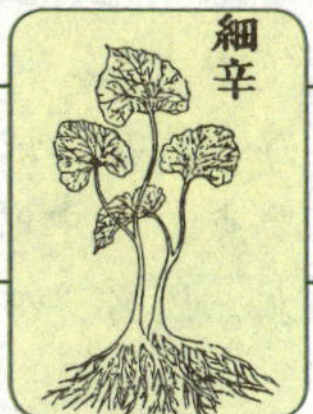
細辛

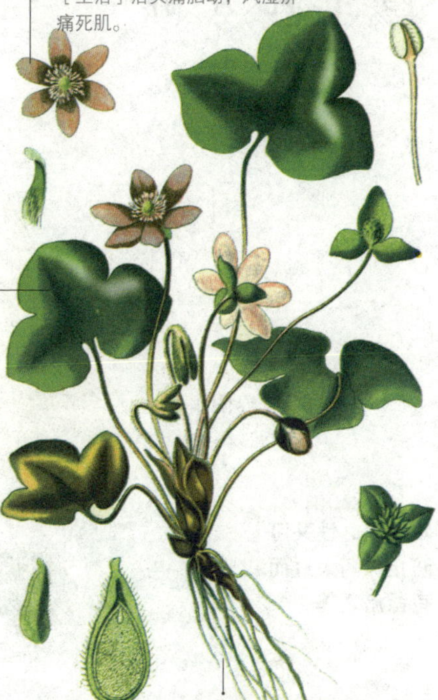
花
[性味] 味辛，性温，无毒。
[主治] 治头痛脑动，风湿痹痛死肌。
叶
[性味] 味辛，性温，无毒。
[主治] 润肝燥，治督脉为病，脊强而厥。
根
[性味] 味辛，性温，无毒。
[主治] 治咳逆上气。

药材真假识别

槐花非正品之刺槐花：本品花萼钟状，有5裂齿，稍二唇形，上有红色斑点。花瓣5枚，白色；翼瓣弯曲，具耳；龙骨瓣背部愈合。雄蕊10枚。

四生丸

出自《杨氏家藏方》

四生丸用三般叶　侧柏艾荷生地协　协：合，和。

等分生捣如泥煎　血热妄行止衄惬　惬（妾）：满意，称心。

方解 四生丸出自《杨氏家藏方》，原名“四味丸”，后在《普济方》中将其更名为“四生丸”，方剂由侧柏叶、艾叶、荷叶、生地黄组成。具有凉血止血之功，用于治疗血热妄行证所致的吐血、衄血、内热暴傚之出血，以血色鲜红，舌红，脉数为证治要点。方中四味药材，均有凉血止血之功效。又因四位药材均为生用，并捣为泥成丸，故名“四生丸”。

四生丸方解

服药时间	服药次数	服药温度
饭后服用	日一服	温

※ 1斤≈500g　1两≈31.25g　1钱≈3.125g　1分≈0.3125g

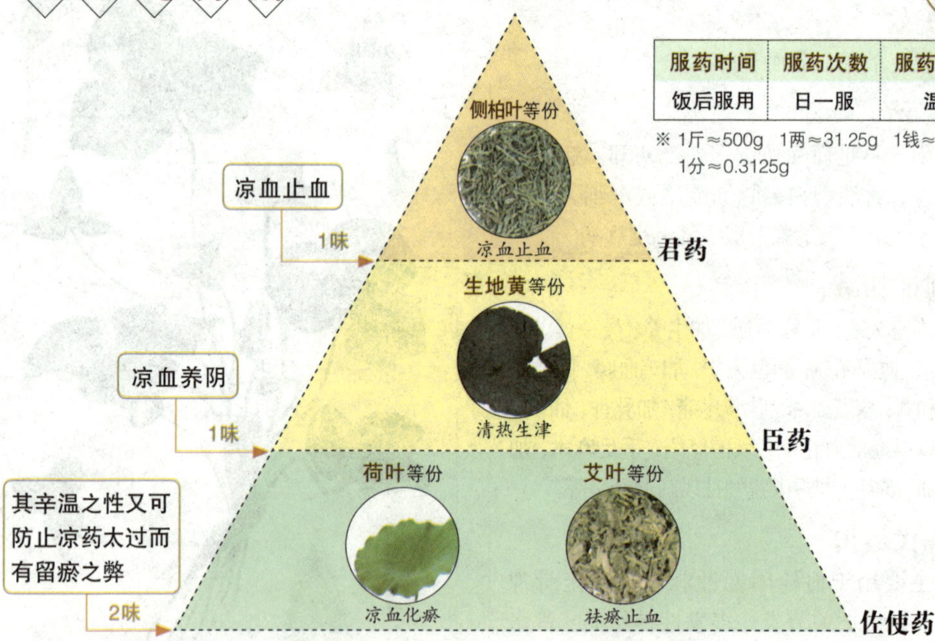

侧柏叶	生地黄	荷叶	艾叶
0.003元/g	0.09元/g	0.07元/g	0.02元/g

※ 此价格为市场价，仅供参考

药材真假识别

侧柏叶正品：本品多分枝，小枝扁平，长短不一。叶细小，鳞片状，背腹向叶两面露出部分为斜方形，叶片中央具腺槽，成熟枝上叶渐稀疏，深绿色或黄绿色。质脆，易折断。气微清香，味苦涩、微辛。

◆组成

侧柏叶、艾叶、荷叶、生地黄各等份。

◆用法

上述四味药捣烂做成鸡子大的丸药，每次用一丸，水煎服。亦可作汤剂，去渣后，水煎服。

◆功效

凉血止血。

◆主治

血热妄行。症见吐血、衄血，血色鲜红，口干咽燥，舌红或绛，脉弦数等。

◆临证加减

若出血量较多，加小蓟、仙鹤草、藕节、白茅根，以加强凉血止血之力；若热盛伤阴甚，加麦冬、玄参以发挥其滋阴生津之效。

◆现代运用

主要用于肺结核、胃溃疡吐血及支气管扩张之咳血、慢性特发性血小板减少性紫癜、妇人更年期功能性子宫出血等属血热妄行者。

◆使用注意

虚寒性出血者禁用。

白鲜 草部 山草类

湿疹 疥癣 风湿热痹

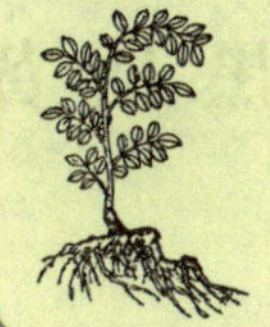
皮鲜白

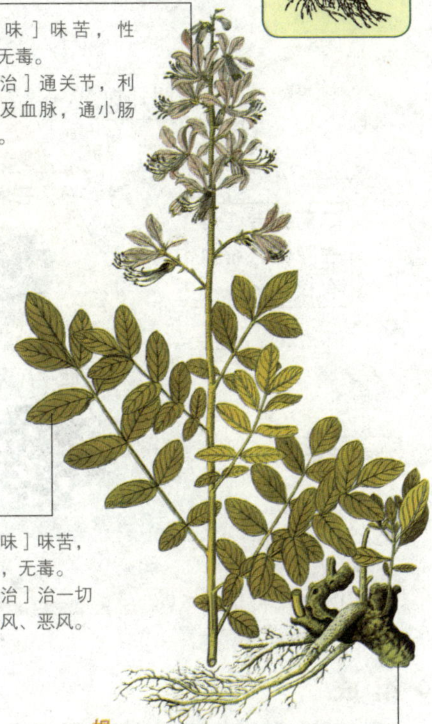
花
［性味］味苦，性寒，无毒。
［主治］通关节，利九窍及血脉，通小肠水汽。
叶
［性味］味苦，性寒，无毒。
［主治］治一切热毒风、恶风。
根
［性味］味苦，性寒，无毒。
［主治］主头风黄疸，咳逆淋漓。

黑地黄丸

出自《素问病机气宜保命集》

黑地黄丸用地黄　还同苍术味干姜

多时便血脾虚陷　燥湿滋阴两擅长

陷：下降沉降。

方解 黑地黄丸出自刘完素的《素问病机气宜保命集》，方剂由熟地黄、苍术、五味子、干姜组成。益脾补肾，主治脾肾不足，房劳虚损，形瘦无力，面色青黄，舌质淡胖，脉虚弱及血虚久痔。方中诸药合用，滋而不腻，温而不燥，共奏补脾益肾之功。

药材真假识别

侧柏叶非正品之柏木：本品与侧柏相似，主要不同点为：小枝细长，下垂，鳞形叶背腹向叶不紧贴小枝，先端尖成刺状突出。

黑地黄丸方解

服药时间	服药次数	服药温度
饭后服用	日两服	温

※ 1斤≈500g 1两≈31.25g 1钱≈3.125g 1分≈0.3125g

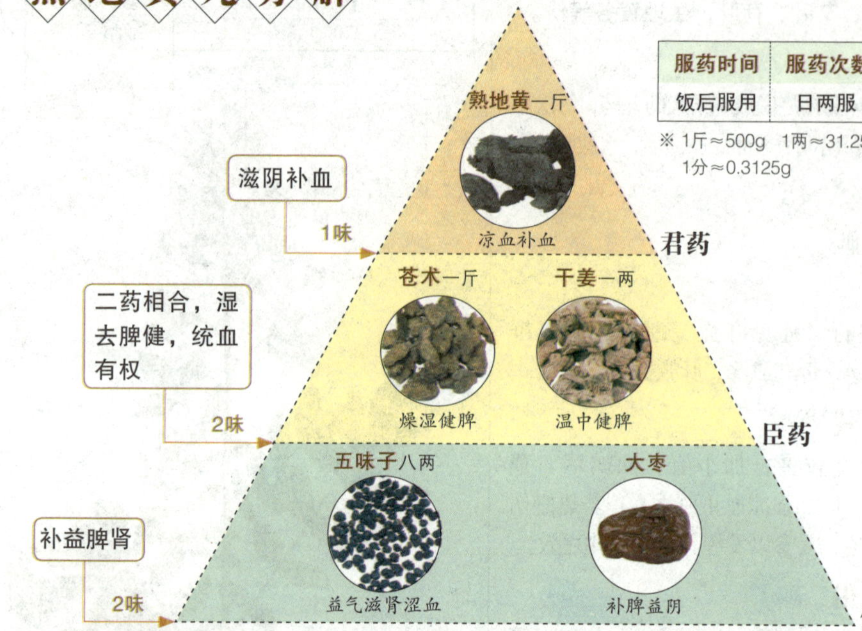

熟地黄	苍术	干姜	五味子	大枣
0.1元/g	0.05元/g	0.014元/g	0.06元/g	0.02元/g

※ 此价格为市场价，仅供参考

◆ 组 成

熟地黄、苍术各一斤，五味子八两、干姜一两（春季七钱，夏季五钱）。

◆ 用 法

上述四味药共研细末，与枣肉共和做丸，丸如梧桐子大，每次服用一百丸，用时米汤送下。

◆ 功 效

滋阴补血，燥湿温中。

◆ 主 治

便血久痔，脾胃虚弱。症见多次便血，面色青黄，神疲乏力等。

延胡索 草部 山草类

活血 利气 止痛

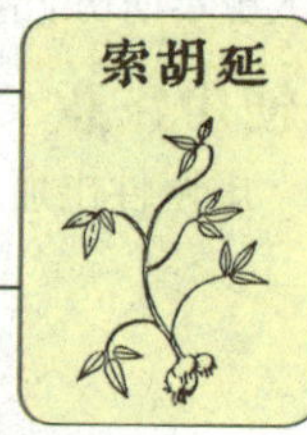

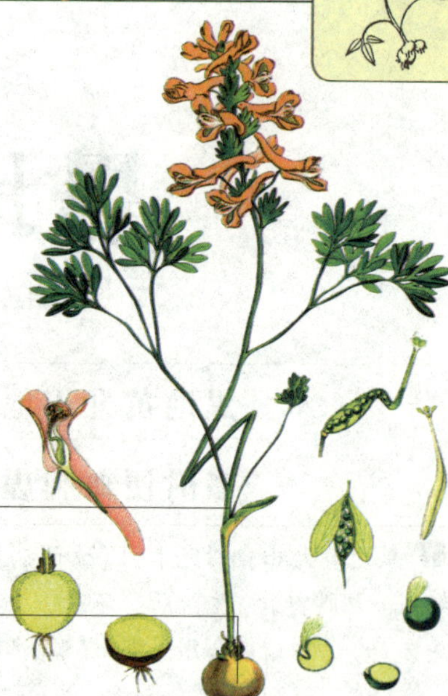

茎

[性味] 味辛，性温，无毒。

[主治] 能治腹中结块，崩漏。

根

[性味] 味辛，性温，无毒。

[主治] 能破血，疗妇人月经不调。

药材真假识别

秦艽正品：本品呈类圆锥形、圆柱形而扭曲。长10～30cm，直径1～3cm。表面黄棕色或灰黄色，具纵向或稍扭曲的细皱纹。顶端有茎基及纤维状的叶鞘残基。质硬而脆，易折断。气特异。

秦艽白术丸

出自《兰室秘藏》

秦艽白术丸东垣	归尾桃仁枳实攒
地榆泽泻皂角子	糊丸血痔便艰难
仍有苍术防风剂	润血疏风燥湿安

攒：聚集，集中。

血痔：指便血明显的痔疮。可分内痔和外痔二种。

方解 秦艽白术丸出自李东垣的《兰室秘藏》，方剂由秦艽、白术、当归尾、桃仁、地榆、枳实、泽泻、皂角组成。可去热除湿理血，润肠通便，用于治疗血痔便秘。症见痔疮有脓血，大便燥硬，疼痛难忍。长期慢性疾病可造成腹压上升，盆腔瘀血。慢性肝炎、肝硬化、腹泻、结肠炎等均是肛肠疾病发生的诱因。

方中诸药配合可润燥和血，润肠通便，又因以秦艽、白术为主药，故名“秦艽白术丸”。

秦艽白术丸方解

君药 导热祛湿利二便

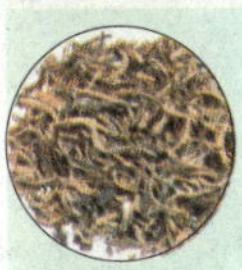

秦艽一两
散风祛湿

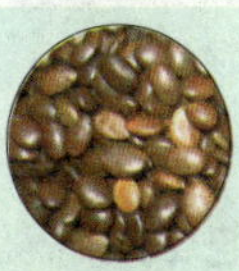

皂角子一两
润燥通便

臣药 活血化瘀止痛

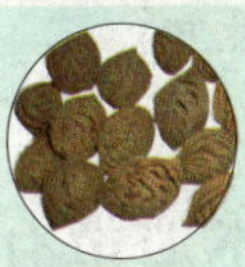

桃仁一两
活血祛瘀

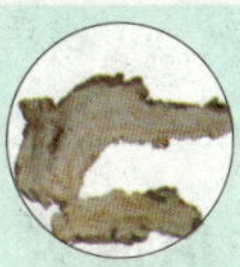

当归尾五钱
润肠通便

佐使药 活血祛瘀消痔

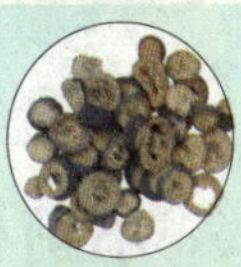

枳实五钱
下气破结

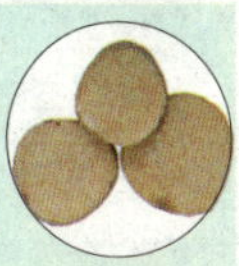

泽泻五钱
渗利湿热

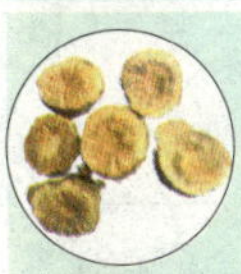

地榆三钱
凉血止血

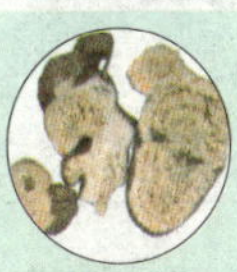

白术五钱
健脾燥湿

服药时间：早饭前 **服药次数：**日一服 **服药温度：**温

※ 1斤≈500g 1两≈31.25g 1钱≈3.125g 1分≈0.3125g

秦艽	皂角子	桃仁	当归尾	枳实	泽泻	地榆	白术
0.08元/g	0.01元/g	0.09元/g	0.05元/g	0.04元/g	0.014元/g	0.003元/g	0.16元/g

※ 此价格为市场价，仅供参考

药材真假识别

秦艽非正品之西藏黑秦艽：本品呈圆锥形或圆柱形，绞合成麻花状。表面黑色或棕黑色，外被棕黑色的胶质物，具沟纹和裂隙。质硬脆，难折断，断面黑色或棕黑色，气微而特异，味苦微涩。

◆ 组成

秦艽、桃仁、皂角子（烧存性）各一两，白术、当归尾、枳实、泽泻各五钱，地榆三钱。

◆ 用法

上述八味药共研细末，与桃仁泥共研匀，煎熟后制成芡实大小丸药，每次服五十至七十丸，空腹时以温开水送下。

◆ 功效

疏风活血，凉血止血，润燥通便。

◆ 主治

血痔、痔漏。症见便中有脓血，大便燥结，痛不可忍等。

附方

方名	组成	用法	功用	主治
秦艽苍术汤	秦艽、桃仁、皂角子各一钱，苍术、防风各七分，黄柏五分，当归尾、泽泻各三分，槟榔一分、大黄少许	药剂研成粗末后，水煎服	疏风祛湿，活血止痛	痔漏、痔疮，大便秘结，疼痛
秦艽防风汤	秦艽、防风、当归、白术各一钱五分，炙甘草、泽泻各六分，大黄、橘皮各三分，柴胡、升麻各二分，桃仁30个、红花少许、黄柏五分	共为粗末，水煎服	疏风清热，活血止痛	痔漏，大便时疼痛

小蓟饮子

出自《济生方》

小蓟饮子藕蒲黄　木通滑石生地襄

归草黑栀淡竹叶　血淋热结服之良

血淋：淋证之一。即小便淋涩不畅，尿时痛而有血。又有血虚、血冷、血热、血瘀之分。本方所治血淋是瘀热结于下焦所致。

方解 小蓟饮子出自《济生方》，方剂由小蓟、藕节、蒲黄、木通、滑石、当归、炙甘草、栀子、淡竹叶、生地黄组成，可凉血止血，利尿通淋。

热结下焦，蕴于膀胱，气化失司，故小便频数；热伤血络，阴血外溢，故尿中带血。方中以凉血止血与利水通淋药配伍，止血之中兼以化瘀，血止而不留瘀；利水通淋中兼以养阴血，利尿泻火养阴。下焦热结之血淋、尿血之证自愈。

药材真假识别

桃仁正品：本品呈长卵形。表面黄棕色至红棕色，密布颗粒状突起。一端尖，中部膨大，另一端钝圆稍偏斜，边缘较薄；种皮薄，类白色，富油性。气微，味微苦。

小蓟饮子方解

君药 导湿热

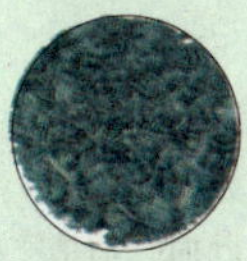

小蓟半两
凉血止血

臣药 使血止而不留瘀

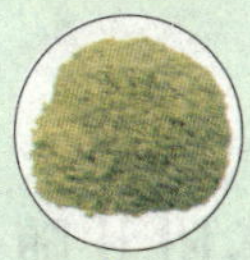

蒲黄半两
止血化瘀

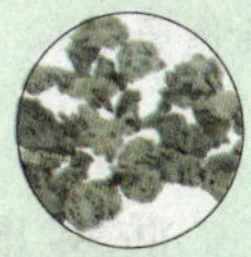

藕节半两
止血散瘀

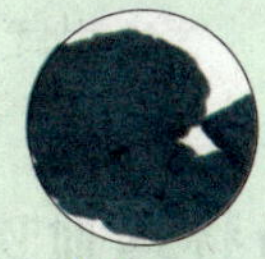

生地四两
凉血养阴

佐使药 清热利尿通淋

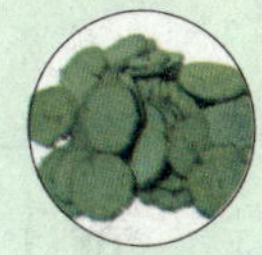

木通半两
清热利尿

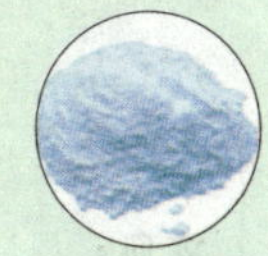

滑石半两
利窍通水

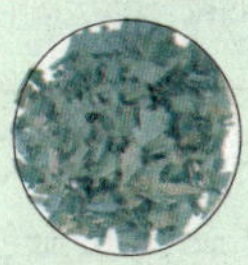

淡竹叶半两
清心利尿

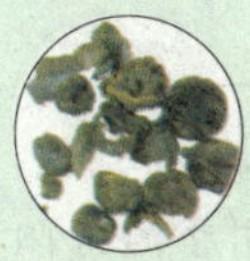

栀子半两
清热泻火除烦

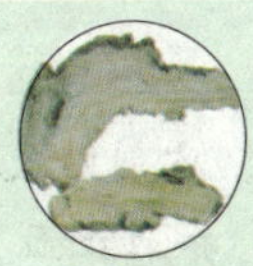

当归半两
养血益阴

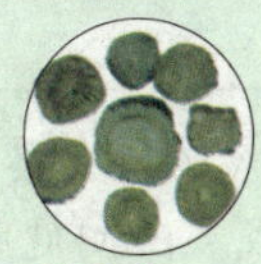

炙甘草半两
调和诸药

服药时间：饭后 **服药次数：**日三服 **服药温度：**温

※ 1斤≈500g 1两≈31.25g 1钱≈3.125g 1分≈0.3125g

小蓟	蒲黄	藕节	生地	木通
0.006元/g	0.12元/g	0.005元/g	0.09元/g	0.01元/g
滑石	淡竹叶	栀子	当归	炙甘草
0.003元/g	0.007元/g	0.03元/g	0.05元/g	0.11元/g

※ 此价格为市场价，仅供参考

组成

小蓟、藕节、蒲黄、木通、滑石、当归、炙甘草、栀子炒黑、淡竹叶各半两，生地黄四两。

用法

上述十味药研成粗末，每次服用四钱，水煎后，去渣温服，饭前空腹服用。

功效

凉血止血，利尿通淋。

主治

下焦热结之血淋、尿血。症见尿中带血，小便频数，赤涩热痛，舌红脉数等。

临证加减

热甚淋重，加蒲公英、鱼腥草、石韦以利尿通淋；瘀阻尿道疼痛甚，加川牛膝、琥珀以化瘀止痛；尿中带石而尿血，加海金沙、金钱草、鸡内金以化石通淋。

现代运用

主要用于急性肾小球肾炎、尿路感染、急性肾盂性肾炎、泌尿系统结石等属热结下焦者。

药材真假识别

桃仁正品山桃仁：本品呈类卵圆形，较小而肥厚，长约0.9cm，宽约0.7cm，厚约0.5cm。

黄土汤

出自《金匮要略》

远血：即是先下便后下血，血色黯黑，因其是远离直肠、肛门部位的出血，故名。

黄土汤将远血医　胶芩地术附甘随
更知赤豆当归散　近血服之效亦奇

近血：即是排便时先下血后大便，血色多鲜红，其出血部位接近直肠或肛门，故名。多见于肠风、痔疮下血。

方解 黄土汤出自张仲景的《金匮要略》，方剂由伏龙肝、阿胶、黄芩、干地黄、白术、附子（炮）、甘草组成。温阳健脾，养血止血，用于治疗阳虚便血，吐血、衄血，妇人崩漏，血色暗淡，四肢不温，面色萎黄，舌淡苔白，脉沉细无力者。本方所治诸证皆因脾阳不足，中焦虚寒，失去统摄所致。方中诸药配合，寒热并用，标本兼治，刚柔相济，善补脾阳，温阳而不伤阴，滋阴而不碍阳。

黄土汤方解

服药时间	服药次数	服药温度
饭后	日两服	温

※ 1斤≈500g　1两≈31.25g　1钱≈3.125g　1分≈0.3125g

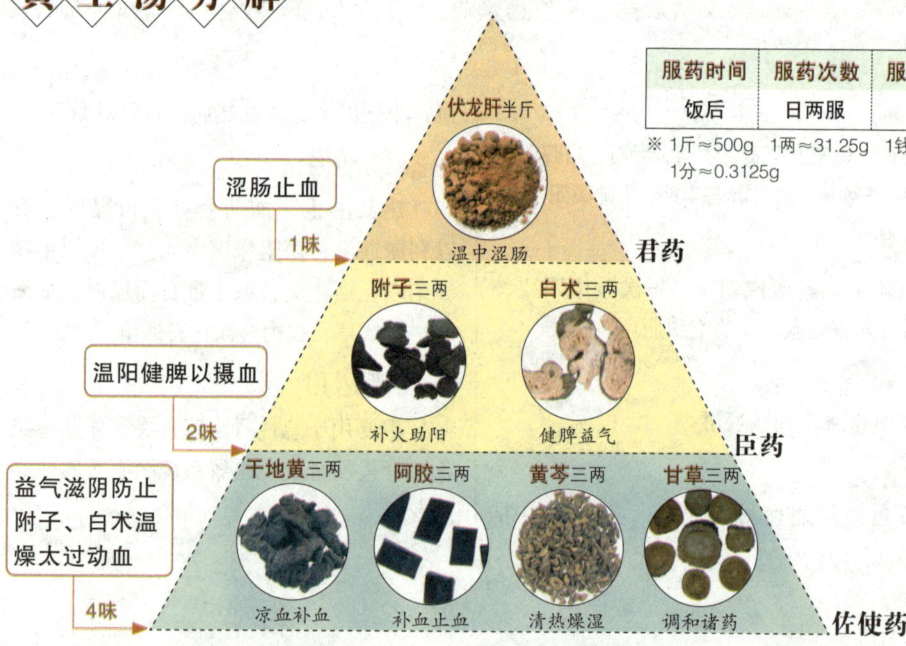

伏龙肝	附子	白术	干地黄	阿胶	黄芩	甘草
0.004元/g	0.025元/g	0.16元/g	0.09元/g	0.13元/g	0.017元/g	0.11元/g

※ 此价格为市场价，仅供参考

药材真假识别

阿胶非正品之黄明胶：本品呈长方形块状，大小不一，常切成小块。表面棕黑色，略带光泽。质硬，脆。断面乌黑，有玻璃样光泽，气微腥。

◆ 组成

伏龙肝（灶心黄土）半斤、阿胶、黄芩、干地黄、白术、附子（炮）、甘草各三两。

◆ 用法

先将伏龙肝水煎取汤，再煎余药，分两次服。

◆ 功效

温阳健脾，养血止血。

◆ 主治

远血证。症见先便后血，血色黯淡，四肢寒而不温，面色萎黄，脉沉细无力，舌淡苔白。亦可治衄血、吐血及妇人崩漏等。

◆ 临证加减

气虚神疲乏力，加黄芪、党参以健脾益气；出血较多，加三七粉、白及、仙鹤草止血；胃纳差，阿胶易为阿胶珠，并入焦山楂，以增强健胃；脾虚便溏，黄芩易为炒黄芩，加茯苓、党参以健脾。

◆ 现代运用

主要用于功能性子宫出血、十二指肠溃疡及胃出血、痔疮出血等病症者。

◆ 使用注意

热盛动血者，禁用本方。如缺灶心黄土，可以赤石脂替之。

贝母 草部 山草类

清热润肺 化痰止咳

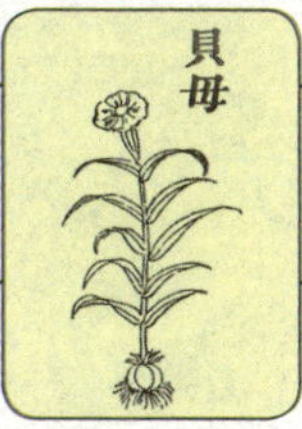

花
［性味］味辛，性平，无毒。
［主治］主喉痹乳难，破伤风。

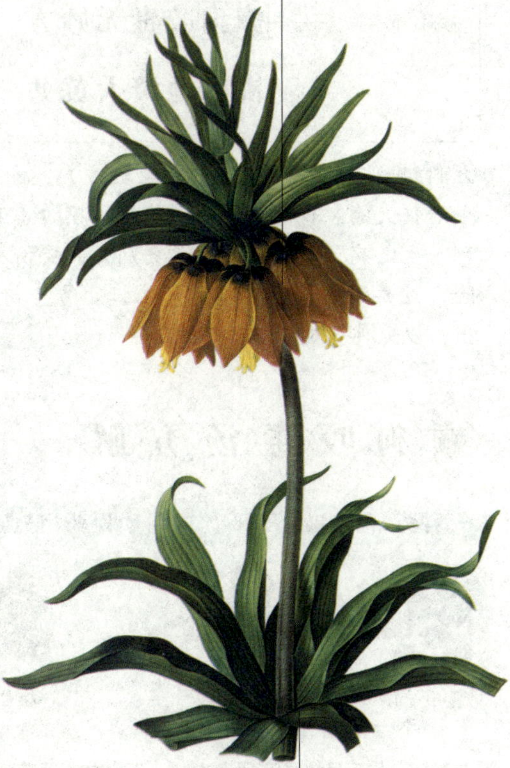

叶
［性味］味辛，性平，无毒。
［主治］主伤寒烦热，邪气疝瘕。

附方

方名	组成	用法	功用	主治
赤小豆当归散	赤小豆三升浸令芽出，晒干，当归十两	二药共研细末，每次用浆水（即炊粟米熟，浸冷水中至味酸。或用林米和曲酿成，如醋而淡）调服方寸匕，日三次	清利湿热，养血活血	近血证。症见下血，先血后便，血色鲜红，舌红、脉数等

药材真假识别

阿胶伪制品：本品呈长方块形，厚薄不一，表面黑褐。质硬，不易断碎，断面灰黑色，略具玻璃光泽，具黏性，略带腥气，味微甜。

癫狗咬毒汤

出自《象山县验方》

癫狗：即疯狗。——**癫狗**咬毒无妙方　毒传迅速有难当

桃仁地鳖大黄共　蜜酒浓煎连滓尝

方解 癫狗咬毒汤出自《象山县验方》，方剂由桃仁（去皮尖）、地鳖虫、大黄组成，主治狂犬病。我国早在明·胡濙编撰的《卫生易简方》中就有记载“疯狗咬伤，乃九死一生之病”。病狗为中毒之病犬，咬伤人体后，其毒进入人体血分，发展迅速有危险，故毒滞留血分为本方的主证。方中诸药合用，破血逐瘀排毒，使毒瘀从二便排出，以免毒气攻心。

癫狗咬毒汤方解

君药 荡逐瘀血毒邪

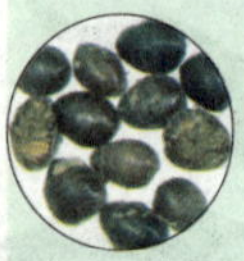

地鳖虫七个

破血逐瘀

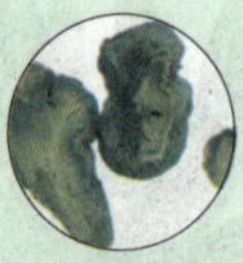

大黄三钱

解毒消痈

臣药 破血行瘀

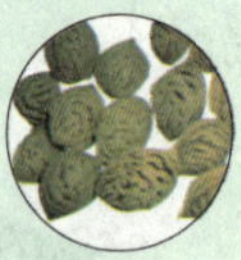

桃仁七个

活血化瘀

佐使药 逐瘀不伤正

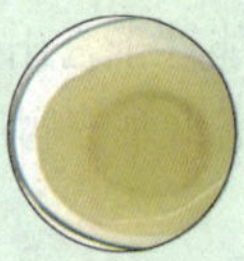

白蜜三钱

益气补中、解毒

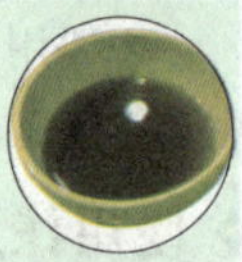

陈酒一碗

行气活血

服药时间：伤后尽快服用 **服药次数**：不拘次服 **服药温度**：温

※ 1斤≈500g　1两≈31.25g　1钱≈3.125g　1分≈0.3125g

地鳖虫	大黄	桃仁	白蜜	陈酒
0.1元/g	0.03元/g	0.09元/g	0.05元/g	0.01元/g

※ 此价格为市场价，仅供参考

◆ 组成

桃仁（去皮尖）七个，地鳖虫（活去足，酒醉死）七个，大黄三钱。

◆ 用法

上述三味药共研细末，加白蜜三钱，陈酒一碗共煎，连渣服用。

◆ 功效

破血逐瘀排毒。

◆ 主治

狂犬病。

药材真假识别

五灵脂正品之灵脂块：本品呈不规则的块状，大小不一。表面黑棕色、红棕色或灰棕色，凹凸不平，有油润性光泽。黏附的颗粒呈长椭圆形，表面常裂碎，显纤维性。质硬，断面黄棕色树脂状物质。气腥臭。

少腹逐瘀汤

出自《医林改错》

少腹逐瘀芎炮姜　元胡灵脂芍茴香

蒲黄肉桂当没药　调经止痛是良方

方解 少腹逐瘀汤出自王清任的《医林改错》，方剂由川芎、炮姜、元胡、炒五灵脂、赤芍、小茴香、蒲黄、肉桂、当归、没药组成，可活血祛瘀，暖经止痛。少腹瘀血为本方所治的主要方证，少腹气滞有寒为本方兼证。因腹中有寒，血寒生滞则腹痛。方中诸药合用，可活血化瘀，温经止痛。

少腹逐瘀汤方解

君药 活血祛瘀止痛

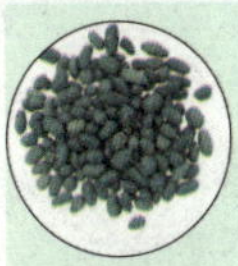

五灵脂二钱
疏通血脉

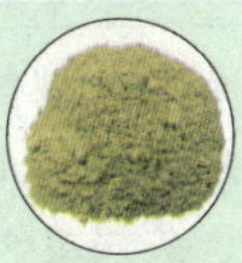

蒲黄三钱
止痛止血

臣药 助君药活血祛瘀止痛

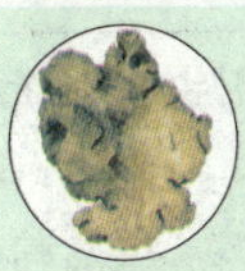

川芎一钱
活血行气

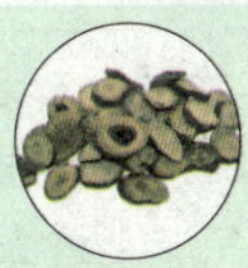

赤芍二钱
散瘀止痛

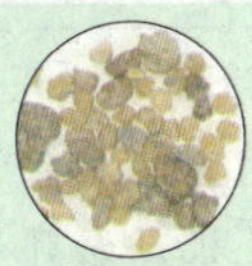

没药一钱
消肿生肌

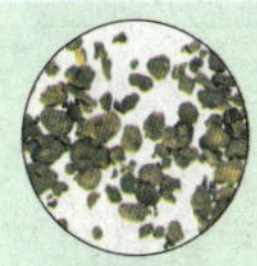

延胡索一钱
活血行气

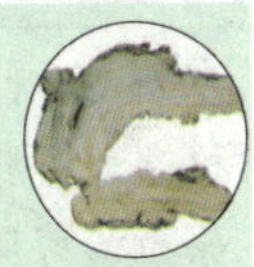

当归三钱
活血补血

佐使药 以行瘀止血

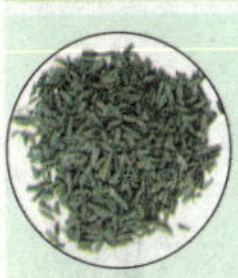

小茴香七粒
散寒理气

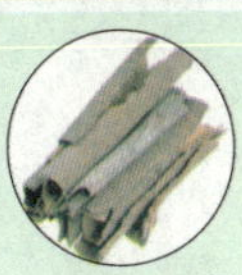

肉桂一钱
温经散寒

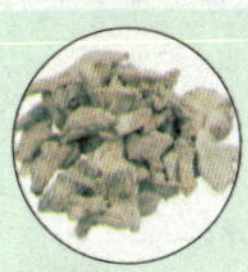

炮姜二分
暖胃散寒

服药时间：饭后 **服药次数**：一升分三次服 **服药温度**：温　※ 1斤≈500g　1两≈31.25g　1钱≈3.125g　1分≈0.3125g

五灵脂	蒲黄	川芎	赤芍	没药	延胡索	当归	小茴香	肉桂	炮姜
0.04元/g	0.12元/g	0.02元/g	0.07元/g	0.023元/g	0.07元/g	0.05元/g	0.02元/g	0.03元/g	0.006元/g

※ 此价格为市场价，仅供参考

药材真假识别

五灵脂非正品之飞鼠粪：本品为粪尿黏结干燥而成的团块，大小不一。表面黑褐色，凹凸不平。质硬，不易破碎，破碎面可见散在粪粒。淡黄色，纤维性。气微，味苦涩。

◆组成

川芎、元胡、没药、肉桂各一钱，炒五灵脂、赤芍各二钱，蒲黄、当归各三钱，炮姜二分，小茴香七粒。

◆用法

上述十味药，水煎服。

◆功效

活血祛瘀，温经止痛。

◆主治

少腹瘀血积块疼痛或不作痛，或痛而无积块，或少腹胀满，或经期腰酸少腹胀，或月经频多，一月见三、五次，血色或紫或黑，或有瘀块，或崩漏兼少腹疼痛等。

血府逐瘀汤

出自《医林改错》

血府逐瘀归地桃　红花枳壳膝芎饶

柴胡赤芍甘桔梗　血化下行不作劳

血府：王清任认为膈以上胸腔为血府。

方解　血府逐瘀汤出自王清任的《医林改错》，方剂由生地黄、当归、桃仁、红花、枳壳、牛膝、川芎、柴胡、赤芍、甘草、桔梗组成。可活血祛瘀，行气止痛。本方原为治疗胸中瘀血阻碍气机，兼肝郁气滞之瘀血证。症见胸痛、头痛日久不愈，痛如针刺而有定处，舌质黯红，脉涩或弦紧等。本方从桃红四物汤化生而来，不仅可化血之瘀滞，又可降气之郁结，活血而不耗血，祛瘀又能繁新，使“血府”之瘀逐去而气机畅通，从而诸证皆除，故名“血府逐瘀汤”。

血府逐瘀汤方解

君药　活血祛瘀

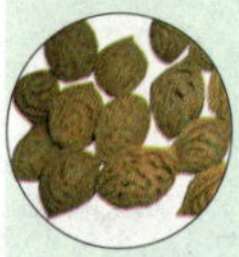

桃仁四钱
破血润燥

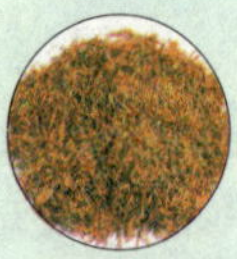

红花三钱
祛瘀止痛

臣药　助君药活血祛瘀，祛瘀不伤

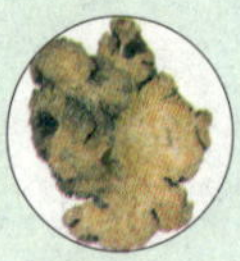

川芎一钱半
活血行气

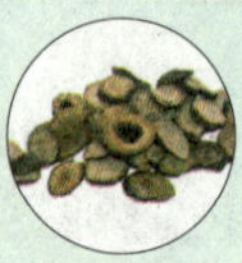

赤芍二钱
散瘀止痛

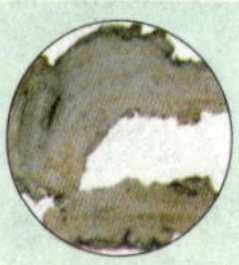

当归三钱
活血补血

佐使药　调畅气机

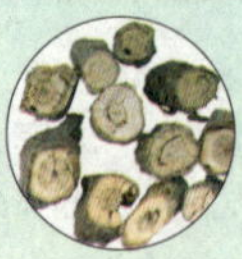

柴胡一钱
理气行滞

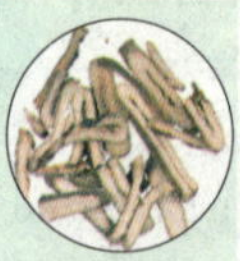

枳壳二钱
破痰利膈

药材真假识别

赤芍正品：本品呈圆柱形，稍弯曲。表面暗棕色至黑棕色，粗糙，有横向凸起的皮孔，具深而弯曲的纵沟纹。质硬而脆，易折断，断面平坦，显粉性。皮部窄，淡粉红色。气微香，味酸涩。

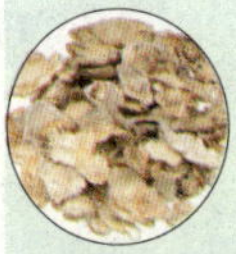

桔梗一钱半
宽胸行气

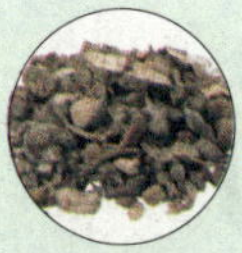

牛膝三钱
活血通经

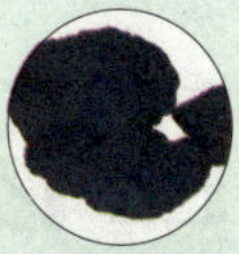

生地黄三钱
滋阴养血

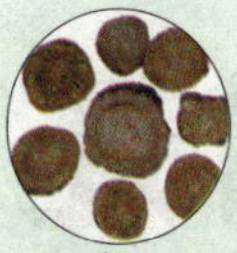

甘草二钱
调和诸药

服药时间：饭后服用 **服药次数：**日一服 **服药温度：**温

※ 1斤≈500g 1两≈31.25g 1钱≈3.125g 1分≈0.3125g

桃仁	红花	川芎	赤芍	当归	柴胡	枳壳	桔梗	牛膝	生地黄	甘草
0.09元/g	0.1元/g	0.02元/g	0.07元/g	0.05元/g	0.08元/g	0.018元/g	0.05元/g	0.018元/g	0.09元/g	0.11元/g

※ 此价格为市场价，仅供参考

◆ 组成

生地黄、当归、红花、牛膝各三钱，川芎、桔梗各一钱半，柴胡一钱，赤芍、枳壳、甘草各二钱，桃仁四钱。

◆ 用法

上述11味药，水煎服。

◆ 功效

活血祛瘀，行气止痛。

◆ 主治

胸中血瘀，血行不畅。症见胸痛，头痛日久不愈，痛如针刺而有定处，或呃逆日久不止，或饮水即呛，干呕，或内热瞀闷，或心悸怔忡，或夜不能睡，或夜寐不安，或急躁善怒，或入暮潮热，或舌质黯红，舌边有瘀斑，或舌面有瘀点，唇暗或两目暗黑，脉涩或弦紧等。

◆ 临证加减

胸中刺痛甚，可加没药、乳香以活血止痛；胀痛甚，加香附、青皮行气止痛；胸闷，加薤白、栝楼以理气宽胸；胁下有血瘀，加丹参、郁金、鳖甲以活血消瘀化积；瘀热甚，重用赤芍、生地，加丹皮以凉血清热。

◆ 现代运用

主要用于脑动脉硬化、心脏病、胸部挫伤、脑血栓、肋软骨炎、肋间神经痛等病，临证加减用于多种疾病证属气滞血瘀者。

◆ 使用注意

本方活血祛瘀作用较强，孕妇禁用。

番红花 草部 隰草类

活血化瘀 凉血止毒 解郁安神

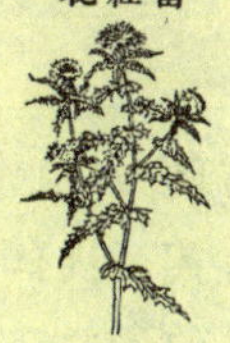

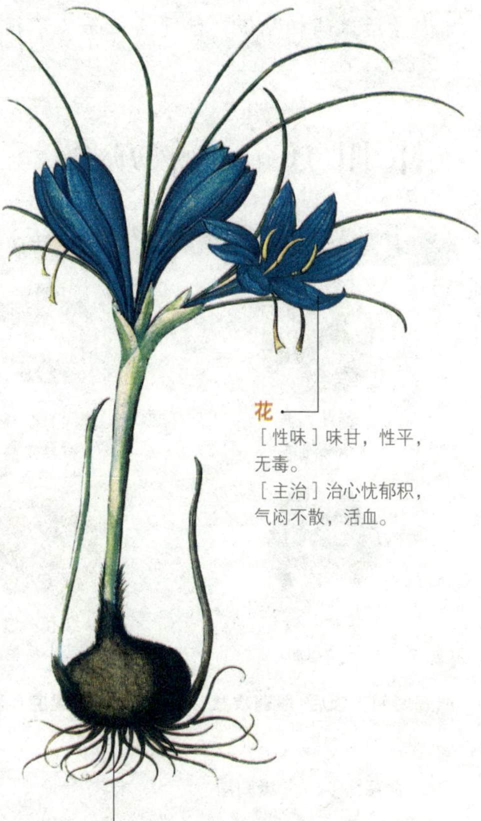

花
［性味］味甘，性平，无毒。
［主治］治心忧郁积，气闷不散，活血。

根
［性味］味甘，性平，无毒。
［主治］惊悸，气闷。

药材真假识别

赤芍非正品之块根赤芍：本品呈纺锤形，块状，长2～3cm，直径1～1.5cm。表面棕褐色，粗糙，有细皱纹，外皮易脱落。质硬而脆，断面浅黄色至棕黄色，可见放射状纹理，有时具裂隙。味苦微酸。

补阳还五汤

出自《医林改错》

补阳还五赤芍芎　归尾通经佐地龙

四两黄芪为主药　血中瘀滞用桃红

方解 补阳还五汤出自王清任的《医林改错》，方剂由赤芍、川芎、当归尾、地龙、黄芪、桃仁、红花组成。本方是王清任所创气虚血瘀理论的代表方剂。常用于中风后的治疗。以半身不遂，口眼歪斜，苔白脉缓或脉细无力为辨证要点。方中重用黄芪补气，与活血化瘀药配伍，功在益气活血，主治气虚血瘀之中风。大量补气药与少量活血药相配伍，行气活血而又不损正，共奏补气活血通络之功效。

补阳还五汤方解

君药 补脾胃之元气　**臣药** 活血养血化瘀　**佐使药** 通经活络；活血祛瘀

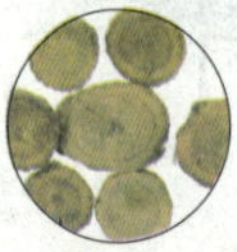
黄芪四两
祛瘀通络

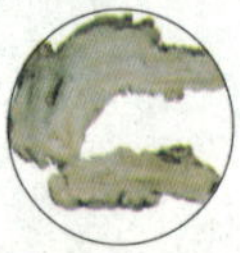
当归尾二钱
活血养血

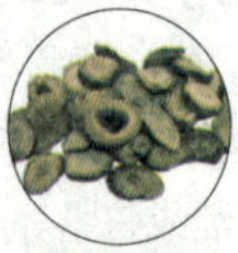
赤芍一钱半
散瘀止痛

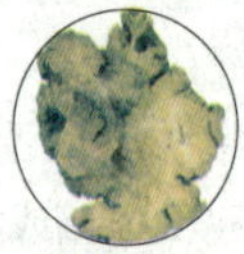
川芎一钱
活血行气

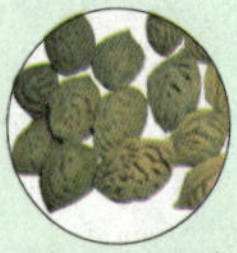
桃仁一钱
祛瘀润燥

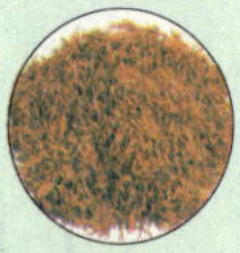
红花一钱
活血通经

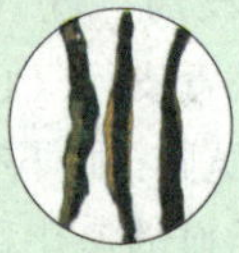
地龙一钱
通经活络

服药时间：饭后 **服药次数：**日三服 **服药温度：**温

※ 1斤≈500g　1两≈31.25g　1钱≈3.125g　1分≈0.3125g

黄芪	当归尾	赤芍	川芎	桃仁	红花	地龙
0.08元/g	0.05元/g	0.07元/g	0.02元/g	0.09元/g	0.1元/g	0.1元/g

※ 此价格为市场价，仅供参考

药材真假识别

赤芍正品之川赤芍：本品呈圆柱形，长5～20cm，直径0.7～2.5cm。刮去外皮者表面类白色至淡紫红色，具纵皱。未刮去外皮者棕红色或暗棕色，有的具分叉，可见明显的纵皱纹。气浓香，味苦甜。

◆ 组成

赤芍一钱半，川芎、地龙、桃仁、红花各一钱，当归尾二钱，黄芪四两。

◆ 用法

水煎服。

◆ 功效

补气，活血，通络。

◆ 主治

气虚血滞，脉络瘀阻而致中风后遗症。症见半身不遂，口角流涎，口眼歪斜，小便频数，或尿失禁，舌黯淡，苔白，脉缓等。

◆ 临证加减

脾胃虚弱而见乏力食少，加党参、白术补气健脾；风中经络，初得半身不遂，加防风、秦艽、络石藤以祛风通络；痰浊内阻见痰涎舌腻，加制陈皮、半夏、天竺黄以祛痰化浊；痰阻窍见舌强言謇，加石菖蒲、郁金、远志以开窍祛痰。

◆ 现代运用

主要用于脑梗塞、脑血栓、脑动脉硬化症、血管神经性头痛等属气虚血瘀者。

◆ 使用注意

黄芪宜重用，宜从30g开始，逐渐加量可至120g。风痰热瘀、闭阻脑络之中风者忌用。

复元活血汤

出自《医学发明》

复元活血汤柴胡　花粉当归山甲入

桃仁红花大黄草　损伤瘀血酒煎祛

祛：祛除，摆脱，去掉。

方解 复元活血汤出自《医学发明》，方剂由柴胡、花粉、当归、穿山甲、甘草、红花、桃仁、大黄组成。可活血化瘀，疏肝通络，主要用于治疗跌打损伤，胁肋瘀肿疼痛，痛不可忍，舌红苔黄，脉弦紧。

跌打损伤，必有瘀血积于两胁间，肝主藏血，其经行于两胁，气血瘀滞不通，不通则痛，无论何经之伤，皆应主治于脏。方中诸药合用，活血祛瘀，破瘀通络，消炎止痛。

药材真假识别

赤芍非正品之草芍药：本品呈不规则块状或纺锤状，多弯曲，较短。表面黄褐色，有纵沟纹，未去外皮处呈紫褐色。质坚硬，不易折断，断面灰白色，有放射状纹理。

复元活血汤方解

君药 攻散肋下瘀血

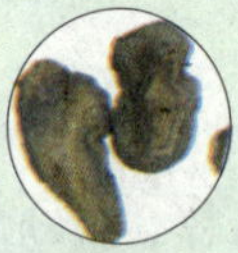
大黄一两
活血化瘀，引瘀血下行

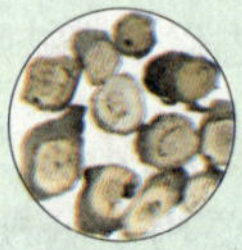
柴胡半两
疏肝调气，引药达病所

臣药 活血化瘀，消肿止痛

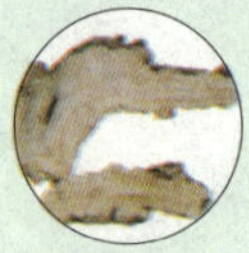
当归三钱
活血补血

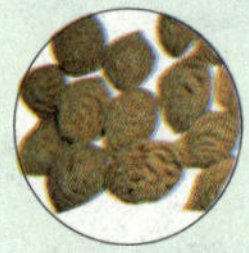
桃仁五十个
活血祛瘀

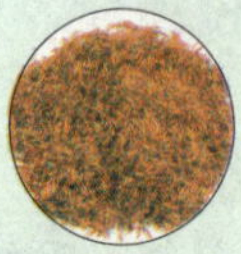
红花二钱
活血通经

佐使药 消瘀润燥

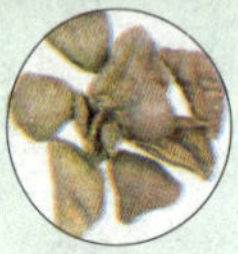
穿山甲二钱
破血逐瘀

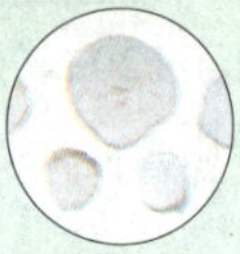
天花粉三钱
清热润燥

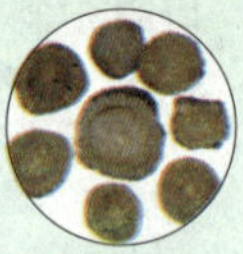
甘草二钱
缓急止痛

服药时间：饭前服用 **服药次数：**日两服 **服药温度：**温

※ 1斤≈500g 1两≈31.25g 1钱≈3.125g 1分≈0.3125g

大黄	当归	桃仁	红花	穿山甲	天花粉	甘草	柴胡
0.03元/g	0.05元/g	0.09元/g	0.1元/g	0.23元/g	0.014元/g	0.11元/g	0.08元/g

※ 此价格为市场价，仅供参考

◆ 组 成

柴胡半两，天花粉、当归各三钱，穿山甲（炮）、红花、甘草各二钱，桃仁（去皮尖）五十个，大黄酒浸一两。

◆ 用 法

上述八味药共研粗末，每次用一两，水酒煎（水和酒比例为3：1），去渣，温热服。

◆ 功 效

活血祛瘀，疏肝通络。

◆ 主 治

跌打损伤，瘀血留于胁下。胁肋疼痛不可忍。

◆ 临证加减

瘀痛重，配七厘散同用，也可酌加乳香、没药以助化瘀止痛；肿胀甚，加青皮、木香、香附以行气消肿止痛；瘀阻化热，大便干燥，可加芒硝以通便泻热。

◆ 现代运用

主要用于治疗胸胁软组织损伤、非化脓性肋软骨炎、骨折、肋间神经痛等属瘀血瘀滞者。

◆ 使用注意

药后痛减，可不服；孕妇禁用。

药材真假识别

红花正品：本品为不带子房的管状花。表面红黄色或红色。花冠筒细长，先端裂片呈狭条形，长0.5～0.8cm。花药聚合成筒状，黄白色。柱头长圆柱形，顶端微分叉。质柔软。气微香，味微苦。

第十章

祛风之剂

祛风之剂，以辛散祛风或熄风止痉药为主组成，疏散外风，平熄内风。风有内风、外风，内风应以平熄，外风则应发散。平熄有滋阴熄风、平肝熄风、泻火熄风、和血熄风等法。祛散有祛风除湿，疏风泄热，祛风养血，搜风逐寒等法。本章方剂分为疏散外风和平熄内风两类。

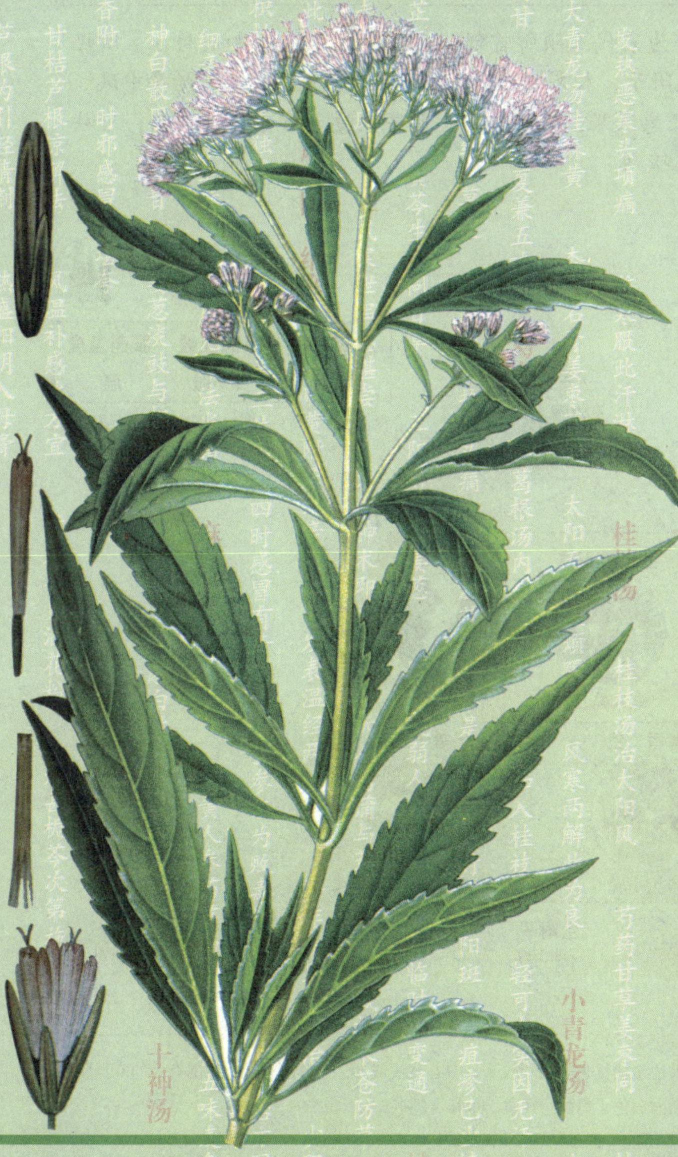

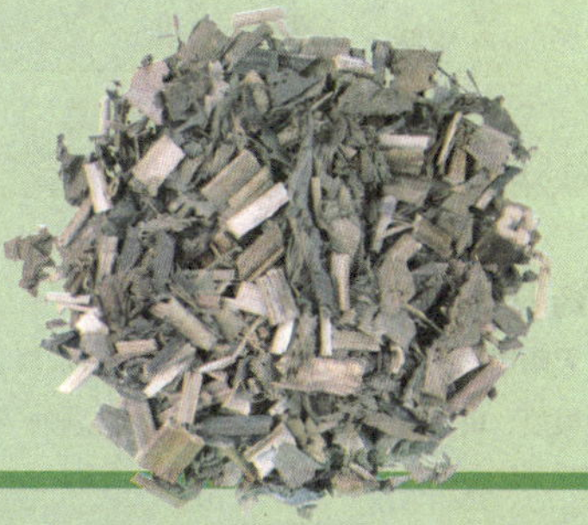

三生饮

出自《易简方》

三生：方中川乌、附子、南星三味药皆生用，取其力峻而行速，故名“三生饮”。

三生饮用乌附星　三皆生用木香听
加参对半扶元气　卒中痰迷服此灵

痰迷：即痰迷心窍（痰蒙心包）。主要症状有意识模糊，喉有痰声，胸闷，甚者昏迷不醒，苔白腻，脉滑等。

元气：即原气。包括元阴和元阳之气。禀受于先天而赖后天荣养而滋生，由先天之精所化，故名。

卒中：卒中，即中风，突然发生昏扑，不省人事等病证。

方解　三生饮出自《易简方》，为宋代王硕所首创，后被《太平惠民和剂局方》所记载。方剂由生南星、生川乌、生附子、木香组成，可祛风化痰，散寒助阳，治卒中风。

患者体虚加之嗜食肥胖，又感风寒，痰阻心窍，阴寒内盛。方中诸药配合，可祛风散寒，化痰回阳，乃通经络之峻剂。

三生饮方解

服药时间	服药次数	服药温度
饭后	日一服	温

※ 1斤≈500g　1两≈31.25g　1钱≈3.125g　1分≈0.3125g

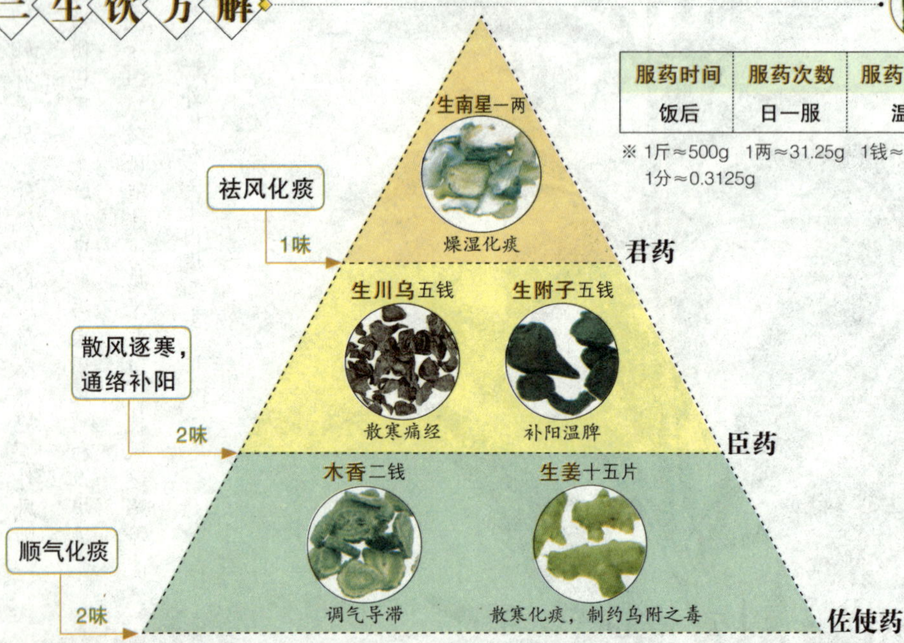

生南星一两
燥湿化痰
君药
祛风化痰
1味
生川乌五钱
散寒痛经
生附子五钱
补阳温脾
臣药
散风逐寒，通络补阳
2味
木香二钱
调气导滞
生姜十五片
散寒化痰，制约乌附之毒
佐使药
顺气化痰
2味

生南星	生川乌	生附子	木香	生姜
0.055元/g	0.025元/g	0.025元/g	0.01元/g	0.006元/g

※ 此价格为市场价，仅供参考

药材真假识别

天南星正品：本品呈扁圆形饼状。表面淡黄色至淡棕色。顶端较平，中心茎痕浅凹，有叶痕环纹，周围有大的麻点状根痕，块茎周边一般无小侧芽。质坚硬，断面白色，粉性。气微，味麻舌刺喉。

◆组成

生川乌、生附子各五钱，生南星一两、木香二钱。

◆用法

上述四味药研成粗末，每次服用半两，加生姜十五片水煎，温服，不拘时服。

◆功效

散风除痰，助阳祛寒。

◆主治

卒中痰厥。症见突然昏厥，不省人事，痰涎壅盛，语言謇涩，四肢厥逆等。

◆现代运用

临床上常用于治疗脑卒中、癫痫、面部神经麻痹等，属痰盛而受外受风邪者，以肥胖，卒中不省人事，痰涎壅盛四肢厥逆，舌白，脉沉伏为辨证要点。现代药理研究同时表明，本方具有强心、镇静、镇痛、抗惊厥等作用。

附方

方名	组成	用法	功用	主治
星香散	胆星八钱，木香二钱	共研末服	化痰调气	中风痰盛，体肥不渴者

地黄饮子

出自《黄帝素问宣明论方》

地黄：本方以熟地黄滋养肾阴为主，所以用地黄作为方名。

地黄饮子山茱斛　麦味菖蒲远志茯

苁蓉桂附巴戟天　少入薄荷姜枣服

喑厥风痱能治之　虚阳归肾阴精足

喑厥：指失声不能说话（舌强不能言语）。厥，是手足厥冷。

风痱：指四肢痿废，不能运动。风痱，即中风后出现瘫痪，足废不能行。

方解 地黄饮子出自《黄帝素问宣明论方》，方剂由熟地、山萸肉、石斛、麦冬、五味子、石菖蒲、远志、茯苓、肉苁蓉、官桂、附子、巴戟天组成。用时与薄荷同煎，可滋肾阴，补肾阳，开窍化痰，主治喑痱证。“喑”指舌强不能言；“痱”指足废不能用。其证由下元虚衰，虚火上炎，痰浊上泛，堵塞窍道所致。方中诸药配伍，上下兼治，标本兼顾，易为升降，迅达经络，温补下元，摄纳浮阳，喑痱自愈。

药材真假识别

天南星非正品虎掌南星：本品呈不规则饼状，由主块茎及多数附着的小块茎组成。似虎类脚掌，直径1.5～5cm。每一块茎中心各有一茎痕，周围有麻点状根痕。

地黄饮子方解

君药 滋肾阴，补肾阳

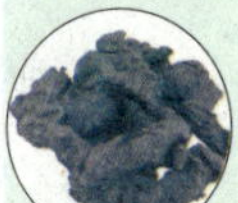
熟地等份 滋肾填精益髓

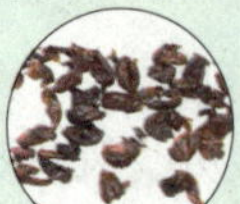
山茱肉等份 补肝肾，益精气

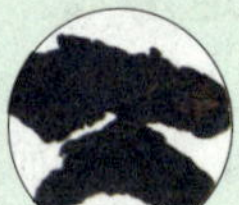
肉苁蓉等份 补肾壮阳

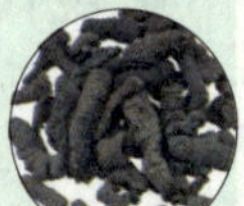
巴戟天等份 温补肾阳

臣药 配君药以助阴中求阳，阳中求阴

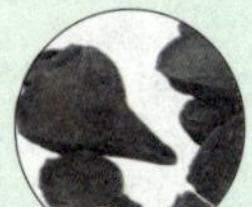
附子等份 引火归原

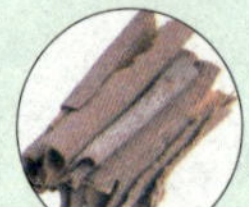
肉桂等份 散寒止痛

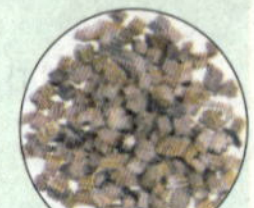
石斛等份 益胃生津

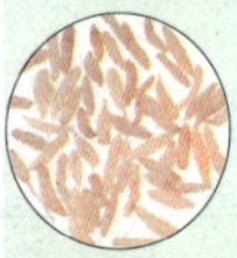
麦冬等份 滋肾益胃

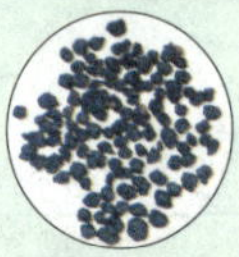
五味子等份 固肾益肺

佐药 交通心肾，开窍化痰

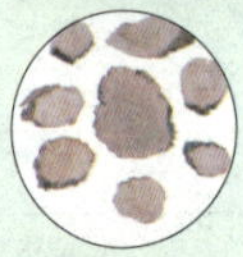
石菖蒲等份 开窍化痰

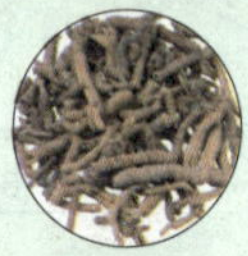
远志等份 安神化痰

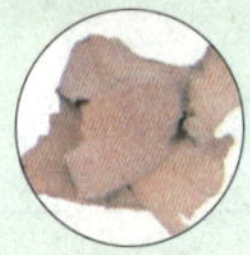
茯苓等份 渗湿健脾

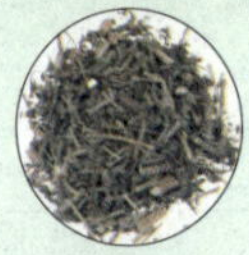
薄荷等份 舒郁化瘀

服药时间：饭后服用 **服药次数：**日一服 **服药温度：**温

※ 1斤≈500g 1两≈31.25g 1钱≈3.125g 1分≈0.3125g

熟地	山茱肉	肉苁蓉	巴戟天	附子	肉桂	石斛
0.1元/g	0.025元/g	0.14元/g	0.05元/g	0.025元/g	0.03元/g	0.05元/g
麦冬	五味子	石菖蒲	远志	茯苓	薄荷	
0.05元/g	0.06元/g	0.03元/g	0.05元/g	0.06元/g	0.006元/g	

※ 此价格为市场价，仅供参考

◆组 成

熟地黄、山茱萸、石斛、麦冬、五味子、石菖蒲、远志、茯苓、肉苁蓉、肉桂、炮附子、巴戟天各等份。

◆用 法

上述十二味药，研成粗末，每次服三钱，加生姜五片，大枣一枚，薄荷五七叶，水煎服。

◆功 效

滋肾阴，补肾阳，开窍化痰。

◆主 治

喑痱。症见舌强不能言，足废不能用，口干不欲饮，足冷面赤，脉沉细弱等。

◆临证加减

肾虚为主，宜去远志、石菖蒲等宣通开窍之品；以阴虚为主，而痰火盛，去附子、肉桂，加川贝母、竹沥、陈胆星、天竺黄等清化痰热之品；兼气虚神疲倦怠，酌加黄芪、人参以益气补虚。

◆现代运用

主要用于晚期高血压、脑动脉硬化、脊髓炎、中风后遗症、阿尔茨海默病等病症。

◆使用注意

气火升动，肝阳偏亢者忌用。

药材真假识别

山茱萸正品：本品呈不规则的片状或囊状。表面紫红色至紫黑色，皱缩，有光泽，略透明。顶端有的有圆形萼痕，基部有果梗痕。质柔软。气微，味酸、涩、微苦。

小续命汤

出自《备急千金要方》

续命：患者正气虚弱，被外风侵袭，突然不省人事，半身不遂，语言困难等病证出现。病证危急，服用本方能扶正祛邪，转危为安，故名叫"小续命汤"。

小续命汤桂附芎　麻黄参芍杏防风
黄芩防己兼甘草　六经风中此方通

六经：即太阳经、阳明经、少阳经、太阴经、少阴经、厥阴经的合称。

方解 小续命汤出自《备急千金要方》，方剂由麻黄、人参、白芍、杏仁、防风、桂枝、川芎、黄芩、防己、甘草、附子组成。用时与姜、枣同煎，可益气养血，祛风扶正。主治中风卒起，筋脉拘急，半身不遂，口眼歪斜，舌强不能语，或神志混乱，风湿腰痛，痰火病多等。人体气血亏虚，肌表营卫虚弱，外寒入侵，导致中风。方剂中诸药合用，可祛风除湿，益气扶正。

小续命汤方解

君药 胜湿解痉

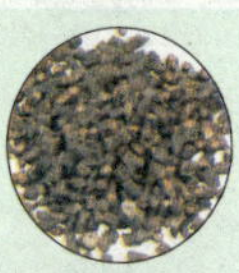

防风一两半
辛温散风，甘缓不峻

臣药 发散肌表，疏散风寒，通络

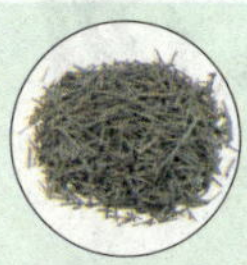

麻黄一两
发表散寒

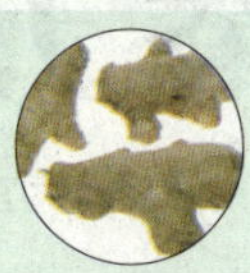

生姜五两
温胃化痰

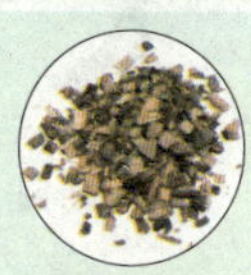

桂枝一两
通行血脉

佐使药 疏散肺经

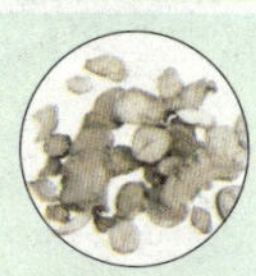

防己一两
祛风除湿止痛

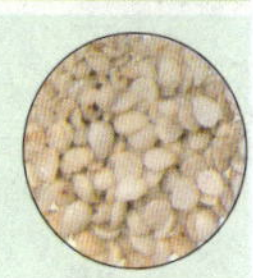

杏仁一两
宣通肺气

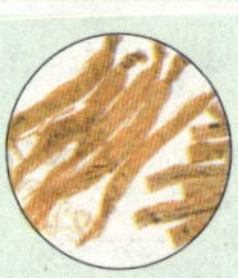

人参一两
益气补中

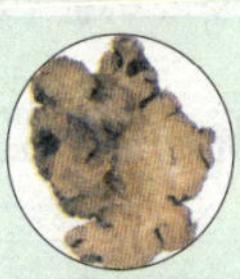

川芎一两
养血活血

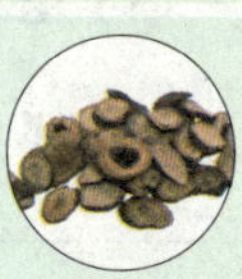

芍药一两
补血和营

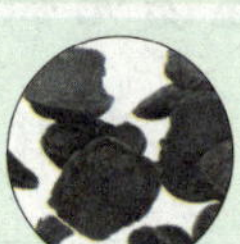

附子一枚
助阳散寒

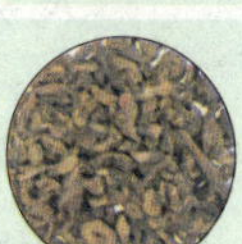

黄芩一两
清热，制约诸药之温燥

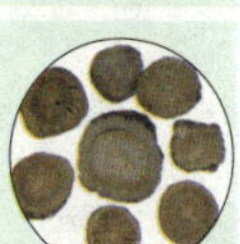

甘草一两
调和诸药

服药时间：饭后 **服药次数**：日一服 **服药温度**：温

※ 1斤≈500g 1两≈31.25g 1钱≈3.125g 1分≈0.3125g

防风	麻黄	生姜	桂枝	防己	杏仁
0.08元/g	0.02元/g	0.006元/g	0.03元/g	0.05元/g	0.07元/g
人参	川芎	芍药	附子	黄芩	甘草
0.33元/g	0.02元/g	0.07元/g	0.025元/g	0.017元/g	0.11元/g

※ 此价格为市场价，仅供参考

药材真假识别

山茱萸非正品之滇刺枣：本品皱缩扁压，多呈不规则片状。表面棕红色或棕褐色，稍光滑或密被细皱纹，内表面平滑或具疏松的果肉。先端可见细小的花柱残基，基部有果柄痕迹。气微弱而特异，味酸。

◆ **组成**

桂心（《保命集》作桂枝）、川芎、麻黄、人参、芍药、杏仁、黄芩、甘草、防己各一两，附子一枚，防风一两半，生姜五两。

◆ **用法**

水煎，分三次温服。

◆ **功效**

祛风散寒，扶正除湿。

◆ **主治**

六经中风。症见不省人事，筋脉拘急，半身不遂，口眼歪斜，语言謇涩（即语言困难，说话不流利），或神气混乱等，即刚柔二痉、风湿痹痛等。

◆ **临证加减**

筋急语迟脉弦者，加大人参用量，加薏仁、当归；去芍药，以避中寒；烦躁大便不利，去桂枝、附子，加倍芍药用量，且加竹沥；日久不大便，胸中不快，加枳壳、大黄；脏寒下利，去黄芩、防己、麻黄，倍附子，加白术；呕逆加半夏；语言蹇涩，手足不利，加石菖蒲、竹沥；身痛发搐，加羌活；口渴加花粉、麦冬；烦渴多惊，加羚羊角、犀角；汗多去麻黄、杏仁，易为白术；舌燥去桂枝、附子，加石膏。

◆ **现代运用**

临床常用于治疗面部神经麻痹、缺血性脑卒中、风湿性及类风湿关节炎等属外风致病者。以中风昏迷，半身不遂，口眼歪斜，语言謇涩为辨证要点。现代药理研究表明，本方能改善脑部血液供应，对缺血脑组织可起到明显的保护作用，可抗关节炎、镇静、解热。

大秦艽汤

出自《素问病机气宜保命集》

大秦艽汤羌独防　芎芷辛芩二地黄

石膏归芍苓甘术　风邪散见可通尝

通：普遍，全。

方解 大秦艽汤出自《素问病机气宜保命集》，方剂由秦艽、石膏、羌活、独活、防风、川芎、白芷、黄芩、生地、熟地、当归、茯苓、白芍、甘草、白术、细辛组成。可祛风清热，养血荣筋，用于治疗风邪初入经络证。人体气血不足，风邪入侵，则致口眼歪斜，手足不能运动，舌强不能言语等病症。方中诸药相配，可搜逐各经风邪，活血降火。又因方剂以秦艽为主药，故名“大秦艽汤”。

药材真假识别

肉苁蓉非正品之沙苁蓉：本品与肉苁蓉相似，主要不同点为：茎呈圆柱形，稍扁，鳞窄短。质硬，无柔性。

大秦艽汤方解

君药 通行经络

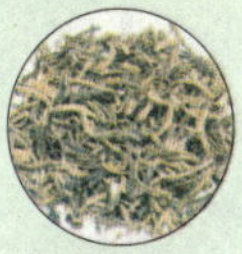

秦艽二两
祛散风邪

臣药 解表疏风，驱散风邪

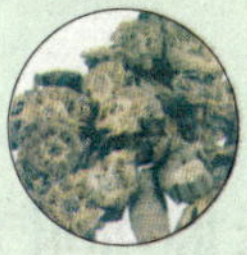

羌活一两
散足太阳膀胱经风邪

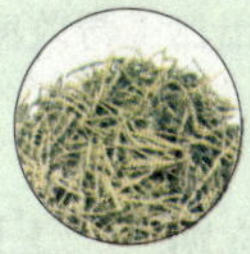

细辛半两
散足少阴肾经风邪

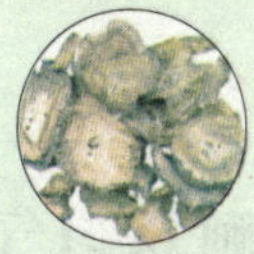

独活一两
散足少阴肾经风邪

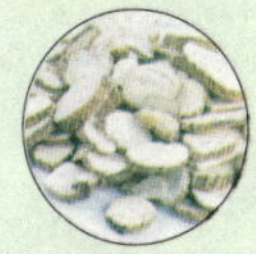

白芷一两
散足阳明胃经风邪

佐使药 分清上中下三焦之火，防止风邪郁而化热

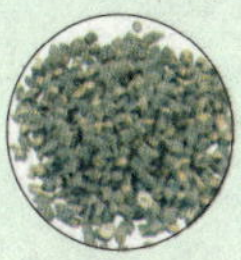

防风一两
随诸药搜逐各经风邪

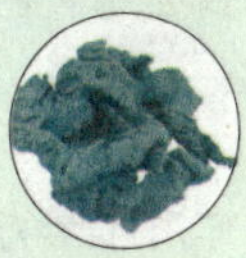

熟地一两
滋阴补血

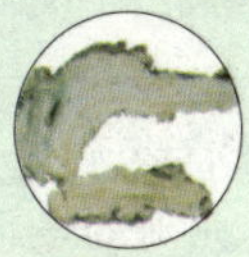

当归一两
补血活血

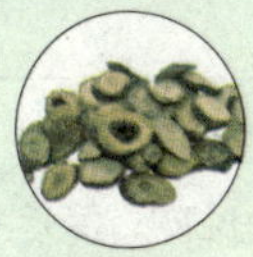

白芍一两
补血柔筋

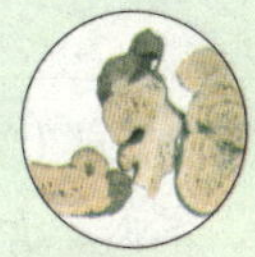

白术一两
健脾益气

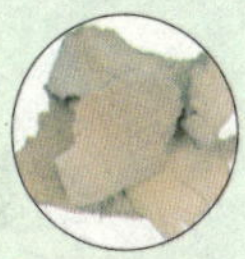

茯苓一两
健脾和胃

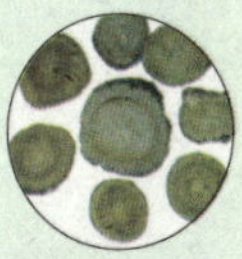

甘草一两
益气健脾

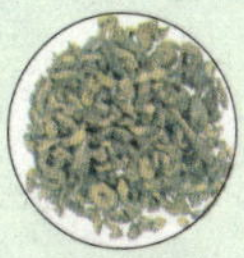

黄芩一两
清热燥湿

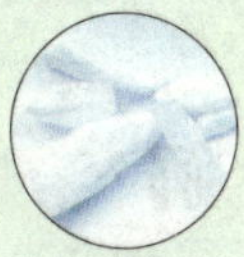

石膏二两
清热止渴

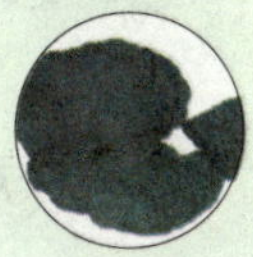

生地一两
凉血养阴

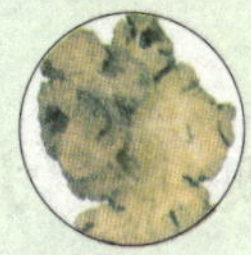

川芎一两
行气散风

服药时间：饭后 **服药次数：**一升分三次服 **服药温度：**温　※ 1斤≈500g　1两≈31.25g　1钱≈3.125g　1分≈0.3125g

秦艽	羌活	细辛	独活	白芷	防风	熟地	当归
0.08元/g	0.09元/g	0.07元/g	0.012元/g	0.009元/g	0.08元/g	0.1元/g	0.05元/g
白芍	白术	茯苓	甘草	黄芩	石膏	生地	川芎
0.07元/g	0.16元/g	0.06元/g	0.11元/g	0.017元/g	0.001元/g	0.09元/g	0.02元/g

※ 此价格为市场价，仅供参考

◆组 成

秦艽、石膏各二两，羌活、独活、防风、川芎、白芷、黄芩、生地黄、熟地黄、当归、白芍、茯苓、甘草、白术各一两，细辛半两。

◆用 法

上述十六味药，共研粗末，每次服用一两，水煎服。

◆功 效

祛风清热，活血养血。

◆主 治

风邪初中经络。症见手足不能运动，舌强不能语，口眼歪斜，风邪散见，血虚不能养筋者。

◆临证加减

无内热，可减石膏，黄芩等清热之品。

◆现代运用

主要用于缺血性脑卒中、面部神经麻痹等属风邪初中经络者，亦可酌情加减用于风湿性关节炎属风湿热弊者。

◆使用注意

风中脏腑证属内风所致者忌用，服药时宜微煎。

药材真假识别

肉苁蓉非正品之新疆肉苁蓉：本品呈扁圆锥形或纺锤形，表面红棕色或棕褐色。茎下部鳞叶较疏，上部密集，鳞叶基部宽阔。体重质坚硬，难折断，断面颗粒性，有时中空。气微，味甜微苦。

顺风匀气散

出自《奇效良方》

顺风匀气术乌沉　白芷天麻苏叶参

木瓜甘草青皮合　**喎僻**偏枯口**舌喑**

舌喑：即舌强不能说话。

喎僻：即口眼㖞斜。　偏枯：即半身不遂。

方解 顺风匀气散出自《奇效良方》，方剂由白术、乌药、天麻、人参、苏叶、白芷、木瓜、青皮、甘草、沉香组成。用时与姜同煎，可用于治疗中风。

邪之所凑，其气必虚，气血虚则气血运行不畅，所以气滞，气滞是本证的主症。方中诸药配伍，散风足气，并能调匀气机，诸证皆除，故名“顺风匀气散”。

顺风匀气散方解

君药 疏散风邪

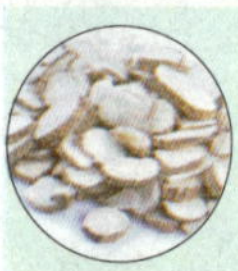

白芷三分
疏散风邪

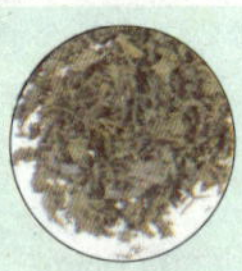

苏叶三分
理气宽中

臣药 扶助正气，疏散外风

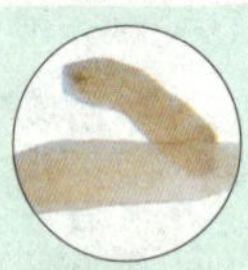

天麻五分
平肝熄风

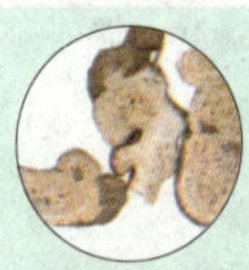

白术二钱
益气补脾

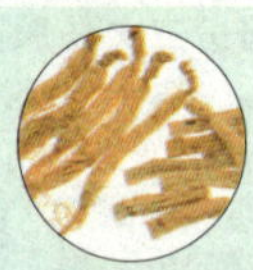

人参五分
益气扶正

佐使药 平肝伸筋

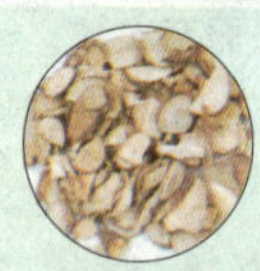

乌药一钱半
行气止痛

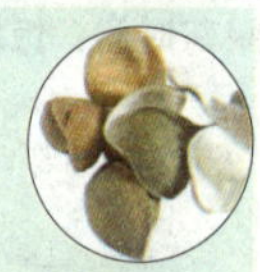

青皮三分
消积化滞

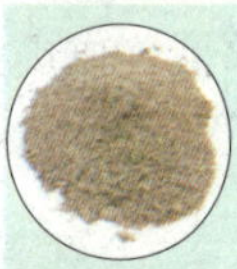

沉香三分
行气以行血

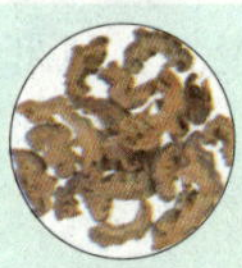

木瓜三分
味酸入肝

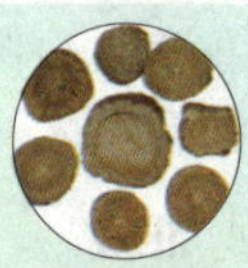

甘草三分
益气补脾扶正

服药时间：饭后服用　**服药次数：**日一服　**服药温度：**温

※ 1斤≈500g　1两≈31.25g　1钱≈3.125g　1分≈0.3125g

白芷	苏叶	天麻	白术	人参	乌药	青皮	沉香	木瓜	甘草
0.009元/g	0.013元/g	0.12元/g	0.16元/g	0.33元/g	0.015元/g	0.012元/g	1.3元/g	0.01元/g	0.11元/g

※ 此价格为市场价，仅供参考

◆组成

白术二钱，乌药一钱半，沉香、白芷、苏叶、木瓜、甘草、青皮各三分，天麻、人参各五分。

◆用法

上述十味药。加生姜三片，水煎服。

药材真假识别

白芷正品：本品呈圆锥形。表面灰黄色至黄棕色，光滑，有支根痕及横向皮孔样突起，顶端有凹陷的茎痕。质硬，皮部散有多数棕色油点，形成层环类圆形，棕色。气芳香，味辛、微苦。

◆功效

顺风匀气。

◆主治

中风。症见半身不遂，行动不利，口眼㖞斜，舌强不能言等。

独活汤

出自《丹溪心法》

独活汤中羌独防　芎归辛桂参夏菖
茯神远志白薇草　瘛从昏愦力能匡

昏愦：神识昏乱，不明事理的症状。

匡：纠正，挽救。

方解 独活汤出自《丹溪心法》，方剂由羌活、独活、防风、当归、川芎、细辛、桂心、人参、半夏、菖蒲、茯神、远志、白薇、甘草组成。可补肝宁心，血活神宁，主治瘛疭证。瘛疭由肝虚外感风邪所致。若肝虚外感风邪，痰滞经络，则四肢屈伸不能自已；痰滞上蒙则神志昏厥，风邪外袭则恶寒发热。方中诸药配伍，风静火息，开窍安神，诸证愈。

独活汤方解

君药 疏散风邪

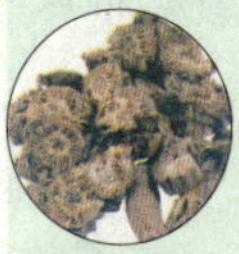
羌活五钱
止风痰

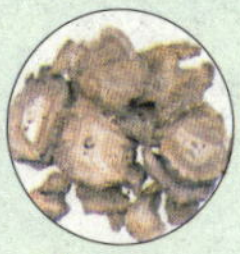
独活五钱
祛风胜湿

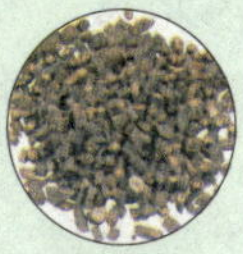
防风五钱
解表疏风

臣药 温经活络

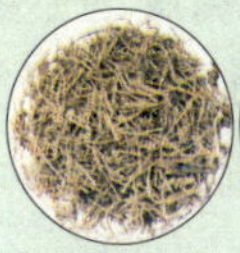
细辛五钱
搜少阴之风

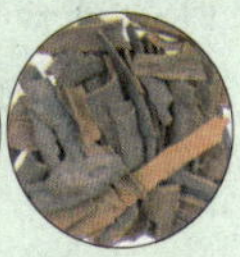
桂心五钱
散风寒

佐使药 补血活血

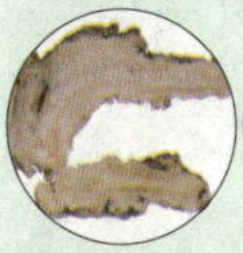
当归五钱
养血活血

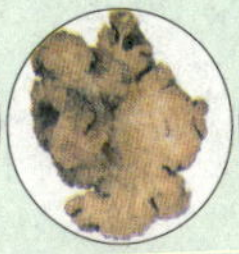
川芎五钱
辛散疏风

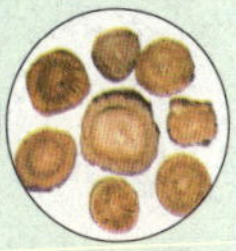
甘草二钱半
调和诸药

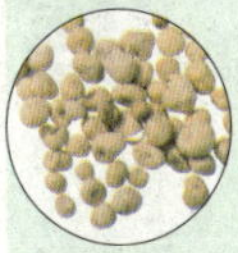
半夏五钱
燥湿化痰

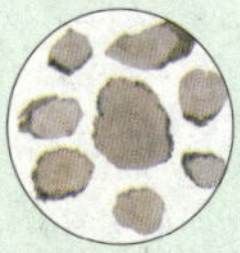
菖蒲五钱
开窍化痰

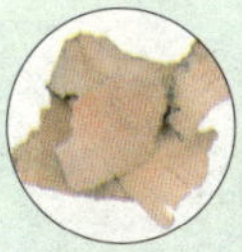
茯神五钱
宁心安神

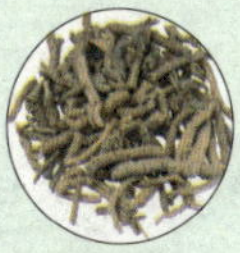
远志五钱
安神志

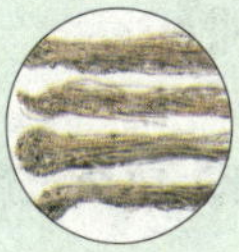
白薇五钱
清热散风

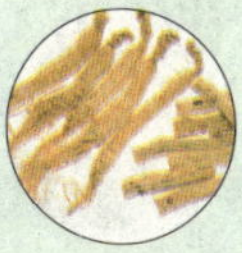
人参五钱
益气补脾

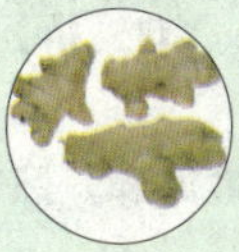
生姜
调和营卫

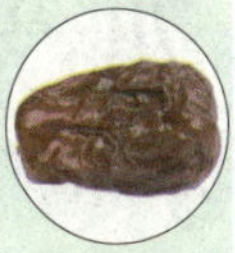
大枣
调和营卫

服药时间：饭后　**服药次数**：日一服　**服药温度**：温

※ 1斤≈500g　1两≈31.25g　1钱≈3.125g　1分≈0.3125g

羌活	独活	防风	细辛	川芎	半夏	菖蒲	甘草
0.09元/g	0.012元/g	0.08元/g	0.07元/g	0.02元/g	0.12元/g	0.03元/g	0.11元/g
当归	**茯神**	**远志**	**白薇**	**人参**	**生姜**	**大枣**	**桂心**
0.05元/g	0.02元/g	0.05元/g	0.013元/g	0.33元/g	0.006元/g	0.02元/g	0.03元/g

※ 此价格为市场价，仅供参考

药材真假识别

白芷非正品之香白芷：本品呈类圆锥形，分枝或不分枝。外表棕黄色，粗糙，具多数纵纹和横向皮孔样突起，质硬，断面皮部类白色，散有棕色油点及裂隙，木质部淡黄色。气芳香，味辣而苦。

◆ **组成**

独活、羌活、防风、川芎、当归、细辛、桂心、人参、半夏、菖蒲、茯神、远志、白薇各五钱，甘草二钱半。

◆ **用法**

上述十四味药共研粗末，每次服用一两，用时加生姜、大枣，水煎服。

◆ **功效**

疏风散邪，补肝宁心，开窍。

◆ **主治**

肝虚受风（即肝虚外风乘虚而侵入）。症见瘛瘲，恶寒发热或神志昏愦等。

川芎茶调散

出自《太平惠民和剂局方》

川芎茶调散荆防　辛芷薄荷甘草羌

目昏鼻塞风攻上　正偏头痛悉能康

方内若加僵蚕菊　菊花茶调用亦臧

臧：善，好。

方解 川芎茶调散出自《太平惠民和剂局方》，方剂由薄荷、川芎、荆芥、防风、细辛、羌活、白芷、甘草组成。用时与清茶调服，可疏风止痛，用于治疗外感风邪头痛。头为诸阳之会，风邪外袭、循经上犯导致头痛。方中诸药配伍，可疏风止痛。又因服用时以清茶调下，故名“川芎茶调散”。

川芎茶调散方解

君药 散风邪，风寒

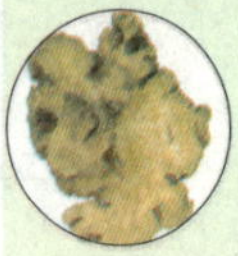

川芎四两
祛风活血止头痛

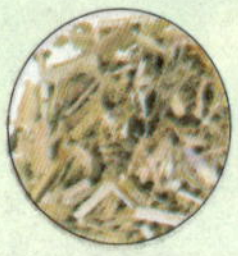

荆芥四两
轻扬升散

臣药 疏风止痛，清利头目

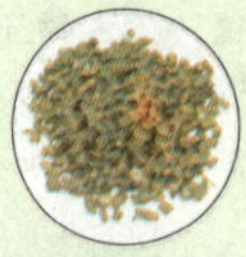

防风一两半
散风解表

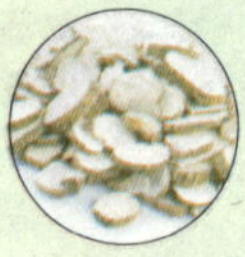

白芷二两
善治足阳明胃经头痛

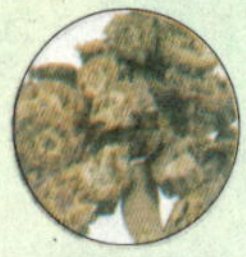

羌活二两
善治足太阳膀胱经头痛

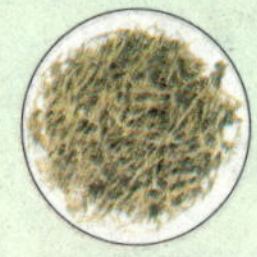

细辛一两
善治足少阴肾经头痛

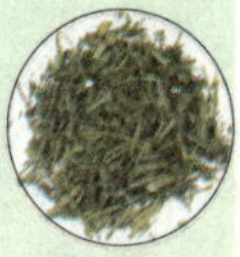

薄荷八两
消散上部风热

药材真假识别

白芷正品之杭白芷：本品呈圆锥形。上部近方形或类方形。表面灰棕色，有多数较大的皮孔样横向突起，长0.5～1 cm，排列成近四纵行，顶端有凹陷的茎痕。质硬，气芳香。

佐药

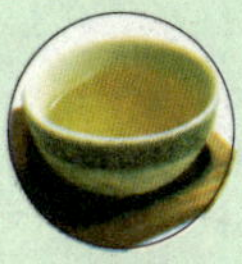

清茶

上清头目，制约风药温燥升散

使药 益气和中

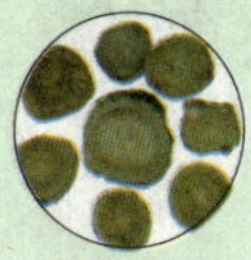

甘草二两

调和诸药

服药时间：饭后 **服药次数：**一升分三次服 **服药温度：**温

※ 1斤≈500g 1两≈31.25g 1钱≈3.125g 1分≈0.3125g

川芎	荆芥	防风	白芷	羌活	细辛	薄荷	甘草
0.02元/g	0.007元/g	0.08元/g	0.009元/g	0.09元/g	0.07元/g	0.006元/g	0.11元/g

※ 此价格为市场价，仅供参考

组 成

川芎、荆芥各四两，防风一两半，细辛一两，白芷、甘草、羌活各二两，薄荷八两。

用 法

上述八味药共研细末，每次服用二钱，饭后用清茶调下。

功 效

疏风止痛。

主 治

外感风邪头痛。症见偏头痛或巅顶头痛，恶寒发热，鼻塞，目眩头昏，舌苔薄白，脉浮等。

临证加减

外感风热头痛，加菊花、僵蚕、蝉蜕以疏散风热，即“菊花茶调散”（《丹溪心法附余》）；头痛风寒偏甚，宜减薄荷用量，酌情加苏叶、生姜以祛风散寒；头风头痛，久而难愈，宜重用川芎，酌加桃仁、红花、全蝎、地龙等以活血化瘀，搜风通络；外感风湿头痛，加苍术、藁本以散风逐湿。

现代运用

主要用于头痛、感冒、偏头痛、血管神经性头痛、慢性鼻炎头痛等外感风邪所致头痛。

使用注意

气虚、血虚或阴虚阳亢所致头痛，不宜服用本方。服用汤剂时不宜久煎。

附 方

方名	组成	用法	功用	主治
菊花茶调散	川芎茶调散加菊花、僵蚕	共为细末，每次服二钱，饭后清茶调下	疏风止痛，清利头目	风热上犯。症见巅顶痛，偏头痛、头痛或头晕目眩等

药材真假识别

白芷非正品之岩白芷：本品呈圆柱形或圆锥形，稍弯曲。表面黄棕色至红棕色，具纵皱纹及横向皮孔样突起。根头部有环纹，顶端中央有下凹的茎残基。质脆，易折断，断面皮部白色，气微。

资寿解语汤

出自《医门法律》

资寿解语汤用羌　专需竹沥佐生姜

防风桂附羚羊角　酸枣麻甘十味详

详：详实，准确。

方解 资寿解语汤出自喻昌的《医门法律》，方剂由羌活、防风、附子、酸枣仁、天麻、肉桂、羚羊角、甘草组成。可祛风化痰，扶正解语。脾主四肢，舌通于脾，若脾被风邪所动，阻塞窍道则舌强不语。方中诸药相配，散外风，益脾胃，除痰湿，畅血脉，养舌本，则舌强不语证自愈。

资寿解语汤方解

君药 疏散外风

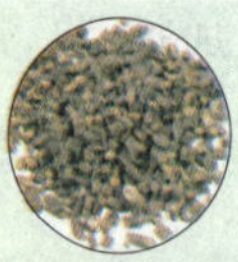

防风一钱
祛风解表

臣药 助君疏散风邪

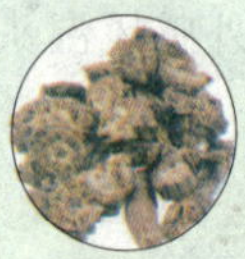

羌活五分
散表散邪

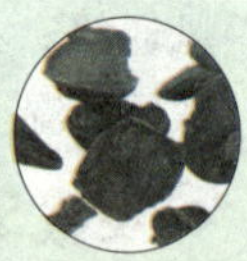

附子一钱
除脾湿散风寒

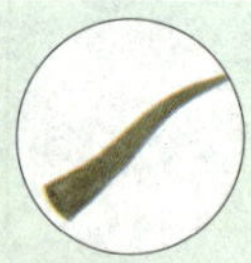

羚羊角八分
平息内风

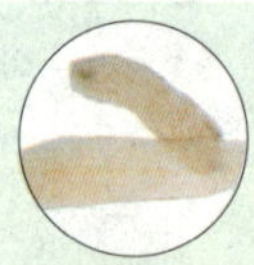

天麻一钱
平息内风

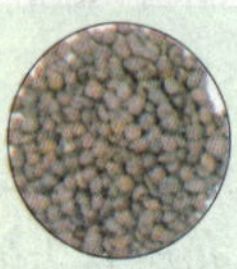

酸枣仁一钱
养肝血宁心

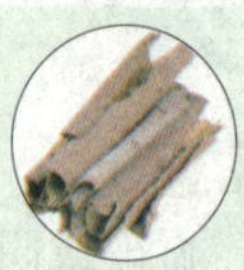

肉桂八分
温通血脉

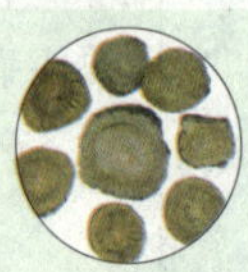

甘草五分
调和诸药

佐使药 行痰通脉

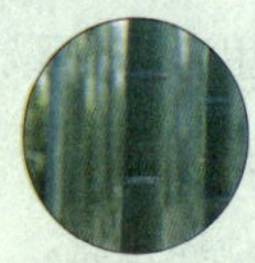

竹沥二匙
行经络之痰

服药时间：饭后 **服药次数**：日一服 **服药温度**：温

※ 1斤≈500g　1两≈31.25g　1钱≈3.125g　1分≈0.3125g

防风	羌活	附子	（代）羚羊角	天麻	竹沥	酸枣仁	肉桂	甘草
0.08元/g	0.09元/g	0.025元/g	0.9元/g	0.12元/g	0.04元/g	0.07元/g	0.03元/g	0.11元/g

※ 此价格为市场价，仅供参考

组成

羌活五分，防风、附子、酸枣仁、天麻各一钱，肉桂、羚羊角各八分，甘草五分。

用法

加竹沥二匙，生姜汁二滴，共十味药，水煎服。

功效

祛风化痰，扶正解语。

主治

中风脾缓，舌强不能语，半身不遂等。

药材真假识别

羚羊角正品：本品呈类长圆锥形，略弯曲，长15～33cm。表面白色或黄白色，基部稍呈青灰色。嫩角对光透视有“血丝”或紫黑色斑纹。通体光润如玉，无裂纹。老角则有细纵裂纹。除角尖端部分外，有隆起的环脊，间距约2cm，用

清空膏

出自《兰室秘藏》

清空芎草柴芩连　羌防升之入顶巅
为末茶调如膏服　正偏头痛一时蠲

清空：此处指头。因为头是阳气交会的地方，叫作清空之处。

巅：此指头顶。

蠲：音捐。免除。

方解 清空膏出自李东垣的《兰室秘藏》，方剂由川芎、甘草、柴胡、黄芩、黄连、羌活、防风组成。可清热除湿，祛风止痛，用于治疗风湿热上壅证。风湿热上攻可致头痛目赤，方中诸药调和可共奏祛风除湿，清热止痛之效。头为清空之处，而本方专治因风热上攻头部所致的偏头痛，故名“清空膏”。

清空膏方解

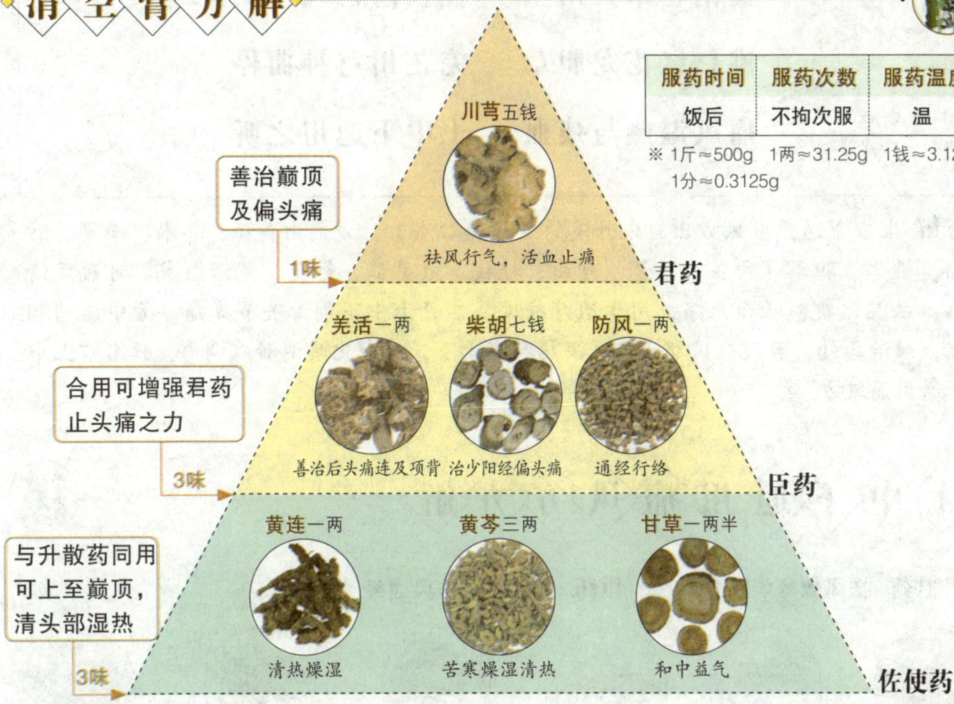

服药时间	服药次数	服药温度
饭后	不拘次服	温

※ 1斤≈500g　1两≈31.25g　1钱≈3.125g　1分≈0.3125g

川芎	羌活	柴胡	防风	黄连	黄芩	甘草
0.02元/g	0.09元/g	0.08元/g	0.08元/g	0.15元/g	0.017元/g	0.11元/g

※ 此价格为市场价，仅供参考

药材真假识别

手握之四指正好嵌入环脊的凹处。角的基部横截面类圆形，内有坚硬质重的角柱，习称“骨塞”。全角呈半透明，对光透视，上半段有一条隐约可辨的细孔道直通角尖，习称“通天眼”。质坚硬，难折断。无臭，味淡。

◆组成

川芎五钱，甘草一两半，柴胡七钱，黄连、羌活、防风各一两，黄芩三两。

◆用法

上述七味药共研细末，每次服二钱汤匙，用茶少许调成膏状，抹在口中，用时以少许白开水送下。

◆功效

祛风除湿，清热止痛。

◆主治

风湿热上壅。症见头痛、偏头痛，头风，或头痛不止等。

上中下通用痛风方

出自《丹溪心法》

黄柏苍术天南星　桂枝防己及威灵

桃仁红花龙胆草　羌芷川芎神曲停

痛风湿热与痰血　上中下通用之听

痛风：病名。外风挟湿热侵入人体，使瘀阻血滞，经络不通，因此周身上下关节疼痛。此处指痹证游走不定，疼痛剧烈。

方解 上中下通用痛风方出自朱丹溪的《丹溪心法》，方剂由黄柏、苍术、南星、防己、桃仁、胆草、白芷、川芎、神曲、桂枝、威灵仙、红花、羌活组成。可疏风清热，祛湿化痰，活血止痛，用于治疗痛风。症见上中下周身关节疼痛。方中诸药相配，通治各处，既疏散风邪于上，泻热利湿于下，活血化痰消滞以调中，故名“上中下通用痛风方”。

上中下通用痛风方方解

君药 祛风散寒燥湿

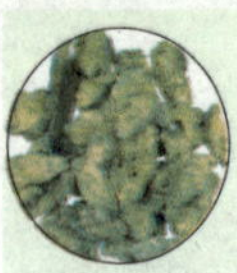

苍术二两
燥湿健脾

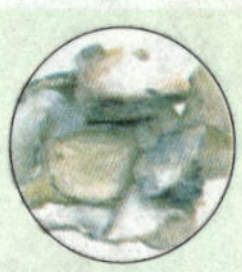

天南星二两
燥湿化痰散风

臣药 通经络，祛风通经

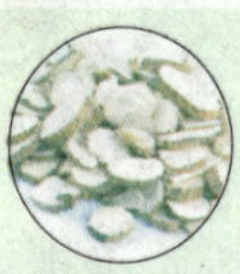

白芷五钱
祛头面之风

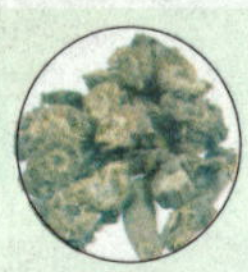

羌活三钱
祛骨节之风湿

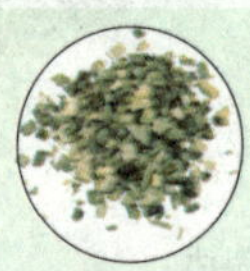

桂枝三钱
祛手臂之风

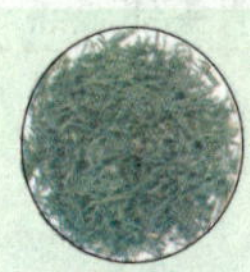

威灵仙三钱
祛风除湿

药材真假识别

天南星正品之异叶天南星：本品呈稍扁的球状。直径1.5～4cm。中心茎痕深陷，呈凹状，周围有1～2行环形排列显著的根痕。周边偶有少数微凸起的小侧芽，有的已磨平。

佐使药 祛瘀止痛，理中焦之气滞

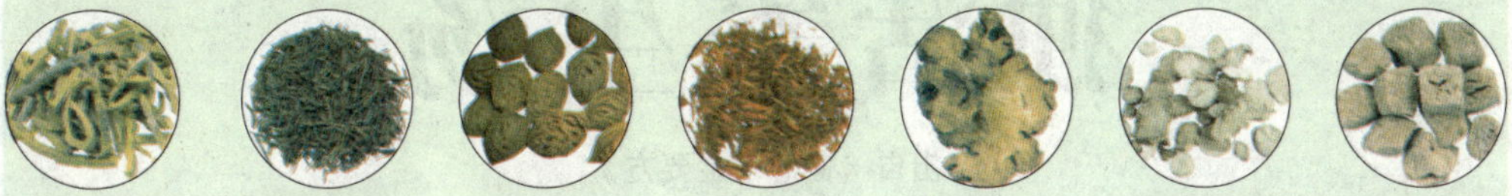

黄柏二两	龙胆草五分	桃仁五钱	红花一钱半	川芎二两	防己半钱	神曲一两
清热燥湿	清热燥湿	活血祛瘀	活血祛瘀	行气活血	利水清热	消食健脾

服药时间：饭后 **服药次数：**日一服 **服药温度：**凉　※ 1斤≈500g 1两≈31.25g 1钱≈3.125g 1分≈0.3125g

苍术	天南星	白芷	羌活	桂枝	威灵仙	黄柏
0.05元/g	0.055元/g	0.009元/g	0.09元/g	0.03元/g	0.016元/g	0.02元/g
龙胆草	桃仁	红花	川芎	防己	神曲	
0.036元/g	0.09元/g	0.1元/g	0.02元/g	0.05元/g	0.01元/g	

※ 此价格为市场价，仅供参考

◆ 组成

酒炒黄柏、苍术、天南星各二两，桂枝、威灵仙、羌活各三钱，防己半钱、桃仁、白芷各五钱，龙胆草五分、川芎二两、炒神曲一两、红花一钱半。

◆ 用法

上述十三味药共研细末，用神曲煮糊为丸，做丸如梧桐子大，每次服用一百丸，服用时以白开水送下。

◆ 功效

疏风清热，祛湿化痰，活血止痛。

◆ 主治

痛风证。症见上中下周身关节疼痛。

◆ 现代运用

临床不仅可以用于治疗慢性胃炎、贫血、肝炎等其他慢性疾病；出血后、肉芽生成不全、自主神经功能失调等气血两虚者；还可用于慢性支气管炎、肺结核、失眠等气血两虚兼寒象者，以气短乏力，舌淡红，口干唇燥，心悸失眠，脉细弱为辨证要点。现代药理研究表明，本方不仅可改善气血两虚的状态，还可安神、镇咳、祛痰。

天南星 草部 毒草类

祛风止痉 化痰散结

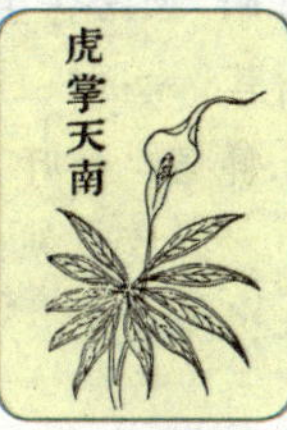

叶

[性味] 味苦，性温，有大毒。

[主治] 主中风麻痹，能除痰下气。

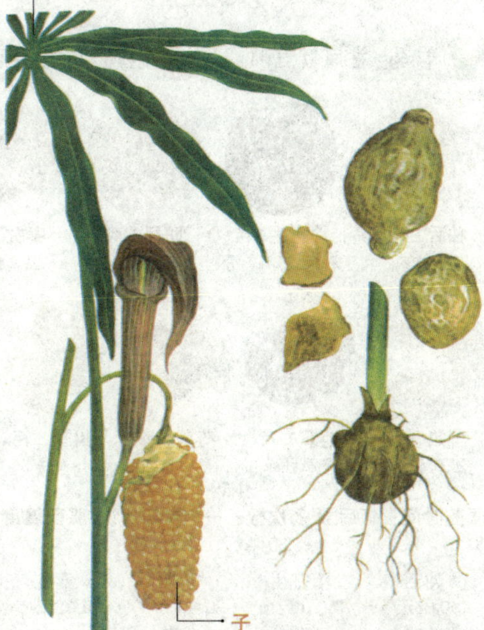

子

[性味] 味苦，性温，有大毒。

[主治] 治心痛，寒热结气。

药材真假识别

天南星非正品之象南星：本品呈扁圆球状。直径2～5cm。茎痕明显，有多数突出的小芽痕。

独活寄生汤

出自《备急千金要方》

独活寄生艽防辛　芎归地芍桂苓均

杜仲牛膝人参草　冷风顽痹屈能伸

若去寄生加芪续　汤名三痹古方珍

均： 调和。

顽痹： 痹者，闭也，为血气凝涩不行之病。多由风、寒、湿三气杂至，壅闭经络所致。顽痹为痹证日久不愈。

方解 独活寄生汤出自《备急千金要方》，方剂由独活、桑寄生、秦艽、防风、细辛、川芎、当归、芍药、地黄、肉桂、茯苓、杜仲、牛膝、人参、甘草组成。可祛风湿，止痹痛，补肝肾，益气血，用于治疗痹证日久，肝肾两虚，气血不足证。

感受风寒湿三气而致痹证，痹证日久，损肝肾，伤筋骨。方中诸药相配，祛邪扶正，除风寒，补气血，诸证得解。

独活寄生汤方解

君药 祛风寒湿邪

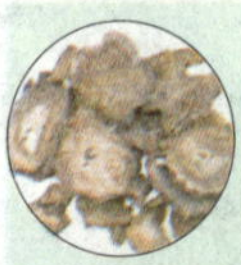

独活三两
疏散伏风

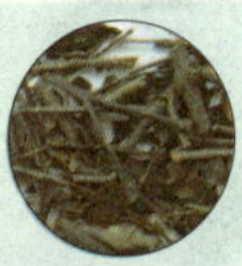

桑寄生二两
祛风湿，强筋骨

臣药 散足少阴肾经风寒

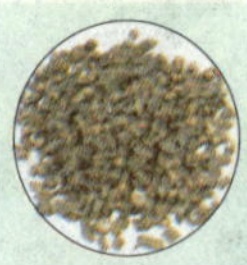

防风二两
解表疏风

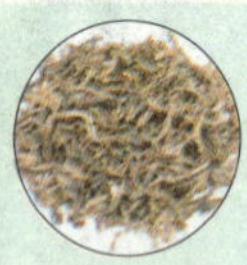

秦艽二两
祛风胜湿

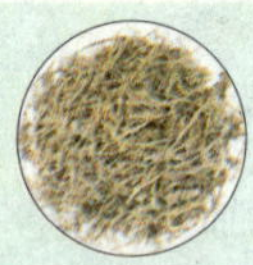

细辛二两
搜少阴之风

佐使药 通利血脉

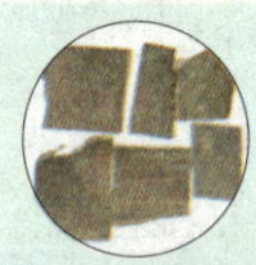

杜仲二两
补肝肾，强筋骨

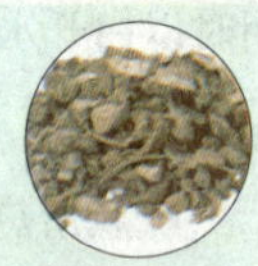

牛膝二两
补肝肾，强筋骨

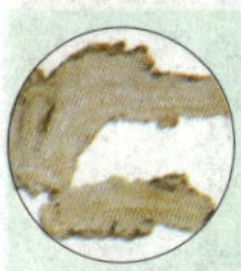

当归二两
活血补血

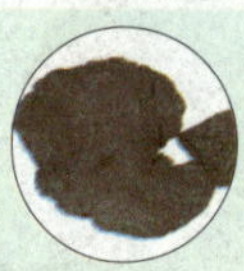

地黄二两
凉血补血

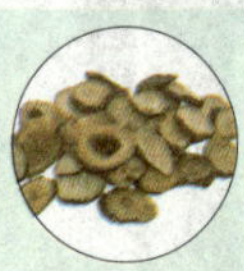

芍药二两
敛阴养血

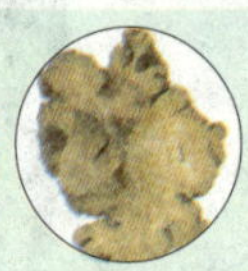

川芎二两
补血活血

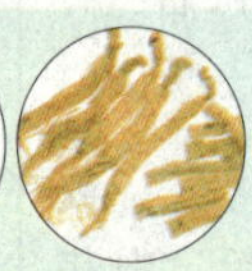

人参二两
益气扶正

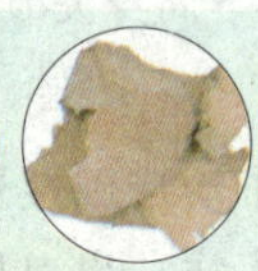

茯苓二两
健脾渗湿

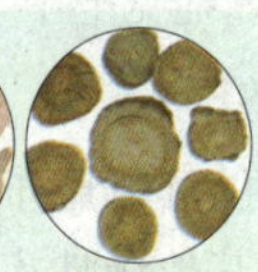

甘草二两
补气健脾

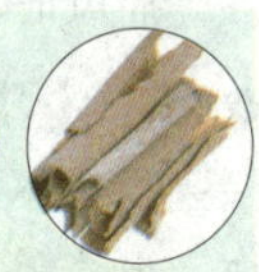

肉桂二两
补阳祛寒

服药时间： 饭后 **服药次数：** 一煎分三次饮 **服药温度：** 凉

※ 1斤≈500g 1两≈31.25g 1钱≈3.125g 1分≈0.3125g

独活	桑寄生	防风	秦艽	细辛	杜仲	当归	牛膝
0.012元/g	0.014元/g	0.08元/g	0.08元/g	0.07元/g	0.013元/g	0.05元/g	0.018元/g
地黄	芍药	川芎	人参	茯苓	甘草	肉桂	
0.09元/g	0.07元/g	0.02元/g	0.33元/g	0.06元/g	0.11元/g	0.03元/g	

※ 此价格为市场价，仅供参考

药材真假识别

川牛膝正品：本品呈近圆柱形，微扭曲，上端略粗，下端略细或具少数分枝。表面黄棕色或灰褐色，具纵皱纹、支根痕和多数横向突起的皮孔。质韧，不易折断。气微，味甜。

组成

独活三两，桑寄生、秦艽、防风、细辛、川芎、当归、地黄、芍药、肉桂、茯苓、杜仲、牛膝、人参、甘草各二两。

用法

上述十五味药，水煎分三次服。

功效

祛风湿，止痹痛，益肝肾，补气血。

主治

风寒湿痹，肝肾两亏，气血不足。症见腰膝疼痛，肢节屈伸不利，或肢体麻木，畏寒喜温，心悸气短，舌淡苔白，脉象细弱等。

临证加减

痹证疼痛甚者，加制草乌、制川乌、白花蛇、地龙、红花等以搜风通经，化瘀止痛；寒邪甚，加附子、干姜以温阳逐寒；湿邪盛，去地黄，加防己、薏苡仁、苍术以祛湿之力；正虚不甚，去人参。

现代运用

主要用于慢性风湿性关节炎、坐骨神经痛、腰肌劳损、骨质增生症等病属肝肾亏损，气血不足者。

使用注意

湿热实证之痹证，不宜服用本方。

附方

方名	组成	用法	功用	主治
三痹汤	独活寄生汤去桑寄生，加黄芪、续断	加姜枣水煎服	祛风胜湿，益气养血	风寒湿痹及气血凝滞，手足拘挛等

镇肝熄风汤

出自《医学衷中参西录》

张氏镇肝熄风汤　龙牡龟牛制亢阳
代赭天冬元芍草　茵陈川楝麦芽襄
痰多加用胆星好　尺脉虚浮萸地匡——匡：纠结。
加入石膏清里热　便溏龟赭易脂良

方解 镇肝熄风汤出自张锡纯的《医学衷中参西录》，方剂由生龙骨、生牡蛎、生龟甲、怀牛膝、生代赭石、天冬、玄参、生白芍、生甘草、茵陈、川楝子、生麦芽组成。可滋阴潜阳，镇肝熄风。肝肾阴亏，肝阳上亢，阳亢动风为本方的主证，经常嗳气为本方的次证。方中诸药相配，乃镇肝熄风之良剂。

药材真假识别

川牛膝非正品之麻牛膝：本品呈长圆锥形或圆柱状锥形，较短，长15～30cm。两端粗细相差较大，表面深褐色。质柔，多不易折断。味苦而后麻。

镇肝熄风汤方解

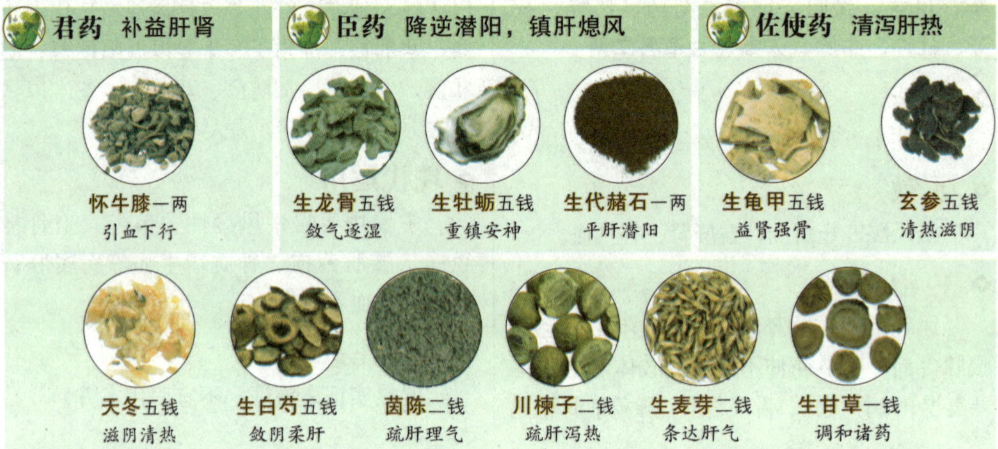

服药时间：饭后 **服药次数**：日一服 **服药温度**：温

※ 1斤≈500g 1两≈31.25g 1钱≈3.125g 1分≈0.3125g

怀牛膝	生龙骨	生牡蛎	生代赭石	龟甲	玄参
0.018元/g	0.16元/g	0.001元/g	0.01元/g	0.4元/g	0.01元/g
天冬	白芍	茵陈	川楝子	生麦芽	生甘草
0.02元/g	0.07元/g	0.004元/g	0.003元/g	0.005元/g	0.11元/g

※ 此价格为市场价，仅供参考

◆ 组 成

生龙骨、生牡蛎、生龟甲、天冬、玄参、生白芍各五钱，怀牛膝、生代赭石各一两，生甘草一钱，茵陈、川楝子、生麦芽各二钱。

◆ 用 法

上述十二味药，水煎服（生龙骨、生牡蛎、生龟甲、生赭石均打碎先煎）。

◆ 功 效

镇肝熄风，滋阴潜阳。

◆ 主 治

肝肾阴亏，肝阳上亢，气血逆乱。症见头目眩晕，脑部热痛，目胀耳鸣，面色潮红如醉，心中烦热，或时常噫气，或口眼渐歪斜，肢体渐觉不利，甚或眩晕颠扑，昏不知人，移时始醒，或醒后不能复原，脉弦长有力等。

◆ 临证加减

心中热甚者，加生石膏十钱；痰多，加胆星二钱；尺脉重按虚者，加熟地黄八钱，净萸肉半钱；大便不实者，去赭石、龟甲，加赤石脂十钱。

◆ 现代运用

主要用于高血压、急性脑血管病、血管神经性头痛，以及癔症性晕厥、癫痫、神经官能症、经前紧张综合征等属肝阳上亢者。

◆ 使用注意

中风属气虚血瘀者，不宜服用本方；脾胃虚弱者慎用。

药材真假识别

牡蛎正品之长牡蛎：本品呈长片状，右壳较小，鳞片坚厚，层状或层纹状排列，内面瓷白色，壳顶两侧无小齿。左壳凹下很深，鳞片较右壳粗大，壳顶附着面小。质硬，断面层状，洁白。气微，味微咸。

附方

方名	组成	用法	功用	主治
建领汤	生龙骨、生地、生牡蛎各六钱，怀牛膝、生怀山药各一两，生赭石八钱，生杭芍、柏子仁各四钱	磨取铁锈浓水，用之煎药。若大便不实者去赭石，加莲子去心三钱。若俱凉者，以熟地换生地	镇肝熄火，滋阴潜阳	肝阳上亢，头目眩晕，目胀耳鸣，心悸，多梦失眠，脉弦硬而长

消风散

出自《太平惠民和剂局方》

消风：本方有消风散热之功，故名消风散。

消风散内羌防荆　芎朴参苓陈草并

僵蚕蝉蜕藿香入　为末茶调或酒行

头病目昏项背急　顽麻瘾诊服之清

方解 消风散出自《太平惠民和剂局方》，由人参、防风、茯苓、川芎、羌活、僵蚕、蝉蜕、藿香、荆芥、厚朴、陈皮、甘草组成。可疏风养血，清热除湿，用于治疗风热上攻。风热上攻，邪滞清阳，为本方主证。邪之所凑，其气必虚，故正气不足为本方的兼证。方中诸药相配，清风散热，理气健脾，解风热上攻而致诸证，故名“消风散”。

消风散方解

君药 疏散风热止痒

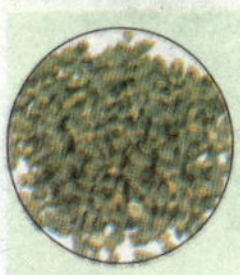

防风二两
祛风解表

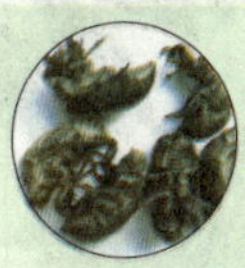

蝉蜕二两
散热止痒

臣药 助君药疏散风邪，止痛止痒

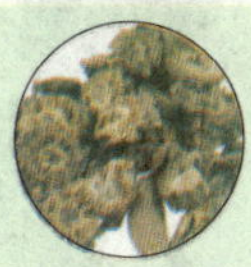

羌活二两
解表散风

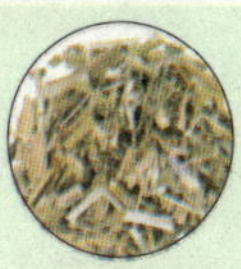

荆芥半两
疏风止痛

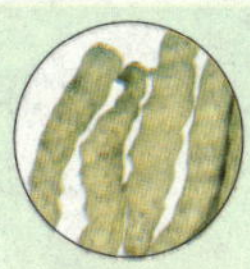

僵蚕二两
祛风解痉

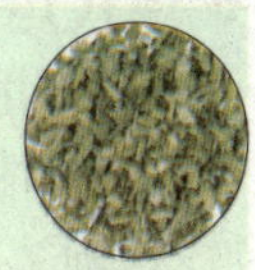

藿香二两
散邪辟秽

药材真假识别

牡蛎非正品之密鳞牡蛎：本品一般呈圆形。右壳较平坦，壳顶部鳞片愈合，较为平滑，自壳顶放出若干条放射肋，肋间距离大于肋宽，壳外灰色，混杂以紫褐和青色；内面白色并微具珍珠光泽。

佐使药 辛散疏风，益气健脾，助脾运，生化有源

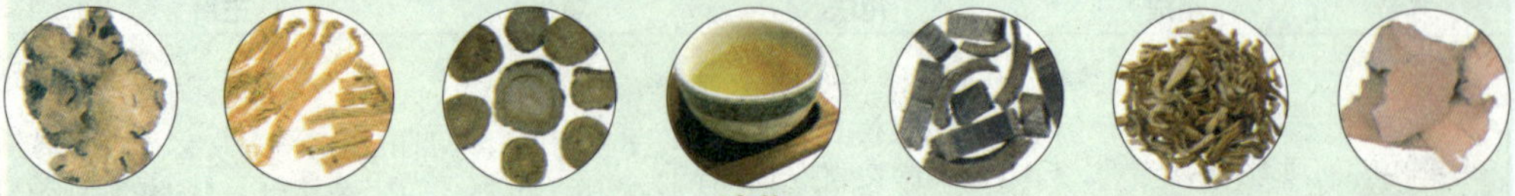

川芎二两	人参二两	甘草半两	清茶	厚朴半两	陈皮半两	茯苓二两
行气活血止痛	益气健脾	补脾益气	清风热，制约升散太过耗肺气	行气散满	行气散满，祛风邪	健脾渗湿

服药时间：饭前 **服药次数**：日两服 **服药温度**：温

※ 1斤≈500g 1两≈31.25g 1钱≈3.125g 1分≈0.3125g

防风	蝉蜕	羌活	荆芥	僵蚕	藿香
0.08元/g	0.26元/g	0.09元/g	0.007元/g	0.14元/g	0.01元/g
川芎	人参	甘草	茯苓	厚朴	陈皮
0.02元/g	0.33元/g	0.11元/g	0.06元/g	0.014元/g	0.03元/g

※ 此价格为市场价，仅供参考

◆ 组 成

羌活、防风、川芎、人参、茯苓、僵蚕、蝉蜕、藿香各二两，荆芥、厚朴、陈皮、甘草各半两。

◆ 用 法

上述十二味药共研细末，每次服用二钱，服用时以茶水调下，或者用酒调下。

◆ 功 效

消风散热，理气健脾。

◆ 主 治

风热上攻。症见头痛目昏，项背拘挛，鼻嚏声重，以及瘾疹瘙痒、皮肤顽麻等，又治妇人血风。

◆ 临证加减

湿热偏盛，加地肤子、车前子以利湿清热；风热偏盛，加银花、连翘以清热疏风解毒；血分热甚，加赤芍、紫草以凉血清热。

◆ 现代运用

主要用于湿疹、荨麻疹、过敏性皮炎、药物性皮炎、神经性皮炎等风夹湿热所致之症。

◆ 使用注意

服药期间，忌食辛辣、烟酒、鱼腥、浓茶等刺激性食物；血虚生风证，不宜服用本方。

防风 草部 山草类

解表祛风，胜湿，止痉

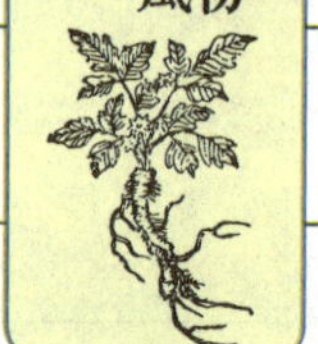

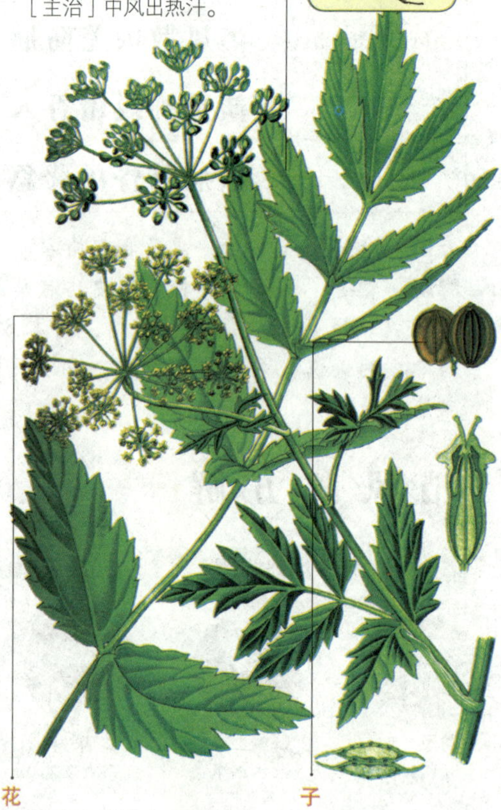

叶 [主治] 中风出热汗。

花 [主治]治四肢拘急，不能走路，经脉虚羸，骨节间痛，心腹痛。

子 [主治] 治风证力强，可调配食用。

药材真假识别

草乌正品：本品呈不规则长圆锥形，略弯曲，顶端常有残茎和少数不定根残基，表面灰褐色或黑棕褐色。皱缩，有纵皱纹、点状须根痕和数个瘤突状侧根。质硬，气微，味辛辣，麻舌。

小活络丹

出自《圣济总录》

小活络丹用二乌　地龙乳没胆星俱

中风手足皆麻木　痰湿流连一服驱

大活络丹多味益　恶风大症此方需

活络：本方有祛风除湿，化痰活血通络之功，故名之。

恶风：凶狠。恶风，是指凶恶的风邪伤人，病情较重。

方解 小活络丹出自《圣济总录》，方剂由川乌、草乌、胆星、地龙、乳香、没药组成，主治中风不仁。风邪注于肢节，风寒湿邪留滞经络，津液凝滞，影响气血运行。方中诸药相配，祛除风寒湿邪、痰浊与瘀血，诸证自愈。

小活络丹方解

君药 祛风散寒除湿

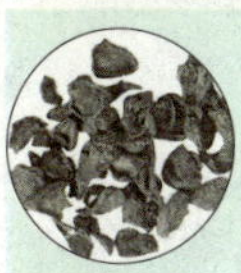

川乌六两
祛风除湿

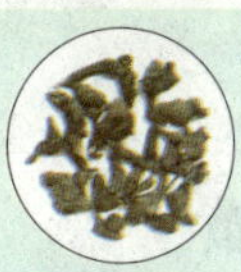

草乌六两
温经止痛

臣药 化痰通络，通畅气血

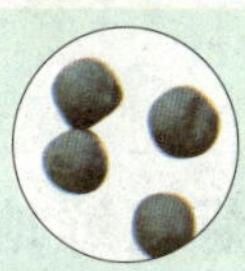

胆星六两
化痰

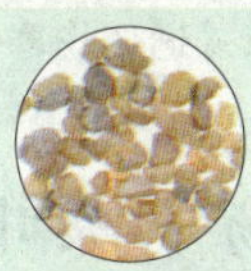

乳香三两三钱
调气活血

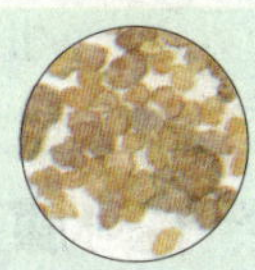

没药三两三钱
行气活血

佐使药 引药达病所

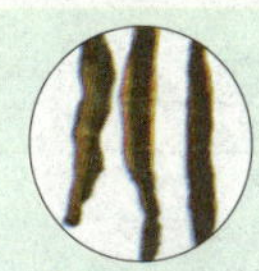

地龙三两三钱
通经活络

服药时间：饭后服用　**服药次数：**日两服　**服药温度：**温

※ 1斤≈500g　1两≈31.25g　1钱≈3.125g　1分≈0.3125g

川乌	草乌	胆星	地龙	乳香	没药
0.025元/g	0.021元/g	0.034元/g	0.1元/g	0.035元/g	0.023元/g

※ 此价格为市场价，仅供参考

◆组成

川乌、草乌、胆星各六两，地龙、乳香、没药各三两三钱。

◆用法

上述六味药共研细末，以酒煮面糊做丸，如梧桐子大，每次服二十丸，用时以冷酒服下。

◆功效

祛风除湿，祛痰通络，活血止痛。

◆主治

①中风。症见手足麻木，久而不愈，腿臂间常有一、二点阵痛。

②风寒湿痹。症见肢体筋脉疼痛，麻木拘挛，关节屈伸不利等。

◆现代运用

主要用于治疗慢性风湿性关节炎、类风湿性关节炎、坐骨神经痛、肩周炎骨质增生症

药材真假识别

草乌非正品之黄草乌：本品呈长圆锥形。表面黄褐色至黑褐色，有多数纵皱纹，顶端可见茎基残痕，末端细尖而稍弯曲。质坚硬，不易折断，断面粉白色至黄白色。气微，味苦、麻舌。

以及中风后遗症等风寒湿痰瘀滞经络者。

◆ 使用注意

本方偏于温燥，药力迅猛，药效迅捷，适用于体质壮实者；阴虚有热者及孕妇不宜服用。方中川乌、草乌为大毒之品，使用后应随时注意观察患者可能出现的毒副反应。

附方

方名	组成	用法	功用	主治
大活络丹	白花蛇、乌梢蛇、威灵仙、两头尖（俱酒浸）、草乌、天麻煨、全蝎去毒、首乌黑豆水浸、龟甲炙、麻黄、贯众、甘草炙、羌活、官桂、藿香、乌药、黄、熟地黄、大黄蒸、木香、沉香用心各二两，细辛、赤芍药、没药去油、丁香、乳香去油、僵蚕、天南星姜汁制、青皮、骨碎补、白豆蔻仁、安息香酒熬、黑附子制、黄芩蒸、茯苓、香附酒浸焙、玄参、白术各一两，防风二两五钱，葛根、虎胫骨炙、当归各一两五钱，血竭七钱，地龙炙、犀角、麝香松脂各五钱，牛黄、冰片各一钱五分，人参三两	共研细末，加蜜调和成丸，如桂圆核大，金箔为衣，蜡壳封固，每次服一丸，陈酒送下	祛风扶正，活络止痛	中风瘫痪，痿痹，痰厥，流注等证

羚角钩藤汤

出自《通俗伤寒论》

俞氏羚羊钩藤汤　桑叶菊花鲜地黄

芍草茯苓川芎茹　凉肝增液定风方

方解 羚角钩藤汤出自俞根初的《通俗伤寒论》，方剂由羚羊角、钩藤、霜桑叶、菊花、鲜地黄、生白芍、生甘草、茯神木、川贝母、竹茹组成。可凉肝熄风，增液舒筋。肝经热盛，伤阴生痰。方中诸药配伍，凉肝熄风，增液舒筋。

羚角钩藤汤方解

君药 清热凉肝解痉　**臣药** 清热凉肝熄风　**佐药** 酸甘化阴，滋阴增液

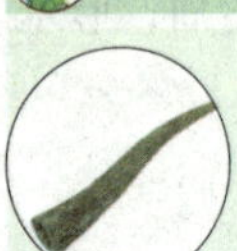

羚羊角一钱半 清热镇痉

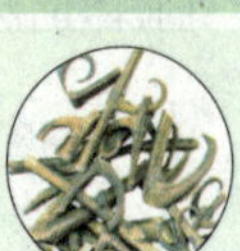

钩藤三钱 熄风定惊

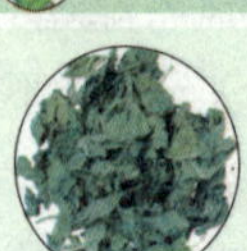

桑叶二钱 清肺热

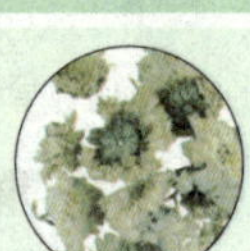

菊花三钱 清热凉肝

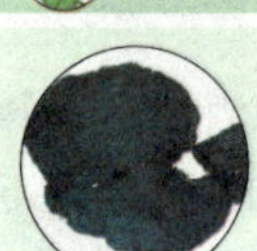

鲜地黄五钱 滋阴养血

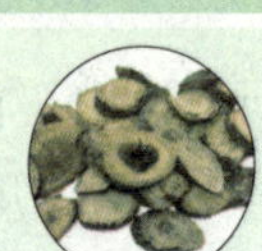

生白芍三钱 柔肝舒筋

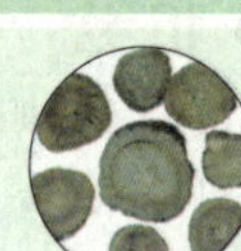

生甘草八分 清热解毒

药材真假识别

钩藤正品：本品呈圆柱形或类方柱形。表面红棕色至紫红色或棕褐色，有细纵纹，光滑无毛。枝上具略突起环节，长1～2cm，形如船锚，先端渐尖。体轻，质硬，气微，味淡。

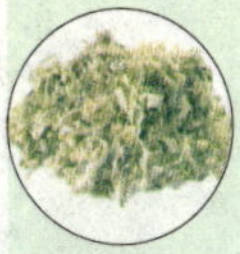

竹茹五钱
清燥开郁

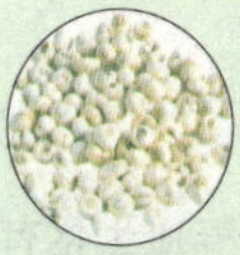

川贝母四钱
清热化痰

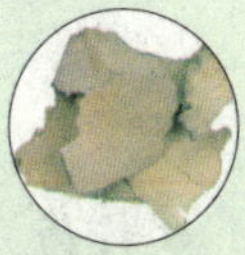

茯神木三钱
宁心安神

服药时间：饭后 **服药次数：**服一次 **服药温度：**温

※ 1斤≈500g 1两≈31.25g 1钱≈3.125g 1分≈0.3125g

羚羊角	钩藤	桑叶	菊花	鲜生地黄	白芍	生甘草	竹茹	川贝母	茯神木
0.9元/g	0.1元/g	0.006元/g	0.03元/g	0.09元/g	0.07元/g	0.11元/g	0.045元/g	2.6元/g	0.02元/g

※ 此价格为市场价，仅供参考

◆ 组成

羚羊角一钱半，钩藤、菊花、生白芍、茯神木各三钱，霜桑叶二钱，鲜地黄五钱，生甘草八分，川贝母四钱，淡竹茹五钱。

◆ 用法

上述十味药，水煎服（羚羊角与鲜竹茹先煎代水，钩藤后入）。

◆ 功效

凉肝熄风，增液舒筋。

◆ 主治

肝经热盛，热极动风。症见高热不退，烦闷躁扰，手足抽搐，痉厥，甚则昏迷，舌质绛而干，或舌焦起刺，脉弦数等。

◆ 临证加减

风窜筋脉见抽搐甚，配用止痉散以熄风止痉；邪热内闭见神昏谵语，配用紫雪以清热开窍；热结肠腑见便秘，加大黄、芒硝以通腑泄热。

◆ 现代运用

主要用于病毒性脑炎、流行性乙型脑炎、流行性脑脊髓膜炎、休克型肺炎以及妊娠子痫等属肝热动风者；也常用于急性脑血管病高血压病等属风阳上扰，痰热内闭者。

◆ 使用注意

温病后期之虚风内动者，不宜服用本方。

人参荆芥散

出自《妇人良方》

血风劳：即指妇人血脉空虚，感受风邪，而致寒热盗汗，长期不愈，成劳病（即虚劳）。

人参荆芥散熟地　防风柴枳芎归比
酸枣鳖羚桂术甘　血风劳作风虚治

风虚：指虚人（气血俱虚）受风。

方解 人参荆芥散出自《妇人良方》，方剂由人参、荆芥、熟地、柴胡、枳壳、枣仁、鳖甲、羚羊角、白术、防风、甘草、当归、川芎、桂心组成。用时与姜煎，可散风清热，养血益气。

用于治疗妇女血风劳。妇女长期劳倦，风邪趁入，日久成劳。方中诸药配合，益气养脾养血，疏风清热。又因方剂以人参，荆芥为主药，故名"人参荆芥散"。

药材真假识别

钩藤非正品之攀枝钩藤：本品呈方柱形，四面微有纵凹陷。钩渐尖，顶端微膨大，基部稍扁平，长1～2cm。表面棕黄色或棕红色，密被黄棕色或白色长柔毛，尤以钩尖端及茎节处更密。折断面髓部灰白色。

人参荆芥散方解

君药 疏散血热风邪　**臣药** 疏风清热　**佐药** 使气血生化有源

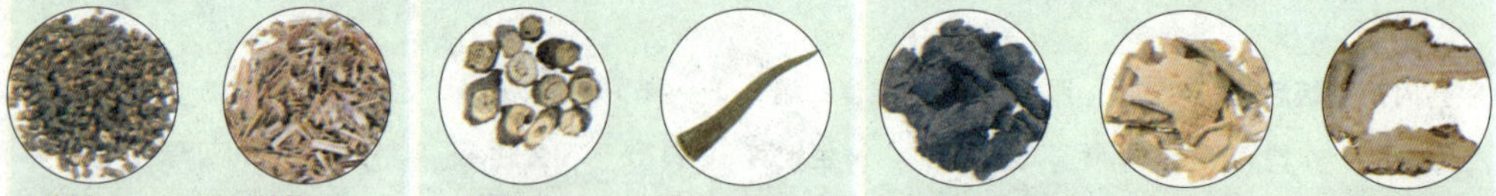

防风五分	荆芥七分	柴胡七分	羚羊角七分	熟地黄七分	鳖甲七分	当归五分
祛风解表	疏通血热	疏风清热	清肝明目，平肝熄风	大补阴血	滋阴清热	养血和血调经

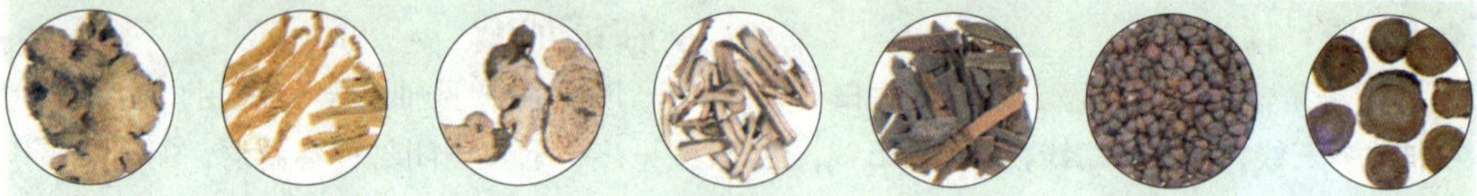

川芎五分	人参七分	白术七分	枳壳七分	桂心五分	酸枣仁七分	甘草五分
养血和血调经	补气健脾	补气健脾	行气，调畅气机	温通经脉	补肝养心敛汗	调和诸药

服药时间：饭后　**服药次数**：不拘次服　**服药温度**：温　※ 1斤≈500g　1两≈31.25g　1钱≈3.125g　1分≈0.3125g

防风	荆芥	柴胡	代羚羊角	熟地黄	鳖甲	当归
0.08元/g	0.007元/g	0.08元/g	0.9元/g	0.1元/g	0.07元/g	0.05元/g
川芎	人参	白术	甘草	枳壳	桂心	酸枣仁
0.02元/g	0.33元/g	0.16元/g	0.11元/g	0.018元/g	0.03元/g	0.07元/g

※ 此价格为市场价，仅供参考

组成

人参、荆芥、熟地黄、柴胡、枳壳、炒酸枣仁、鳖甲（炙）、羚羊角、白术各七分，防风、川芎、当归、桂心、甘草各五分。

用法

上述十四味药，加生姜三片，水煎服。

功效

散风清热，补气养血。

主治

妇女血风劳。症见周身疼痛，头昏目涩，颊赤口干，寒热盗汗，妇人月经不调，面黄肌瘦，腹痛等。

药材真假识别

川芎非正品之藁本：本品呈不规则团块状。表面灰黄褐色，皱缩，有明显的茎痕及疣状突起的根痕。表面有少数须根残留。清香气较淡。

第十一章

祛寒之剂

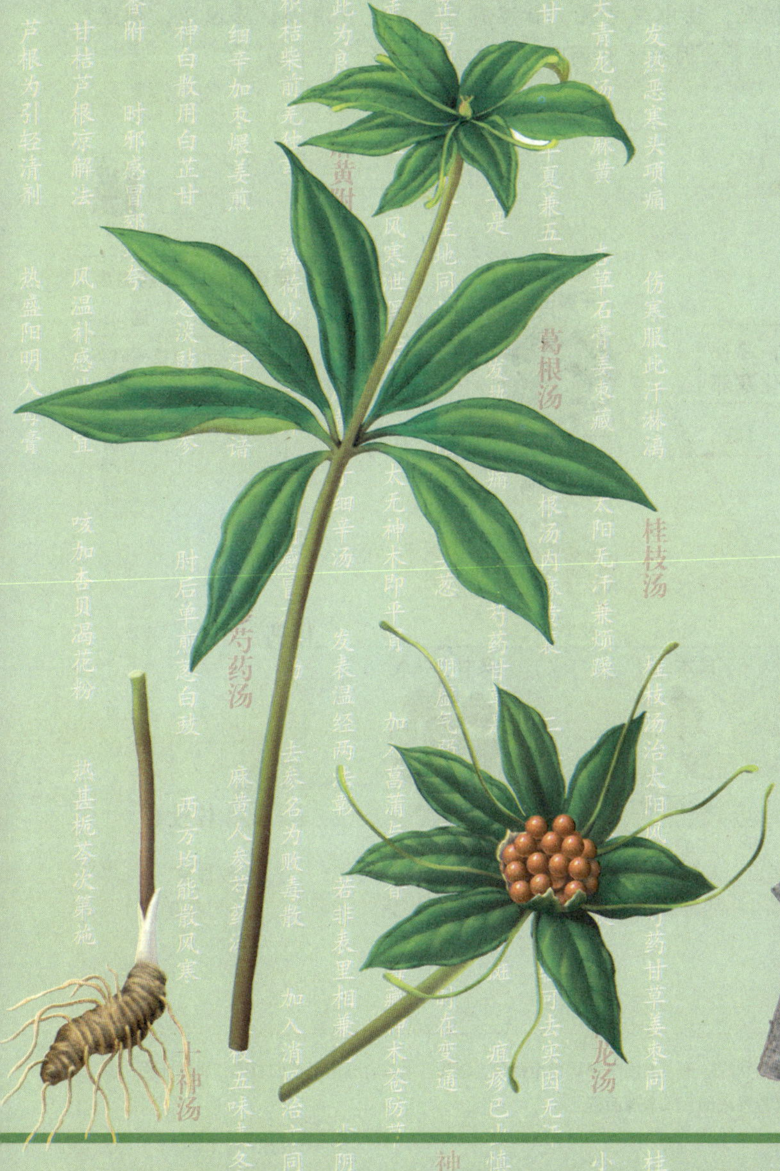

祛寒法，又名温法。是使用温药回阳救逆，温中散寒以祛里寒的方法。所用的方剂，即是祛寒之剂，用于治疗里寒症。其形成原因，多由素体阳虚，寒自内生；或表寒未解而传内；或外邪直中于内；或误治伤阳等。临证运用时，须辨证而治。

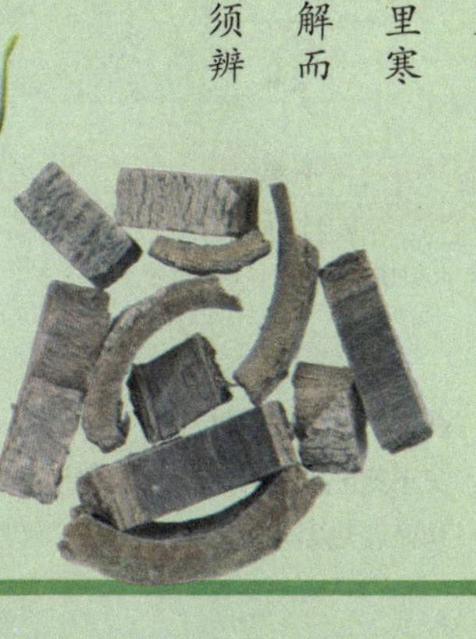

理中汤

出自《伤寒论》

理中汤主理中乡　甘草人参术黑姜

呕利腹痛阴寒盛　或加附子总回阳

理中：指本方有调理中焦脾胃的作用。

黑姜：干姜慢火煨至极黑，故名。

方解 理中汤出自张仲景所著的《伤寒论》，方剂由人参、炙甘草、白术、干姜组成。有温中补气健脾之功，用于治疗脾胃虚寒证。脾胃位于中焦，主运化，若脾胃湿寒，则运化不利。方中诸药相配，祛中焦之寒，甘温脾胃之虚，升清阳，降浊阴，健运化，则诸证除。“中”指脾胃，因此方有调理脾胃之功，故名“理中汤”。

理中汤方解

服药时间	服药次数	服药温度
饭后服用	日两三服	温

※ 1斤≈500g　1两≈31.25g　1钱≈3.125g　1分≈0.3125g

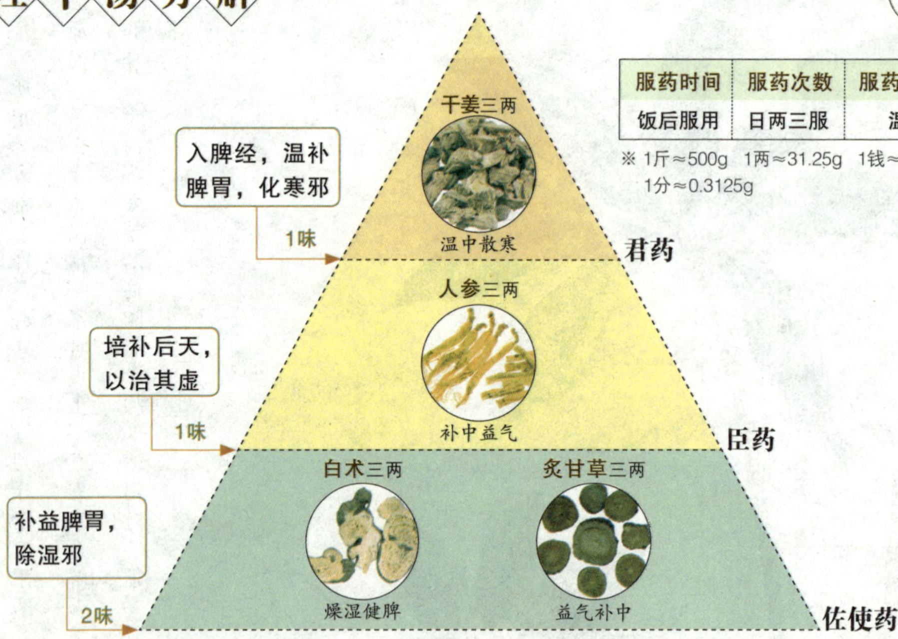

干姜	人参	白术	炙甘草
0.014元/g	0.33元/g	0.16元/g	0.11元/g

※ 此价格为市场价，仅供参考

药材真假识别

吴茱萸正品：本品呈球形或略呈五角状扁球形。表面暗黄绿色至褐色，粗糙。顶端有五角星状的裂隙，质硬而脆，横切面可见及淡黄色种子1~2粒。气芳香浓郁，味辛辣而苦。

◆组成

炙甘草、人参、白术、干姜各三两。

◆用法

上述四味药，水煎后，分三次温服。本方制成蜜丸，即“理中丸”，每丸重9g，每次服一丸，每日服用二、三次，温开水送下。

◆功效

温中祛寒，补气健脾。

◆主治

中焦虚寒（中焦阳气虚有寒）。症见呕吐、腹痛，下痢，不欲饮食，舌淡苔白或白滑，脉迟缓等。或小儿慢惊，或阳虚失血，或病后喜垂涎沫，或霍乱吐泻，以及胸痹等由中焦虚寒所致者。

◆现代运用

临床多用于胃及十二指肠溃疡、慢性胃肠炎、霍乱、胃下垂等胃肠功能衰弱、而属脾胃虚寒者，以肢体寒而不温，舌淡苔白，脉沉细无力为辨证要点。现代药理研究表明，本方亦可促进溃疡愈合，提高机体免疫力、增强体力、调节内分泌。

附方

方名	组成	用法	功用	主治
附子理中丸	干姜、人参、白术、炙甘草、附子各一两	药研细末，炼蜜和丸，一两做十丸。每次服一丸，温开水送下。小儿酌减	温阳祛寒，益气健脾	脾胃虚寒，风冷并乘。症见脘腹疼痛，霍乱吐泻，四肢拘挛等

吴茱萸汤

出自《伤寒论》

吴茱萸汤人参枣　重用生姜温胃好
阳明寒呕少阴利　厥阴头痛皆能保

方解 吴茱萸汤出自张仲景的《伤寒论》，方剂由吴茱萸、人参、生姜、大枣组成。可温中补虚，降逆止呕，用于治疗脾胃虚寒或肝经寒气上逆。肝胃虚寒，浊阴上逆，食后泛泛欲呕或干呕，或吐清涎冷沫，胸满脘痛，头痛，肢凉，大便泄泻，烦躁不安，舌淡苔白滑，脉沉弦或迟。方中诸药配合，温中补虚，降逆止呕，诸证自愈。

药材真假识别

吴茱萸非正品之少果吴萸：本品果实扁球形。多数开裂，辐射状排列，外果皮绿黄色至棕褐色。粗糙，具突起的腺点；内果皮淡黄色，光滑，由基部向上反卷与外部果皮分离；果实下部有小型宿萼，具香气。

吴茱萸汤方解

服药时间	服药次数	服药温度
饭后	分三次服一煎	温

※ 1斤≈500g 1两≈31.25g 1钱≈3.125g 1分≈0.3125g

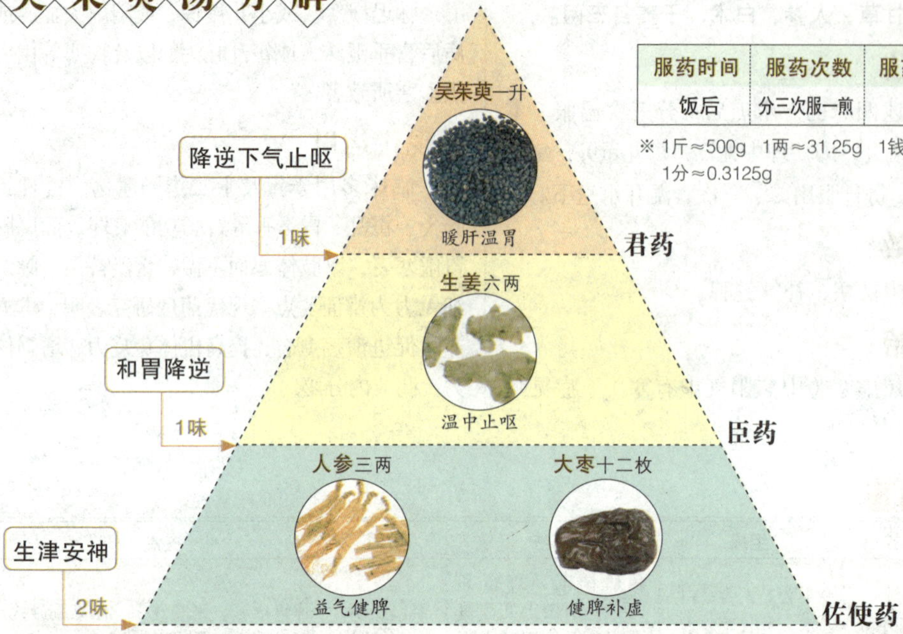

吴茱萸	生姜	人参	大枣
0.037元/g	0.006元/g	0.33元/g	0.02元/g

※ 此价格为市场价，仅供参考

◇ 组 成

吴茱萸一升，人参三两，大枣十二枚，生姜六两。

◇ 用 法

上述四味药，水煎分三次温服。

◇ 功 效

温中补虚，降逆止呕。

◇ 主 治

少阴吐利，手足厥冷，烦躁。胃中虚寒（阳明虚寒）。症见食欲不振，欲呕，胸膈满闷，或胃脘痛，吞酸嘈杂。

◇ 临证加减

胃气不降，呕吐剧烈加半夏、陈皮以理气降逆；寒邪上逆，头痛明显加白芷、藁本以温经止痛；中寒不运，泄泻剧烈加炒白术、茯苓以健脾止泻。

◇ 现代运用

主要用于胃及十二指肠溃疡、神经性呕吐、幽门梗阻、慢性非特异性结肠炎、神经性头痛、冠心病、痛经、高血压等证属肝胃虚寒者。

◇ 使用注意

胃热呕逆或阳亢头痛，应禁用本方。

药材真假识别

吴茱萸非正品之臭辣子：本品果实呈星状扁球形。表面棕褐色或黑褐色，粗糙，有皱纹，突出的油点没有吴茱萸明显。顶端呈梅花状深裂，果便的绒毛少，质硬而脆。气特异，味苦微辛辣或无辛辣味。

回阳救急汤

出自《伤寒六书》

回阳救急用六君　桂附干姜五味群

加麝三厘或胆汁　三阴寒厥见奇勋

六君：即"六君子汤"。由人参、白术、茯苓、炙甘草、陈皮、半夏组成。

群：会合。

三阴寒厥：指寒邪直中三阴经（足太阴、足少阴、足厥阴），真阳衰微而出现四肢厥冷。

方解 回阳救急汤出自《伤寒六书》，方剂由附子、干姜、肉桂、人参、白术、茯苓、半夏、陈皮、甘草组成。用时与生姜同煎，可回阳救急，益气生脉，用于治疗三阴寒邪内盛，真阳衰微证。寒为阴邪，可伤阳气。本方由四逆汤和六君子汤加减而成，既解真气虚衰，又消散亡之危象，故名"回阳救急汤"。

回阳救急汤方解

君药 祛寒救逆　**臣药** 温壮元阳　**佐使药** 除阳虚水湿不化所生之痰

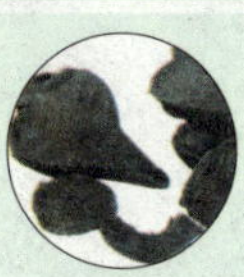

附子
峻补元阳

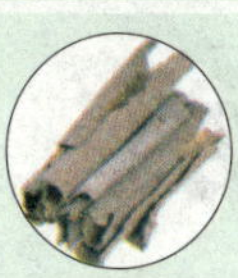

肉桂
散寒止痛

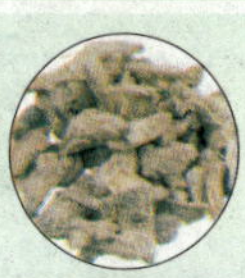

干姜
温中散寒

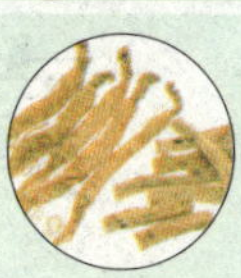

人参
大补元气

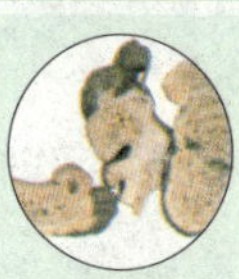

白术
健脾运湿

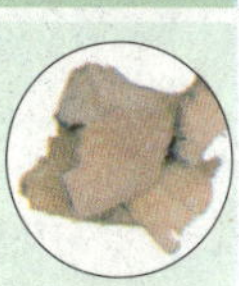

茯苓
健脾渗湿

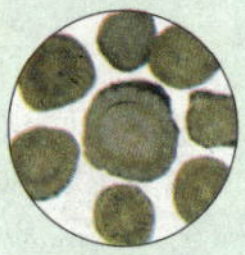

甘草
益脾温中

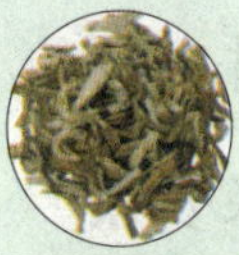

陈皮
理气化痰

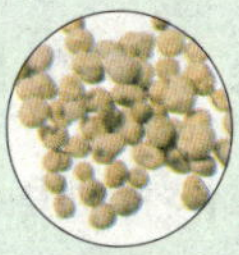

半夏
燥湿化痰

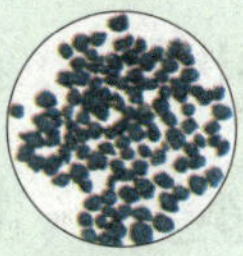

五味子
收敛微阳

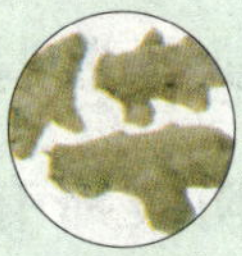

生姜
温中散寒

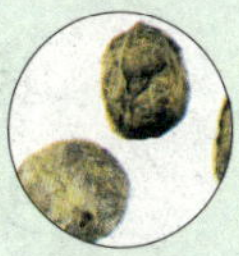

麝香
通十二经血脉

服药时间：饭后　**服药次数**：日两服　**服药温度**：温

※ 1斤≈500g 1两≈31.25g 1钱≈3.125g 1分≈0.3125g

熟附子	肉桂	干姜	人参	白术	茯苓
0.025元/g	0.03元/g	0.014元/g	0.33元/g	0.16元/g	0.06元/g
甘草	陈皮	半夏	五味子	生姜	麝香
0.11元/g	0.03元/g	0.12元/g	0.06元/g	0.006元/g	185元/g

※ 此价格为市场价，仅供参考

药材真假识别

吴茱萸非正品之华南吴茱萸：本品果实多已成熟。外果皮棕褐色至红褐色，粗糙，具黄白色窝点。内果皮黄棕色，光滑。每一分果瓣中具1粒种子，卵球形，黑色，有光泽。气淡，嚼之具芳香味。

◆组成

人参、白术、茯苓、甘草（炙）、陈皮、半夏、肉桂、熟附子、干姜、五味子（共十味药，原书无药量）。

◆用法

上述十味药加生姜三片水煎，临服时加麝香三厘调服。

◆功效

回阳救急，益气生脉。

◆主治

寒邪直中三阴，真阳衰微。症见恶寒嗜卧，吐泻腹痛，四肢厥冷，口不渴，神衰欲寐，或身寒战栗，或吐涎沫，或指甲口唇青紫，脉沉微，舌淡苔白，甚或无脉等。

◆现代运用

临床常用于食物中毒、急性胃肠炎等吐泻剧烈所致的虚脱、血压下降者，以四肢厥冷，下利清谷，脉微，神衰欲寐为辨证要点。

蚤休 草部 毒草类

清热解毒 消肿止痛

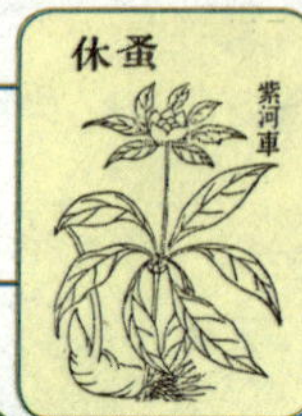

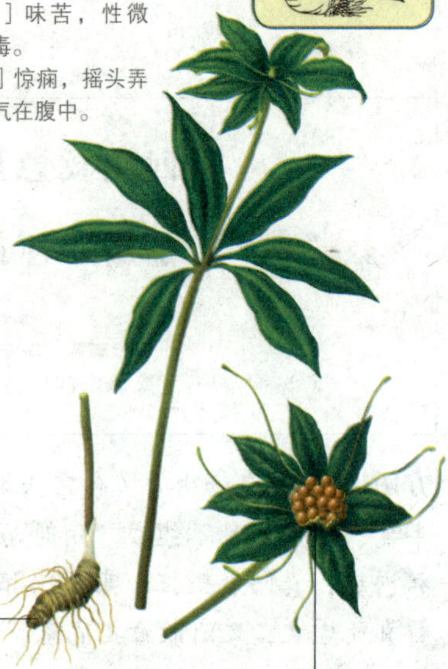

真武汤

出自《伤寒论》

真武汤壮肾中阳　茯苓术芍附生姜

少阴腹痛有水气　悸眩瞤惕保安康

真武： 传说真武为北方的水神。

水气： 水饮。

惕： 指目跳动。这里指身体肌肉跳动。惕，作恐惧解，也指筋跳动。

悸眩： 悸，指心下悸，乃水气上凌于心所致。眩，即头眩，清阳不升缘故。

方解 真武汤出自张仲景的《伤寒论》，方剂由附子、白术、茯苓、白芍、生姜组成。可温阳利水，主治脾肾阳虚，水饮内停证。人体水液代谢与肺脾肾关系密切，三脏均可影响人体运化水湿。方中诸药相配，温阳利水。又因民间传说中，真武乃司水之神，方中诸方合用温肾行水，故名“真武汤”。

药材真假识别

肉桂正品：本品呈槽状或卷筒状。外表面灰棕色，稍粗糙，内表面暗红棕色，略平坦。质硬而脆，易折断，断面不平坦。外层棕色，较粗糙，内层红棕色而油润，两层间有一条黄棕色的线纹。

真武汤方解

服药时间	服药次数	服药温度
饭后服用	分三次服一饮	温

※ 1斤≈500g 1两≈31.25g 1钱≈3.125g 1分≈0.3125g

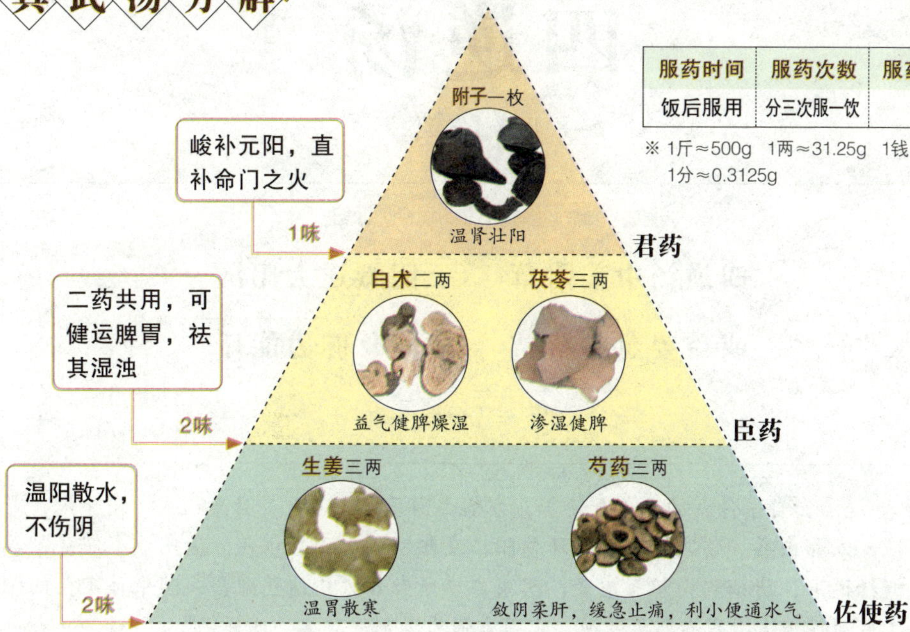

附子	白术	茯苓	生姜	芍药
0.025元/g	0.16元/g	0.06元/g	0.006元/g	0.07元/g

※ 此价格为市场价，仅供参考

◆ 组成

茯苓、芍药、生姜各三两，白术二两，炮附子一枚。

◆ 用法

上述五味药，水煎，分三次温服。

◆ 功效

温阳利水。

◆ 主治

①太阳病发汗太过，阳虚水泛。症见汗出不解，发热，心下悸，头眩，振振欲擗地。

②脾肾阳虚，水气内停。症见小便不利，腹痛，四肢沉重疼痛，下利，或肢体浮肿，苔白不渴，脉沉等。

◆ 临证加减

呕吐，去附子，加半夏、吴茱萸以温胃止呕；咳嗽，加细辛、干姜、五味子以温肺化饮；腹泻较重，去白芍，加干姜以温中止泻。

◆ 现代运用

主要用于慢性肾炎、肾积水、肾病综合征、尿毒症、心源性水肿、心律失常、心力衰竭、甲状腺功能低下、醛固酮增多症等属阳虚饮停者。

◆ 使用注意

湿热肿胀、阴虚停水者禁用。

药材真假识别

肉桂非正品之阴香：本品呈槽状，内表面暗红棕色，平滑，划之油痕不明显。质硬而脆，易折断，断面红棕色，粗糙，内外分层不明显，无黄棕色的线纹。味辛、微甜。

四逆汤

出自《伤寒论》

四逆汤中姜附草　**三阴厥逆太阳沉**

或益姜葱参芍桔　通阳复脉力能任

三阴：即指足太阴脾、足少阴肾、足厥阴肝。

四逆：四肢温和为顺，不温为逆。本方能治肾阳衰微，阴寒太盛的四肢厥逆，故名四逆汤。

太阳沉：指太阳证脉沉者亦用此方。

厥逆：即指四肢逆冷，手冷可过肘，足冷可过膝。由阳气内衰，阴寒独盛所致。此属阴证厥逆。

方解 四逆汤出自张仲景的《伤寒论》，方剂由附子、干姜、炙甘草组成。用于治疗肾阳衰微，寒邪内盛。伤寒太阳病误汗伤阳，及阳明、太阴、少阴、厥阴病、霍乱等病证，概括说来，诸证均由阳气虚衰，阴寒内盛所致。方中诸药配合，温中祛寒，回阳救逆，可治疗阳虚阴寒内盛之厥逆，又因方剂为汤剂，故名“四逆汤”。

四逆汤方解

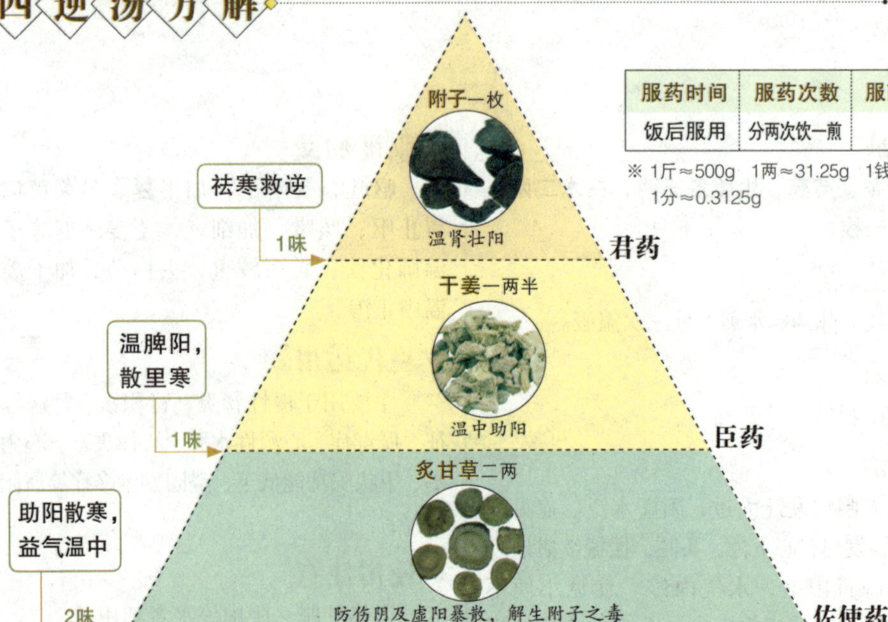

服药时间	服药次数	服药温度
饭后服用	分两次饮一煎	温

※ 1斤≈500g　1两≈31.25g　1钱≈3.125g　1分≈0.3125g

附子	干姜	炙甘草
0.025/g	0.014元/g	0.11元/g

※ 此价格为市场价，仅供参考

药材真假识别

附子正品之黑顺片：本品呈纵切不规则三角形片状，上宽下窄。外皮黑褐色，切面暗黄色，油润，具光泽，半透明。木部呈类三角形，并可见纵向“筋脉”纹理。质硬而脆，断面角质样。气微，味淡。

◆组成

干姜一两半，附子一枚，炙甘草二两。

◆用法

上述三味药，附子先煎一小时，再加余药同煎，取汁分两次服。

◆功效

回阳救逆。

◆主治

阳虚寒厥证。症见四肢厥逆，恶寒嗜睡，呕吐不渴，神衰欲寐，腹痛下利，舌苔白滑，脉微细等，或太阳病误汗亡阳脉沉者。

◆临证加减

阴伤口燥，加五味子、麦冬以滋液敛阴；病重寒甚，重用干姜、附子；体虚脉微，加人参、黄芪以复脉益气；肢肿尿少，加泽泻、茯苓利水消肿等；大汗淋漓，加牡蛎、龙骨以潜阳固脱；呕吐加半夏、陈皮以降逆止呕。

◆现代运用

主要用于风湿性心脏病、肺心病之心衰竭、慢性支气管哮喘、病态窦房结综合征、甲状腺机能低下、急慢性肠胃炎等属少阴虚寒者。

◆使用注意

附子生食有毒，服用时多用制附子，且需久煎；手足转温即止，勿过多服用；阴虚者禁用本方。

菖蒲 草部 水草类

开心窍 补五脏 通九窍

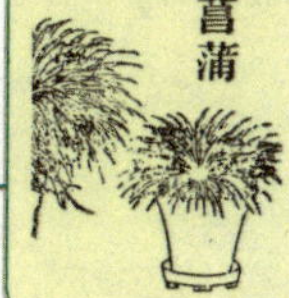

石菖蒲

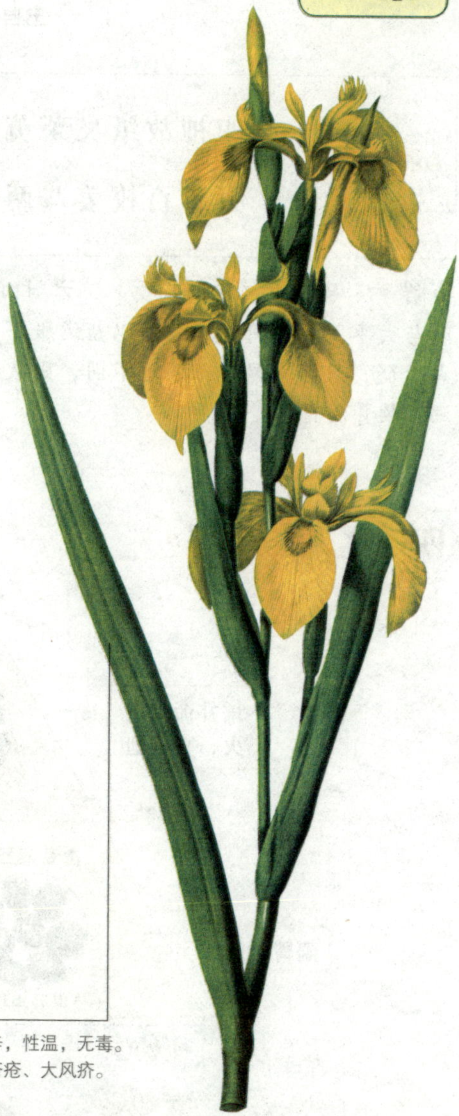

叶

[性味] 味辛，性温，无毒。

[主治] 洗疥疮、大风疥。

附方

方名	组成	用法	功用	主治
通脉四逆汤	附子大者一枚，干姜三两，炙甘草二两	水煎，分二次温服（附子先煎一小时）	回阳通脉	少阴病。症见下利清谷，里寒外热，手足厥逆，脉微欲绝，面赤身寒，或利止，脉不出，或腹痛，或干呕，或咽痛等

药材真假识别

附子正品之白附片：药材为乌头的子根经食用胆巴水浸制、煮、切片、水漂、蒸、烘、硫黄熏的加工品。本品形状、气味与黑顺片相同。唯外皮已除去，全体均为黄白色半透明状，片较薄，厚约0.3cm。

四神丸

出自《内科摘要》

四神**故纸**吴茱萸　肉蔻五味四般须

大枣百枚姜八两　五更**肾泻**火衰扶

故纸：破故纸为豆科植物补骨脂的果实。

肾泻：五更泻，五更之时腹泻。

方解 四神丸出自《内科摘要》，方剂由破故纸、吴茱萸、肉豆蔻、五味子组成。用时与大枣、生姜同煎，睡前以盐汤服下，可温肾固肠止泻，常用于治疗五更泻。肾火衰弱，致脾胃湿寒，下元不固，则久泻不愈。方中诸药配伍，温补脾肾，涩肠止泻，故肾泻自愈。

四神丸方解

服药时间	服药次数	服药温度
睡前服用	日一服	温

※ 1斤≈500g　1两≈31.25g　1钱≈3.125g　1分≈0.3125g

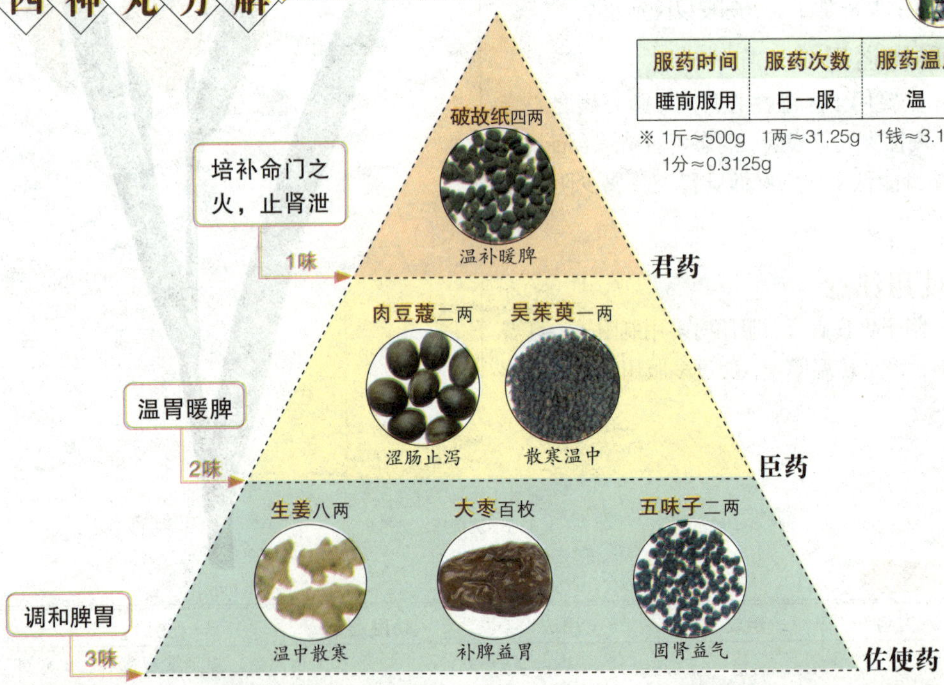

破故纸	肉豆蔻	吴茱萸	五味子	生姜	大枣
0.06元/g	0.09元/g	0.037元/g	0.06元/g	0.006/g	0.02元/g

※ 此价格为市场价，仅供参考

药材真假识别

肉豆蔻正品：本品呈卵圆或椭圆形，表面灰棕色或灰黄色。原种脐部位于宽端，呈浅色圆形突起。合点部位呈凹陷，种脊部位呈纵沟状，连接两端质坚硬，胚富油性。气香浓烈，味辛。

◆ 组成

肉豆蔻、五味子各二两，破故纸四两，吴茱萸一两。

◆ 用法

上述四味药共研细末，和生姜八两，大枣百枚同煮，煮熟后枣肉和药末共捣匀做成丸药，每次服二至三钱，临睡时白开水或淡盐汤送下。

◆ 功效

涩肠止泻，温补脾肾。

◆ 主治

脾肾虚寒。症见每日五更天时大便泄泻，不思饮食，或久泻不止，神疲乏力，腹痛腰酸肢冷，脉沉迟无力，舌淡苔白。

◆ 临证加减

久泻中气下陷而见脱肛，加黄芪、升麻；脾肾阳虚甚而见洞泄无度，畏寒肢冷，加附子、肉桂等。

◆ 现代运用

主要用于慢性结肠炎、肠结核、过敏性结肠炎、肠易激综合征之久泻或五更泻等属脾肾虚寒者。

益元汤

出自《活人书》

益元艾附与干姜　麦味知连参草将

姜枣葱煎入童便　内寒外热名**戴阳**

益元：本方有补元阳（即肾阳）的作用，故名之。

戴阳：即是肾阳衰微，阴寒太盛，把虚阳格拒于上，出现下虚寒而上假热（即内寒外热），症见面赤，身热，烦躁的假热表现。

方解 益元汤出自《活人书》，方剂由附子、艾叶、干姜、麦冬、五味子、知母、黄连、人参、甘草组成。可益阳逐阴，用于治疗戴阳证。戴阳证乃人体真阳衰虚，外相阳热，实则真寒逼阳气上浮。方中诸药配合，益阳，逐阴寒，入童便凉服，有反佐之意，防止药入口即吐，又可滋阴降火，引火归原，遂对戴阳焦躁有很好的疗效。

益元汤方解

君药 温肾助阳

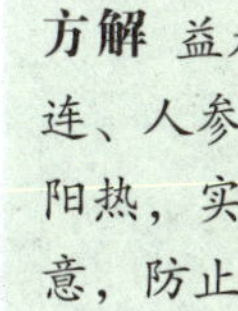

炮附子五分
回阳救逆

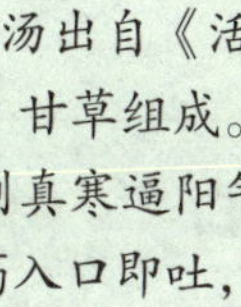

干姜五分
温中散寒

臣药 补气健脾补虚

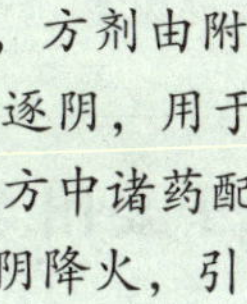

人参五分
大补元气

佐药 清虚热，引药入里

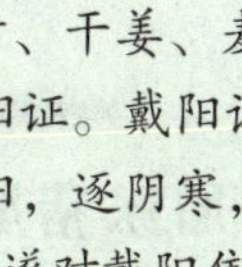

炙甘草三分
调和诸药

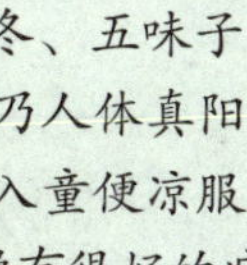

麦冬一钱
润肺清心

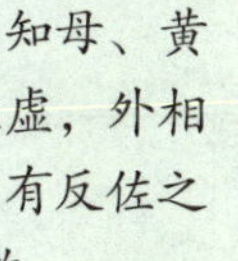

五味子九粒
养阴敛气

药材真假识别

肉豆蔻非正品之长形肉豆蔻：本品呈长椭圆形，表面灰褐色，有浅色纵沟纹及不规则网纹。合点部位呈略凹陷，种脊部位呈纵沟状。质坚硬，断面显棕黄色与类白色相杂的大理石样花纹，胚，富油性。气香浓烈，味辛。

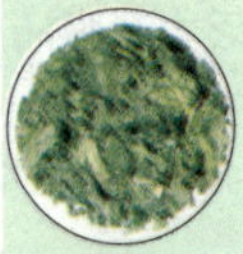

艾叶三分
散寒温经

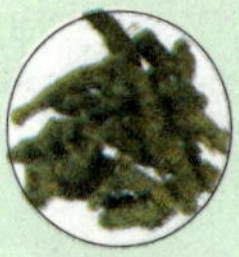

黄连五分
清上越之虚火

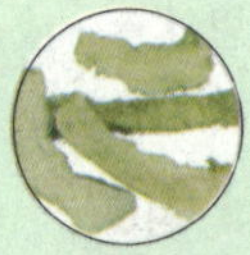

知母一钱
清热养阴

服药时间：饭后 **服药次数：**日一服 **服药温度：**冷

※ 1斤≈500g 1两≈31.25g 1钱≈3.125g 1分≈0.3125g

附子	干姜	人参	甘草	麦冬	五味子	艾叶	黄连	知母
0.025元/g	0.014元/g	0.33元/g	0.11元/g	0.05元/g	0.06元/g	0.005元/g	0.15元/g	0.09元/g

※ 此价格为市场价，仅供参考

◆组成

炮附子、干姜、黄连、人参各五分，五味子九粒，麦冬、知母各一钱，艾叶、炙甘草各三分。

◆用法

上述九味药加生姜三片，大枣三枚，葱白三茎用水煎，煎好去渣，再加童子小便一匙冷服。

◆功效

益元阳，逐阴寒，引火归原。

◆主治

戴阳证。症见面赤身热，烦躁不安，欲裸衣入井，坐到水中，但又要加厚衣被，饮水不入口等。

◆现代运用

临床上常用于各种原因所致的休克，症见脉微欲绝，面红肢冷。现代药理研究表明，本方可促进血液循环、升血压、抗休克。

白通加猪胆汁汤

出自《伤寒论》

白通加尿猪胆汁　干姜附子兼葱白

热因寒用妙义深　**阴盛格阳**厥无脉

白通：即"白通汤"，由葱白、干姜、生附子组成。

阴盛格阳：指体内阴寒太盛，把虚阳格拒在外，出现内真寒而外假热的症候，简称"格阳证"。

热因寒用：反治法之一。指用温热药治寒证，反佐以寒而发挥作用。例如阴寒证格热于外，服温热药常见格拒吐出，佐以少量寒药或热药凉服则不呕吐。本方即佐以苦寒之猪胆汁，咸寒之人尿为引导，引热药入里发挥作用，功为反佐。

方解 白通加猪胆汁汤出自张仲景的《伤寒论》，方剂由附子、干姜、葱白组成。用时与人尿、猪胆汁同服，具有通阳复脉之功，用于治疗少阳阴盛格阳病。肾阳衰微，阴寒太盛，元阳格拒于外为本方的主证。又因肾为水火之脏，阴阳互根，真阳衰耗，真阴亦衰竭，且下利不止亦伤阴，故阴伤为本方的兼证。干呕心烦为本方的次要症状。方中诸药相配，滋阴和阳，引虚入阴，诸证自愈。

药材真假识别

知母正品之毛知母：本品呈长条状，微弯曲，略扁，偶有分枝。表面黄棕色至棕色，质硬，易折断，断面黄白色。气微，味微甜，略苦，嚼之带黏性。

白通加猪胆汁汤方解

君药 祛寒救逆	臣药 温脾阳散里寒	佐使药 通阳复阴
	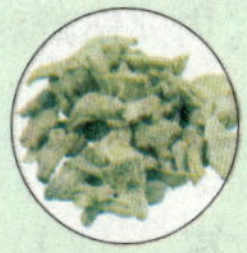	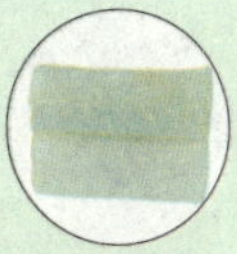
附子一枚 回阳救逆	干姜一两 温中散寒	葱白四茎 通阳复脉

服药时间：饭后服用 **服药次数：**分两次服一饮 **服药温度：**温 ※ 1斤≈500g 1两≈31.25g 1钱≈3.125g 1分≈0.3125g

附子	干姜	葱白
0.025/g	0.014元/g	0.002元/g

※ 此价格为市场价，仅供参考

◆ 组成

葱白四茎，干姜一两，生附子一枚，人尿五合，猪胆汁一合。

◆ 用法

附子水煎一小时后，再加入干姜、葱白同煎，取汁后，放入猪胆汁、人尿，分两次温服。

◆ 功效

破阴回阳，宣通上下，兼反佐。

◆ 主治

阴盛格阳。症见四肢厥逆，下痢不止，干呕心烦，无脉等。

◆ 现代运用

临床常用于治疗急慢性胃肠炎、心力衰竭、中毒性消化不良、吐泻过多或急性病大汗而休克者。现代药理研究表明，本方对中枢神经系统、垂体肾上腺系统均有兴奋作用；升压、强心作用显著。可改善循环障碍，另外还可抗菌、消炎。

葱 菜部 荤辛类

发汗解表 散寒通阳

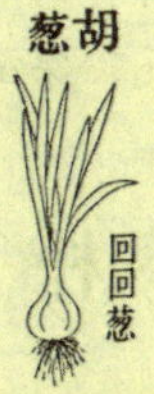
葱胡
回回葱

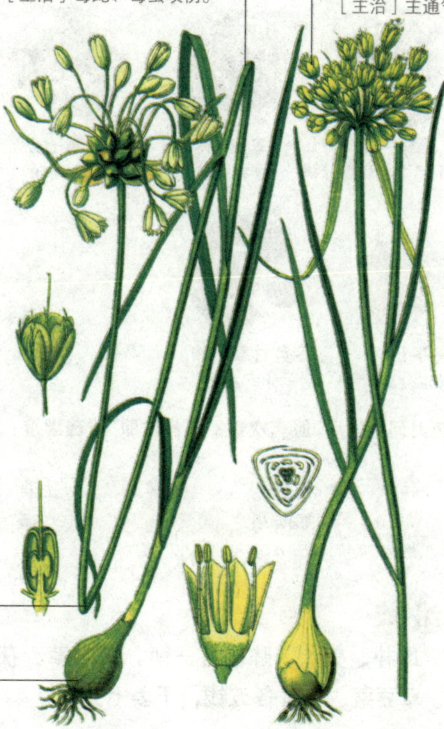
叶
[性味]性温，无毒。
[主治]毒蛇、毒虫咬伤。
须
[主治]主通气。
茎
[性味]味辛，性平，无毒。
实
[性味]味辛，性大温，无毒。
[主治]明目，补中气不足。

药材真假识别

知母正品之知母肉：本品呈表面黄白色，有扭曲的沟纹。有的残留少数毛须状叶基痕、凹陷或突起的须根。质硬，易折断，断面黄白色。气微，味微甜，略苦，嚼之带黏性。

厚朴温中汤

出自《内外伤辨惑论》

厚朴温中陈草苓　干姜草蔻木香停——停：停当，完备。

煎服加姜治腹痛　虚寒胀满用皆灵

方解 厚朴温中汤出自《内外伤辨惑论》，方剂由厚朴、陈皮、炙甘草、茯苓、草豆蔻、木香、干姜组成。用时与生姜同煎，可温中理气，燥湿除满，用于治疗寒湿阻于脾胃，气机阻滞证。寒湿之邪可致脾胃运化、升降失常。方中诸药配伍，可温中行气，燥湿除满。又因方中以厚朴为主药，且能温中散寒，故名“厚朴温中汤”。

厚朴温中汤方解

君药 行气宽中除满

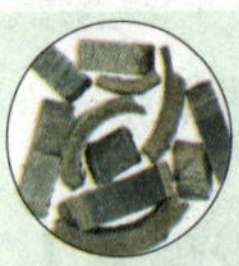

厚朴一两
行气温中，燥湿除满

臣药 温中散寒

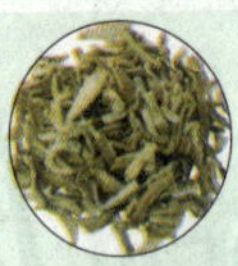

陈皮一两
理气降逆

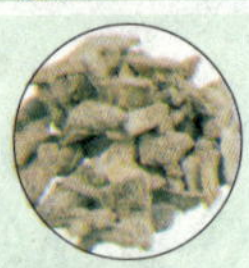

干姜七分
温中助阳

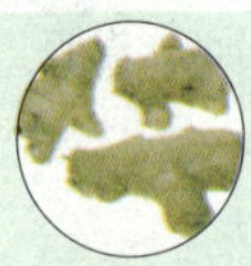

生姜三片
暖胃散寒

佐使药 理气健脾止痛

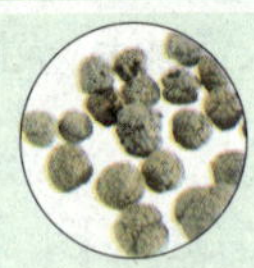

草豆蔻五钱
温中散寒，行气燥湿

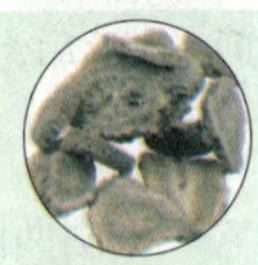

木香五钱
行气止痛

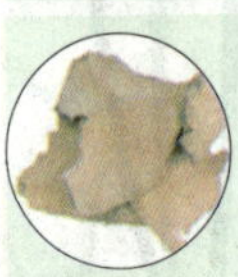

茯苓五钱
燥湿健脾

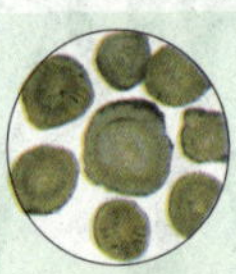

炙甘草五钱
补中益气

服药时间：饭后 **服药次数**：不拘次服 **服药温度**：温

※ 1斤≈500g 1两≈31.25g 1钱≈3.125g 1分≈0.3125g

厚朴	陈皮	干姜	生姜	草豆蔻	木香	茯苓	炙甘草
0.014元/g	0.03元/g	0.014元/g	0.006元/g	0.029元/g	0.01元/g	0.06元/g	0.11元/g

※ 此价格为市场价，仅供参考

◇ 组成

厚朴、姜汁、陈皮各一两，炙甘草、茯苓、草豆蔻、木香各五钱，干姜七分。

◇ 用法

上述七味药共研粗末，合为粗散，每次服五钱匕，加生姜三片。水煎，去渣，温

药材真假识别

草豆蔻正品：本品种子团呈类球形。表面灰褐色，略光滑，具明显的三条纵沟，中间有黄白色的隔膜。质硬，种子剖面观呈斜心形；种子胚乳灰白色。气香，味辛，微苦。

服。服药后忌冷食。作汤剂，加生姜三片，水煎服（用量按原方比例酌减）。

◆ 功 效

温中行气，燥湿除满。

◆ 主 治

脾胃伤于寒湿。症见脘腹胀满或疼痛，不欲饮食，舌苔白腻，四肢倦怠，脉沉弦等。

◆ 临证加减

兼脾虚气弱见倦怠乏力，加白术、党参以健脾益气；寒邪偏重见脘腹痛甚，加肉桂、高良姜以温中散寒止痛；湿邪偏盛见身重肢肿，加大腹皮、木瓜、以下气利水消肿。

◆ 现代运用

主要用于慢性肠炎、慢性胃炎、胃溃疡、妇女带下等属脾胃寒湿气滞者。

◆ 使用注意

阳虚气弱、阴虚内热者不宜服用本方。

橘核丸

出自《济生方》

橘核丸中川楝桂　朴实延胡藻带昆

桃仁二木酒糊合　颓疝痛顽盐酒吞

顽：顽固。这里指经久不愈。

颓疝：阴部病名，是疝的一种。指寒湿下传引起的阴囊肿大，症见睾丸肿胀偏坠，或坚硬如石，或痛引脐腹，或麻木不知痛痒等。

方解 橘核丸出自《济生方》，方剂由橘核、川楝子、海藻、海带、昆布、桃仁、桂心、厚朴、枳实、延胡索、木通、木香组成。行气活血，软坚散结，用于治疗颓疝。本方所治颓疝，是由肝经气滞血瘀，肾有寒湿而成。方中诸药配合，共奏行气活血，软坚散结之功，寒湿可除，诸证自愈。

橘核丸方解

君药 行气散结止痛

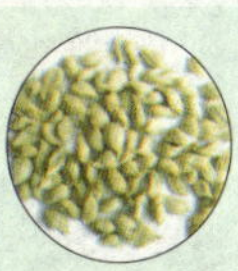

橘核一两
理气散结

臣药 活血行气止痛

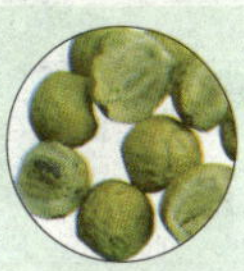

川楝子一两
疏肝行气止痛

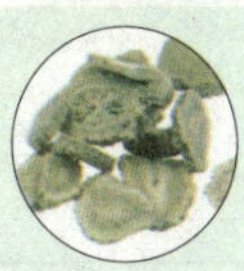

木香半两
行气解郁

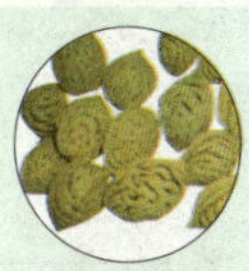

桃仁一两
活血散瘀

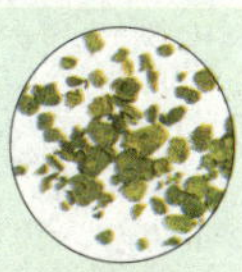

延胡索半两
活血行气止痛

药材真假识别

草豆蔻非正品云南草蔻：本品种子团呈圆球形或略扁。直径1.5～2cm。表面灰黄棕色，每瓣有种子9～16粒，密集成团。种子呈锥状四面体，背面稍隆起，长0.5～0.6cm，直径0.3～0.4cm。

佐使药 温散寒邪，软坚散结

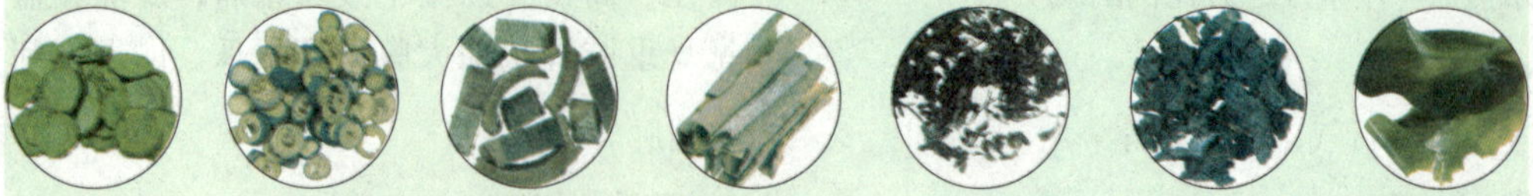

木通半两	枳实半两	厚朴半两	桂心半两	海藻一两	昆布一两	海带一两
清热利尿	破气消积	燥湿下气	温肾暖肝散寒	软坚散结	消痰利水	利水

服药时间：饭前 **服药次数**：日一服 **服药温度**：温

※ 1斤≈500g 1两≈31.25g 1钱≈3.125g 1分≈0.3125g

橘核	海带	桃仁	延胡索	木通	枳实
0.06元/g	0.04元/g	0.09元/g	0.07元/g	0.01元/g	0.04元/g
桂心	海藻	昆布	川楝子	木香	厚朴
0.03元/g	0.01元/g	0.007元/g	0.003元/g	0.01元/g	0.014元/g

※ 此价格为市场价，仅供参考

◆ 组成

炒川楝子、橘核、海藻、海带、昆布、桃仁各一两，厚朴、炒枳实、炒延胡索、桂心、木香、木通各半两。

◆ 用法

上述十二味药共研细末，用酒煮和为丸如梧桐子大，每次服用七十粒，空腹用盐汤或温酒送下。

◆ 功效

行气止痛，软坚散结。

◆ 主治

㿗疝。症见睾丸肿胀偏坠，或坚硬如石，或痛引脐腹等。

◆ 现代运用

临床上常用于治疗鞘膜积液、附睾炎、睾丸炎、附睾结核等属气血凝滞者，寒湿侵犯厥阴，以睾丸肿胀偏坠，坚硬如石，痛引少腹为辨证要点。

酸浆 草部 隰草类

定志益气 利水道

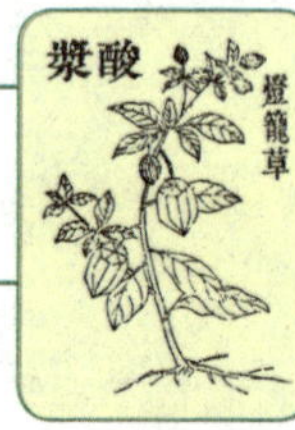

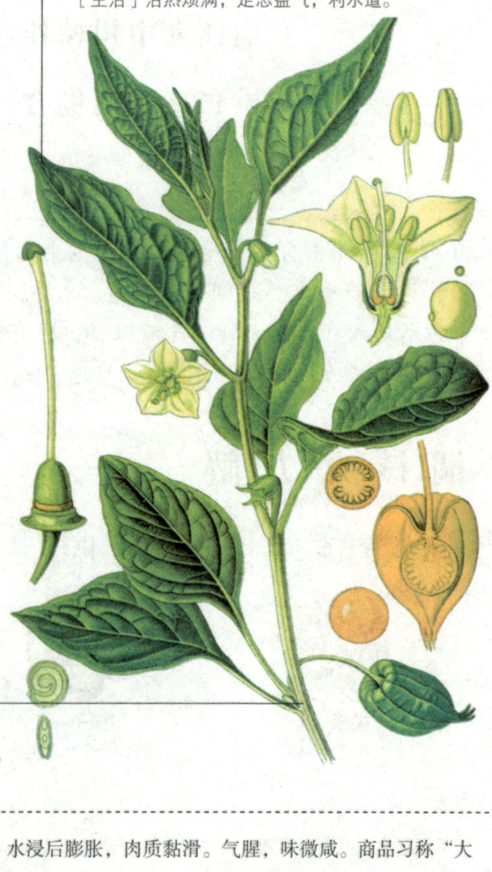

药材真假识别

海藻正品：本品皱缩卷曲，黑褐色，质脆，潮润时柔软，水浸后膨胀，肉质黏滑。气腥，味微咸。商品习称“大叶海藻”。

导气汤

出自《医方集解》

寒疝：指寒邪侵于厥阴肝经而致阴囊冷痛，牵引睾丸作痛等痛证。俗称“小肠疝气”。

寒疝痛用导气汤　川楝茴香与木香

吴茱萸以**长流水**　散寒通气和小肠

长流水：即河中长年流动的水。

方解　导气汤出自《医方集解》，方剂由川楝子、木香、茴香、吴茱萸组成。可行气散寒、疏肝止痛，用于治疗寒疝。寒湿之邪滞于肝经，肝经气滞则致小肠疝气。方中诸药皆辛温之品，用以宣通其气，使小便利，则寒去而湿除也，故名“导气汤”。

导气汤方解

服药时间	服药次数	服药温度
饭后服用	日一服	温

※ 1斤≈500g　1两≈31.25g · 1钱≈3.125g
1分≈0.3125g

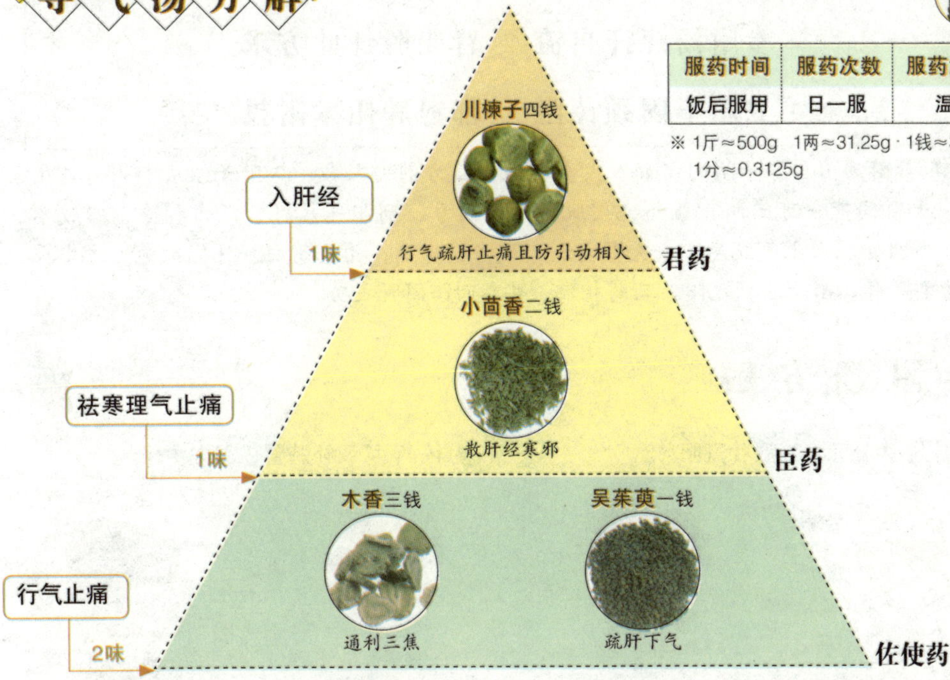

川楝子	小茴香	木香	吴茱萸
0.003元/g	0.012元/g	0.01元/g	0.037元/g

※ 此价格为市场价，仅供参考

药材真假识别

海藻非正品之裂叶马尾藻：本品呈暗褐色。主干圆柱形，其上生出数条粗状扁压的初生枝，上部枝近圆柱状，叶长而宽，向下强烈反曲，叶缘有微齿或锯齿形及深裂。叶薄。生于狭窄的叶腑间部状排列。

◆ **组成**

川楝子四钱，小茴香二钱，木香三钱，吴茱萸一钱。

◆ **用法**

上述四味药，用河中长流水煎服。

◆ **功效**

行气疏肝，散寒止痛。

◆ **主治**

寒疝。症见阴囊冷痛，阴囊结硬如石，或牵睾丸而痛等。

◆ **现代运用**

临床上常用于治疗睾丸炎、腹股沟斜疝、附睾炎、胃肠功能紊乱直疝等属气滞寒凝者。以阴囊冷痛，坚硬如石，或牵睾丸而痛为辨证要点。

参附汤

出自《妇人大全良方》

脱汗： 指病情危重，阳气欲脱时，汗出淋漓不止如油如珠的症状。多伴有呼吸急促，四肢厥冷，脉微欲绝等危候。是肾中真阳外越，阳气将绝的征象。

参附汤疗汗自流　肾阳脱汗此方求

卫阳不固须芪附　郁遏脾阳术附投

方解 参附汤出自陈子明的《妇人大全良方》，方剂由人参、炮附子组成。用时与生姜、大枣同煎，可回阳，益气，固脱。元气大亏，则阳气暴脱、汗出黏冷、四肢不温、呼吸微弱或上气喘急，或大便自利，或脐腹疼痛、面色苍白、脉微欲绝。方中人参大补元气，附子温壮元阳。二药相配，共奏回阳固脱之功。

参附汤方解

君药 大补元气，温壮真阳

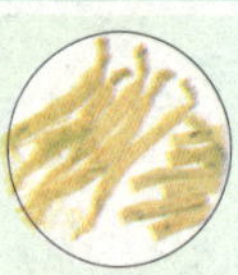

人参一两
大补元气

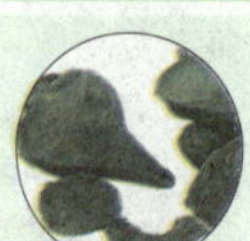

附子五钱
温补肾阳

佐药 可调补脾胃，固守中州

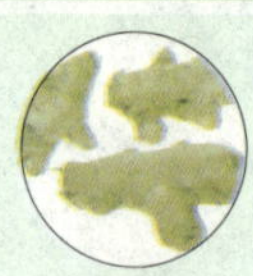

生姜
暖胃散寒

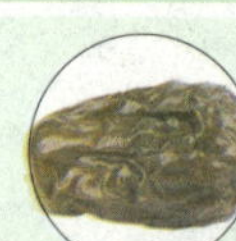

大枣
调补脾胃

服药时间： 饭后 **服药次数：** 不拘次服 **服药温度：** 温

※ 1斤≈500g　1两≈31.25g　1钱≈3.125g　1分≈0.3125g

人参	附子	生姜	大枣
0.33元/g	0.025元/g	0.006元/g	0.02元/g

※ 此价格为市场价，仅供参考

药材真假识别

小茴香正品：本品为双悬果，呈圆柱形，表面黄绿色或淡黄色，两端略尖，顶端残留有黄棕色突起的柱基。分果呈长椭圆形，背面有纵棱5条，棱间距略相等。有特异香气，味微甜、辛。

◆组成

人参一两，炮附子五钱。

◆用法

加生姜、大枣水煎，慢服。

◆功效

回阳固脱。

◆主治

元气大亏，肾中真阳虚衰外越。症见自汗恶寒，或大便自利，手足逆冷，或脐腹疼痛，上气喘急，或汗多发痉等。

附方

方名	组成	用法	功用	主治
芪附汤	黄芪一两，附子炮五钱	水煎服	益气助阳，固表止汗	肾阳虚衰，卫阳不固。症见汗不止，或吐泻腹痛，恶寒肢冷等

天台乌药散

出自《医学发明》

天台乌药木茴香　川楝槟榔巴豆姜

再用青皮为细末　一钱酒下痛疝尝

方解 天台乌药散出自李杲的《医学发明》，方剂由天台乌药、木香、小茴香、高良姜、青皮、川楝子、巴豆、槟榔组成。可行气疏肝，散寒止痛。寒凝肝脉，气机阻滞可致寒疝结痛。方中诸药同用，解寒凝，散气滞，和肝脉，则疝痛自除。

天台乌药散方解

君药 散寒止痛

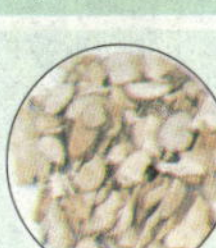

乌药半两
行气疏肝

臣药 四药合用助君药，行气散寒

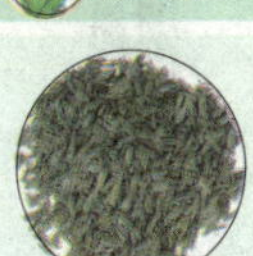

小茴香半两
暖肝散寒

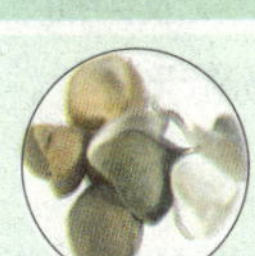

青皮半两
疏肝破气

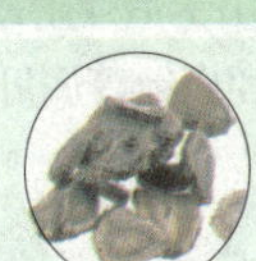

木香半两
行气止痛

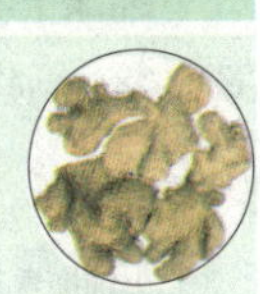

高良姜半两
散寒止痛

药材真假识别

小茴香非正品之藏茴香：本品为双悬果，呈细圆柱形，微弯曲。表面黄绿色或灰棕色，顶端残留柱基，基部有细果柄。分果长椭圆形，质硬。分果横断面略呈五边或六边形，中心黄白色。气香特异，麻辣。

佐使药 行气化滞

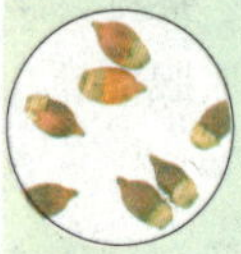

槟榔二个
直达下焦

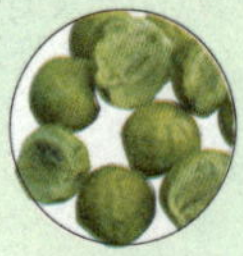

川楝子十个
行气散结

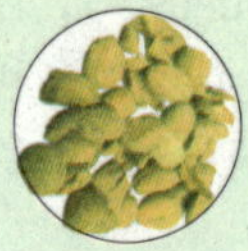

巴豆七十粒
攻除合积

服药时间：饭前 **服药次数**：每服一钱 **服药温度**：温

※ 1斤≈500g 1两≈31.25g 1钱≈3.125g 1分≈0.3125g

乌药	小茴香	青皮	木香	高良姜	槟榔	川楝子	巴豆
0.015元/g	0.012元/g	0.012元/g	0.01元/g	0.012元/g	0.015元/g	0.003元/g	0.015元/g

※ 此价格为市场价，仅供参考

◆ 组 成

天台乌药、木香、小茴香、高良姜、青皮各半两，川楝子十个，巴豆七十粒，槟榔二个。

◆ 用 法

上述八味药，先将巴豆微打破，同川楝子用麸炒黑，去巴豆及麸皮不用，合余药共研细末和匀，每次服一钱，温酒送下。

◆ 功 效

行气疏肝，散寒止痛。

◆ 主 治

寒凝气滞，小肠疝气。症见少腹引控睾丸而痛，偏坠肿胀等。

◆ 临证加减

寒甚而下身冷痛，加吴茱萸、肉桂散寒止痛；睾丸痛而偏坠肿胀甚，加橘核、荔枝核行气散结止痛；气血瘀滞见脘腹瘕聚，加枳实、三棱、莪术以破气散瘕；寒凝经脉见痛经，加川芎、当归、香附以活血调经。

◆ 现代运用

临床上主要用于治疗附睾炎、腹股沟疝、睾丸炎、肠痉挛和痛经等属肝经寒凝气滞者。

◆ 使用注意

疝痛属肝肾阴虚气滞或兼有内热者，不宜服用本方。

槟榔 果部 夷果类

驱虫 消积 下气 行水

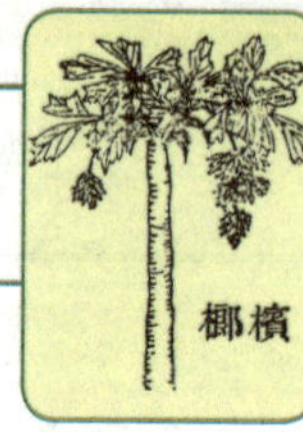

叶

[性味] 味苦，性温，无毒。

[主治] 治冲脉为病，气逆里急。

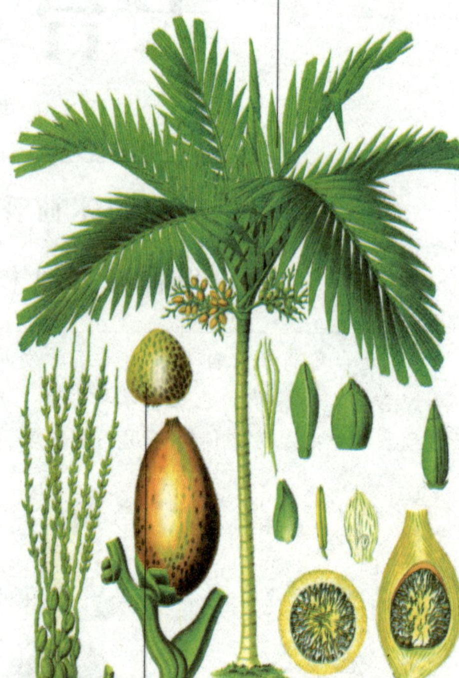

子

[性味] 味苦、辛、涩，性温，无毒。

[主治] 主消谷逐水，除痰澼，杀肠道寄生虫。

药材真假识别

槟榔正品：本品呈略扁的橄榄状，似干瘪的红枣.表面暗棕色，具细密的纵皱纹。气微香，味甘。

黑锡丹

出自《太平惠民和剂局方》

> 黑锡丹能镇肾寒　硫黄入锡结成团
> 葫芦故纸茴沉木　桂附金铃肉蔻丸

方解 黑锡丹出自《太平惠民和剂局方》，方剂由黑锡、硫黄、葫芦巴、破故纸、茴香、沉香、木香、附子、金铃子、肉豆蔻、肉桂组成。可温壮下元，镇纳浮阳。真阳不足，下元虚冷；阳虚气不化水，生痰生湿，寒凝气滞。方中诸药配伍，共奏温壮元阳，镇纳浮阳之效。

黑锡丹方解

君药 镇摄浮阳

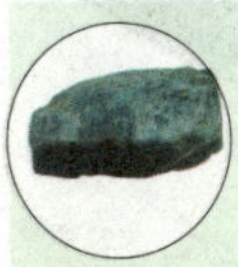
黑锡二两
质重甘寒

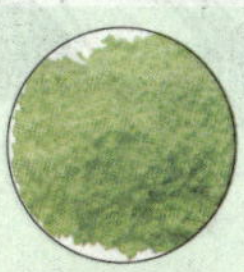
硫黄二两
温补命火

臣药 温肾助阳，除冷散寒

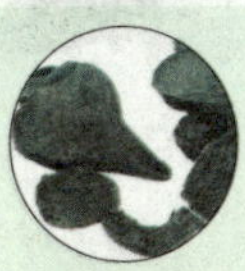
附子一两
温补肾阳

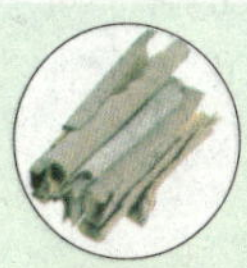
肉桂半两
引火归原

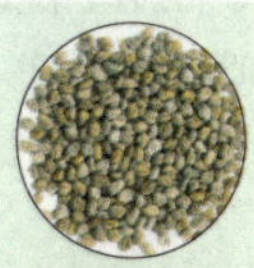
葫芦巴一两
温肾助阳

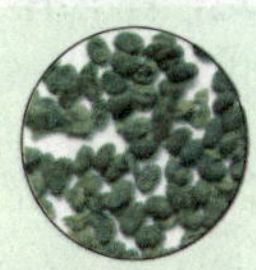
破故纸一两
补肾助阳

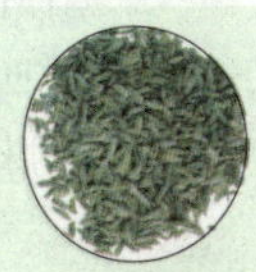
小茴香一两
补肾散寒

佐使药 疏肝利气，调畅气机

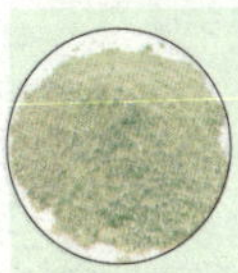
沉香一两
降逆平喘

木香一两
温中调气

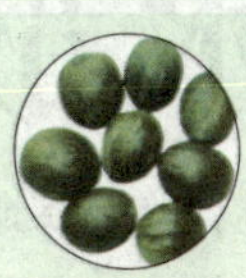
肉豆蔻一两
温中调气

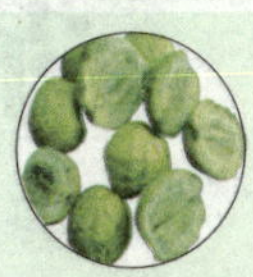
川楝子一两
疏肝行气止痛，防温燥太过

服药时间：饭前 **服药次数：**日一服 **服药温度：**温

※ 1斤≈500g　1两≈31.25g　1钱≈3.125g　1分≈0.3125g

硫黄	附子	肉桂	葫芦巴	破故纸	黑锡
0.004元/g	0.025元/g	0.03元/g	0.007元/g	0.06元/g	0.15元/g
小茴香	沉香	川楝子	木香	肉豆蔻	
0.012元/g	1.3元/g	0.003元/g	0.01元/g	0.09元/g	

※ 此价格为市场价，仅供参考

药材真假识别

槟榔非正品之枣槟榔：本品呈圆锥形或扁球形，表面淡棕色至暗棕色，有浅棕色的网状沟纹，基部中央有圆形凹陷的珠孔。质坚硬，不易破碎，断面有乳白色与棕红色相间的大理石样纹理。味涩而微苦。

◆组成

黑锡、硫黄各二两，葫芦巴、破故纸、茴香、沉香、木香、附子、金铃子（川楝子）、肉豆蔻各一两，肉桂半两。

◆用法

上述十一味药，先将黑锡和硫黄放新铁铫内如常法结黑锡、硫黄砂子（即硫黄入锡结成团），再放地上出火毒，研成极细末，余药都研成极细末，然后一起和匀再研，至黑色光亮为止，用酒糊为丸如梧桐子大，阴干，入布袋内擦令其光亮。每次服三四十粒，空腹用姜盐汤或枣汤送下，妇人则艾醋汤下。

◆功效

温壮下元，镇纳浮阳。

◆主治

①奔豚，即气从小腹上冲至胸，胸胁脘腹胀痛。亦治寒疝腹痛，肠鸣滑泄，男子精冷阳痿，女子气血虚寒等。

②真阳不足，肾不纳气，浊阴上泛，上盛下虚。症见四肢厥逆，上气喘促，冷汗不止，舌淡苔白，脉沉微等。

荔枝 果部 夷果类

通糖 益智 健气

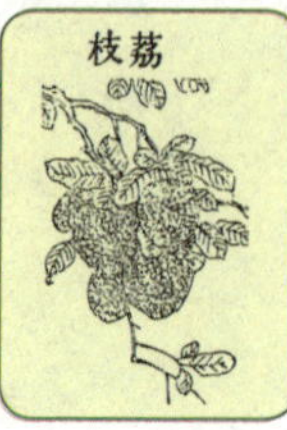

果实

［性味］味甘，性平，无毒。

［主治］止烦渴，治头晕心胸烦躁不安，背膊劳闷。

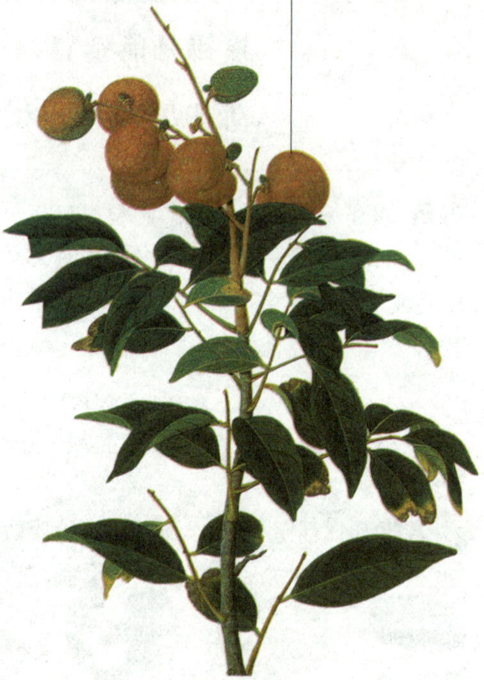

浆水散

出自《素问病机气宜保命集》

浆水： 指地浆水。是掘地三尺，灌水搅混，待其沉淀后，取上面的清液，即称地浆水，为阴中之阴。

浆水散中用地浆　干姜附桂与良姜

再加甘草同半夏　吐泻身凉立转阳

方解 浆水散出自刘完素的《素问病机气宜保命集》，方剂由干姜、肉桂、炙甘草、附子、良姜、半夏组成。可温阳散寒，降逆和中。脾胃阳虚有寒则致霍乱。方中诸药合用，散寒邪，复阳气，和脾胃，则吐泻身凉可愈。

药材真假识别

葫芦巴正品：本品略呈斜方形或矩形。表面黄绿色或黄棕色，平滑，质坚硬，不易破碎。种皮薄，胚乳呈半透明状，具黏性；淡黄色，胚根弯曲，肥大而长。气香，味微苦。

浆水散方解

君药 温补脾肾之阳

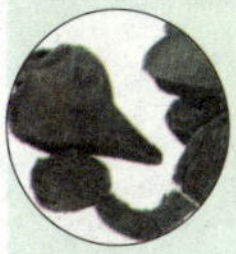

附子半两
补火助阳

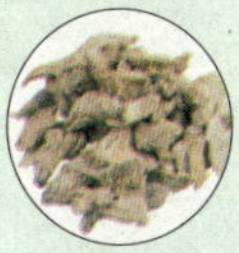

干姜五钱
温中散寒

臣药 助君药温补肾

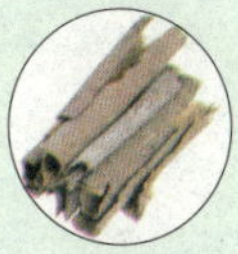

肉桂五钱
散寒止痛

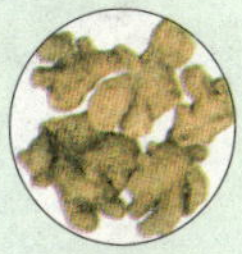

良姜二钱半
温中止痛

佐使药 生化气血，温中和胃

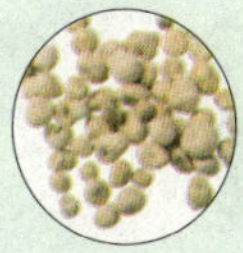

半夏一两
降逆止呕

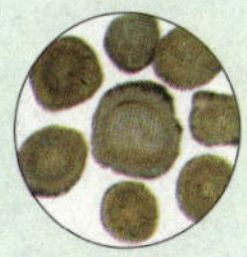

炙甘草五钱
益气补脾

服药时间： **服药次数：** **服药温度：**热

※ 1斤≈500g 1两≈31.25g 1钱≈3.125g 1分≈0.3125g

附子	干姜	肉桂	良姜	半夏	炙甘草
0.025元/g	0.014元/g	0.03元/g	0.012元/g	0.12元/g	0.11元/g

※ 此价格为市场价，仅供参考

◆组成

干姜、肉桂、炙甘草各五钱，附子半两，良姜二钱半，半夏一两。

◆用法

上述六味药共研细末，每次服三至五钱，服用时浆水煎，热服。

◆功效

降逆和中，温阳散寒。

◆主治

脾肾阳虚，中寒霍乱。症见身凉肢冷，腹痛吐泻，汗多脉微等；或暑月中寒，而见突然吐泻，阳虚欲脱，汗多脉微者。

半硫丸

出自《太平惠民和剂局方》

半硫半夏与硫黄　虚冷下元便秘尝

金液丹中硫一味　沉寒厥逆亦兴阳

虚冷：此指下元虚冷（肾阳虚）。

沉寒：即体内有久寒。

方解 半硫丸出自《太平惠民和剂局方》，方剂由半夏、硫黄组成，可除积冷，暖元脏，温脾胃，进饮食。湿阻无形之气，伤气滞气损真阳，阳虚生内寒，寒积内阻，阳虚不运而致大便秘结。方中诸药合用，温补肾阳，驱散寒邪，通降胃气，行运阳气，大便则下。

药材真假识别

硫黄正品：本品呈不规则块状。黄色或略呈绿黄色。表面不平坦，有细砂孔，用手握紧置于耳旁，可闻轻微的爆裂声。性脆易碎，气臭，用火烧之冒蓝色火焰，臭气更浓，并有刺激性，味淡。

半硫丸方解

君药 温肾助阳祛寒

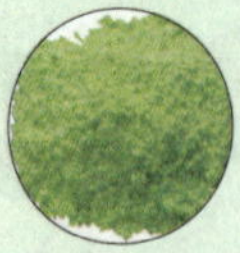

硫黄等份
补命门真火

臣药 和胃降逆散结，亦助硫黄祛寒

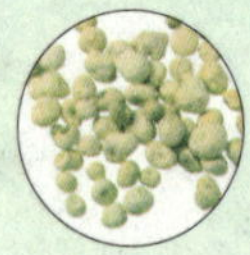

半夏等份
辛温燥湿，降胃气助通便

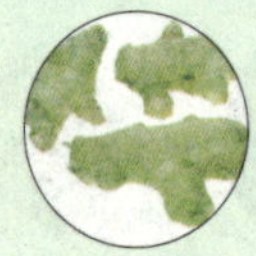

生姜汁等份
温中祛寒，解半夏毒

服药时间：早饭前 服药次数：日一服 服药温度：温

※ 1斤≈500g 1两≈31.25g 1钱≈3.125g 1分≈0.3125g

硫黄	半夏	姜
0.004元/g	0.12元/g	0.006元/g

※ 此价格为市场价，仅供参考

◆ 组成

半夏汤浸七次，焙干为细末，硫黄明净好者，研令极细各等份。

◆ 用法

上述两味药研细末，用生姜汁同煮，入干蒸饼末捣搅匀，放臼内杵数百下，做丸如梧桐子大，每次服十五至二十丸，温酒或生姜汤送下。

◆ 功效

通阳降浊，温肾逐寒。

◆ 主治

老人下元虚冷便秘，或寒湿久泻不愈。

龙眼 果部 夷果类
壮阳益气 补益心脾 养心安神

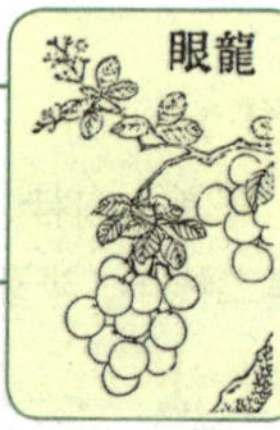

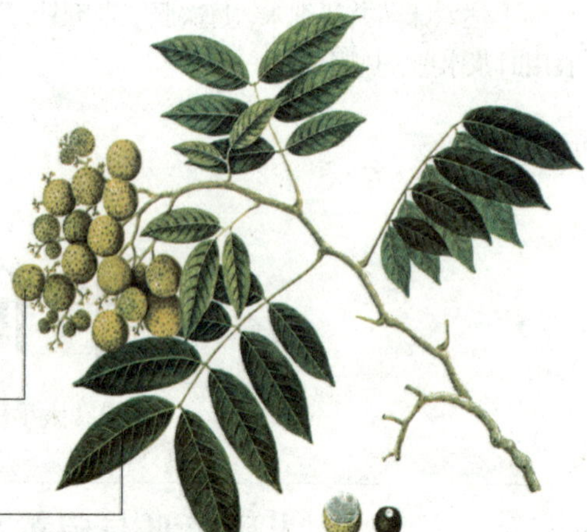

果实
［性味］味甘，性平，无毒。
［主治］主五脏邪气，能安志，治厌食。

叶
［性味］性平，味甘，无毒。
［主治］能开胃健脾，补虚长智。

附方

方名	组成	用法	功用	主治
金液丹	硫黄净，拣去砂石，十两	将硫黄研细水飞，瓷盒盛，再用水和赤石脂封口，用盐泥封好，晒干。地内埋一小罐子，盛水令满，安盒子在上，用泥固济讫，慢火养七日七夜，候足，加顶火一斤煅，候冷取出，研为细末。再取此药末一两，用蒸饼一两，汤浸煮糊为丸，如梧桐子大，每次服三十丸，多则百丸，以温米汤送下	助阳益火	肾阳虚弱，久寒痼冷。症见腰膝冷痛，手足厥冷，自汗吐利，小便不禁，脉微等。也可用于治疗阳痿

药材真假识别

玄精石正品：本品呈椭圆状六边形，边薄中厚，浅灰白色、浅黄色、浅褐色，形似龟背。条痕白色，半透明，易碎。断面显玻璃样光泽，薄片具浇性。微带土腥气，味淡，久嚼之微咸。

来复丹

出自《太平惠民和剂局方》

来复：本方能使肾中虚极的阳气恢复，好比冬尽春回，故名之。

来复丹用玄精石　硝石硫黄橘红着
青皮灵脂复元阳　上盛下虚可镇宅

上盛下虚：上盛即指痰浊壅于上，而致痰厥气闭；下虚即肾阳虚衰，肾阴亦亏。

方解 来复丹出自《太平惠民和剂局方》，方剂由玄精石、硝石、硫黄、橘红、青皮、五灵脂组成。可和济阴阳，理气止痛，祛痰开闭。下元虚衰，虚阳上浮外越，痰浊上泛，闭阻气机，中脘气闭不通。方中诸药相配，补益下元阴阳，调畅中焦气机，散寒消痰，则肾阴上济于心，心火下行于肾，相火不妄行，诸证自除。

来复丹方解

君药 阴阳互济

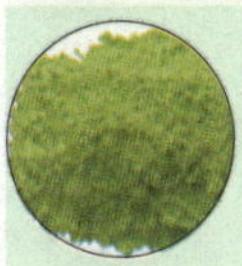
硫黄一两
补火助阳

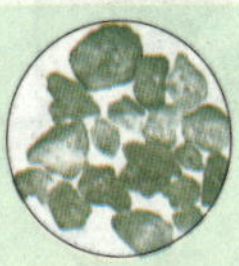
硝石一两
降火通肠

臣药 引虚火归肾

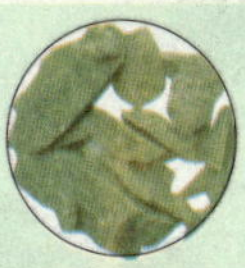
玄精石一两
滋阴降火

佐使药 除心腹冷气，散瘀止痛

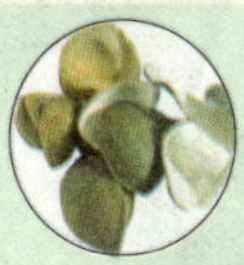
青皮二两
疏利气机

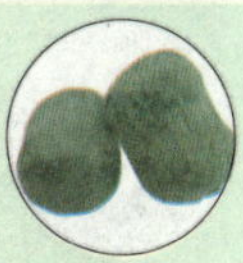
橘红二两
消痰行气

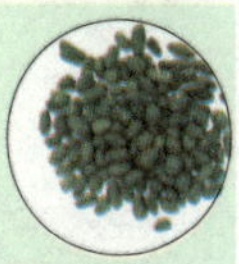
五灵脂二两
通利血脉

服药时间：早饭前 **服药次数**：日一服 **服药温度**：温

※ 1斤≈500g　1两≈31.25g　1钱≈3.125g　1分≈0.3125g

硫黄	硝石	玄精石	青皮	橘红	五灵脂
0.004元/g	0.004元/g	0.01元/g	0.012元/g	0.01元/g	0.04元/g

※ 此价格为市场价，仅供参考

◆ 组成

玄精石、硝石、硫黄各一两，橘红、青皮、五灵脂各二两。

◆ 用法

上述六味药，硝石同硫黄研为细末，微火慢炒，入阴阳气，再研极细，名“二气末”。玄精石研水飞，橘红、青皮、五灵脂亦研细末，诸药相合共研拌匀，以好醋打糊为丸，如豌豆大。每次服三十丸，空腹粥饮吞下。小儿三至五丸。

药材真假识别

青皮正品之个青皮：类球形。表面灰绿色或黑绿色，微粗糙，顶端有稍突起的花柱基，基部有圆形的果柄痕。质坚硬，断面外层果皮黄白色或淡棕色。气清香，味苦辛。

◇功效

镇纳浮阳，助阳救阴，行气通闭。

◇主治

上盛下虚，里寒外热。症见痰厥，心腹冷痛，身热脉微，大便泄泻，或心肾不交等。

野菊　草部 隰草类

调中止泻 破血

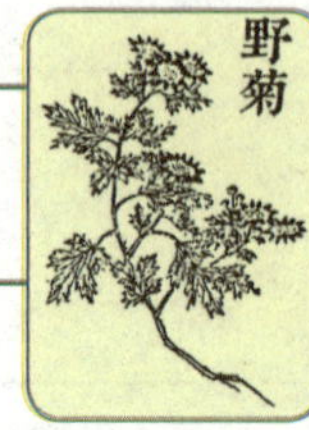

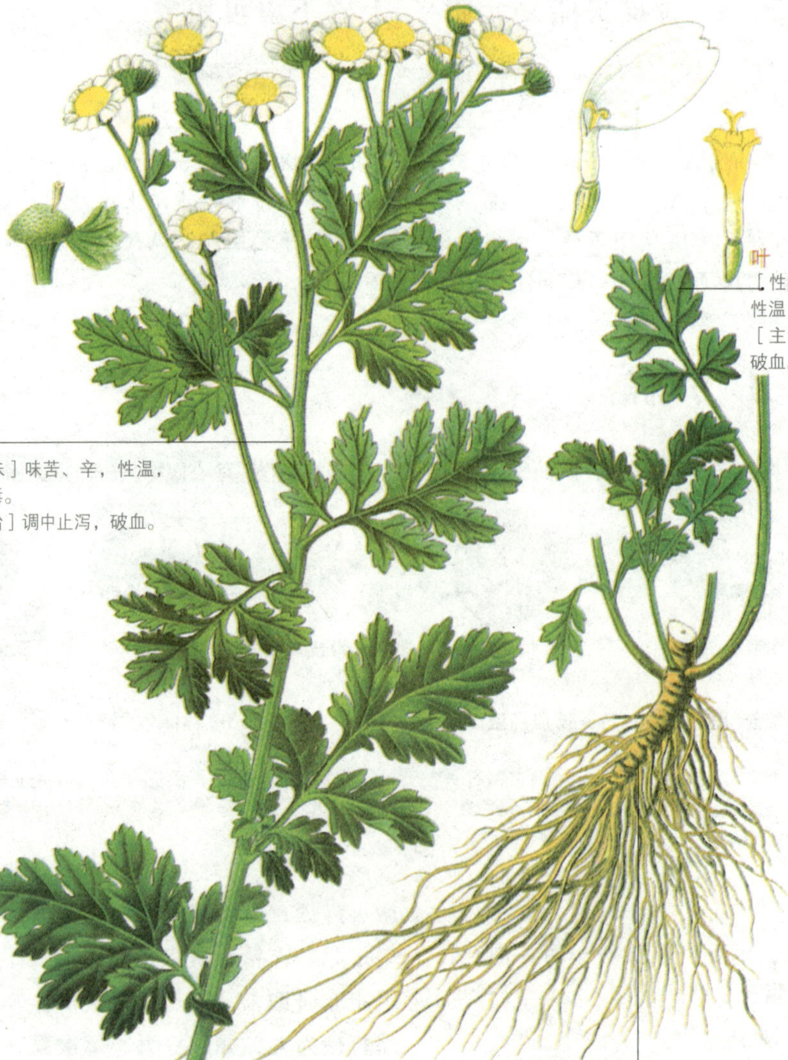

药材真假识别

陈皮正品之广陈皮：本品常3瓣相连，形状整齐，厚度均匀，厚约0.1 cm。点状油室较大，其鲜品对光照视，透明清晰。质较柔软。

第十二章

祛暑之剂

祛暑之剂，就是清除暑邪，治疗暑病的方剂。暑邪多挟有湿邪，暑为阳邪，湿为阴邪。临床常见发热口渴，汗出心烦，倦怠少气等症。在治疗上应根据病情，辨证施治。其方剂可分为清暑、利湿、益气、发汗等法。临床使用时，当辨证选用。

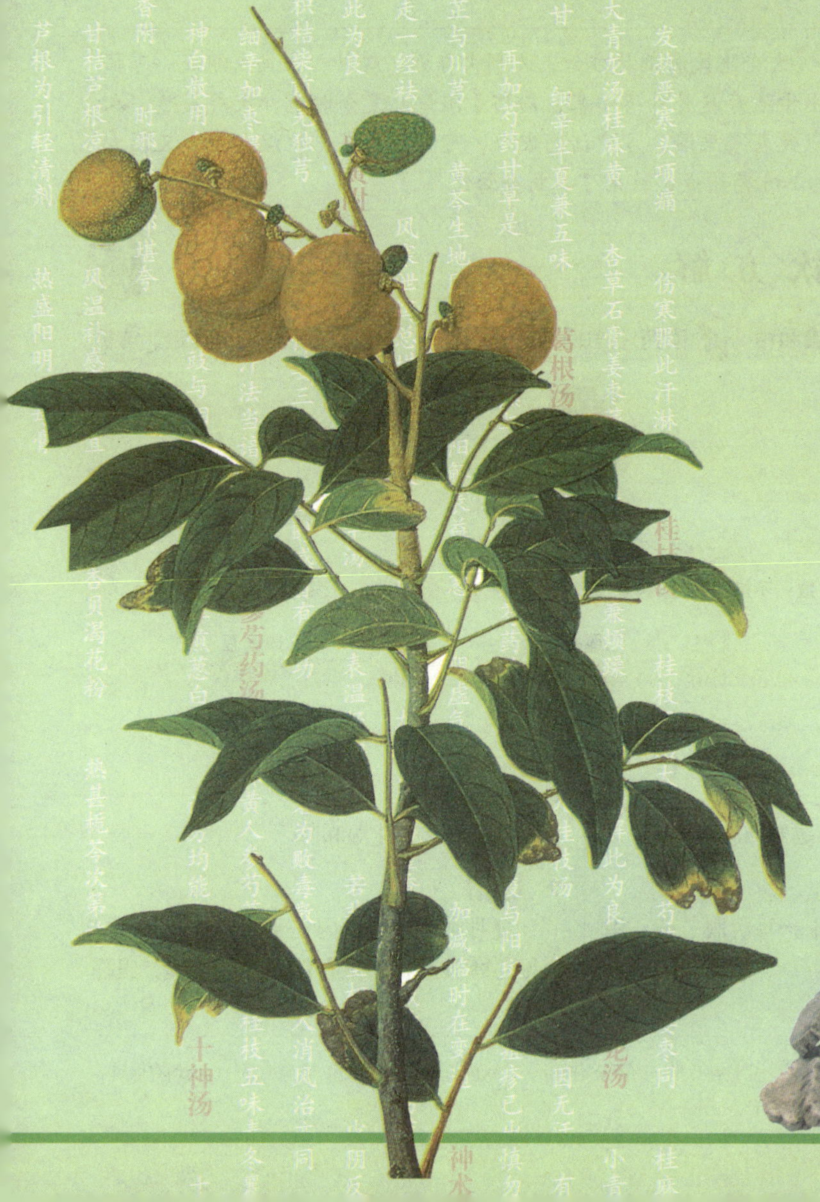

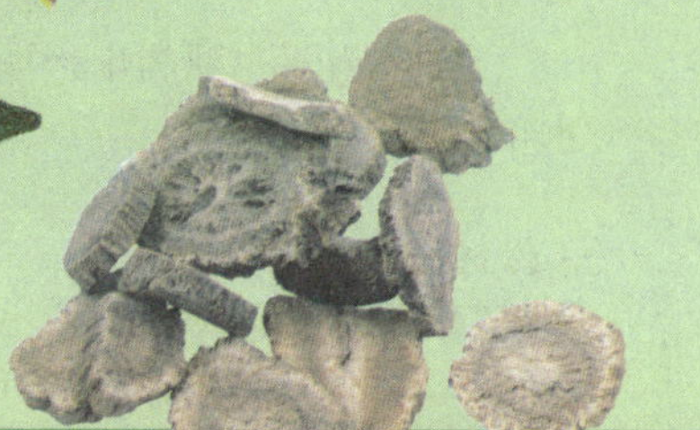

三物香薷饮

出自《太平惠民和剂局方》

三物香薷：本方由三味药组成，香薷为君药，故名“三物香薷饮”。

三物香薷豆朴先　若云热盛加黄连

或加苓草名五物　利湿祛暑木瓜宣

再加参芪与陈术　兼治内伤十味全

二香合入香苏饮　仍有藿薷香葛传

方解 三物香薷饮出自《太平惠民和剂局方》，方剂由香薷、厚朴、白扁豆组成。可祛暑解表，化湿和中，用于治疗夏月外感于寒，内伤于湿证。夏令时节，天气炎热，人多喜冷饮以解暑热，以致表寒里湿。方中诸药配合，可祛暑解表，化湿和中，又因方剂是由以香薷为主药的三味药组成，故名“三物香薷饮”。

三物香薷饮方解

君药 解表散寒，祛暑和中

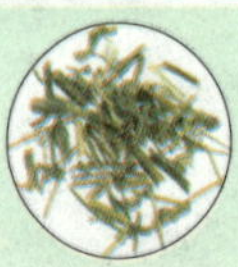

香薷一斤
发汗解表，散寒祛暑，化湿和中

臣药 行气除满，化湿除滞

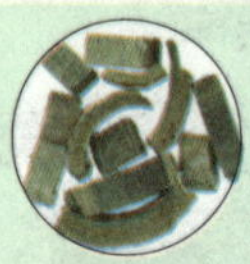

厚朴半斤
行气除满

佐使药 健脾化湿，消暑

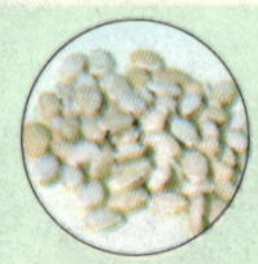

白扁豆半斤
健脾化湿

服药时间：不拘时服 **服药次数：**不拘次数 **服药温度：**冷

※ 1斤≈500g 1两≈31.25g 1钱≈3.125g 1分≈0.3125g

香薷	厚朴	白扁豆
0.007元/g	0.014元/g	0.01元/g

※ 此价格为市场价，仅供参考

组成

香薷一斤，白扁豆、姜制厚朴各半斤。

用法

上述三味药共研粗末，每次服三钱，用水和酒煎，冷服。

功效

祛暑解表，化湿和脾。

主治

夏月乘凉饮冷，内伤于湿，外感于寒。症见恶寒发热，头重身倦，无汗头痛，腹痛

药材真假识别

香薷正品：叶对生，多皱缩或脱落，完整叶片呈卵圆形至宽卵形，暗绿色或灰绿色。全缘，叶脉明显，两面均有棕黑色腺点。质脆，易折断。气香，味微苦。

吐泻，舌苔白腻，胸闷，脉浮等。

◆ 现代运用

临床上常用于治疗细菌性痢疾、夏季胃肠型感冒、急性胃肠炎、流行性乙型脑炎等属暑湿外感证者。以身重头痛，胸闷，恶寒发热，无汗，苔白腻，舌淡为辨证要点。现代药理研究表明，本方可发汗、解热、止泻、止吐、调整肠胃功能、抗菌、抗病毒。

附方

方名	组成	用法	功用	主治
黄连香薷饮	三物香薷饮去扁豆，加黄连	水煎凉服	祛暑清热	中暑热盛，口渴心烦，或大便下血等
五物香薷饮	三物香薷饮加茯苓、甘草	水煎服	祛暑和中	伤暑泄泻，小便不利等
六味香薷饮	五味香薷饮加木瓜	水煎服	祛暑利湿	中暑湿盛者
十味香薷饮	六味香薷饮加人参、黄芪、陈皮、白术	水煎服	祛暑解表，补脾除湿	暑湿内伤。症见身体疲倦，头重吐利，神志昏沉等
二香散	三物香薷饮合“香苏饮”，再加木瓜、苍术而成	水煎服	祛暑解表，理气除湿	夏月外感风寒，内伤湿滞。症见身热恶寒，脘腹胀满，不思饮食等
藿薷汤	三物香薷饮合藿香正气散	水煎服	祛暑解表，理气和中	伏暑吐泻
香薷葛根汤	三物香薷饮加葛根	水煎服	祛暑解表，化湿舒筋	暑月伤风见项背拘挛及伤暑泄泻

清暑益气汤

出自《脾胃论》

清暑益气参草芪　当归麦味青陈皮

曲柏葛根苍白术　升麻泽泻姜枣随

方解 清暑益气汤出自《脾胃论》，方剂由人参、黄芪、甘草、当归、麦冬、五味子、青皮、陈皮、神曲、黄柏、葛根、苍术、白术、升麻、泽泻组成。用时与生姜、大枣同煎，可清暑益气，除湿健脾，用于治疗气虚而感暑湿者。平素气虚者，又感暑邪，则气津两伤及夹湿困脾。方中诸药合用，共奏清解暑热，益气生津之功，故名“清暑益气汤”。

药材真假识别

香薷非正品土香薷：本品全体密被白色茸毛。茎方柱形，基部暗紫色，上部棕褐色。叶对生，线形，多皱缩，暗绿色或黄绿色，边缘有疏锯齿。花序短，呈头状。质脆，易碎。气香浓，味凉，微辛。

清暑益气汤方解

君药 补中益气

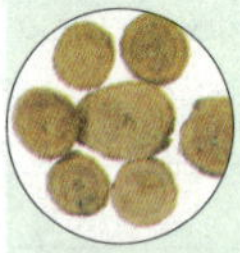

黄芪一钱
益气固表

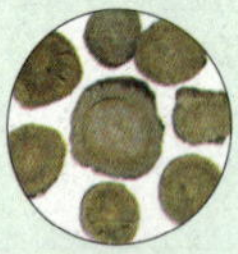

甘草三分
益气补脾

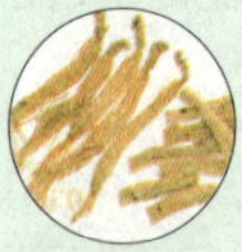

人参五分
益气健脾

臣药 燥湿健脾

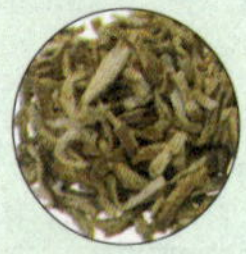

陈皮五分
理气燥湿

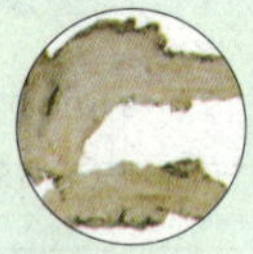

当归三分
养血和阴

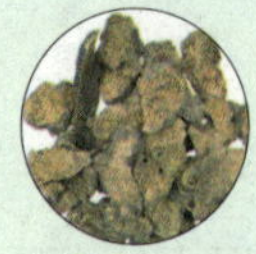

苍术一钱
健脾祛湿

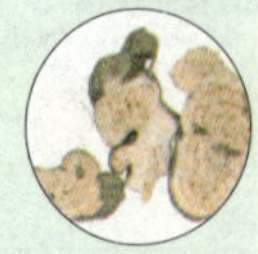

白术五分
益气健脾

佐使药 疏风散热，消食敛肺

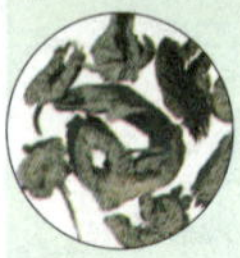

升麻一钱
升举清气

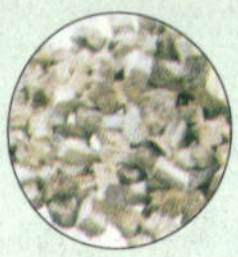

葛根二分
除烦止渴

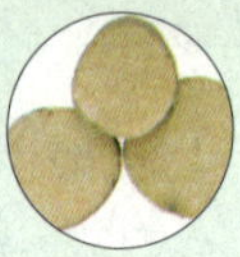

泽泻五分
淡渗利湿

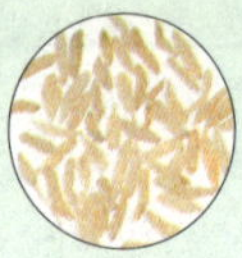

麦冬三分
润肺清心

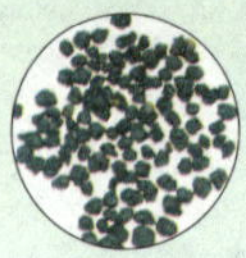

五味子九粒
敛肺养阴

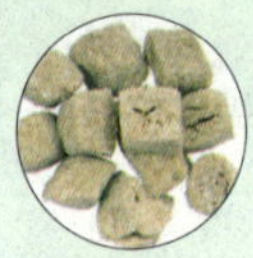

神曲五分
消食除满

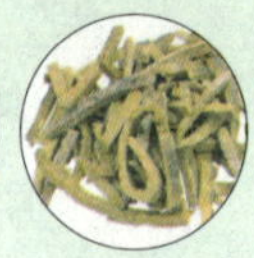

黄柏二分
清热燥湿

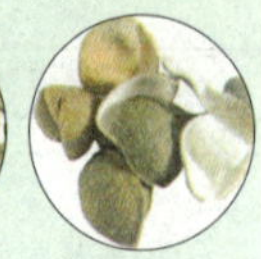

青皮二分半
疏肝理气

服药时间：饭后 **服药次数：**日三服 **服药温度：**温

※ 1斤≈500g 1两≈31.25g 1钱≈3.125g 1分≈0.3125g

黄芪	甘草	人参	青皮	当归	苍术	白术	陈皮
0.08元/g	0.11元/g	0.33元/g	0.012元/g	0.05元/g	0.05元/g	0.16元/g	0.03元/g
升麻	葛根	麦冬	五味子	神曲	黄柏	泽泻	
0.022元/g	0.01元/g	0.05元/g	0.06元/g	0.01元/g	0.02元/g	0.014元/g	

※ 此价格为市场价，仅供参考

组成

黄芪、苍术、升麻各一钱，人参、泽泻、陈皮、炒神曲、白术各五分，炙甘草、当归、麦冬各三分，青皮二分半，五味子九粒，黄柏、葛根各二分。

用法

上述十五味药加生姜二片、大枣二枚同煎，温服。

功效

清暑益气，祛湿健脾。

主治

暑湿伤人，气阴两伤。症见身热心烦，自汗口渴，四肢困倦，精神减少，不思饮食，胸满气促，肢体沉重或疼痛，小便赤涩，大便溏黄，脉虚等。

临证加减

气津耗伤较重而暑邪较轻，应重用石斛、西洋参、麦冬等，或减去黄连以免苦燥伤阴；暑热较重，可加石膏；小儿夏季发热，可去知母、黄连，加地骨皮、白薇；暑热夹湿，舌苔白腻者，可去阴柔之石斛、麦冬、知母，加藿香、六一散等。

现代运用

主要用于中暑、老人及小儿夏季暑热、功能性发热、夏季哮喘、部分急性传染病恢复期内等属气阴两虚者。

使用注意

暑病夹湿，舌苔垢腻者，不宜服用本方。

药材真假识别

升麻正品之兴安升麻：表面棕褐色至黑褐色，上有数个洞状茎基，茎基壁的断面有放射状沟纹，下有未去净的细根及根痕，外皮脱落处可见网状纹理。质坚而轻，断面黄白色，四周呈片状，中空。

生脉散

出自《医学启源》

生脉麦味与人参　保肺清心治暑淫
气少汗多兼口渴　病危脉绝急煎斟

淫：过多，过甚。这里所说的暑淫是指暑热太过而伤人。

斟：此处指往杯子里倒煎好的药汁。

方解 生脉散出自《医学启源》，方剂由人参、麦冬、五味子组成。可益气养阴，敛汗生脉，用于治疗温热、暑热耗气伤津证。暑淫伤人，耗气伤阴，则气亦随之散失。方中诸药配合，保肺清心，又因本方用后可使脉气充足，故名“生脉散”。

生脉散方解

君药 益肺生津

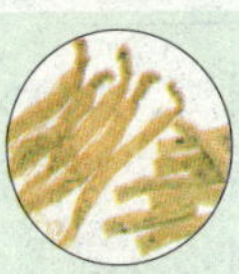

人参五分
大补肺气

臣药 清心热

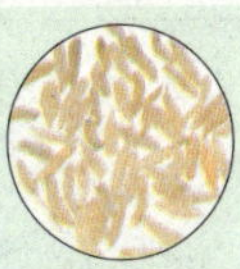

麦冬五分
润肺养阴

佐使药 固气津外泄

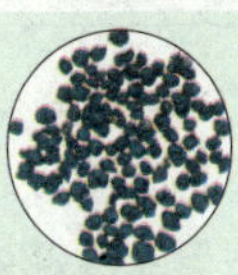

五味子七粒
敛肺止汗，益气生津

服药时间：不拘时服　**服药次数：**不拘次服　**服药温度：**温

※ 1斤≈500g　1两≈31.25g　1钱≈3.125g　1分≈0.3125g

人参	麦冬	五味子
0.33元/g	0.05元/g	0.06元/g

※ 此价格为市场价，仅供参考

组成

麦冬、人参各五分，五味子七粒。

用法

上述三味药水煎服。

功效

益气生津，养阴保肺。

主治

①暑淫耗伤气阴。症见体倦气短，口渴多汗，脉虚细等。

②久咳肺虚，气阴两伤。症见咳嗽少痰，口干舌燥，气短自汗，苔薄少津，脉虚数或虚细等。

药材真假识别

升麻非正品之云南升麻：表面黑褐色，粗糙，上端圆形茎残基直径0.3～0.7cm，下端及周围有多数须根。质坚硬，难折断，断面不平坦，淡褐色。气微，味苦。

◆ 现代运用

临床常用于治疗肺结核、慢性支气管炎、神经衰弱导致的咳嗽，心烦失眠以及心脏病、心律不齐属气阴两虚者。以体倦气短，咽干，脉虚为证治要点。现代医学上将其广泛用于心血管系统疾病以及休克的抢救治疗。症见神疲乏力、汗多懒言、气短喘咳、面色无华或苍白，心悸等气阴不足之证。实验表明本方还具有强心，改善心肌代谢，调节血压等作用，适用于以心肺气阴亏损为主要病因所致心衰、心律失常等症、休克的治疗。

六一散

出自《伤寒直格》

六一：本方由六份滑石，一份甘草组成，故名“六一散”。

三焦：六腑之一。是脏腑外围最大的腑，又称外腑、孤腑。有主持诸气，疏通水道的作用。

六一滑石同甘草　解肌行水兼清燥
统治表里及三焦　热渴暑烦泻痢保
益元碧玉与鸡苏　砂黛薄荷加之好

方解　六一散出自《伤寒直格》，方剂由滑石、甘草组成。可清暑利湿，用于治疗暑湿证。暑热挟湿可致暑湿证，可致人身热、心烦、小便不利。方中诸药配伍，清暑利湿，能使三焦暑湿之邪从下焦渗泄，则热、渴、淋、泻诸证可愈。因本方应用六份质重寒滑的滑石，与一份甘草相配，故名“六一散”。

六一散方解

君药　味甘淡性寒，质重而滑，甘寒散积

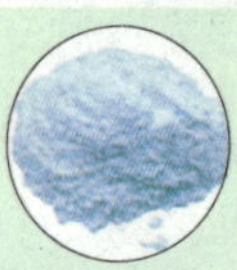

滑石六两
利水湿，清三焦，止烦渴

佐药　甘寒生津，使滑石利小便而不伤津液

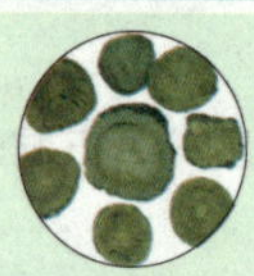

甘草一两
清热泻火，益气和中

服药时间：饭后　服药次数：日三服　服药温度：温

※ 1斤≈500g　1两≈31.25g　1钱≈3.125g　1分≈0.3125g

滑石	甘草
0.003元/g	0.11元/g

※ 此价格为市场价，仅供参考

药材真假识别

滑石正品：本品呈不规则致密块状集合体。白色、黄白色或淡蓝灰色，条痕白色。表面具蜡样光泽。质细腻，手模之有滑润感，无吸湿性，置水中不崩散。气微，味淡。

◆ **组成**

滑石六两，甘草一两。

◆ **用法**

上述两味药共研细末，每次服用三钱，和蜜少许，冷水或灯芯汤调服，每日服用三次。

◆ **功效**

清暑利湿。

◆ **主治**

感受暑湿。症见身热口渴，小便不利，大便泄泻等。

◆ **现代运用**

临床常用于胃肠型感冒、暑热、药物不良反应、尿道炎、胃肠炎、膀胱炎等属湿热者。以身热口渴，小便不利为辨证要点。

附方

方名	组成	用法	功用	主治
益元散	六一散加辰砂	灯芯汤调服	清心祛暑，兼能安神	心悸怔忡，失眠多梦
碧玉散	六一散加青黛令如轻碧色	灯芯汤调服	祛暑清热	暑湿证兼有肝胆郁热者
鸡苏散	六一散加薄荷叶一分	灯芯汤调服	疏风祛暑	暑湿证兼见微恶风寒，头痛头胀，咳嗽

缩脾饮

出自《太平惠民和剂局方》

缩脾饮用清暑气　砂仁草果乌梅暨
甘草葛根扁豆加　吐泻烦渴温脾胃
古人治暑多用温　暑为阴证此所谓
大顺杏仁姜桂甘　散寒燥湿斯为贵

缩：即缩砂仁。砂仁的原植物有两种，一种是姜科植物阳春砂，一种是姜科植物缩砂，若所用的为植物缩砂的干燥果实，即为缩砂仁。

暨：和，并用。

阴证：此指阴暑，伤暑之一。因暑月炎热而吹风纳凉，或饮冷无度所致。由于暑月受寒，静而得病，故名。

斯：此，这。

方解 缩脾饮出自《太平惠民和剂局方》，方剂由砂仁、草果、乌梅、炙甘草、扁豆、葛根组成。温脾和中，消暑止泻，用于治疗夏月感受暑湿而从寒化证。阳气不足，湿重于暑，邪从寒化，寒湿伤脾致脾胃虚弱。方中诸药配合，可温脾和中，渗湿止泻。

药材真假识别

滑石非正品之软滑石：本品呈不规则土块状。白色、灰白色或夹有浅黄色、浅红、浅棕、浅灰等色。手摸之有光滑或粗糙感，手捻之成细面且染指显白色。微有泥土样气。味淡，舐之微黏舌。

缩脾饮方解

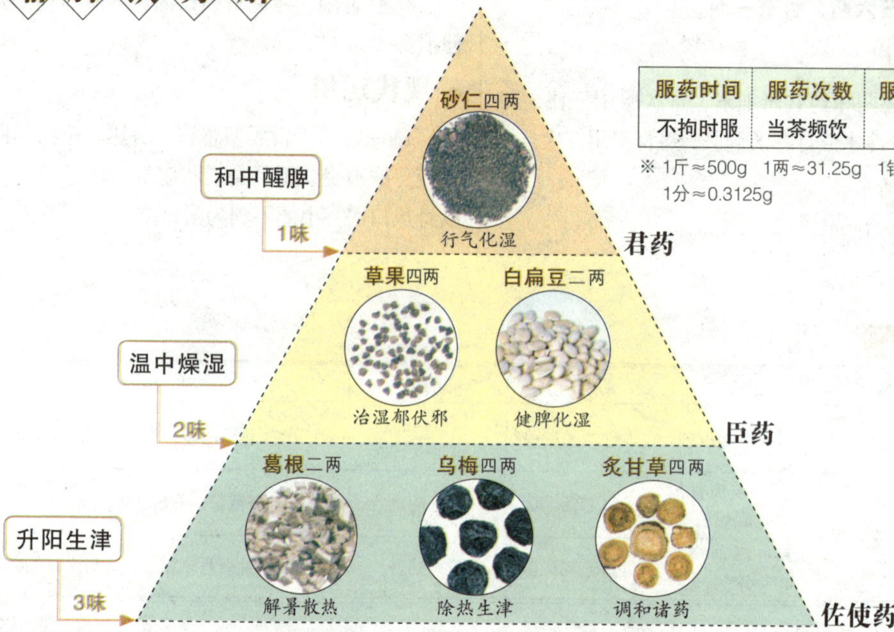

服药时间	服药次数	服药温度
不拘时服	当茶频饮	凉

※ 1斤≈500g 1两≈31.25g 1钱≈3.125g 1分≈0.3125g

砂仁	草果	白扁豆	葛根	乌梅	炙甘草
0.4元/g	0.04元/g	0.01元/g	0.01元/g	0.024元/g	0.11元/g

※ 此价格为市场价，仅供参考

◆ 组成

缩砂仁、草果（煨）、乌梅、炙甘草各四两，葛根、白扁豆各二两。

◆ 用法

上述六味药共研粗末，每次服用四钱，水煎凉服。

◆ 功效

温脾消暑，除烦止渴。

◆ 主治

感受暑湿，湿伤脾胃。症见烦躁口渴，呕吐泄泻以及暑月酒食所伤等。

附方

方名	组成	用法	功用	主治
大顺散	干姜、肉桂、杏仁去皮尖各四斤，甘草三十斤	先将甘草用白砂炒至八分黄熟，次入干姜同炒，令姜裂，再入杏仁又同炒，候杏仁不作声为度，用筛隔净，后入肉桂，一起捣为散，每次用二钱，水煎去渣，温服	温中祛暑，散寒燥湿	感受暑邪，热伏于内，又加饮冷过多，升降失常，脾胃受湿，脏腑不调。症见食少体倦，呕吐泄泻，脉沉缓，水谷不化等

药材真假识别

草果正品：表面灰棕色至红棕色，具纵沟及棱线；顶端有圆形突起的柱基，基部有果梗或果梗痕；果皮质坚韧，易纵向撕裂。种子质硬，胚乳灰白色。有特异香气，味辛、微苦。

第十三章

利湿之剂

利湿之剂，即祛湿剂。以祛湿药或逐水药为主，以治疗水湿病证的方剂。可通利小便，使湿邪路利而出。湿气，有内湿、外湿。内湿，是因过食生冷，或过饮酒酪，或素体脾虚，失其健运；外湿，则是因受气候潮湿，久居湿地，或受雨露之侵。祛湿剂多由芳香温燥或甘淡渗利之药组成，易于耗伤阴津，故素体阴虚津亏，病后体弱，以及孕妇水肿者，均应慎用。

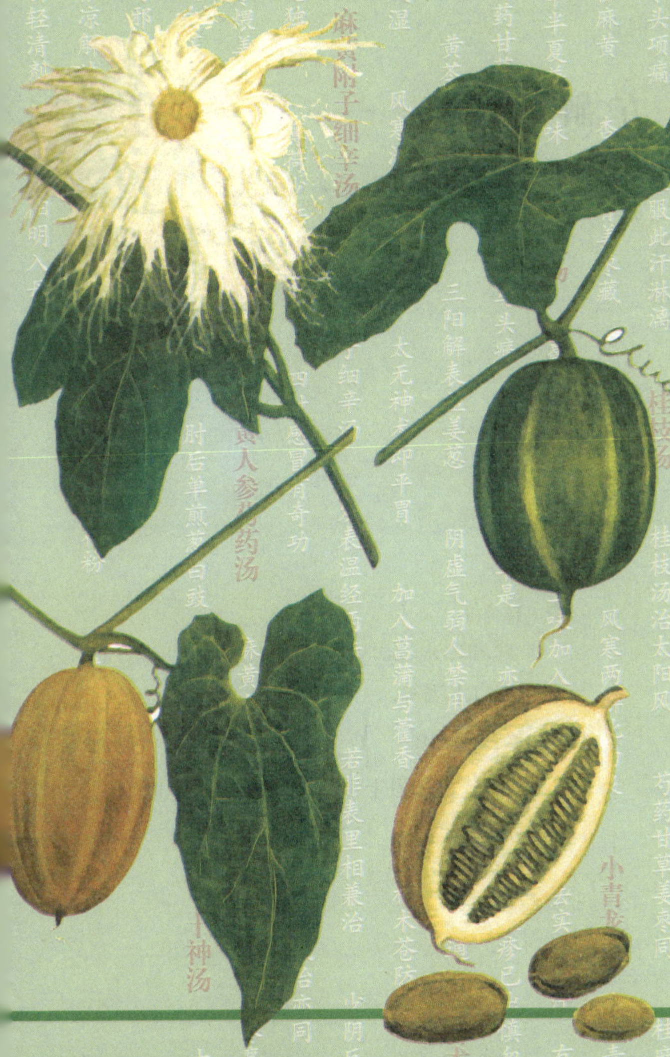

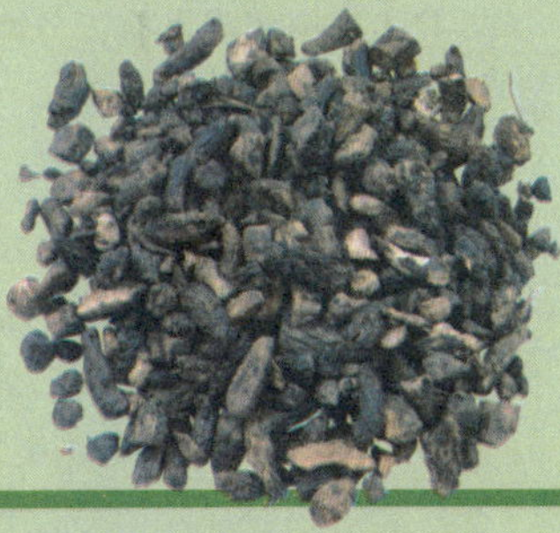

小半夏加茯苓汤

出自《金匮要略》

小半夏加茯苓汤　行水散痞有生姜

加桂除夏治悸厥　茯苓甘草汤名彰

彰：显著。

悸厥：悸，指心下悸动。厥，指寒厥，即手足厥冷。皆因水饮停于心下所致。

方解 小半夏加茯苓汤出自《金匮要略》，方剂由半夏、生姜、茯苓组成。可降逆止呕，散结除痞，用于治疗水饮停留胸膈胃脘证。症见头眩心悸，心下痞满，呕吐，口不渴。水饮停于胸膈，清阳不能上升，致头晕；水饮凌心，胸阳不振，致心悸；水饮留于胃脘，气机不顺，致心下痞；阴浊上逆，致呕吐；内有水湿，致口不渴。方中诸药合用，去饮邪，除痞满，眩晕心悸则愈。

小半夏加茯苓汤方解

君药 可和胃降逆止呕

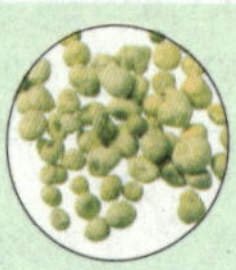

半夏一升
行散水湿，降逆止呕

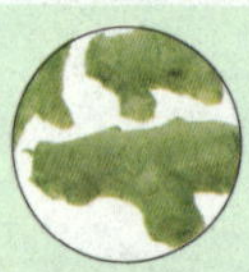

生姜半斤
暖胃祛寒，辛散水饮

臣药 使胸膈胃脘水湿从小便而去

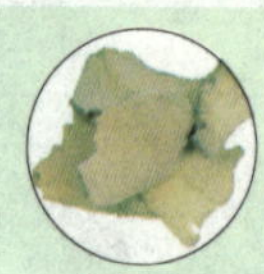

茯苓三两
淡渗利湿

服药时间：饭后 **服药次数：**日两服 **服药温度：**温

※ 1斤≈500g　1两≈31.25g　1钱≈3.125g　1分≈0.3125g

半夏	生姜	茯苓
0.12元/g	0.006元/g	0.06元/g

※ 此价格为市场价，仅供参考

组成

半夏一升，茯苓三两，生姜半斤。

用法

上述三味药用水煎，分两次温服。

功效

行水消痞，降逆止呕。

主治

膈间停水。症见突然呕吐，头眩心悸，心下痞满口不渴等。

现代运用

临床上常用于水饮内满引起的呕吐、心下痞满以及头眩、心下动悸。

药材真假识别

茯苓正品之茯神块：本品为茯苓去净外皮切成扁平方形块。色泽不分，每块含有松木心。厚度0.4～0.6cm，长宽4～5cm。木心直径不超过1.5cm。

附方

方名	组成	用法	功用	主治
茯苓甘草汤	茯苓二两，桂枝二两，生姜三两，炙甘草一两	水煎分三次温服	温中化饮，通阳利水	水饮停心下。症见心下悸，口不渴，四肢厥逆等

舟车丸

出自《太平圣惠方》

舟车：舟即船，走水道；车走谷道。本方逐水之力极峻，服后能使水热壅实之邪，从二便畅行而出，如顺水之舟，下坡之车，故名舟车丸。

舟车牵牛及大黄　遂戟芫花又木香
青皮橘皮加轻粉　燥实阳水却相当

阳水：水肿两大类型之一。由肺气失宣，三焦壅滞，不能通调水道，下输膀胱所致。以大便秘结，小便不利，口渴面赤，腹胀坚实，脉沉数有力等热实证为主要表现。

方解 舟车丸出自《太平圣惠方》，录自《袖珍方》，方剂由黑牵牛、大黄、甘遂、芫花、大戟、青皮、橘红、木香、轻粉组成。可逐水行气破滞，用于治疗阳水证。水湿阻滞于脘腹，故水肿水胀；三焦不利，则小便短赤；水壅肠道，阻碍气机，故大便秘结。方中诸药合用，祛邪除水湿，如下行之车，顺势而下，故名“舟车丸”。

舟车丸方解

君药 峻下逐水

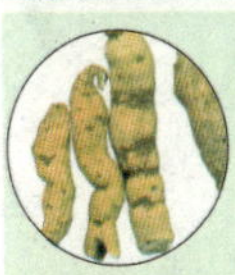
甘遂一两
泄水逐饮

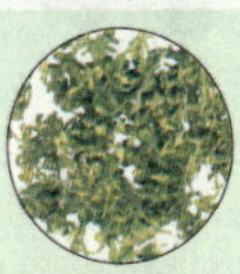
芫花一两
攻逐积水

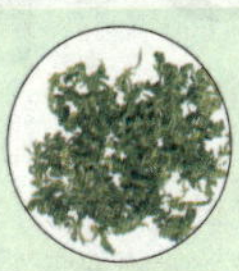
大戟一两
攻逐积水

臣药 祛水湿利二便

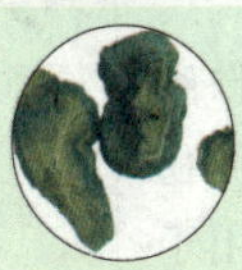
大黄二两
泻热导滞

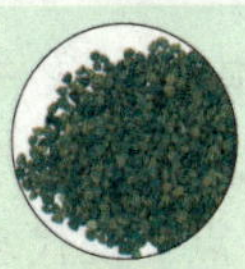
黑牵牛四两
泄水利尿

佐使药 分消下泄

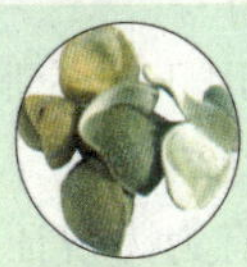
青皮一两
理气散结

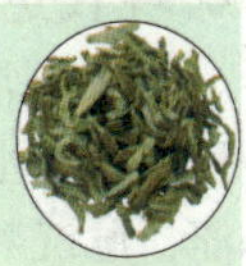
橘皮一两
理气燥湿

药材真假识别

茯苓正品之茯神木：本品为茯苓中间生长的松木，多为弯曲不直的松根，每根周围必须带有2/3的茯苓肉。木杆直径最大一般不超过2.5cm。

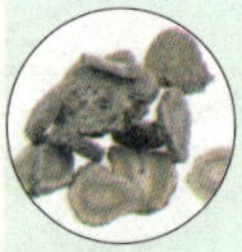

木香五钱
行气止痛

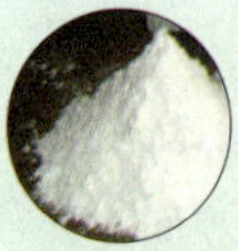

轻粉一钱
通窍利水

服药时间：早饭前 **服药次数：**日一服 **服药温度：**温

※ 1斤≈500g 1两≈31.25g 1钱≈3.125g 1分≈0.3125g

甘遂	芫花	大戟	大黄	黑牵牛	青皮	橘皮	木香	轻粉
0.05元/g	0.016元/g	0.38元/g	0.03元/g	0.008元/g	0.012元/g	0.03元/g	0.01元/g	0.33元/g

※ 此价格为市场价，仅供参考

◆组成

黑牵牛（炒）四两，大黄（酒浸）二两，甘遂（面裹煨），大戟（面裹煨），芫花（醋炒），青皮（炒），橘皮各一两，木香五钱，轻粉一钱。

◆用法

上述九味药共研细末，水和为丸，每次服用五分，晨起后用温开水送下，以大便下利三次为愈。若仅一两次，且不通利，次日晨时再服，用六七分，渐渐加到一钱，至大便通畅下利为正。若服后大便下利四五次，或服后因下利过度而致精神萎靡不振，可减至二、三分。或隔一、二、三日服一次，到水肿水胀减轻为止。服药期间忌食盐、酱100天。

◆功效

逐水消肿。

◆主治

阳水证。症见口渴气粗，水肿水胀，腹坚，大小便秘，脉沉数有力等。

◆现代运用

临床常用于治疗肝硬化腹水、胸腔积液等属水热内壅者，以腹胀，大小便秘涩，脉沉数有力为辨证要点。现代多用于治疗急性腹膜炎、慢性肾炎、肝硬化或血吸虫病晚期腹水，见有上述表现者。

牵牛子 草部 蔓草类

泄水通便 消痰涤饮

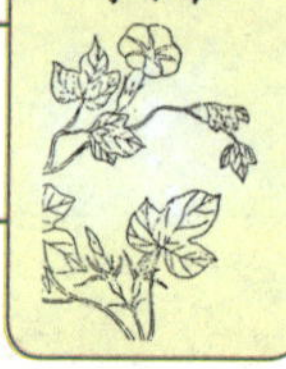

子

［性味］味苦，性寒，有毒。

［主治］主下气，疗脚满水肿，祛风毒，利小便。

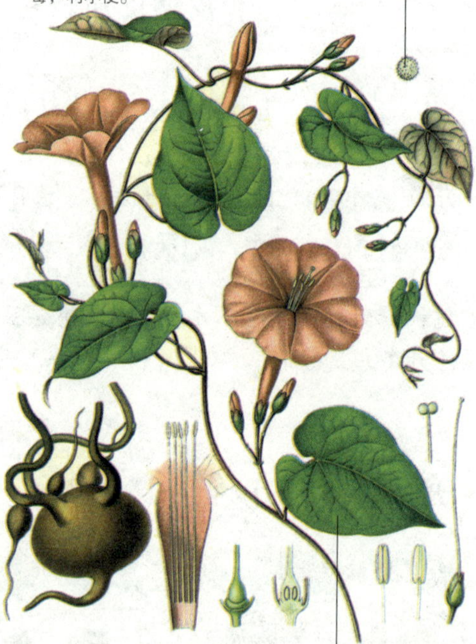

叶

［性味］味苦，性寒，有毒。

［主治］治腹部肿块气结，利大小便，除虚肿，落胎。

药材真假识别

木香正品之老木香：本品呈破裂的枯骨状、柱状、块状或板片状，或略呈圆柱形。纵面破裂为枯骨状，表面棕黄或灰棕色，外表光洁，顶端凹入。质地坚硬，油性大，嚼之粘牙，香味浓郁。

五皮饮

出自《证治准绳》

五皮饮用五般皮　陈茯姜桑大腹奇
或用五加易桑白　脾虚肤胀此方司

奇：奇数。本方由五味药组成，药味总数是单数。

司：即主管。

肤胀：是指寒湿留滞在皮肤之内而出现肿胀的病证。症可见全身浮肿，腹部膨大，按之肿有凹陷，皮厚而色泽无异常变化等。

方解 五皮饮出自《证治准绳》引澹寮方，方剂由陈皮、茯苓皮、姜皮、桑白皮、大腹皮组成。可利水消肿，理气健脾，用于治疗皮水证。皮水，病名，水气泛溢皮肤而见水肿的病证。脾虚湿盛，泛溢肌肤。方中诸药相配，行气利水，作用平和，利水消肿还能健脾，故治疗轻微脾虚水肿有奇效。又因方中五药均用皮质，故名“五皮饮”。

五皮饮方解

服药时间	服药次数	服药温度
饭后	日一服	温

※ 1斤≈500g　1两≈31.25g　1钱≈3.125g　1分≈0.3125g

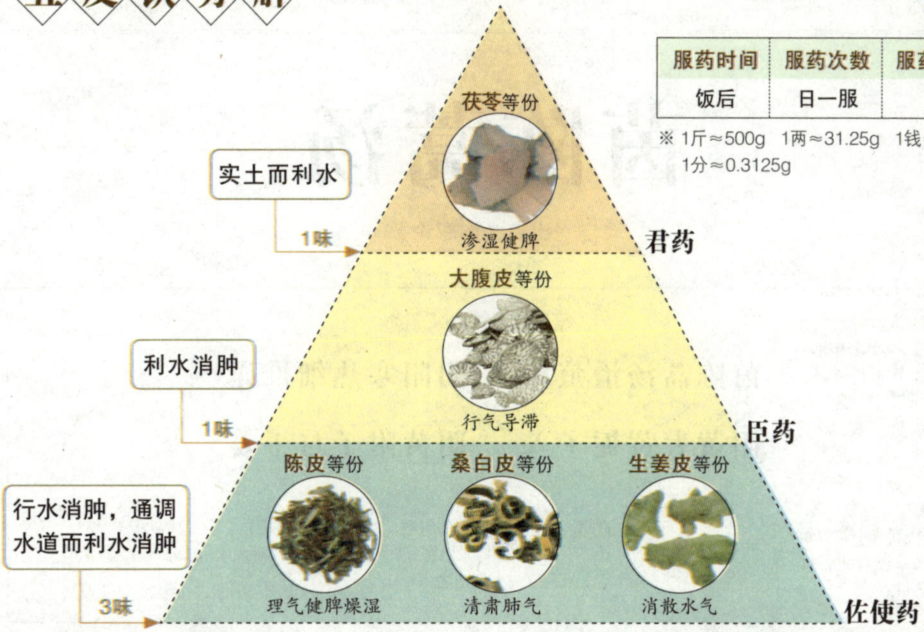

茯苓	大腹皮	陈皮	桑白皮	生姜皮
0.06元/g	0.006元/g	0.03元/g	0.02元/g	0.006元/g

※ 此价格为市场价，仅供参考

药材真假识别

木香正品之新木香：本品呈半截圆柱形，中部直径可至3 cm。有抽沟与纵纹，下部抽沟较深，顶端圆。质地较松，断面不整齐。外皮粗糙，灰黄色至黄白色，中层有灰色圆纹。油孔较少香味较烈而浊。

◆ **组成**

陈皮、茯苓皮、生姜皮、桑白皮、大腹皮各等份。

◆ **用法**

上述五味药共为粗末，每次服用三钱，水煎，去渣后，温服。

◆ **功效**

利水消肿，理气健脾。

◆ **主治**

皮水，脾虚湿盛。症见肢体沉重，周身浮肿，上气喘急，小便不利，心腹胀满，舌苔白腻，脉沉缓等。

◆ **临证加减**

腰上肿甚而兼有风邪者，加羌活、防风、苏叶散风祛湿之品；腰下肿甚兼小便短少，与五苓散共同服用；偏热，加木通、滑石以清利湿热；偏寒，加干姜、附子以温阳利水；妊娠水肿，加白术以健脾安胎；气虚，加白术、党参以益气健脾。

◆ **现代运用**

主要用于心源性水肿、急慢性肾小球肾炎、妊娠水肿等属脾虚水泛者。

◆ **使用注意**

药性平和，利水之力较逊，服用时多与它方合用。

附方

方名	组成	用法	功用	主治
五皮饮《麻科活人全书》	上方去桑白皮，换五加皮	水煎服	利水消肿，理气健脾	肢体沉重，周身浮肿，心腹胀满，上气喘急，小便不利，舌苔白腻，脉沉缓等

茵陈蒿汤

出自《伤寒论》

茵陈蒿汤治疸黄　阴阳寒热细推详

阳黄大黄栀子入　阴黄附子与干姜

疸黄：即黄疸，此是阳黄。

阳黄：黄疸两大类型之一。多因湿热内蕴交蒸、热不得外越，湿不得下泄，熏蒸肝胆，胆热液泄，溢于肌肤所致。症见一身面目俱黄，黄色鲜明如橘皮色，伴有口渴，小便不利或小便短赤（如浓茶色），舌苔黄腻，脉滑数等。

阴黄：多因寒湿内郁所致。症见皮肤黄色晦暗，伴有神疲身倦，手足不温，胃呆腹胀，大便不实，舌苔白滑或腻，脉沉细迟等。是黄疸两大类型之一。

方解　茵陈蒿汤出自张仲景的《伤寒论》，方剂由茵陈蒿、大黄、栀子组成。可清热、利湿、退黄，用于治疗湿热黄疸。湿热黄疸又称阳黄，由湿热壅滞中焦，土壅木郁，肝胆疏泄不调，湿不得下泄，湿热郁蒸于肌肤而发。方中诸药合用，温里散寒，利湿退黄。

药材真假识别

桑白皮非正品之非正品柘树皮：本品多呈扭曲的筒状，槽状或板片状，外表面白色，有残留黄色或淡褐色栓皮及点状须根痕。内表面淡黄色，光滑。难折断，断面纤维性，易纵向撕裂并有粉尘飞出。气微，味淡。

茵陈蒿汤方解

君药 清利脾胃湿热退黄	臣药 通利三焦，祛湿热	佐使药 通利大便除湿热
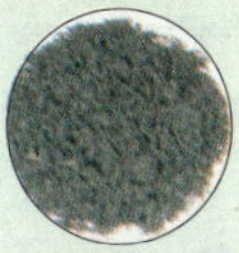	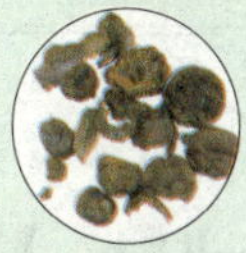	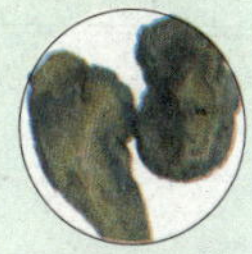
茵陈六两 清热利湿	**栀子**十四枚 清热泻火	**大黄**二两 泻热逐瘀

服药时间：饭后 **服药次数：**一煎分三次服 **服药温度：**温　※ 1斤≈500g 1两≈31.25g 1钱≈3.125g 1分≈0.3125g

茵陈蒿	栀子	大黄
0.004元/g	0.03元/g	0.03元/g

※ 此价格为市场价，仅供参考

◆ 组 成

茵陈蒿六两，栀子十四枚，大黄二两。

◆ 用 法

水煎，分三次服。

◆ 功 效

清热，利湿，退黄。

◆ 主 治

湿热黄疸（阳黄）。症见一身面目俱黄，黄色鲜明如橘皮色，口中渴，腹微满，小便不利，舌苔黄腻，脉沉数等。

◆ 临证加减

少阳郁滞见胸胁苦满、寒热往来，加柴胡、黄芩以和解少阳；胃逆呕吐，加生姜、半夏以和胃降逆；黄疸重因热毒甚，加黄芩、大青叶、虎杖、黄柏以清热解毒退黄。

◆ 现代运用

主要用于急性黄疸型肝炎、乙型肝炎、胆囊炎、胆结石、肠伤寒、败血症等属湿热内蕴者。

◆ 使用注意

寒湿黄疸，不宜服用本方；孕妇慎用。

栝楼 草部 隰草类

补虚安中

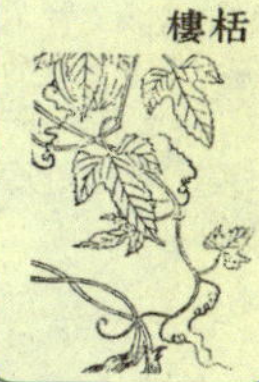

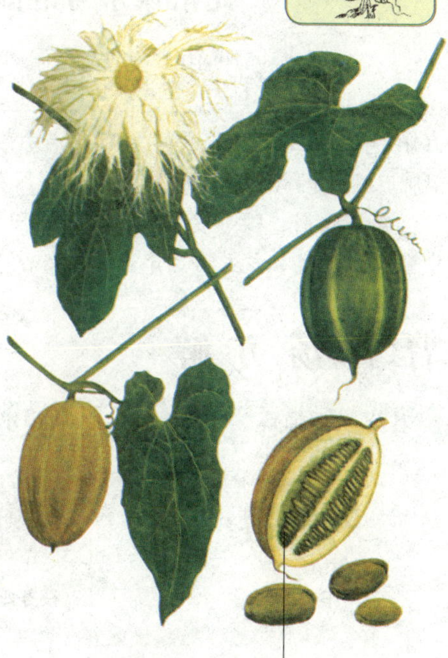

果实

［性味］味苦，性寒，无毒。

［主治］治胸痹，能使人皮肤悦泽。

药材真假识别

桑白皮非正品之构树皮：本品多呈扭曲片状，两边向内卷。外表面淡黄白色或灰白色，粗糙，内表面灰白色，有细纵皱及侧根痕穿孔。难折断，断面略带纤维性，纵向撕裂时常易中途拉断，有粉尘飞出。

附方

方名	组成	用法	功用	主治
栀子柏皮汤	栀子十五枚，黄柏二两炙，甘草一两	水煎，分二次温服	清热利湿	伤寒身热发黄

肾着汤

出自《金匮要略》

肾着：指肾着病。本方主治肾着病，故方名为“肾着汤”。肾着病是肾为寒湿之邪所伤，以腰重冷痛为主要见症。

肾着汤内用干姜　茯苓甘草白术襄

伤湿身痛与腰冷　亦名甘姜苓术汤

黄芪防己除姜茯　术甘姜枣共煎尝

此治风水与诸湿　身重汗出服之良

风水：水肿病的一种。多由表虚不固，外受风邪侵袭，肺气失于宣降，不能通调水道，水湿停滞体内，郁于肌腠所致。症见发病急骤，发热恶风，面目四肢浮肿，身重，小便不利，苔白脉浮等。

方解 肾着汤出自《金匮要略》，又名“甘姜苓术汤”，方剂由干姜、茯苓、甘草、白术组成。可温脾胜湿，用于治疗肾着病。寒湿之邪侵入人体，痹阻腰部致寒湿着肾，故称之为“肾着”。

寒可收引，腰部受邪，日久血气阻滞，不通则痛。方中诸药相配，健脾祛湿，温中散寒，又因本方主治“肾着”，故名“肾着汤”。

肾着汤方解

君药 除湿通痹

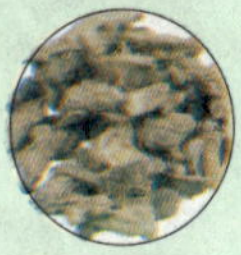

干姜四两
温中散寒

臣药 渗水利湿

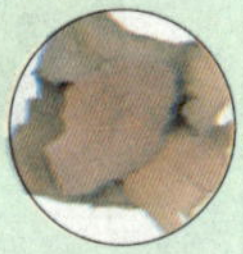

茯苓四两
渗湿健脾

佐使药 燥湿和胃，和中健脾

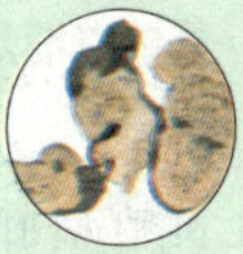

白术二两
益气健脾

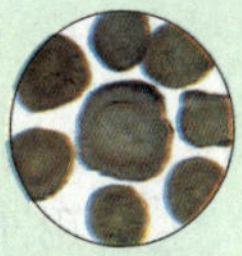

甘草二两
调和诸药

服药时间：饭后 **服药次数：**一煎分三服 **服药温度：**温

※ 1斤≈500g 1两≈31.25g 1钱≈3.125g 1分≈0.3125g

干姜	茯苓	白术	甘草
0.014元/g	0.06元/g	0.16元/g	0.11元/g

※ 此价格为市场价，仅供参考

药材真假识别

猪苓正品：本品呈条形、类圆形或扁块状，有的有分枝，表面黑色、灰黑色或棕黑色，皱缩或有瘤状突起。体轻，质硬，断面类白色或黄白色，略呈颗粒状。气微，味淡。

◆ **组成**

甘草、白术各二两，干姜、茯苓各四两。

◆ **用法**

上述四味药，水煎服，分三次温服。

◆ **功效**

温脾祛湿。

◆ **主治**

肾着病。症见身体重痛，腰重如负重物，腰下冷痛，口不渴，饮食如故，小便自利，舌淡苔白，脉沉迟或沉缓等。

◆ **现代运用**

临床常用于治疗风湿性关节炎、腰肌劳损、类风湿关节炎、血栓闭塞性脉管炎、坐骨神经痛、椎管狭窄等属于寒湿痹阻经络、肌肉、关节等多种疾病，以腰痛，身重，舌苔白，脉沉缓或沉迟为辨证要点。

附方

方名	组成	用法	功用	主治
防己黄芪汤	防己一两，黄芪一两一分，白术七钱半，甘草半两	上四药研为细末，每次取五钱，加生姜四片，大枣一枚，水煎温服	益气祛风，健脾利水	风水或风湿。症见汗出恶风，身重，舌苔白，小便不利，脉浮等

五苓散

出自《伤寒论》

五苓散治太阳腑　白术泽泻猪茯苓

膀胱化气添官桂　利便消暑烦渴清

除桂名为四苓散　无寒但渴服之灵

猪苓汤除桂与术　加入阿胶滑石停

此为和湿兼泻热　疸黄便闭渴呕宁

太阳腑：膀胱为太阳之腑。此指膀胱蓄水证。乃因邪入膀胱，气化不行，小便不利，致水蓄膀胱。

官桂：指肉桂。但《伤寒论》原文中所用为桂枝。

疸黄：指湿热蕴结的黄疸。

方解 五苓散出自《伤寒论》，方剂由猪苓、茯苓、白术、泽泻、桂枝组成。可利水渗湿，温阳化气，用于治疗太阳蓄水证。太阳表邪未解，内传太阳膀胱腑，致膀胱气化不利，水蓄下焦，而成太阳经腑同病。方中诸药相配，表里同治，邪正兼顾，使气化水行，因本方由五味药组成，可"令"水行，故名"五苓散"。

药材真假识别

泽泻正品：表面黄白色或淡黄棕色，有不规则的横向环状浅沟纹及多数细小突起须根痕，底部有的有瘤状芽痕。质坚实，断面黄白色，粉性，有多数细孔。气微，味微苦。

五苓散方解

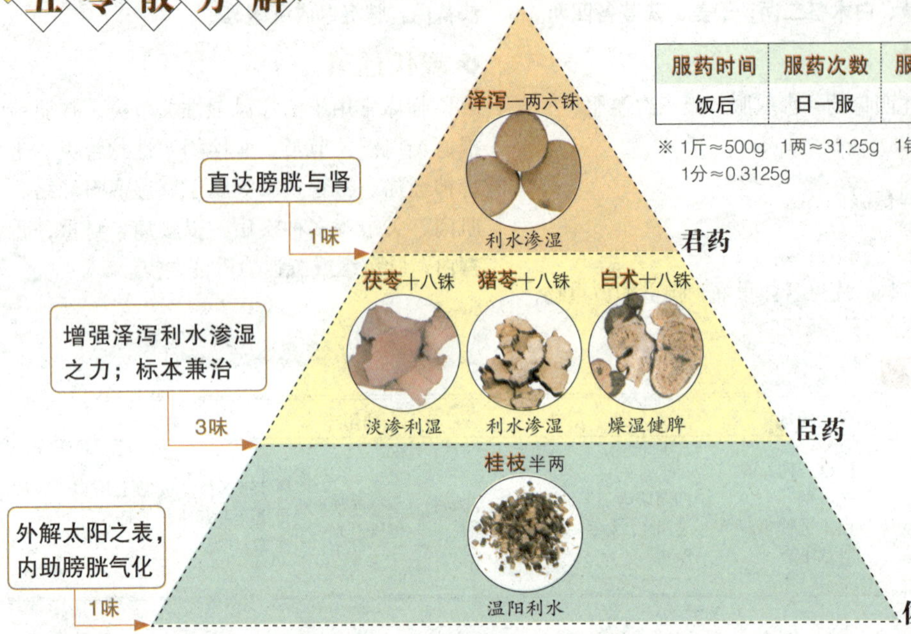

服药时间	服药次数	服药温度
饭后	日一服	温

※ 1斤≈500g 1两≈31.25g 1钱≈3.125g 1分≈0.3125g

泽泻	茯苓	猪苓	白术	桂枝
0.014元/g	0.06元/g	0.36元/g	0.16元/g	0.016元/g

※ 此价格为市场价，仅供参考

◆ 组 成

白术十八铢，泽泻一两六铢，猪苓十八铢，茯苓十八铢，桂枝（也可用官桂）半两。

◆ 用 法

上述五味药共研细末，每次用米汤调服二钱，日三次。

◆ 功 效

利水渗湿，温阳化气。

◆ 主 治

①蓄水证。症见小便不利，头痛发热，烦渴欲饮，或水入口即吐，脉浮，舌苔白。

②水湿内滞。症见水肿，泄泻，小便不利，霍乱吐泻，暑热烦渴，身重等。

③痰饮。症见脐下动悸，吐涎沫而头眩，或短气而咳喘等。

◆ 临证加减

表证明显，可与越婢汤共用；里热甚去桂枝，加知母以清热；水肿重，合五皮散以增利水消肿之效；气虚加人参（《医方集解》春泽汤）以益气健脾；大便稀溏，小便赤少者，去桂枝（《丹溪心法》四苓散）；黄疸，加茵陈蒿（《金匮要略》茵陈五苓散）以退黄利湿。

◆ 现代运用

主要用于肾小球肾炎、肝硬化所引起的水肿及肠炎、尿潴留、脑积水、泌尿系统感染、传染性肝炎、青光眼等属水湿内盛者。

◆ 使用注意

本方渗利之效明显，不宜久服；体弱及脾肾气衰者应慎用，或与补养剂共同服用。

药材真假识别

商陆正品：本品为横切或纵切的不规则块片，厚薄不等。切面浅黄色或黄白色，木部隆起，形成数个突起的同心性环纹。质坚硬，不易折断。气微，味稍甜，久嚼麻舌。

附方

方名	组成	用法	功用	主治
四苓散	五苓散除去桂枝	水煎服	利水渗湿	内伤饮食有湿。症见小便不利，大便溏泻，口渴等
猪苓汤	五苓散除去桂枝、白术，加入阿胶、滑石而成。五味药各一两	水煎,分三次温服	利水清热养阴	水热互结。症见小便不利，口渴欲饮，发热或心烦不寐，或兼有咳嗽下利等。又可治小便涩痛，血淋，小腹胀满等

疏凿饮子

出自《济生方》

疏凿：指本方能上下内外分消，其势犹如夏禹疏江凿河，使壅盛于表里之水湿迅速分消，故名疏凿饮子。

疏凿槟榔及商陆　苓皮大腹同椒目
赤豆艽羌泻木通　煎益姜皮阳水服

方解　疏凿饮子出自《济生方》，方剂由槟榔、商陆、茯苓皮、大腹皮、椒目、赤小豆、秦艽、羌活、泽泻、木通组成。用时与姜同煎，可泻下逐水，疏风祛湿，用于治疗水湿壅盛之阳水实证。水湿内结外溢，故周身水肿；水饮壅盛于内，运化失司，故二便不通。水湿内聚，津液不布，故口渴。方中诸药合用，解表祛湿消水肿。又因消水时犹如疏凿江河，故名"疏凿饮子"。

疏凿饮子方解

君药 泄水散结

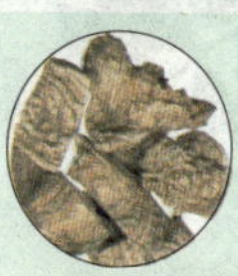

商陆等份
泻下逐水

臣药 使在表之水从肌肤而解；使在里之水从小便去

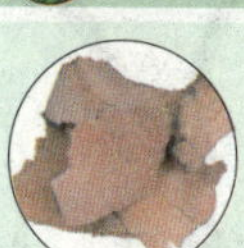

茯苓皮等份
利水消肿

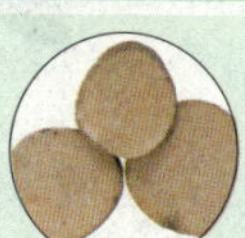

泽泻等份
利水渗湿

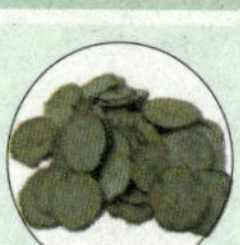

木通等份
清火利便

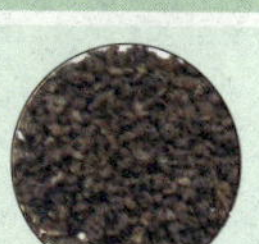

椒目等份
治水肿胀满

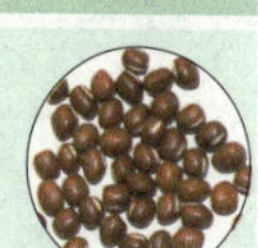

赤小豆等份
利水去湿

药材真假识别

商陆非正品之野牡丹：本品多为不规则片状，多卷折。长3～5cm，宽1.5～2cm。表面黄褐色。断面外皮与中心色泽不同，纹理不规则。质脆，体轻。味淡。

佐使药 行气导水，气行湿化则胀满消

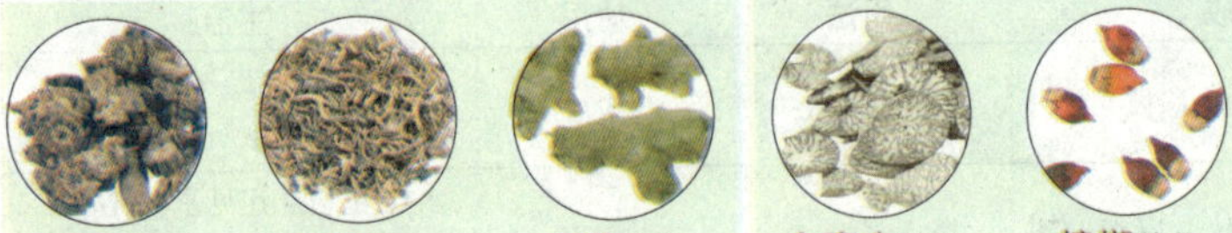

羌活等份	秦艽等份	生姜等份	大腹皮等份	槟榔等份
解表祛风	祛风湿	发散疏风	行气利湿	利水消肿

服药时间：不拘时服 **服药次数**：日一服 **服药温度**：温

※ 1斤≈500g 1两≈31.25g 1钱≈3.125g 1分≈0.3125g

商陆	茯苓皮	泽泻	木通	椒目	赤小豆
0.008元	0.01元/g	0.014元/g	0.01元/g	0.016元/g	0.02元/g
生姜	羌活	秦艽	大腹皮	槟榔	
0.006元/g	0.09元/g	0.08元/g	0.006元/g	0.015元/g	

※ 此价格为市场价，仅供参考

◆ 组 成

槟榔、商陆、茯苓皮、大腹皮、椒目、赤小豆、秦艽、羌活、泽泻、木通各等份。

◆ 用 法

上述十味药共研细末，每次服用四钱，加生姜皮后与水同煎，去渣后，温服。

◆ 功 效

疏风祛湿，行水消肿。

◆ 主 治

阳水证（水热壅盛）。症见周身水肿，大小便不利，口渴，胸腹胀满，脉沉数等。

◆ 现代运用

临床常用于治疗颅内压增高、急性肾炎水肿等属水湿壅盛、表里俱实者，以周身水肿，口渴，大小便不利，气喘，脉沉实为辨证要点。

秦椒 果部 味果类

祛风湿 清湿热 止痹痛

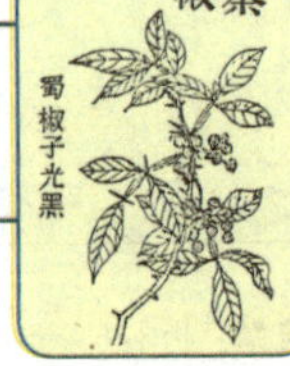

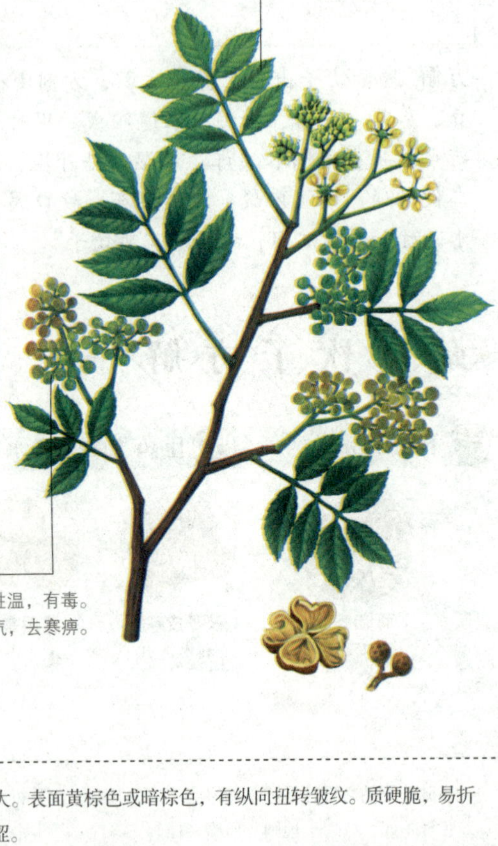

叶

［性味］味辛，性温，有毒。

［主治］温中，去寒痹。

果

［性味］味辛，性温，有毒。

［主治］祛风邪气，去寒痹。

药材真假识别

秦艽正品之粗茎秦艽：本品呈类圆柱形，多不分枝，稍粗大。表面黄棕色或暗棕色，有纵向扭转皱纹。质硬脆，易折断，断面皮部黄白色或棕色，木心黄白色。气特异，味苦涩。

羌活胜湿汤

出自《内外伤辨惑论》

羌活胜湿羌独芎　甘蔓藁本与防风

湿气在表头腰重　发汗升阳有异功

风能胜湿升能降　不与行水渗湿同

若除独活芎蔓草　除湿升麻苍术充

方解 羌活胜湿汤出自《内外伤辨惑论》，方剂由羌活、独活、川芎、甘草、藁本、防风、蔓荆子组成。可祛风胜湿，用于治疗风湿在表。风湿之邪外侵肌表，清阳不升，营卫难和，故发热、恶寒、头身痛；湿性重浊，则头痛，颈肩痛。方中诸药相配，解表升阳，浊阴自降。又因方剂以羌活为主药，可胜湿止痛，故名“羌活胜湿汤”。

羌活胜湿汤方解

君药 发散风寒湿邪

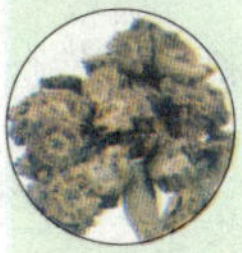

羌活一钱
善祛上部风湿

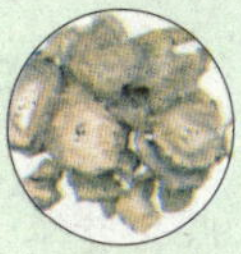

独活一钱
善行下部风湿

臣药 祛风散寒

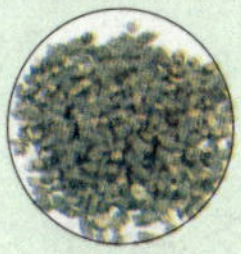

防风五分
解表祛风

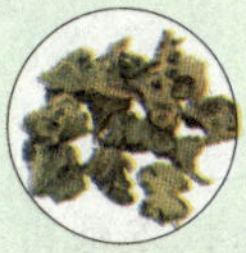

藁本五分
祛湿止痛

佐使药 祛风止痛

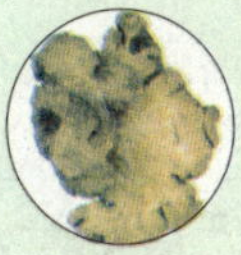

川芎五分
活血通络

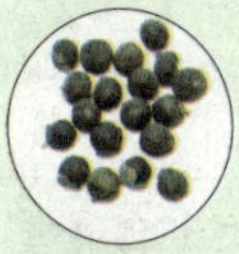

蔓荆子三分
祛风除湿止痛

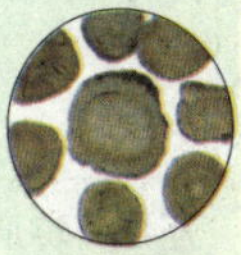

甘草五分
舒缓药性

服药时间：饭前　**服药次数：**日三服　**服药温度：**温

※ 1斤≈500g　1两≈31.25g　1钱≈3.125g　1分≈0.3125g

羌活	独活	防风	藁本	川芎	蔓荆子	甘草
0.09元/g	0.012元/g	0.08元/g	0.025元/g	0.02元/g	0.01元/g	0.11元/g

※ 此价格为市场价，仅供参考

◆组成

羌活、独活各一钱，川芎、甘草、藁本、防风各五分，蔓荆子三分。

◆用法

上述七味药水煎服。

◆功效

祛风胜湿。

◆主治

湿气在表。症见头痛头重，腰脊重痛，或周身疼痛，轻微寒热，苔白脉浮等。

药材真假识别

秦艽非正品之黑大艽：本品呈类圆柱形或圆锥形，根头部短而单一，其下部分离成细根并绞合成麻花状。表面棕黄色至黑褐色，有纵沟纹或裂隙。外皮易脱落。质松脆，易折断，断面黄褐色。气微，味苦。

◆ 临证加减

寒湿偏重，加川乌、附子等温经逐湿之品；湿热夹杂，或因邪生热，关节热痛，加苍术、黄柏、薏苡仁等以清热祛湿。

◆ 现代运用

主要用于风湿性关节炎、感冒等属风湿在表之头身疼痛者。

◆ 使用注意

服药后应避风寒，取微汗为度；素体阴虚者应慎用。

附 方

方名	组成	用法	功用	主治
羌活除湿汤	羌活胜湿汤除去独活、川芎、蔓荆子、甘草，加升麻、苍术而成	水煎服	祛风除湿	一身尽痛，风湿相搏

实脾饮

出自《重订严氏济生方》

实脾苓术与木瓜　甘草木香大腹加
草蔻附姜兼厚朴　虚寒阴水效堪夸

草寇：原书所用为草果仁。

阴水：凡因脾肾阳虚，不能化水运湿而致的水肿，称为阴水。临床表现多见下肢先肿，按之凹陷，肢冷神疲，口不渴，大便溏泻，舌苔白或白腻，脉沉迟等。阴水属虚、属寒、属里。

方解 实脾饮出自《重订严氏济生方》，方剂由茯苓、白术、木瓜、甘草、木香、大腹皮、草豆蔻、附子、干姜、厚朴组成。用时与生姜、大枣同煎，可温阳健脾，行气利水，常用于治疗阴水证。脾主运化水湿，脾肾阳虚，则肢体浮肿、手足不温、胸腹胀满、大便溏薄。方中诸药相配，温补脾阳，兼以脾肾同治，行气利水。

实脾饮方解

君药 温阳化气行水

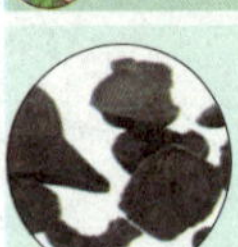

附子—两
补火助阳

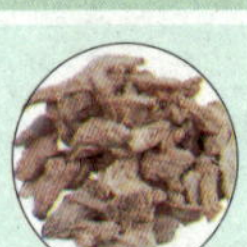

干姜—两
暖胃驱寒

臣药 除湿健脾

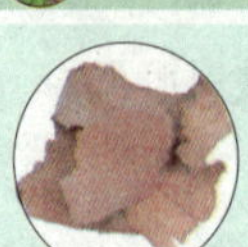

茯苓—两
健脾渗湿

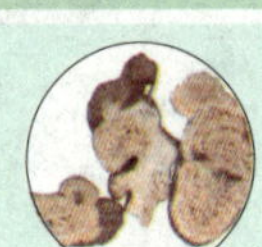

白术—两
健脾燥湿

佐使药 益脾和中兼，温散水气

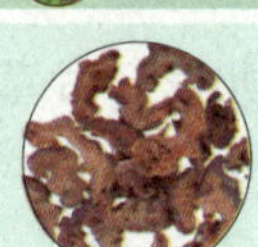

木瓜—两
祛湿醒脾和中

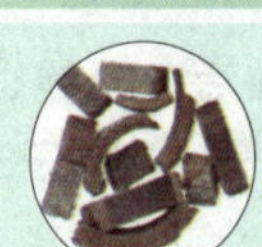

厚朴—两
行气散满

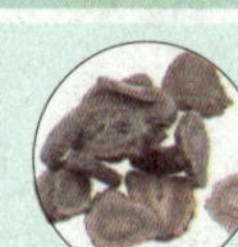

木香—两
行气除满

药材真假识别

木瓜非正品之西藏木瓜：本品呈椭圆形，多加工成不规则的片块状。表面紫红色或红棕色，有纵皱纹，略呈蜡样光泽。横断面果肉较厚，棕黄色或红棕色，种子可数，一端钝圆。气微，味酸。

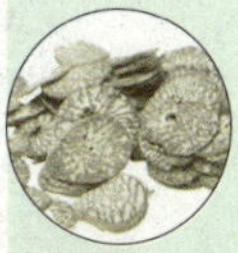
大腹皮一两
行气宽中

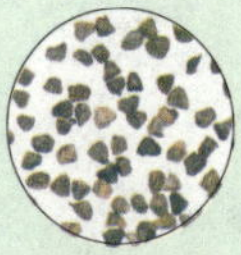
草果一两
治湿郁伏邪

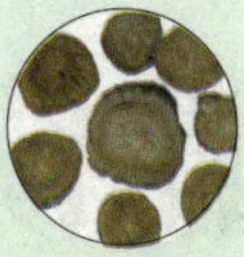
甘草五钱
调和诸药

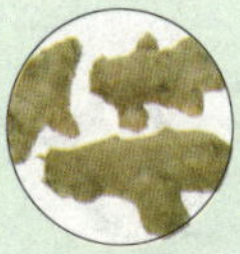
生姜一两
发汗解表

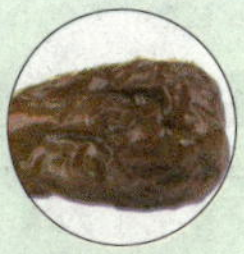
大枣一枚
健脾养胃

服药时间：不拘时服 **服药次数：**日一服 **服药温度：**温　　※ 1斤≈500g　1两≈31.25g　1钱≈3.125g　1分≈0.3125g

附子	干姜	茯苓	白术	木瓜	厚朴
0.025元/g	0.014元/g	0.06元/g	0.16元/g	0.01元/g	0.014元/g
木香	大腹皮	草果	甘草	生姜	大枣
0.01元/g	0.006元/g	0.04元/g	0.11元/g	0.006元/g	0.19元/g

※ 此价格为市场价，仅供参考

◆ 组 成

茯苓、白术、木瓜、木香、大腹皮、草果、附子、炮干姜、厚朴各一两，甘草五钱。

◆ 用 法

上述十味药共研粗末，每次服用四钱，与生姜五片、大枣一枚共煎后服用。

◆ 功 效

温阳益脾，行气利水。

◆ 主 治

阳虚水肿。症见腰下肿甚，手足不温，口不渴，胸腹胀满，大便溏稀，舌苔厚腻，脉沉迟等。

◆ 现代运用

临床常用于心源性水肿、慢性肾小球肾炎、肝硬化腹水等阴水证者，以身半以下肿甚，胸腹胀满，舌苔厚腻，脉沉迟为辨证要点。现代药理研究表明，本方还可促进胃肠蠕动、促进血液循环、利尿。

木瓜 果部 山果类
消食 驱虫 清热 祛风

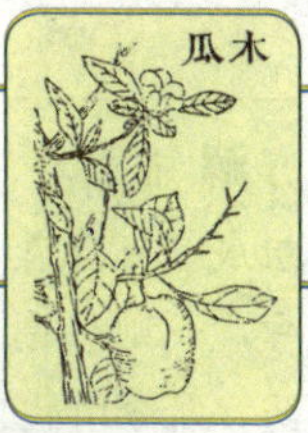

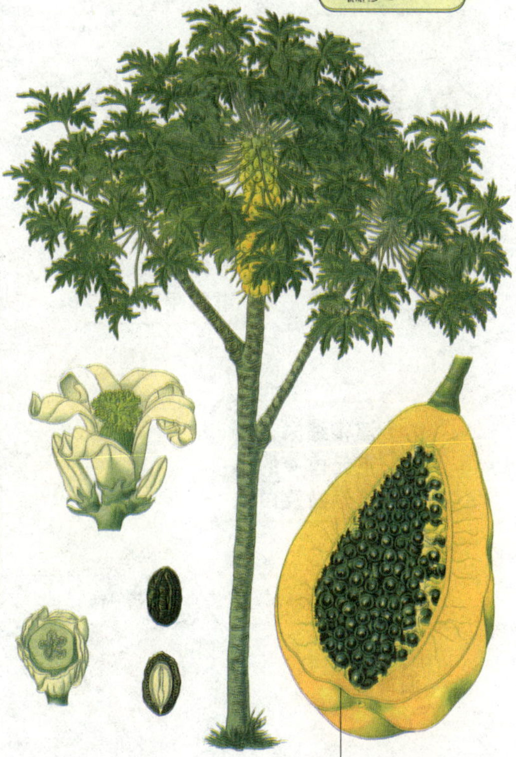

实
[性味] 味酸，性温，无毒。
[主治] 治湿痹邪气，霍乱大吐下，转筋不止。

药材真假识别

木瓜非正品之小木瓜：本品呈圆形或梨形。表面红棕色或灰褐色，饱满或稍带皱缩；剖开面果肉较薄，厚约0.5cm，果肉较松软。种子密集，每室25～30粒，红棕色，扁平三角形。气特殊，味极酸。

萆薢分清饮

出自《杨氏家藏方》

草萆分清石菖蒲　草梢乌药益智俱

或益茯苓盐煎服　通心固肾浊精驱

缩泉益智同乌药　山药糊丸便数需

方解 萆薢分清饮出自《杨氏家藏方》，方剂由萆薢、石菖蒲、甘草梢、乌药、益智仁组成。可温肾利湿，分清化浊，用于治疗膏淋，白浊。肾为先天之本，主开合，若肾阳亏虚，则代谢不利，湿浊下注。方中诸药合用，温肾气，化湿浊，又因方剂以萆薢为主药，能分清化浊，故名“萆薢分清饮”。

萆薢分清饮方解

服药时间	服药次数	服药温度
饭前	日三服	温

※ 1斤≈500g　1两≈31.25g　1钱≈3.125g　1分≈0.3125g

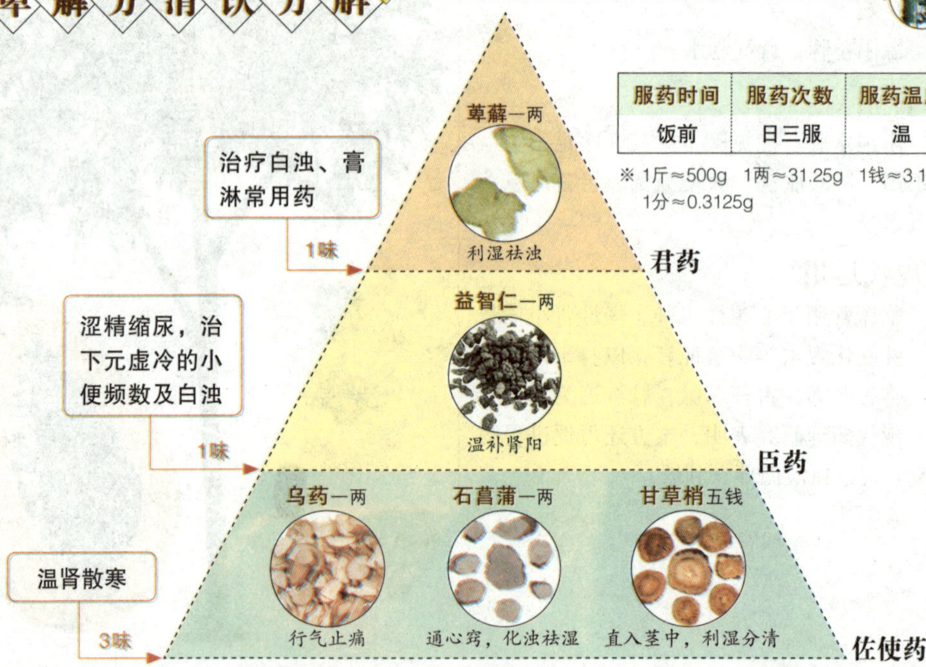

萆薢	益智仁	乌药	石菖蒲	甘草
0.06元/g	0.06元/g	0.015元/g	0.03元/g	0.11元/g

※ 此价格为市场价，仅供参考

药材真假识别

石首蒲正品：本品根茎较粗大，少有分枝。表面白色至棕红色。上侧有较大的类三角形叶痕，下侧有凹陷的圆点状根痕。质硬，折断面海绵样，类白色或淡棕色。气较浓烈而特异，味辛。

◆ 组成

萆薢、石菖蒲、乌药、益智仁各一两，甘草梢五钱。

◆ 用法

上述五味药共研粗末，每次服用四钱，服用时加盐一捻煎服。

◆ 功效

温暖下元，利湿化浊。

◆ 主治

下焦虚寒之膏淋、白浊。症见小便频数，凝若膏糊，色白如米泔，舌淡苔白，脉沉等。

◆ 临证加减

虚寒腹痛加肉桂、附子、盐炒茴香；气虚乏力加人参、黄芪、白术；腰膝酸软加杜仲、鹿角霜、仙茅等。

◆ 现代运用

多用于慢性肾盂肾炎、乳糜尿、慢性前列腺炎、慢性盆腔炎等属下元虚寒，寒湿下注者。

◆ 使用注意

下焦湿热之膏淋证，不宜服用本方。

附方

方名	组成	用法	功用	主治
缩泉丸	益智仁、乌药各等分	二药研为细末，再用酒煮山药成糊，和成丸药，如梧桐子大，每次服七十粒，用盐酒或米汤送下	利水消肿，理气健脾	下元虚冷。症见小便频数，及小儿遗尿

当归拈痛汤

出自《兰室秘藏》

当归拈痛羌防升　猪泽茵陈芩葛朋——朋：共同，一齐。

二术苦参知母草　疮疡湿热服皆应

方解 当归拈痛汤出自《兰室秘藏》，方剂由当归、人参、羌活、防风、升麻、猪苓、泽泻、茵陈、黄芩、葛根、苍术、白术、苦参、知母、炙甘草组成。可利湿清热，疏风止痛，用于治疗湿热相搏，外受风邪证。湿热相搏，留滞关节经络，气血不通，则周身肢节疼痛，且痛处有灼热感。方中诸药相配，利湿清热，上下分消，通利血气，和畅经脉。对湿热相搏所引起的脚气，疮疡等，服后都有良效。

药材真假识别

石菖蒲非正品之水菖蒲：本品呈扁圆柱形，多弯曲。表面棕褐色或灰棕色，粗糙，具细纵纹、残留须根或圆点状根痕，叶痕三角形，左右交互排列。质硬，断面纤维性。气芳香，味苦微辛。

当归拈痛汤方解

君药 宣透关节经络

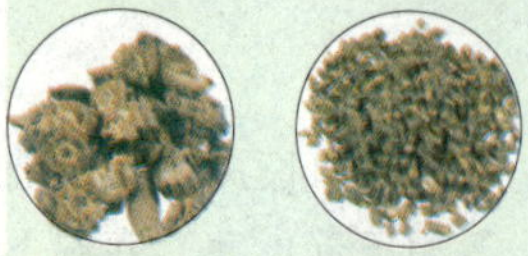

羌活五钱 祛风除湿止痛

防风三钱 发散解表

臣药 升发脾胃清阳以化湿，以资疏风祛湿之功

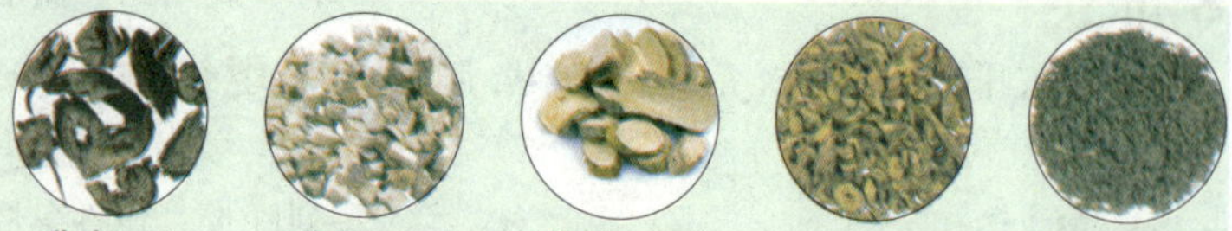

升麻二钱 升举阳气

葛根二钱 解表疏风

苦参二钱 清热燥湿

黄芩三钱 燥湿清热

茵陈五钱 利湿清热

佐使药 益气养血，疏风止痛

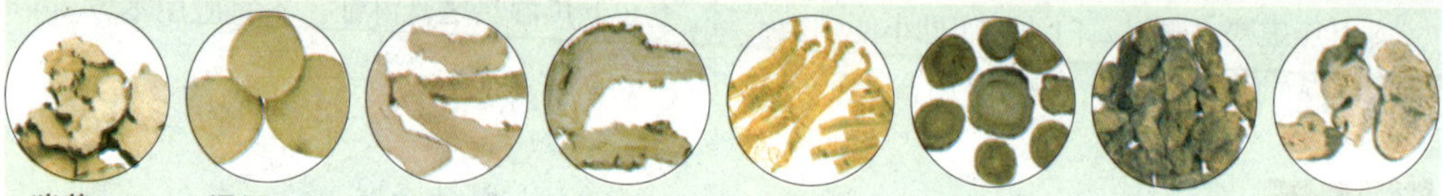

猪苓三钱 利水渗湿

泽泻三钱 泄热通淋

知母三钱 清热养阴

当归三钱 益气养血

人参二钱 扶正祛邪

炙甘草五钱 益气调药

苍术 二钱 散风除湿

白术一钱五分 健脾燥湿

服药时间：饭后 **服药次数**：日两服 **服药温度**：温

※ 1斤≈500g 1两≈31.25g 1钱≈3.125g 1分≈0.3125g

羌活	防风	升麻	葛根	苦参	黄芩	茵陈	苍术
0.09元/g	0.08元/g	0.022元/g	0.01元/g	0.014元/g	0.017元/g	0.004元/g	0.05元/g
猪苓	泽泻	知母	当归	人参	炙甘草	白术	
0.36元/g	0.014元/g	0.09元/g	0.05元/g	0.33元/g	0.11元/g	0.16元/g	

※ 此价格为市场价，仅供参考

组成

当归、防风、猪苓、泽泻、知母、黄芩各三钱，羌活、茵陈、炙甘草各五钱，升麻、葛根、苍术、苦参、人参各二钱，白术一钱五分。

用法

上述十五味药共研粗末，每次服用一两，水煎服。

功效

利湿清热，疏风止痛。

主治

湿热相搏。症见周身肢节疼痛，肩背沉重，或者一身疼痛，或脚气肿痛，脚膝生疮，脓水较多，舌苔白腻微黄，脉滑数等。

临证加减

肢节疼痛，或上下四肢游走，加桂枝、威灵仙以发其祛风胜湿之效；下肢脚膝肿痛，加木瓜、防己、木通以舒筋化湿；身痛，加没药、乳香、川乌、草乌以活血通经止痛。

现代运用

主要用于风湿性关节炎，痛风，类风湿性关节炎，感染性关节炎等属风湿热痹者。

使用注意

风寒湿痹无热者，不宜服用本方。

药材真假识别

苦参正品：本品呈长圆柱形，下部常有分枝。表面灰棕色或棕黄色，具纵皱纹及横长皮孔。外皮薄，易剥落，剥落处显黄色，光滑。质硬，不易折断。气微，味极苦。

八正散

出自《太平惠民和剂局方》

八正木通与车前　扁蓄大黄滑石研
草梢瞿麦兼栀子　煎加灯草痛**淋蠲**

八正：方由八味药组成，以泻膀胱之热（本证为湿热结于膀胱，故泻之），此为正治，故名八正散。

蠲：即免除。

淋：病证名。通常指小便淋漓不畅、急迫、涩、痛等。

方解 八正散出自《太平惠民和剂局方》，方剂由车前子、瞿麦、扁蓄、滑石、山栀子仁、甘草、木通、大黄组成。用时与灯芯草同煎，可清热泻火，利水通淋，用于治疗湿热淋证。湿热下注蕴于膀胱，致水道不利，故尿频尿急、尿时涩痛、淋漓不畅，甚则癃闭不通；湿热蕴蒸，故尿色浑赤；湿热郁遏，气机不畅，则少腹急满；津液不布，则口燥咽干。方中诸药合用，清热泻火，利水通淋，又因本方以八味清热利水通淋药同用共为散剂，故名“八正散”。

八正散方解

君药 清热利水通淋

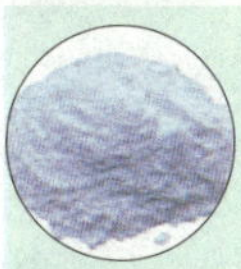

滑石一斤
滑能利窍

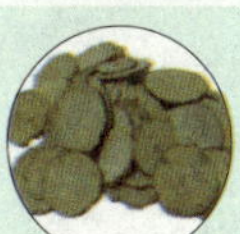

木通一斤
利热渗湿

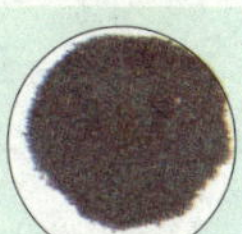

车前子一斤
清热利尿

臣药 清热泻火，利水

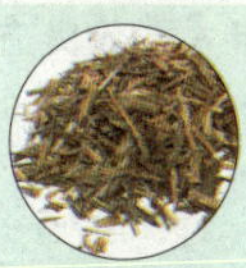

瞿麦一斤
利湿通经

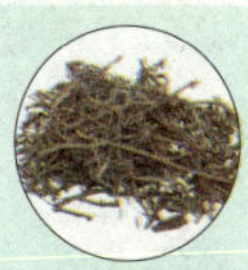

扁蓄一斤
利尿清热

佐使药 清热缓急

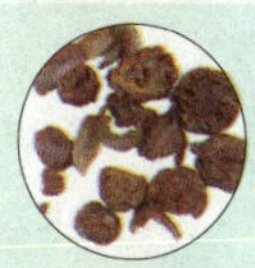

栀子一斤
清泄三焦之火

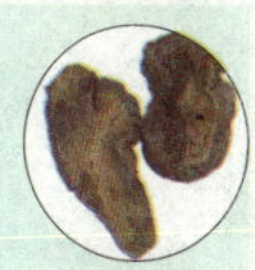

大黄一斤
荡涤邪热

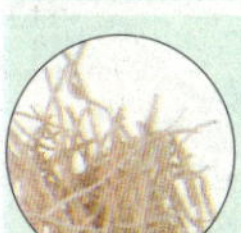

灯芯草
利湿导热下行

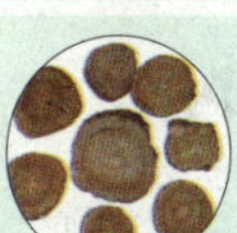

甘草一斤
清热缓急

服药时间：睡前　**服药次数：**日一服　**服药温度：**温

※ 1斤≈500g　1两≈31.25g　1钱≈3.125g　1分≈0.3125g

滑石	木香	车前子	瞿麦	扁蓄	栀子	大黄	灯芯草	甘草
0.003元/g	0.01元/g	0.02元/g	0.004元/g	0.003元/g	0.03元/g	0.03元/g	0.2元/g	0.11元/g

※ 此价格为市场价，仅供参考

药材真假识别

升麻非正品之腺毛马蓝：本品呈不规则块状。表面棕黄色至黑色。上有数个圆洞状的茎基，直径0.5～1.5cm，下面有未去净的根痕。质坚硬，不易折断，断面皮层呈蓝灰色。气微，味淡。

组成

木通、车前子、扁蓄、大黄、滑石、甘草梢、瞿麦、栀子各一斤。

用法

上述八味药共研粗末为散，每次服用二钱，与灯芯草同煎，去渣后，温服。

功效

利水通淋，清热泻火。

主治

湿热下注，血淋、热淋。症见尿频尿急，淋漓不利，便浑赤，溺时涩痛，小腹胀急，甚者癃闭不通，咽干口燥，舌苔黄腻，脉滑数等。

临证加减

血淋，加止血、凉血之剂，如大蓟、小蓟、白茅根；石淋，加金钱草、海金沙、鸡内金、石韦、瞿麦、冬葵子（上海中医学院《方剂学》三金汤）以排石通淋；湿热瘀结，小便淋涩不利，尿中砂石或尿中带血，加琥珀、蒲黄、白茅根以祛瘀通窍；热毒甚，加蒲公英、金银花以清热解毒消结。

现代运用

主要用于尿道炎、膀胱炎、泌尿系统结石、急性前列腺炎、尿潴留、急性肾炎、乳糜尿等属湿热或热淋者。

使用注意

本方为苦寒通利之剂，体虚胃弱及孕妇不宜服用本方。

大橘皮汤

出自《奇效良方》

五苓：指五苓散。 六一：指六一散。

大橘皮汤治湿热　五苓六一二方缀　缀：连接。

陈皮木香槟榔增　能消水肿及泄泻

方解 大橘皮汤出自《奇效良方》，方剂由赤茯苓、猪苓、泽泻、白术、桂枝、滑石、甘草、橘皮、木香、槟榔组成。可清热燥湿，行气消肿，用于治疗湿热内结证水肿。湿热内攻，心腹胀满，小便不利，大便滑泻及水肿。方中诸药相配，利小便而实大便，水湿从小便而去，则水肿、泄泻可消除。又因方剂以橘皮为主药，故名“大橘皮汤”。

药材真假识别

车前子正品：本品呈船状椭圆形，较大。多数种子背、腹面中心外侧包被灰棕色膜质黏液层。背部隆起，腹面中部明显凹下，略呈船槽状。气微，味稍咸。

大橘皮汤方解

君药 清热利湿

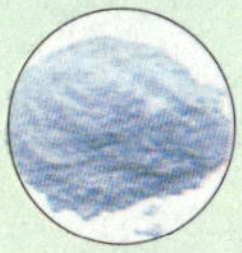

滑石四钱
利窍通水

臣药 助君药清热利湿

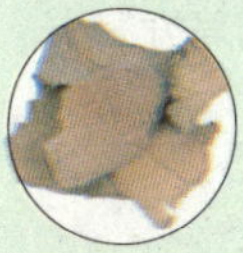

赤茯苓一钱半
行水利湿

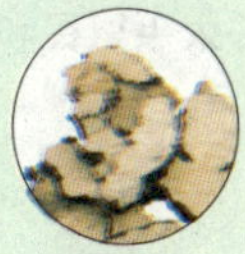

猪苓一钱
利水渗湿

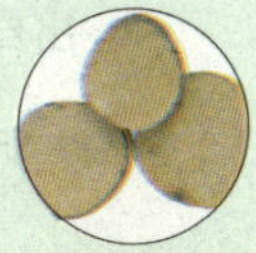

泽泻一钱
渗湿泄热

佐使药 运化水湿

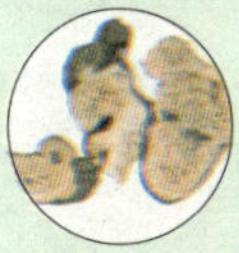

白术一钱
健脾燥湿

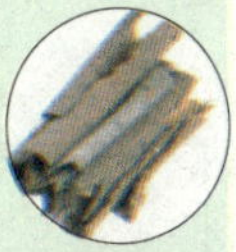

官桂半钱
温阳化气

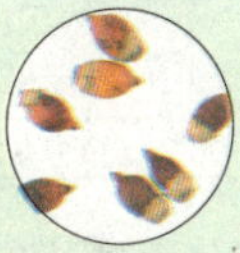

槟榔一钱
行气利水

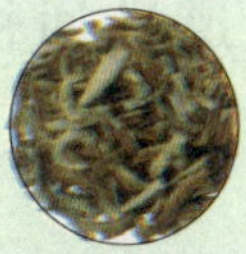

橘皮三钱
理气化湿

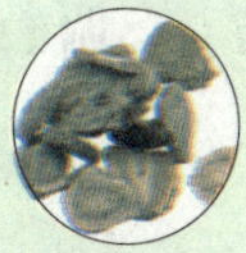

木香一钱
理气行气

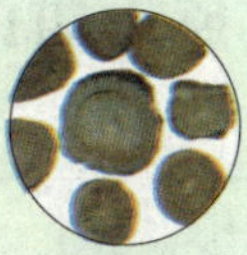

甘草三分
调和诸药

服药时间：饭后 **服药次数：**日一服 **服药温度：**温

※ 1斤≈500g 1两≈31.25g 1钱≈3.125g 1分≈0.3125g

滑石	赤茯苓	猪苓	泽泻	白术
0.003元/g	0.05元/g	0.36元/g	0.014元/g	0.16元/g
官桂	槟榔	橘皮	木香	甘草
0.03元/g	0.015元/g	0.03元/g	0.01元/g	0.11元/g

※ 此价格为市场价，仅供参考

◆ 组成

赤茯苓一钱半，猪苓、泽泻、白术各一钱，官桂半钱，滑石四钱，甘草三分，橘皮三钱，木香、槟榔各一钱。

◆ 用法

上述十味药，加生姜五片，水煎服。

◆ 功效

理气行水，清热利湿。

◆ 主治

湿热内盛。症见心腹满胀，小便不利，大便泄泻及水肿等。

无花果 果部 山果类

清热生津 健脾开胃 解毒消肿

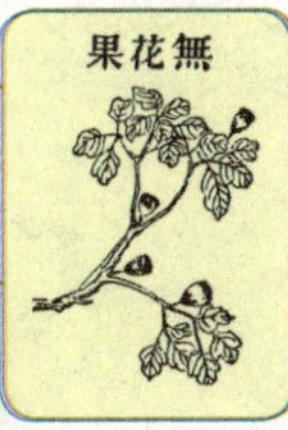

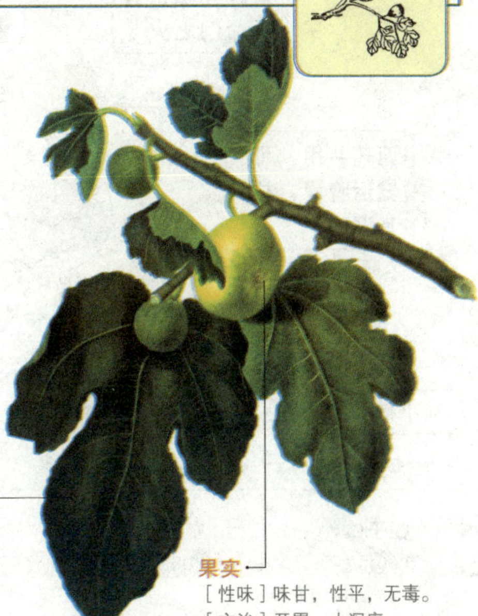

叶
[性味] 味甘，性平，无毒。
[主治] 开胃，止泻痢。

果实
[性味] 味甘，性平，无毒。
[主治] 开胃，止泻痢。

药材真假识别

车前子非正品之小车前：本品呈长圆形稍扁，或类三角形，边缘较薄。表面棕黑色至棕色，略粗糙不平。切面可见乳白色的胚乳及胚。种子放水中，有黏液释出，覆盖种子。气微，嚼之稍有黏性。

五淋散

出自《太平惠民和剂局方》

五淋：指五种淋证。即膏淋、气淋、血淋、石淋、劳淋。

五淋散用草栀仁　归芍茯苓亦共珍
气化原由阴以育　调行水道妙通神

方解 五淋散出自《太平惠民和剂局方》，方剂由甘草、当归、栀子仁、赤芍、赤茯苓组成。可清热利湿，通淋化浊，主治五淋。五淋为本方的主证，多因肾气不足，气化不利，膀胱有热，水道不通所致。阴血亏虚为本方的兼证。方中诸药相配，泻火通淋，凡血淋、气淋、膏淋、石淋、劳淋均可用本方加减治疗。

五淋散方解

服药时间	服药次数	服药温度
饭前	日一服	温

※ 1斤≈500g　1两≈31.25g　1钱≈3.125g　1分≈0.3125g

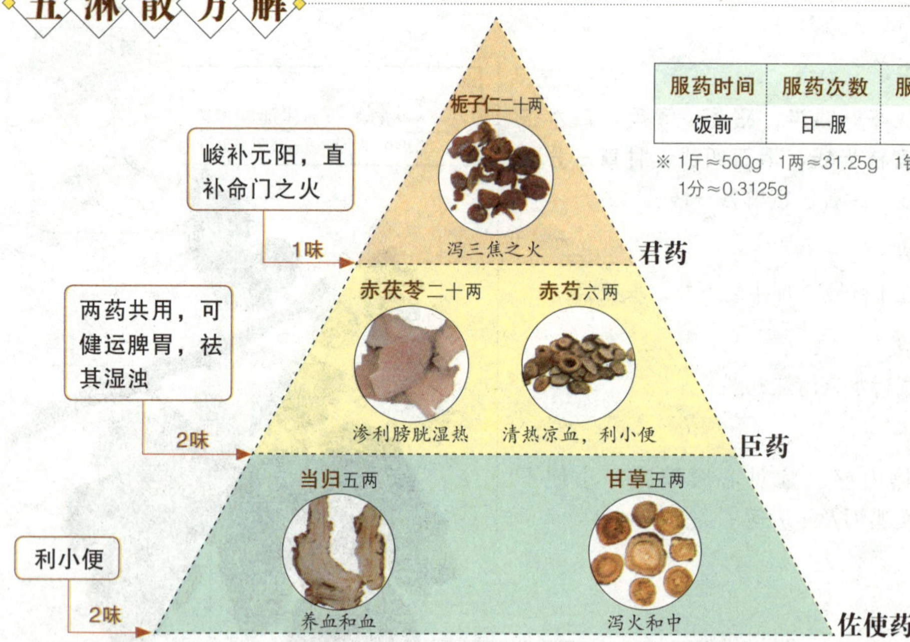

栀子仁	赤茯苓	赤芍	当归	甘草
0.06元/g	0.06元/g	0.07元/g	0.05元/g	0.11元/g

※ 此价格为市场价，仅供参考

药材真假识别

薏苡仁正品：本品呈宽卵形。表面乳白色，略透明，光滑。两端平截，一端有棕黑色点状种脐。背面圆凸，腹面有1条宽而深的纵沟。质坚实，断面白色或半透明角质样。气微，味微甜。

◆组成

生甘草、当归各五两，山栀子仁、赤芍药各二十两，赤茯苓六两。

◆用法

上述五味药共研细末，每次服用二钱，水煎后，空腹服。

◆功效

泻火通淋。

◆主治

五淋。症见尿急、尿频，淋漓不利，脐腹急痛，劳倦即作痛，或尿如豆汁状，或尿如砂石状，或冷淋如膏等。

三仁汤

出自《温病条辨》

三仁杏蔻薏苡仁　朴夏白通滑竹伦

水用甘澜扬百遍　湿温初起法堪遵

甘澜：即甘澜水，又称“劳水”。是把水放在盆内，用瓢将水扬起来，倒下去，如此多次（可扬百遍），使水面上起无数泡沫，取泡沫水便是。此水质轻不助邪，还可益脾胃。

方解 三仁汤出自吴瑭的《温病条辨》，方剂由杏仁、白蔻仁、生薏苡仁、厚朴、半夏、白通草、滑石、竹叶组成。可清利湿热，宣畅气机。肺主气属卫，卫阳为湿邪所遏，故恶寒；湿郁卫表，清阳被郁，故头痛；湿性重着，困阻肌腠则身重疼痛；脾主湿，脾阳被湿所困，故胸闷不饥。湿为阴邪，自旺于阴分，故午后身热。湿遏气机，中焦失运，故面色淡黄，舌白脉弦细而濡，均为湿热之象。方中诸药合用，去湿清热，诸证自除。

三仁汤方解

君药 宣上畅中渗下

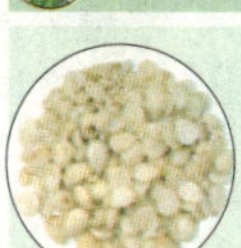

杏仁五钱
宣利上焦肺气

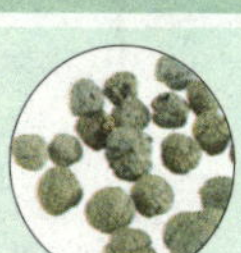

白蔻仁二钱
畅中焦气机

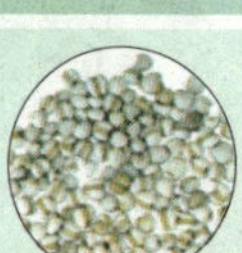

生薏苡仁六钱
甘淡利湿清热健脾

臣药 甘寒淡渗，利湿清热

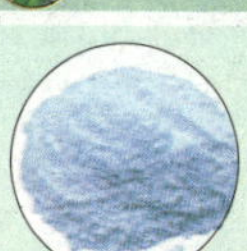

滑石六钱
利窍通水

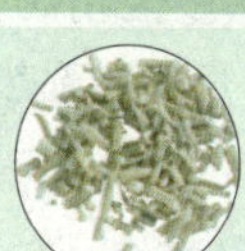

白通草二钱
清湿利水

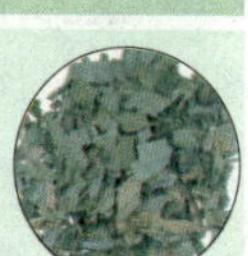

竹叶二钱
清热除烦

药材真假识别

薏苡仁非正品之草珠子：本品呈宽卵形或长椭圆形。表面乳白色，略光滑，一端钝圆，另一端较宽而微凹，有淡棕色点状种脐，背面圆凸。质坚实，断面白色，粉性。气微，味微甜。

佐使药 行气化湿，消痞除满

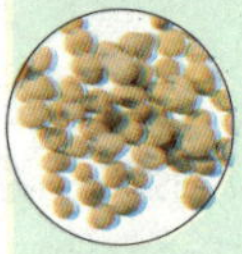

半夏五钱
苦温除湿

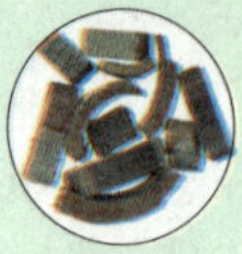

厚朴二钱
宽肠降逆

服药时间：饭后 **服药次数：**日三服 **服药温度：**温

※ 1斤≈500g 1两≈31.25g 1钱≈3.125g 1分≈0.3125g

杏仁	白蔻仁	生薏苡仁	滑石	通草	竹叶	半夏	厚朴
0.07元/g	0.034元/g	0.01元/g	0.003元/g	0.2元/g	0.007元/g	0.12元/g	0.014元/g

※ 此价格为市场价，仅供参考

◆ 组 成

杏仁五钱，白蔻仁二钱，生薏苡仁六钱，厚朴二钱，半夏五钱，白通草二钱，飞滑石六钱，竹叶二钱。

◆ 用 法

上述八味药，用甘澜水八碗，煮取三碗，每次服用一碗，每日服用三次。

◆ 功 效

清利湿热，通畅气机。

◆ 主 治

温病初起、未愈，邪在气分。症见头痛恶寒，面色淡黄，身重身痛，午后身热，胸闷腹胀，苔白不渴，脉弦细而濡等。

◆ 临证加减

温病初起，未愈，加香薷、藿香、佩兰以解表化湿；湿甚见呕恶脘痞，加苍术、石菖蒲、草果以芳香化湿。

◆ 现代运用

主要用于急慢性结肠炎，胃炎，黄疸型肝炎，肾盂肾炎等属湿热之证者。

◆ 使用注意

舌红苔黄，热重于湿者，不宜服用本方。

竹 果部 苞木类

治消渴 利水道 清肺化痰

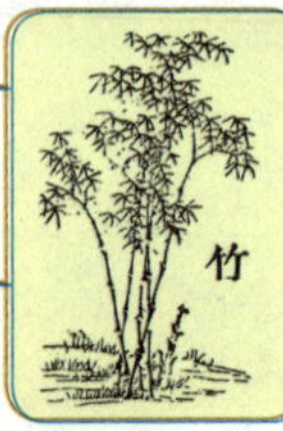

竹

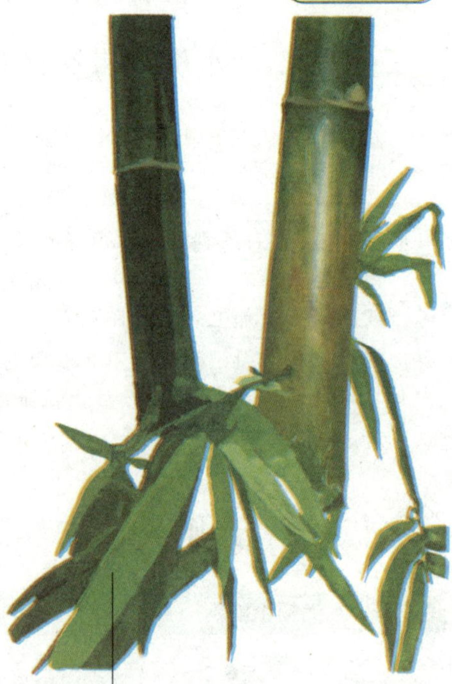

叶

［性味］辛，平、大寒，无毒。

［主治］主胸中痰热，咳逆上气，热毒风。

药材真假识别

淡竹叶正品：茎呈圆柱形有节。叶片披针形，表面浅绿色或黄绿色，叶脉平行，具横行小脉，形成长方形的网格状，下表面尤为明显。体轻，质柔韧。气微，味淡。

甘露消毒丹

出自《续名医类案》

> 甘露消毒蔻藿香　茵陈滑石木通菖
>
> 芩翘贝母射干薄　暑疫湿温为末尝

方解 甘露消毒丹出自《续名医类案》引叶桂方，方剂由白蔻仁、藿香、连翘、射干、薄荷、绵茵陈、飞滑石、石菖蒲、木通、川贝母、淡黄芩组成。可利湿化浊，清热解毒。湿温时疫，邪在气分。以湿温热重、湿轻口渴、尿赤、身热困倦为依据，方剂为夏令暑湿病证常用方。方中诸药相配，利湿化浊，清热解毒，诸证自除。

甘露消毒丹方解

君药 清热燥湿

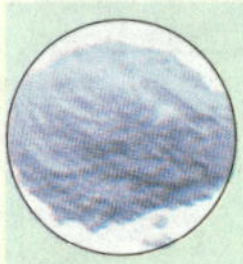

滑石十五两
清热利湿解暑

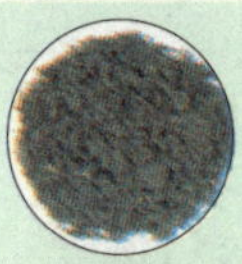

茵陈十一两
清热利湿而退黄

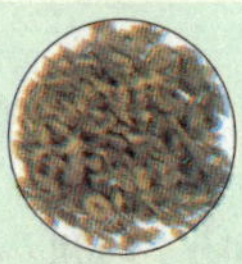

黄芩十两
清热燥湿，泻火解毒

臣药 祛浊导湿热

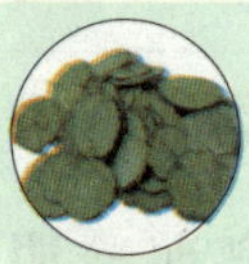

木通五两
清热利尿

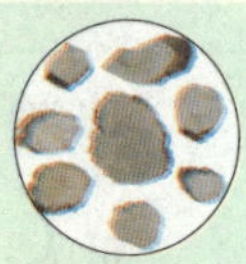

石菖蒲六两
芳香化浊

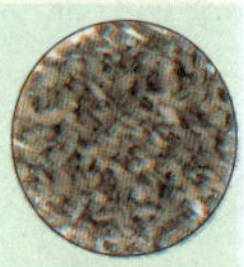

藿香四两
祛湿开胃

佐使药 行气祛湿，畅气行湿

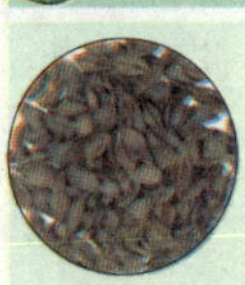

连翘四两
散结消肿

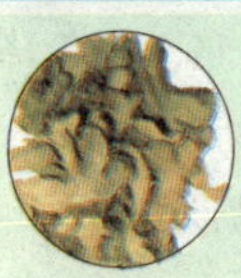

射干四两
清热解毒

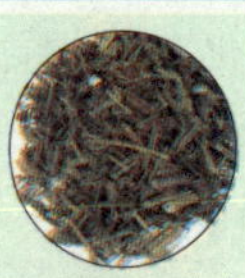

薄荷四两
解毒利咽散邪

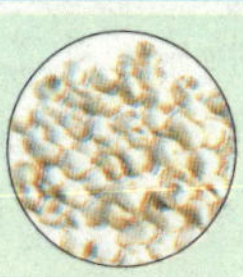

川贝母五两
清热化痰，散结消肿

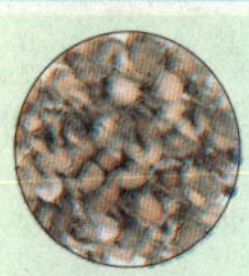

白蔻仁四两
芳香悦脾

服药时间：饭后服用 **服药次数**：日两服 **服药温度**：温

※ 1斤≈500g　1两≈31.25g　1钱≈3.125g　1分≈0.3125g

滑石	茵陈	黄芩	木通	石菖蒲	藿香	连翘	射干	薄荷	川贝母	白蔻仁
0.003元/g	0.004元/g	0.017元/g	0.01元/g	0.03元/g	0.01元/g	0.04元/g	0.07元	0.006元/g	2.6元/g	0.034元/g

※ 此价格为市场价，仅供参考

◆ 组成

白蔻仁、藿香、连翘、射干、薄荷各四两，绵茵陈十一两，飞滑石十五两，石菖蒲六两，木通、川贝母各五两，淡黄芩十两。

◆ 用法

上述十一味药生晒后，共研细末，每次用开

药材真假识别

连翘正品：本品呈长卵形至卵形，稍扁。表面有不规则的纵皱纹及多数凸起的小斑点，顶端锐尖，质硬。种子多数黄绿色，细长，一侧有翅。质脆，种子棕色，多已脱落。气微香，味苦。

水调服三钱，每日服用两次。也可用神曲糊丸，丸如弹子大，每次用开水化服一丸。

◆ 功效

利湿消浊，清热解毒。

◆ 主治

湿温时疫。症见发热倦怠，四肢酸麻，胸闷腹胀，面肿，小便短赤，喉肿口渴，身目泛黄，吐泻淋浊，舌苔淡白或厚腻或干黄等。

◆ 临证加减

咽喉肿痛剧者，加牛蒡子、板蓝根、金银花以散结利咽；黄疸较明显者，可加秦艽、大黄、栀子以利胆退黄；小便涩痛不利，加竹叶、白茅根、石韦以清热通淋。

◆ 现代运用

主要用于肠伤寒、急性胃肠炎、斑疹伤寒、钩端螺旋体病、细菌性痢疾、腮腺炎、病毒性心肌炎、肾盂肾炎、胆囊炎、黄疸型传染性肝炎等属湿热并重者。

◆ 使用注意

阴虚者不宜服用本方。

鸡鸣散

出自《证治准绳》

鸡鸣散是绝奇方　　苏叶茱萸桔梗姜

瓜橘槟榔煎冷服　　肿浮脚气效彩彰

方解 鸡鸣散出自王肯堂的《证治准绳》，方剂由苏叶、吴茱萸、桔梗、生姜、木瓜、橘皮、槟榔组成。可温化寒湿，行气降浊。用于湿性脚气初起，足腿肿重疼痛，步行困难。方中诸药合用，开上，畅中，导下，温化寒湿，宣通散邪，行气降浊。服后久着之寒湿随大便而去，肌表之邪从微汗自解，因此治疗湿脚气疗效显著。又因空腹服药时药方易于发挥，可使寒湿之邪随阳气升发而散，故名“鸡鸣散”。

鸡鸣散方解

君药 利水化湿

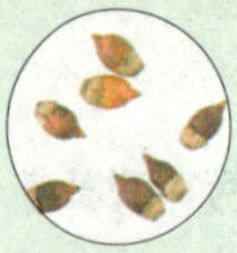

槟榔七枚
质重下达

臣药 下冷气化湿

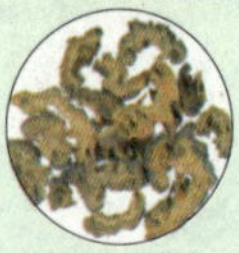

木瓜一两
舒筋通络

佐使药 和胃降逆，理气畅中

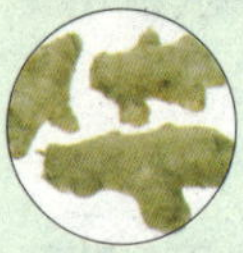

生姜半两
暖胃散寒

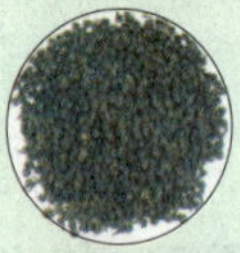

吴茱萸三钱
散寒祛湿

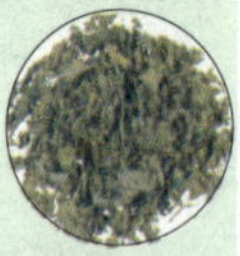

苏叶三钱
散邪宽中

药材真假识别

桔梗非正品之瓦草：本品呈长圆锥形，有时分枝。直径0.3～1cm，长达30cm。表面黄白色至棕黄色，具横长的皮孔及纵纹。质坚脆，断面不整齐，外轮皮层黄白色，木部淡黄色。气微，味苦、微麻。

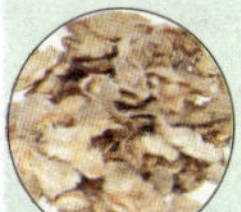

桔梗半两
宣通气机

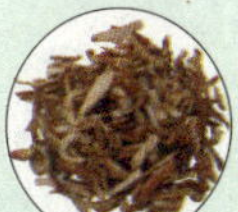

橘皮一两
燥湿健脾

服药时间：五更空腹服 **服药次数**：一煎两服 **服药温度**：凉　※ 1斤≈500g 1两≈31.25g 1钱≈3.125g 1分≈0.3125g

槟榔	木瓜	生姜	吴茱萸	苏叶	桔梗	橘皮
0.015元/g	0.01元/g	0.006元/g	0.037元/g	0.013元/g	0.05元/g	0.03元/g

※ 此价格为市场价，仅供参考

◆ 组 成

苏叶三钱，吴茱萸三钱，桔梗、生姜各半两，木瓜、橘皮各一两，槟榔七枚。

◆ 用 法

上述七味药研成粗末，隔夜用水三大碗，慢火煎至一碗半，药汁倒出后，药渣再加水两大碗，煎至一碗后，二汁相合，次日五更鸡鸣时作两三次冷服（冬天可略温服）。

◆ 功 效

温化寒湿，行气降浊。

◆ 主 治

湿脚气。症见足胫肿重无力，麻木冷痛，行走不利，恶寒发热，或挛急上冲，甚至胸闷泛呕。亦可治风湿流注，脚足痛剧，筋脉浮肿。

◆ 使用注意

干脚气者、孕妇不宜使用本方；方中槟榔易耗正气，故不宜久服。

接骨木 果部 灌木类

活血止痛 祛风利湿

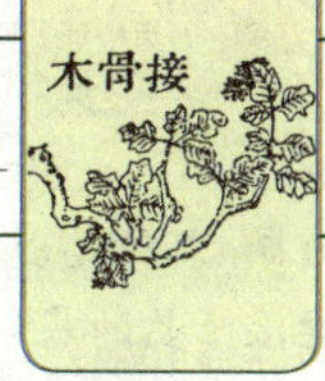

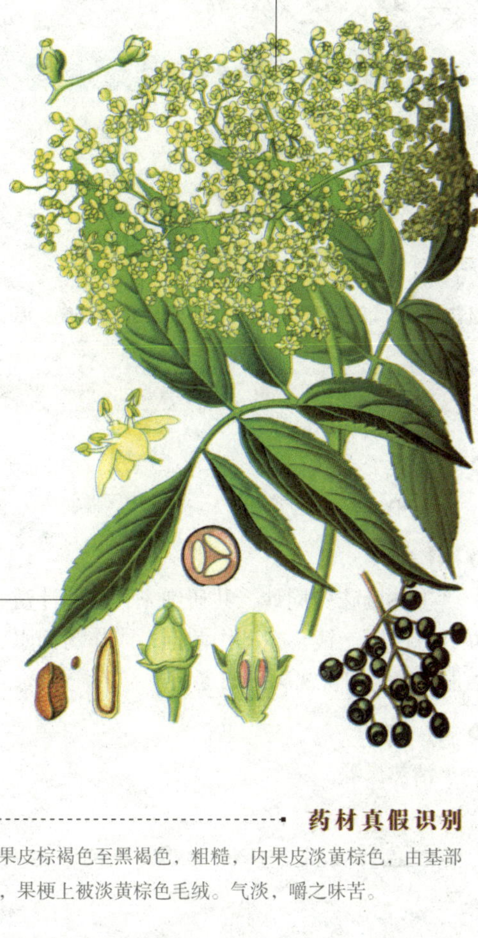

花
［性味］甘，无毒。
［主治］折伤，续筋骨，祛风痹龋齿。

叶
［性味］苦，平，无毒。
［主治］主痰饮，下水肿及痰疟。

药材真假识别

吴茱萸非正品之巴氏吴茱萸： 本品果实辐射状排列，外果皮棕褐色至黑褐色，粗糙，内果皮淡黄棕色，由基部向上反卷与外部果皮分离；果实下部具小形宿萼及果梗，果梗上被淡黄棕色毛绒。气淡，嚼之味苦。

二妙丸

出自《丹溪心法》

二妙丸中苍柏煎　若云三妙膝须添
痿痹足疾堪多服　湿热全除病自痊

痿痹： 即指痿证、痹证。痿证，又称"痿躄"，是肢体萎弱废用的一类病证。临床表现以四肢软弱无力为主，尤以下肢痿软，足不能行较多见。痹，痹阻不通之意。此痹证是指湿热邪气闭阻肢体、经络而引起足膝红肿热痛，屈伸不利等病证。

方解 二妙丸出自朱震亨的《丹溪心法》，方剂由黄柏、苍术组成。二妙丸是中医用于燥湿清热的基础名方，广泛应用于湿热下注引起的炎症、红肿、渗出等证。方中黄柏与苍术相配，共奏清热燥湿之功，使湿去热清，诸证自除。由于二妙丸组方简单，无毒副作用，长期服用，非常安全，因此是燥湿清热的首选药物。

二妙丸方解

君药 善祛下焦湿热

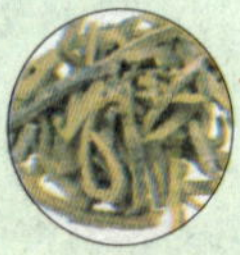

黄柏等份
清热燥湿

臣药 善能燥湿健脾

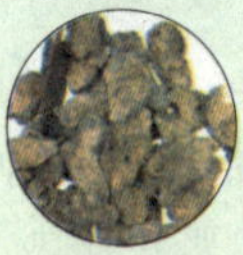

苍术等份
散风除湿

服药时间：饭后 **服药次数：**日一服 **服药温度：**温

※ 1斤≈500g　1两≈31.25g　1钱≈3.125g　1分≈0.3125g

黄柏	苍术
0.02元/g	0.05元/g

※ 此价格为市场价，仅供参考

◆ 组成

黄柏、苍术各等份。

◆ 用法

上述两味药同炒，共研细末，以姜汁泛丸，每次服三钱。亦可作散剂，或作汤剂水煎服，服药剂量视病情酌定。

◆ 功效

清热燥湿。

◆ 主治

湿热气盛或湿热下注。症见周身骨酸，股膝无力，足踝痿弱（下肢痿软无力）；或足膝红肿作痛，或湿热带下，或下部湿疮，小便短涩，舌苔黄腻等。

◆ 使用注意

服药期间忌烟酒、辛辣、油腻及腥发食物。有高血压、心脏病、糖尿病、肝病、肾

药材真假识别

黄柏正品：本品呈不规则片状，略卷曲，大小不一，皮较薄。外表面及内表面均呈黄棕色，光滑。气微，味苦。

病等慢性病严重者应在医师指导下服用。儿童、孕妇、哺乳期妇女、年老体弱者也应在医师指导下服用。服药期间，如局部皮疹需要使用外用药时，应向专科医师咨询。如停药并瘙痒重者，应去医院就诊。

附方

方名	组成	用法	功用	主治
三妙丸	黄柏四两、苍术六两、川牛膝二两	三药为末，面糊为丸，如梧桐子大，每次服五、七十丸，空腹服，姜、盐汤送下	清热燥湿	湿热下注所致痿、痹等证。症见下肢痿软无力，双足酸麻。或如火烙之热

中满分消汤

出自《兰室秘藏》

中满分消汤朴乌　归萸麻夏荜升胡
香姜草果参芪泽　连柏苓青益智需
丸用芩连砂朴实　夏陈知泽草姜俱
二苓参术姜黄合　丸热汤寒治各殊

方解 中满分消汤出自李杲的《兰室秘藏》，方剂由川乌、当归、麻黄、荜澄茄、柴胡、生姜、干姜、人参、泽泻、黄连、青皮、吴茱萸、厚朴、草豆蔻、黄芪、黄柏、升麻、木香、半夏、茯苓、益智仁组成。可散寒利湿，消胀除满，祛寒燥湿，扶正理气，宽中化热。脾肾虚寒，湿浊内郁，气机阻滞、血行不畅及湿郁化热。方中诸药相配，散寒，补虚，顺气，消湿，中满寒胀自除。

中满分消汤方解

君药 助脾运化水湿

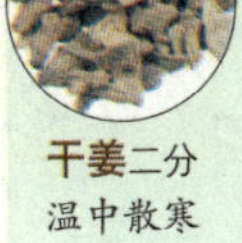

干姜二分
温中散寒

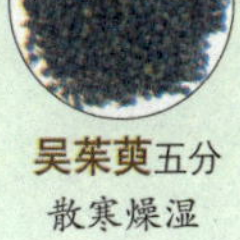

吴茱萸五分
散寒燥湿

佐药 温中止呕，使湿浊从小便而去

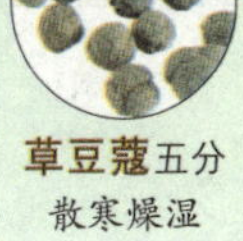

草豆蔻五分
散寒燥湿

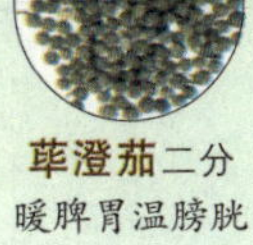

荜澄茄二分
暖脾胃温膀胱

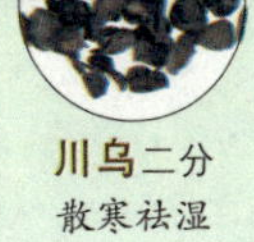

川乌二分
散寒祛湿

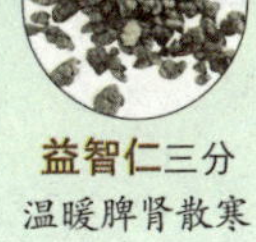

益智仁三分
温暖脾肾散寒

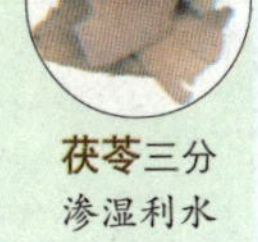

茯苓三分
渗湿利水

药材真假识别

黄柏非正品之小檗皮：本品呈板片状。外表面黄绿或淡棕黄色，较平坦，有不规则的纵裂纹，皮孔痕小而少见，内表面黄色或黄棕色。体轻，质较硬，断面鲜黄色或黄绿色。

使药 理气燥湿，消痞除满

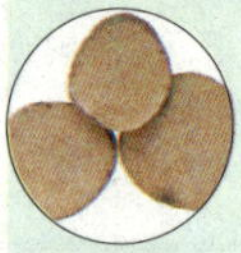
泽泻二分
渗利湿浊

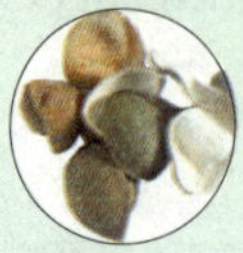
青皮二分
破气散结

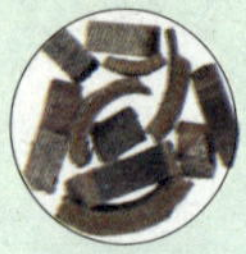
厚朴五分
行气除满

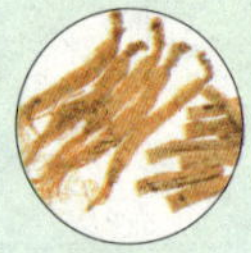
人参二分
益气健脾

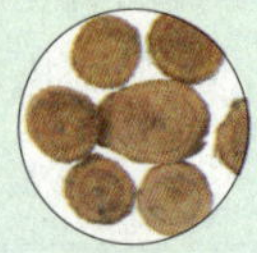
黄芪五分
补气健脾

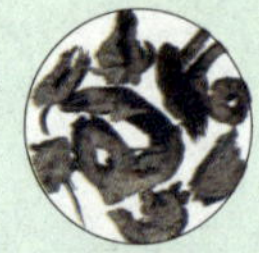
升麻三分
升举阳气

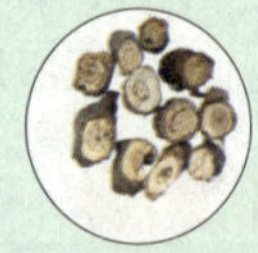
柴胡二分
升清降浊

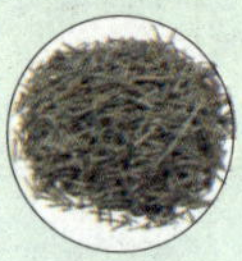
麻黄二分
寒湿汗除

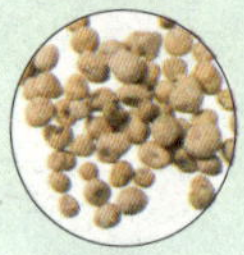
半夏三分
燥湿化痰

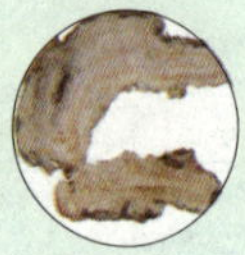
当归二分
和血补血

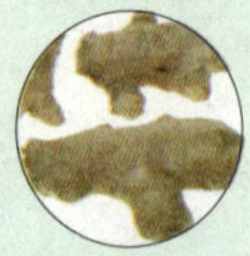
生姜二分
温胃散寒

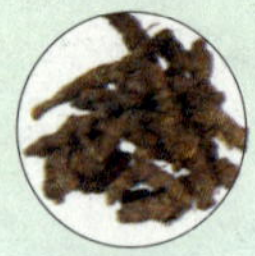
黄连二分
清热燥湿

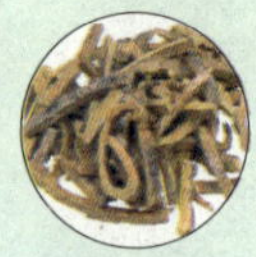
黄柏五分
清热燥湿

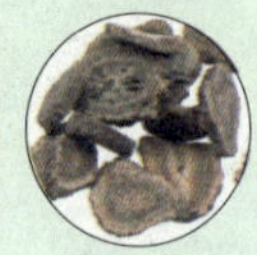
木香三分
行气止痛

服药时间：饭前 **服药次数：**日三服 **服药温度：**温

※ 1斤≈500g 1两≈31.25g 1钱≈3.125g 1分≈0.3125g

干姜	吴茱萸	草豆蔻	荜澄茄	益智仁	茯苓	川乌	青皮	厚朴	泽泻	人参
0.014元/g	0.037元/g	0.029元/g	0.017元/g	0.06元/g	0.06元/g	0.025元/g	0.012元/g	0.014元/g	0.014元/g	0.33元/g
黄芪	升麻	柴胡	麻黄	半夏	当归	生姜	黄连	黄柏	木香	
0.08元/g	0.022元/g	0.08元/g	0.02元/g	0.12元/g	0.05元/g	0.006元/g	0.15元/g	0.02元/g	0.01元/g	

※ 此价格为市场价，仅供参考

◆ 组 成

川乌、当归、麻黄、荜澄茄、柴胡、生姜、干姜、人参、泽泻、黄连、青皮各二分，吴茱萸、厚朴、草豆蔻、黄芪、黄柏各五分，升麻、木香、半夏、茯苓、益智仁各三分。

◆ 用 法

上述二十一味药水煎，食前热服。

◆ 功 效

散寒利湿，消胀除满。

◆ 主 治

脾肾虚寒，清浊不分。症见中满寒胀，大小便不利，腹寒，四肢厥逆，心下痞，食入反出，以及寒疝、奔豚等证。

◆ 使用注意

忌食、酒、湿面、生冷及油腻等物。

附 方

方名	组成	用法	功用	主治
中满分消丸《兰室密藏》	炒黄连、枳实、半夏各五钱，炒黄芩一两二钱，砂仁、干生姜、白茯苓各二钱，厚朴一两、陈皮、泽泻各三钱，知母四钱，炙甘草、猪苓、人参、白术、姜黄各一钱	共研细末，汤浸蒸饼糊丸，如梧桐子大，每次服100丸，开水送下	清热利湿，消胀除满	湿热内蕴而致中满热胀，大小便不利及气胀、水胀等

药材真假识别

川乌正品：本品根茎呈不规则圆锥形，稍弯曲。顶端常有残茎，中部多向一侧膨大。表面棕褐色或灰棕色，皱缩，有小瘤状侧根及子根脱离后的痕迹。质坚实，断面可见多角形环纹。

第十四章

润燥之剂

润燥之剂，就是以滋润药治疗燥证的方剂。燥证分为内燥、外燥，内燥是内脏亏损，外燥是外感燥气致病。治法可分为温润和清润两法。又可分为轻宣润燥，甘寒滋润，滑肠润燥，养血润燥，养阴润燥和苦温平燥等法。临床上多内外相兼，上下互见，治宜随证而施。

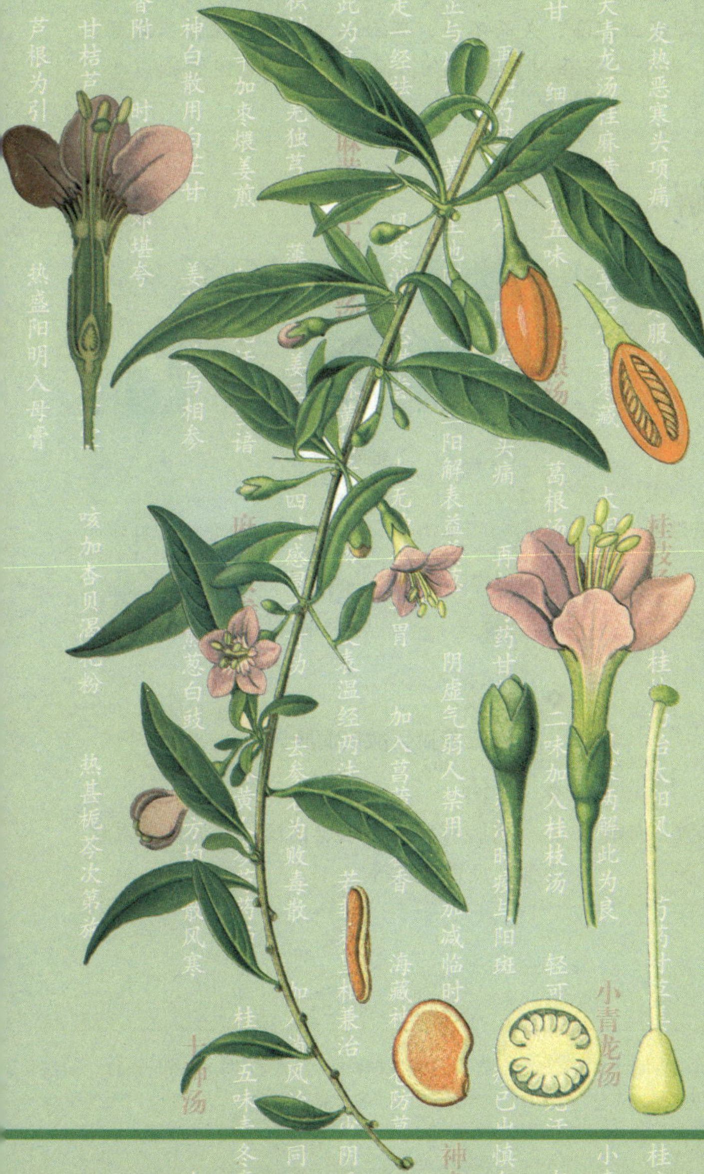

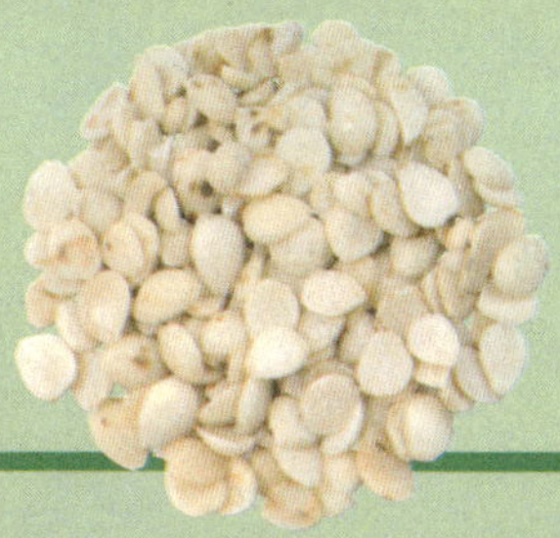

韭汁牛乳饮

出自《丹溪心法》

反胃：病名。亦称胃反、翻胃。症见食下即痛，不久吐出，或见朝食暮吐，暮食朝吐，或一、二时而吐等。

韭汁牛乳反胃滋　养营散瘀润肠奇

五汁安中姜梨藕　三般加入用随宜

荣：同“营”，指营血。

方解 韭汁牛乳饮出自《丹溪心法》，方剂由牛乳、韭汁组成。可养血散瘀，行气润肠，用于治疗反胃、噎嗝。胃脘有瘀血阻滞，久而不去，新血不生，瘀而生热，胃肠干燥致反胃噎嗝，日久则肠干。方中二药合用，去瘀血，通胃下食。又因方剂以牛乳、韭汁为主药，且为饮剂，故名“韭汁牛乳饮”。

韭汁牛乳饮方解

君药 生津润肠

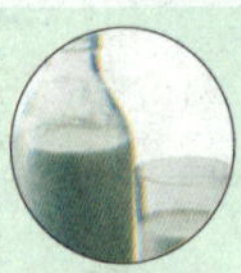

牛乳等份
补益肺胃

臣药 散瘀解毒

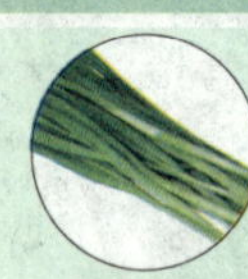

韭菜汁等份
温中行气

服药时间：饭后　服药次数：日一服　服药温度：温

※ 1斤≈500g　1两≈31.25g　1钱≈3.125g　1分≈0.3125g

牛乳	韭汁
0.006元/g	0.005元/g

※ 此价格为市场价，仅供参考

◆ 组成

韭菜汁、牛乳各等份。

◆ 用法

上述两汁相合，小口频饮不作数。有痰阻者，加入姜汁。

◆ 功效

滋燥养血，散瘀润肠。

◆ 主治

胃脘有瘀血，干燥枯槁。症见食下胃脘疼痛，反胃便秘等。

药材真假识别

生地黄正品：多呈不规则的团块状或长圆形，中间膨大，两端稍细。表面棕黑色或棕灰色，极皱缩，具不规则的横曲纹。体重，质较软而韧，不易折断，断面棕黑色或乌黑色，有光泽，具黏性。气微，味微甜。

附方

方名	组成	用法	功用	主治
五汁安中饮	韭汁牛乳饮再加姜汁、梨汁、藕汁	少量频服	润燥养血，消瘀化痰	胃有冷痰瘀血或胃燥血枯

滋燥养营汤

出自《证治准绳》

滋燥养营：本方有滋阴润燥养营血之功，故名之。

滋燥养营两地黄　芩甘归芍及艽防

爪枯肤燥兼风秘　火燥金伤血液亡

肤燥：皮肤干燥。

爪枯：爪甲干枯。

风秘：病证名。由于风搏于肺脏，传于大肠，而致大肠津液干燥，大便燥结，排便艰难，称"风秘证"。

方解 滋燥养营汤出自《证治准绳》，方剂由当归、生地、熟地、白芍、黄芩、秦艽、防风、甘草组成。有润燥养血之功，用于治疗血虚风燥证。风热伤肺，肺热津伤，阴血不足，筋爪肌肤失养，则筋脉拘挛，皮肤瘙痒，大便不通。方中诸药相配，滋阴润燥养血，清热散风，故名“滋燥养营汤”。

滋燥养营汤方解

君药 润肠通便

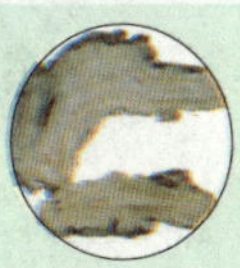

当归一钱
补血和血

臣药 养血滋肝

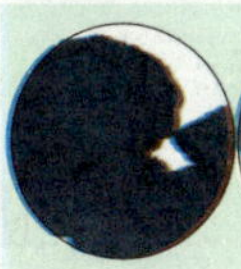

生地一钱
凉血补血

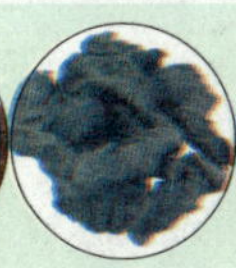

熟地一钱
滋阴养血

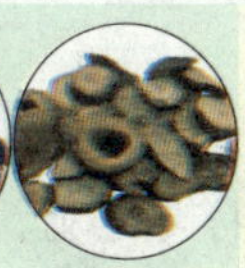

芍药一钱
兼泻肝热

佐使药 清热散风不伤阴

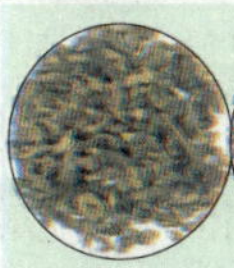

黄芩一钱
清肺热

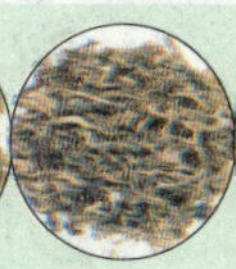

秦艽一钱
祛风湿，通络舒筋

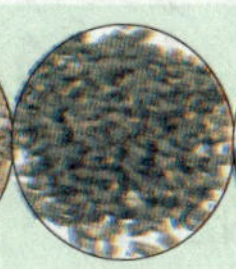

防风五分
散风解表

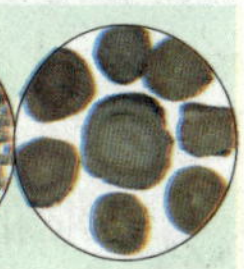

甘草五分
泻热调药

服药时间：饭后 **服药次数**：日一服 **服药温度**：温

※ 1斤≈500g　1两≈31.25g　1钱≈3.125g　1分≈0.3125g

当归	生地	熟地	芍药	黄芩	秦艽	防风	甘草
0.05元/g	0.09元/g	0.1元/g	0.07元/g	0.017元/g	0.08元/g	0.08元/g	0.11元/g

※ 此价格为市场价，仅供参考

药材真假识别

熟地黄正品：性状与生地黄类似，但表面及内部均为乌黑色，有光泽、黏性大，质柔软。味微甜。

◆ **组成**

生地、熟地、酒炒黄芩、当归、炒芍药、秦艽各一钱，甘草、防风各五分。

◆ **用法**

上述八味药水煎服。

◆ **功效**

润燥补血。

◆ **主治**

火灼肺金，血虚外燥。症见皮肤干燥褶纹明显，爪甲枯槁，筋脉拘挛，皮肤瘙痒，大便燥结等。

炙甘草汤

出自《伤寒论》

炙甘草汤参姜桂　麦冬生地大麻仁

大枣阿胶加酒服　虚劳肺痿效如神

肺痿：指因虚损劳伤而致阴虚肺伤、肺叶枯萎的慢性虚弱疾患。临床表现为咳垂涎沫，形瘦气短，口干舌燥，脉虚数等。

方解 炙甘草汤出自《伤寒论》，方剂由甘草、人参、生姜、桂枝、阿胶、生地、麦冬、麻仁、大枣组成。用时加入清酒，可益气养血，通阳复脉，用于治疗，心动悸脉结代及虚劳肺痿。

心主血脉，若气血充足，心血充沛，则搏动有力，脉象平和；若心血不足，则脉结代；阴血不足，心失所养则心悸，阴虚津亏则舌光少苔。方中诸药相配，流通气血，通利脉道，共奏滋阴养血，益气温阳复脉之功效。

炙甘草汤方解

君药 化生气血

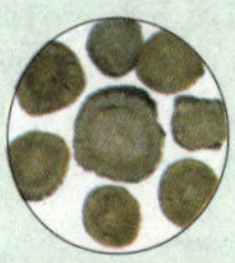

炙甘草四两
益气健脾

臣药 滋心阴，养心血，充血脉

生地一斤
养血补心

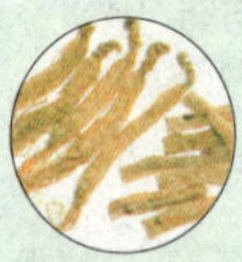

人参二两
健脾益气养心

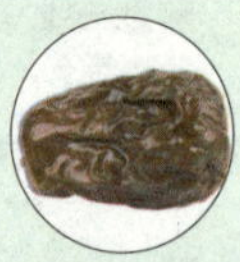

大枣三十枚
补脾益气

佐使药 温阳通脉

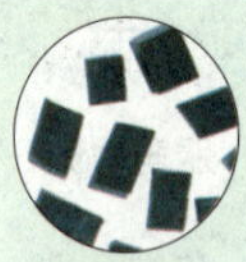

阿胶二两
补血滋阴

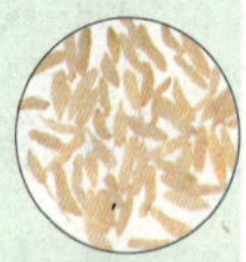

麦冬半升
养阴润肺

药材真假识别

火麻仁正品：本品呈卵圆形。表面灰绿色或灰黄色，有微细的白色或棕色网痕。果皮薄而脆，易破碎。种皮暗绿色，常黏附于内果皮上，胚弯曲，乳白色，富油性。气微，味淡。

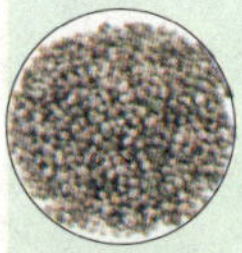

麻仁半升
养血益阴

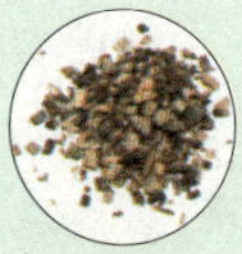

桂枝三两
通行血脉

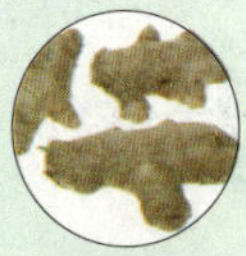

生姜三两
温阳通脉

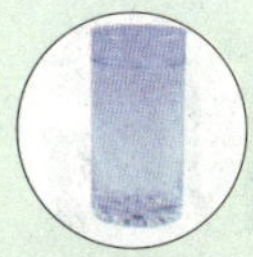

清酒三分
温通血脉

服药时间：饭后 **服药次数：**日三服 **服药温度：**温

※ 1斤≈500g 1两≈31.25g 1钱≈3.125g 1分≈0.3125g

炙甘草	生地	人参	大枣	阿胶
0.11元/g	0.09元/g	0.33元/g	0.02元/g	0.13元/g
麦冬	麻仁	桂枝	生姜	清酒
0.05元/g	0.008元/g	0.03元/g	0.006元/g	0.01元/g

※ 此价格为市场价，仅供参考

◆ 组 成

炙甘草四两、人参二两、生姜三两、桂枝三两、麦冬半升、生地黄一斤、麻仁半升、大枣三十枚、阿胶二两。

◆ 用 法

用清酒和水先煎煮八味药（留下阿胶），去渣取汁，内放阿胶，待胶体烊化后，分三次温服。

◆ 功 效

滋阴养血，益气暖阳。

◆ 主 治

①阴血不足，阳气虚弱。症见脉结代，虚羸少气，心悸，舌光少苔，或质干而瘦小者。

②虚劳肺痿。症见咳唾涎沫，虚烦失眠，形瘦短气，自汗或盗汗，咽干口干，大便燥实，脉虚数等。

◆ 临证加减

阴虚较甚，舌光且萎，将生地易为熟地；心悸怔忡较甚，加柏子仁、酸枣仁、龙齿、磁石；阴伤肺燥较甚，酌减生姜、桂枝、酒用量，以防温药耗阴劫液之弊。

◆ 现代运用

主要用于治疗功能性心律不齐、病毒性心肌炎、甲状腺功能亢进、冠心病等属阴血不足，心气虚弱症，以及老年慢性支气管炎、肺结核等属气阴两虚者。

◆ 使用注意

本方有复脉定悸之功效，方中炙甘草宜重用。阴虚内热者慎用本方；中虚湿阻，便溏胸痞者亦不宜服用本方。

黄杨木 果部 灌木类

理气 止痛

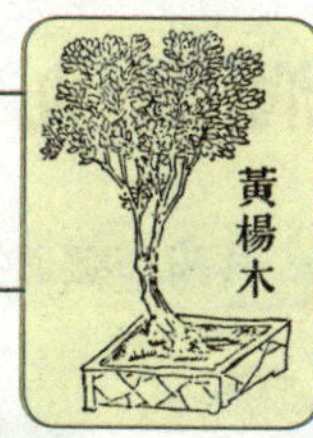
黄楊木

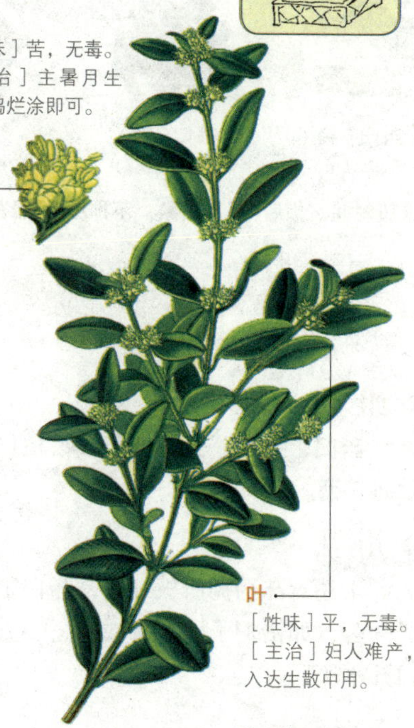
花
［性味］苦，无毒。
［主治］主暑月生疖，捣烂涂即可。
叶
［性味］平，无毒。
［主治］妇人难产，入达生散中用。

药材真假识别

麦冬非正品大麦冬：本品通常较大，呈圆柱形，略弯曲，两端钝圆，有中柱露出。表面土黄色至暗黄色，不透明，有多数纵沟纹及皱纹。质脆，易折断，断面平坦，黄白色，角质样。

润肠丸

出自《脾胃论》

润肠：本方有润肠疏风，活血通便之功，故名润肠丸。

润肠丸用归尾羌　桃仁麻仁及大黄

或加艽防皂**角**子　**风秘血秘**善通肠

血秘：即由亡血血虚，津液不足而致大便秘结。

风秘：见滋燥养营汤。

方解 润肠丸出自《脾胃论》，方剂由当归、羌活、大黄、桃仁、火麻仁组成。可润肠通便，活血祛风，用于治疗风秘、血秘。风邪外袭于肺，肺与大肠相表里，邪传至大肠，故大便干燥；风热留滞，血行不畅，血虚多滞，也易生瘀。方中诸药相配，活血祛风，润肠通便，故名"润肠丸"。

润肠丸方解

君药 润肠通便，活血化瘀

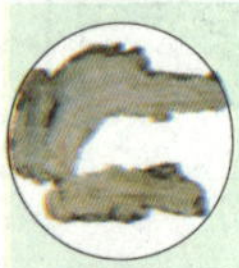

当归五钱
养血活血

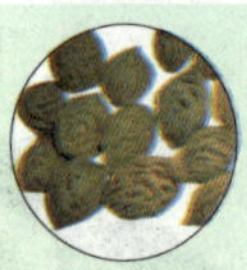

桃仁一两
润肠通便

臣药 疏风泻火

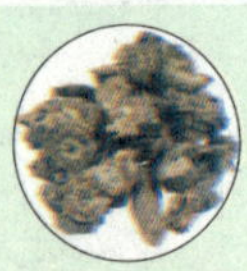

羌活五钱
祛风散邪

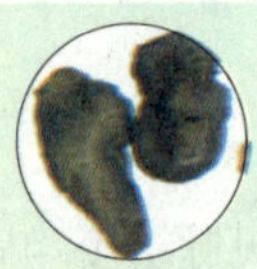

大黄五钱
泻热逐瘀

佐使药 润肠通便

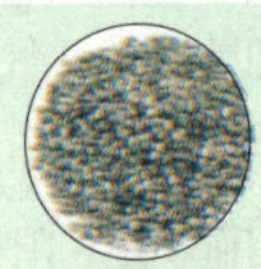

火麻仁一两
润肠通便，润燥补虚

服药时间：饭后 **服药次数**：不拘次服 **服药温度**：温

※ 1斤≈500g 1两≈31.25g 1钱≈3.125g 1分≈0.3125g

当归	桃仁	羌活	大黄	火麻仁
0.05元/g	0.09元/g	0.09元/g	0.03元/g	0.008元/g

※ 此价格为市场价，仅供参考

◆ 组成

当归、羌活、大黄各五钱，桃仁、火麻仁各一两。

◆ 用法

上述五味药捣研极细末，与白蜜炼和做成丸药，如梧桐子大，每次服三、五十丸，白开水送下。

◆ 功效

润肠通便，疏风活血。

◆ 主治

风秘、血秘。症见大便燥结，不欲饮食等，以及脾胃有伏火所致便秘。

药材真假识别

天冬正品：本品呈长纺锤形，略弯曲。表面黄白色至淡黄棕色，半透明，光滑或具深浅不等的纵皱纹。质硬或柔韧，有黏性，断面黄白色，角质样，皮部厚，中柱明显。气微，味甜，微苦。

附方

方名	组成	用法	功用	主治
活血润燥丸	润肠丸加防风、皂角子	捣研极细末，用白蜜炼和做成丸药，丸如梧桐子大，每次服三、五十丸，白开水送下	润肠通便，疏风活血	风秘、血秘

活血润燥生津饮

出自《医方集解》

活血润燥生津饮　二冬熟地兼栝楼

桃仁红花及归芍　利秘通幽善泽枯

通幽：幽，即指幽门，是胃之下口。通幽，即指胃肠滋润，大便通畅。

方解 活血润燥生津饮出自《医方集解》引朱丹溪方，方剂由熟地、当归、白芍、天冬、麦冬、栝楼、桃仁、红花组成，可活血生津，润肠通便，用于治疗内燥血枯证。血液亏虚，则内虚生热，热邪又灼伤阴血，血枯必血行不畅，易生瘀滞，故血瘀、大便秘结、皮肤干燥。方中诸药相配，滋阴养血，润燥生津，活血通便，基于本方的功效，故名“活血润燥生津饮”。

活血润燥生津饮方解

君药 养血通便　　**佐药** 养阴生津通便

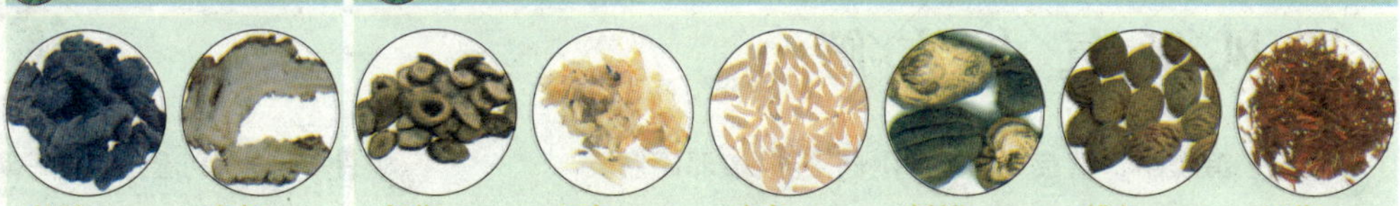

熟地一钱	当归一钱	白芍一钱	天冬八分	麦冬八分	栝楼八分	桃仁五分	红花五分
滋阴补血	养血活血	养血益阴	滋阴清热	养阴润肺	润肠通便	活血润肠	活血化瘀

服药时间：饭后 **服药次数**：日一服 **服药温度**：温　※ 1斤≈500g　1两≈31.25g　1钱≈3.125g　1分≈0.3125g

熟地	当归	白芍	天冬	麦冬	栝楼	桃仁	红花
0.1元/g	0.05元/g	0.07元/g	0.02元/g	0.05元/g	0.08元/g	0.09元/g	0.1元/g

※ 此价格为市场价，仅供参考

药材真假识别

天冬非正品之羊齿天门冬：本品呈纺锤形。根较瘦小。表面黄棕色，残存外皮棕褐色。质硬脆，易折断，断面类白色，有的呈空壳状。气微。

◆ **组成**

天冬、麦冬、栝楼各八分，熟地黄、当归、白芍各一钱，桃仁、红花各五分。

◆ **用法**

上述八味药，水煎服。

◆ **功效**

润燥生津，活血通便。

◆ **主治**

内燥血枯。症见津液枯少，大便燥秘，皮肤干燥，喉干等。

搜风顺气丸

出自《太平圣惠方》

搜风顺气大黄蒸　郁李麻仁山药增

防独车前及槟榔　菟丝牛膝山茱仍

中风风秘及气秘　肠风下血总堪凭

蒸： 中药炮制法之一。将药物隔水蒸熟，以便于制剂。

仍： 沿袭。

凭： 依靠，依据。

气秘： 指因气滞或气虚所引起的便秘。

肠风下血： 即肠风。指因风邪而便纯血鲜红的病证。

方解 搜风顺气丸出自《太平圣惠方》，方剂由大黄、火麻仁、郁李仁、山药、车前子、牛膝、山茱萸、菟丝子、防风、独活、槟榔、枳壳组成。可搜风顺气，润肠通便，用于治疗中风之气秘。风邪外侵于肺，肺与大肠相表里，邪传大肠，致大便干燥；气滞，大肠传导受阻，脘腹胀满；大肠所受风邪伤及血络而致大便下血。方中诸药相配，搜风顺气，润燥通便，补益肝肾，故名“搜风顺气丸”。

搜风顺气丸方解

君药 泻燥结，清瘀热

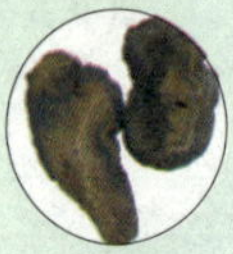

大黄五两
泻热通便

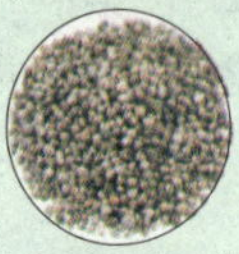

火麻仁二两
润燥滑肠

臣药 搜风散邪润肠

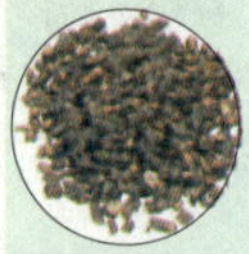

防风一两
祛风解表

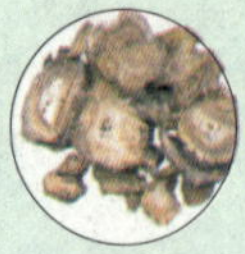

独活一两
搜风散邪

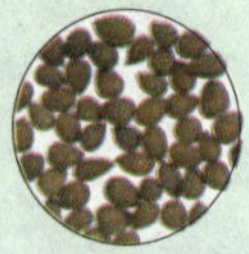

郁李仁二两
润肠通便

使药 行气利湿，补益肝肾

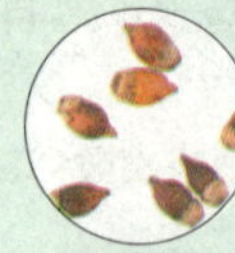

槟榔一两
下气宽肠

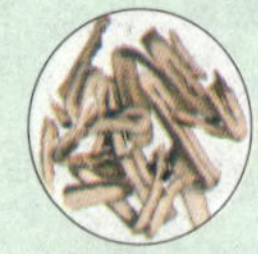

枳壳一两
行气导滞

药材真假识别

郁李仁正品之小李仁：本品种子较小。长约0.5cm，宽0.4cm。

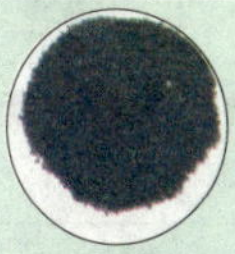

车前子二两
淡渗利湿

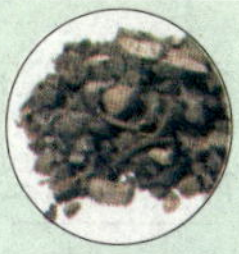

牛膝二两
引药下行，补肝肾，强筋骨

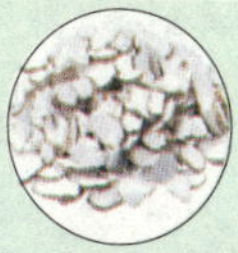

山药二两
健脾补肾

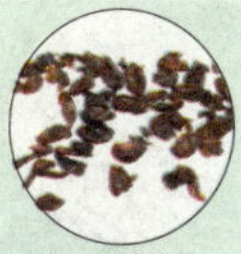

山茱萸二两
补益肝肾

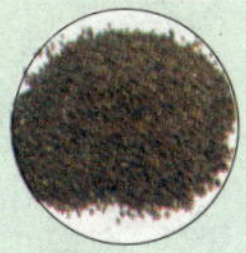

菟丝子一两
补脾固肾

服药时间： 睡前 **服药次数：** 日一服 **服药温度：** 温

※ 1斤≈500g 1两≈31.25g 1钱≈3.125g 1分≈0.3125g

大黄	防风	独活	槟榔	枳壳	火麻仁
0.03元/g	0.08元/g	0.012元/g	0.015元/g	0.018元/g	0.008元/g
郁李仁	车前子	牛膝	山药	山茱萸	菟丝子
0.06元/g	0.02元/g	0.018元/g	0.015元/g	0.025元/g	0.03元/g

※ 此价格为市场价，仅供参考

◆ 组成

大黄五两，郁李仁、火麻仁、山药、车前子、牛膝、山茱萸各二两，防风、独活、槟榔、炒枳壳、菟丝子各一两。

◆ 用法

上述十二味药共研细末，与白蜜共做成药，如梧桐子大，每次服二三十丸，用时以清茶或温酒、米汤送下。

◆ 功效

润燥通便，逐风顺气。

◆ 主治

中风风秘、气秘。症见大便秘结，身痒，小便不利，脉浮数等。亦治肠风下血，中风偏瘫等。

通幽汤

出自《脾胃论》

通幽汤中二地俱　桃仁红花归草濡
升麻升清以降浊　噎塞便秘此方需
有加麻仁大黄者　当归润肠汤名殊

濡： 濡养、滋润。
噎塞： 食物堵住不下，即指噎嗝。
殊： 不同。

方解 通幽汤出自《脾胃论》，方剂由生地、熟地、桃仁、红花、当归、甘草、升麻组成。具有滋阴养血，润燥通幽之功，用于治疗噎嗝便秘。

药材真假识别

郁李仁非正品毛樱桃仁： 本品呈卵形。表面黄白色或浅棕色，一端尖，另端钝圆。尖端一侧有线形种脐，圆端中央有深色合点，自合点处向上具多条纵向维管束脉纹。种皮薄，子叶呈乳白色，富油性。

通幽汤方解

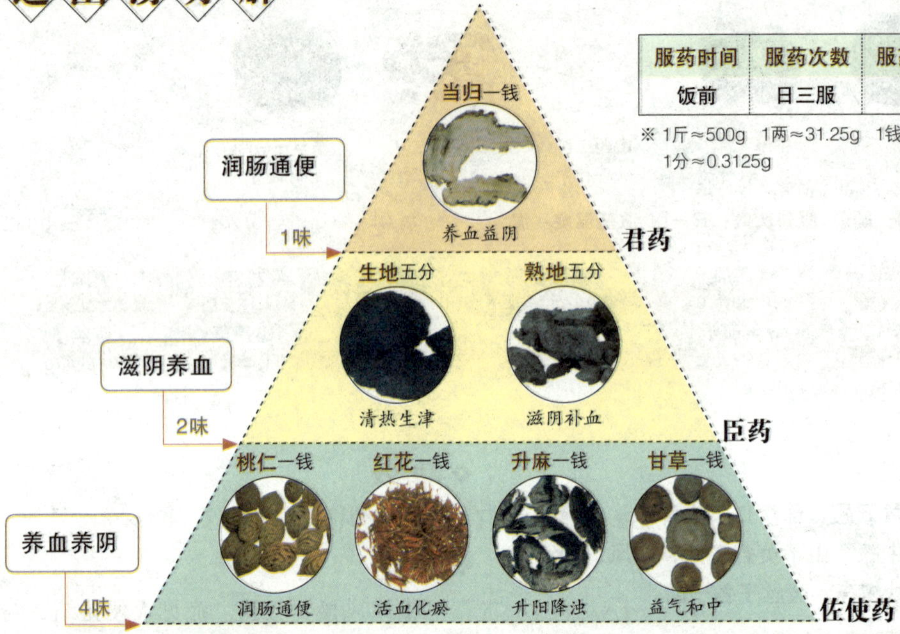

服药时间	服药次数	服药温度
饭前	日三服	温

※ 1斤≈500g 1两≈31.25g 1钱≈3.125g 1分≈0.3125g

当归	生地	熟地	桃仁	红花	升麻	甘草
0.05元/g	0.09元/g	0.1元/g	0.09元/g	0.1元/g	0.022元/g	0.11元/g

※ 此价格为市场价，仅供参考

◇组成

生地、熟地各五分，桃仁（研）、红花、当归、甘草、升麻各一钱。

◇用法

上药用600毫升，煎至300毫升，去渣，调槟榔细末五钱，食前，稍热服之。

◇功效

养血润燥，活血通幽。

◇主治

幽门不通而上攻，吸门闭塞（吸门即会厌）。症见噎塞，气不得上下，大便艰涩等。

附方

方名	组成	用法	功用	主治
当归润肠汤	通幽汤加麻仁、大黄而成	水煎服	养血润燥，活血通幽	大肠燥热，大便秘结不畅者

药材真假识别

天花粉正品：本品呈不规则圆柱形、纺锤形或片块状。表面黄白色或淡棕黄色。质坚实，断面白色或淡黄色，富粉性，横切面木部黄色，略呈放射状排列。气微，味微苦。

消渴方

出自《丹溪心法》

消渴：病证名。泛指以多饮、多食、多尿为主要症状的病证。又有上消、中消、下消之分。如渴而多饮为上消，是肺热；多食善饥为中消，是胃热；渴而小便多有膏为下消，是肾有虚热。

消渴方中花粉连　藕汁地汁牛乳研

或加姜蜜为膏服　泻火生津益血痊

方解 消渴方出自《丹溪心法》，方剂由黄连、生地、藕汁、花粉、牛乳组成。用时与姜汁、蜂蜜共熬成膏，可泻火益胃，生津润燥，用于治疗消渴证。消渴证多因喜食肥甘厚味之品，劳累过度，情志失调，脏腑燥热，阴虚火旺所致。临床上以多饮、多尿、多食为主要症状。方中诸药相配，泻火生津，滋阴润燥。又因本方主消渴，故名“消渴方”。

消渴方方解

服药时间	服药次数	服药温度
不拘时服	不拘次服	凉

※ 1斤≈500g　1两≈31.25g　1钱≈3.125g　1分≈0.3125g

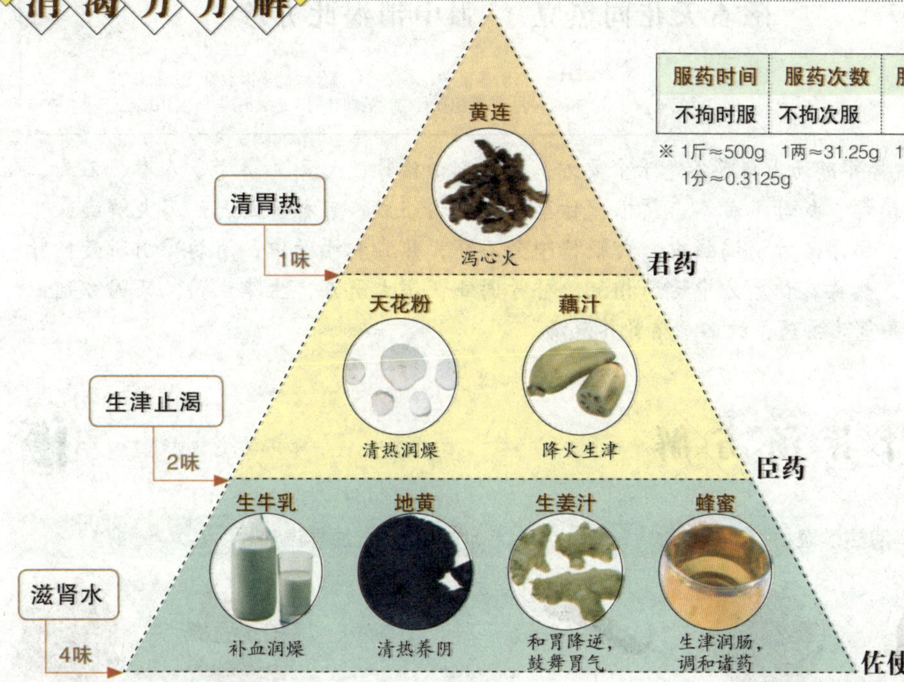

黄连
泻心火
清胃热
1味
君药
天花粉
清热润燥
藕汁
降火生津
生津止渴
2味
臣药
生牛乳
补血润燥
地黄
清热养阴
生姜汁
和胃降逆，鼓舞胃气
蜂蜜
生津润肠，调和诸药
滋肾水
4味
佐使药

黄连	天花粉	藕汁	生牛乳	地黄	生姜汁	蜂蜜
0.15元/g	0.014元/g	0.005元/g	0.06元/g	0.09元/g	0.006元/g	0.05元/g

※ 此价格为市场价，仅供参考

药材真假识别

天花粉非正品之南方栝楼：本品呈纺锤形。直径2～9cm。表面灰黄色，断面白色，粉性。味苦微涩。

◆ **组成**

天花粉末、黄连末、藕汁、生地黄汁、牛乳（原书未著剂量）。

◆ **用法**

将天花粉末、黄连末和入藕汁、生地黄汁、牛乳后调匀服用。或再加入生姜汁、蜂蜜做成膏，含化。

◆ **功效**

泻火生津，益血润燥。

◆ **主治**

胃热消渴。症见胃善化水谷，多食易饥，口渴欲饮等。

猪肾荠苨汤

出自《备急千金要方》

猪肾荠苨参茯神　知芩葛草石膏因

磁石天花同黑豆　强中消渴此方珍

荠苨：即甜桔梗，又名杏叶沙参。

强中：指阴茎挺举，不交精自流出。此多因误服、久服壮阳的金石药，热毒积在肾内，消灼肾阴，造成消渴并见强中。

方解 猪肾荠苨汤出自《备急千金要方》，方剂由猪肾、大豆、荠苨、人参、石膏、磁石、茯神、知母、黄芩、葛根、甘草、天花粉组成。可补肾固气，泻火解毒，生津止渴，用于治疗消渴强中。久服壮阳金石药，热毒积于肾中，消灼肾阴所致，肾阴耗伤，热毒畜积。方中诸药相配，补肾固气，泻火解毒，生津止渴，又因方剂以猪肾，荠苨为主药，故名“猪肾荠苨汤”。

猪肾荠汤方解

君药 清热燥湿

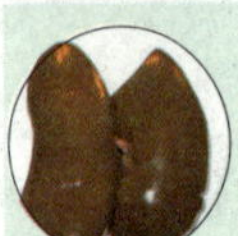
猪肾一具
利水补肾

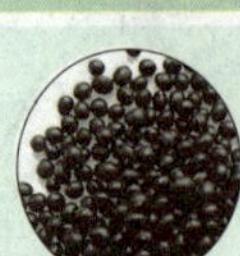
黑豆一升
解毒利尿

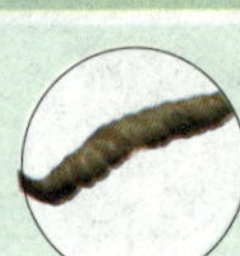
荠苨三两
解毒生津

臣药 祛浊导湿热

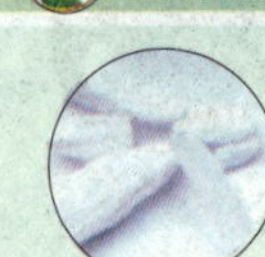
石膏三两
清热止渴

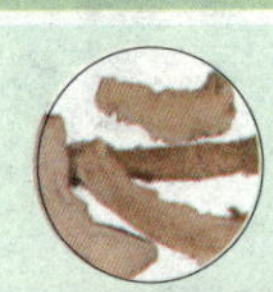
知母二两
清热泻火

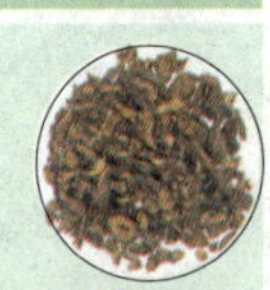
黄芩二两
清热泻火解毒

药材真假识别

石膏正品：本品呈薄板状或棱柱状。近无色，表面平滑，具玻璃样光泽，透明或半透明。

佐使药 行气祛湿，畅气行湿

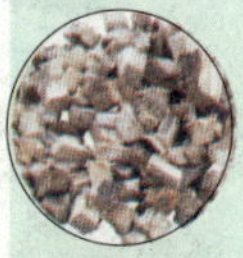

葛根二两
除烦止渴

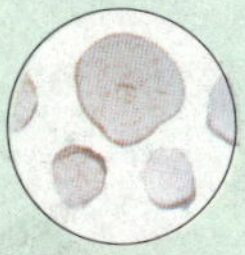

天花粉二两
生津止渴

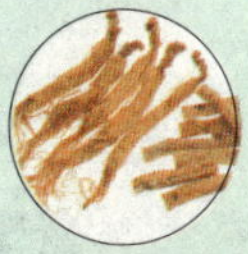

人参二两
益气健脾

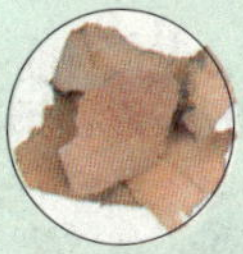

茯神二两
补益正气

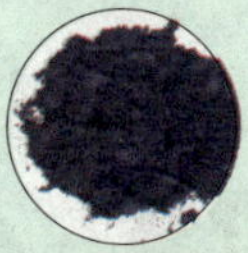

磁石二两
补肾，引药入肾经

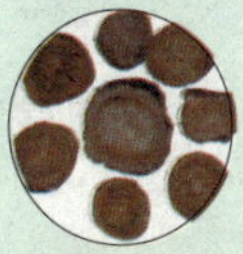

甘草二两
调和诸药

服药时间：饭后服用 **服药次数：**一煎分三饮 **服药温度：**温　※ 1斤≈500g　1两≈31.25g　1钱≈3.125g　1分≈0.3125g

猪肾	黑豆	荠苨	石膏	知母	黄芩
0.04元/g	0.005元/g	0.05元/g	0.001元/g	0.09元/g	0.017元/g
葛根	天花粉	人参	茯神	磁石	甘草
0.01元/g	0.014元	0.33元/g	0.02元/g	0.002元/g	0.11元/g

※ 此价格为市场价，仅供参考

◆ 组 成

猪肾一具，荠苨、石膏各三两，人参、茯神、知母、黄芩、葛根、甘草、磁石、天花粉各二两，黑大豆一升。

◆ 用 法

上述十二味药，用水先煮猪肾、黑大豆后取汁，用汁煎余药，分三次服用。

◆ 功 效

补肾生津，泻火败毒。

◆ 主 治

肾消强中。症见小便频数，唇焦口干，多饮，强中，或发痈疽等。

清燥汤

出自《脾胃论》

清燥二术与黄芪　参苓连柏草陈皮
猪泽升柴五味曲　麦冬归地痿方推

痿：以四肢软弱无力为主症，尤其以下肢痿软瘫痪，足不能行为多见，故亦称"痿躄"

方解 清燥汤出自《脾胃论》，方剂由黄芪、苍术、白术、陈皮、泽泻、人参、茯苓、升麻、当归、生地、麦冬、甘草、神曲、黄柏、猪苓、柴胡、黄连、五味子组成。可清肺润燥，健脾祛湿，用于治疗湿热所致的痿证。方中诸药相配，清热燥湿，益气养阴，标本兼顾，诸证自愈。

药材真假识别

知母正品毛知母：本品呈长条状，微弯曲，略扁，偶有分枝。表面黄棕色至棕色，一端有浅黄色的茎叶残基。质硬，易折断，断面黄白色。气微，味微甜，略苦，嚼之带黏性。

清燥汤方解

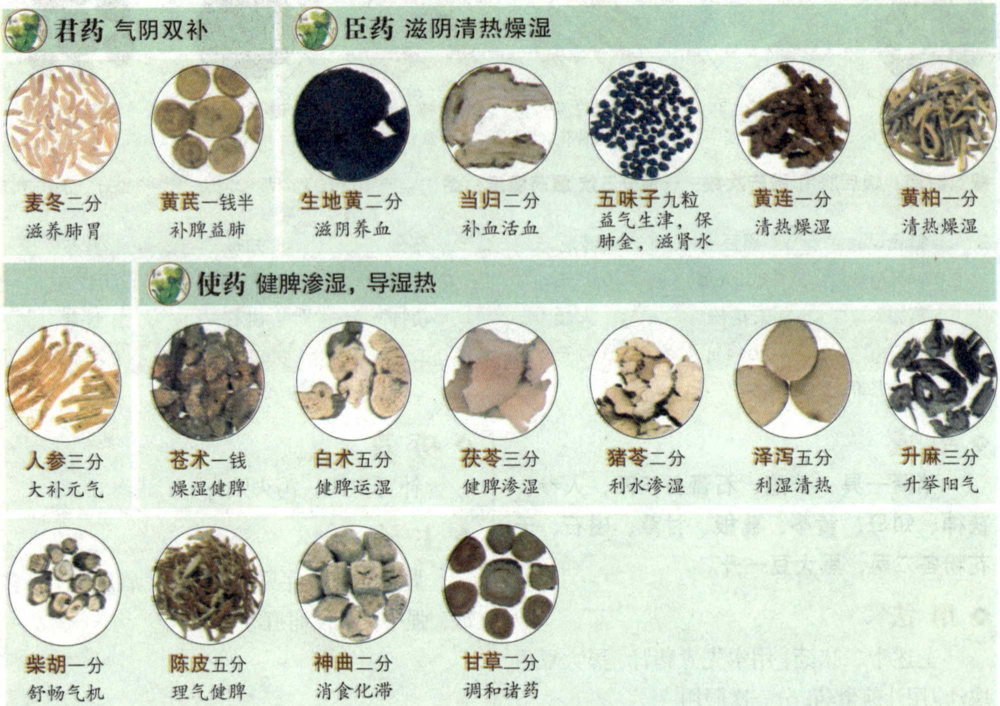

服药时间：饭后 **服药次数**：日一服 **服药温度**：温

※ 1斤≈500g 1两≈31.25g 1钱≈3.125g 1分≈0.3125g

麦冬	黄芪	生地黄	当归	五味子	黄连	黄柏	人参	苍术
0.05元/g	0.08元/g	0.09元/g	0.05元/g	0.06元/g	0.15元/g	0.02元/g	0.33元/g	0.05元/g
泽泻	升麻	柴胡	白术	茯苓	猪苓	陈皮	神曲	甘草
0.014元/g	0.022元/g	0.08元/g	0.16元/g	0.06元/g	0.36元/g	0.03元/g	0.01元/g	0.11元/g

※ 此价格为市场价，仅供参考

◆组成

苍术一钱,白术五分,黄芪一钱半,人参、白茯苓、升麻各三分，黄连、黄柏、柴胡各一分，炙甘草、猪苓、神曲、麦冬、当归身、生地黄各二分，陈皮、泽泻各五分，五味子九粒。

◆用法

上述十八味药共研粗末，每次服用五钱，水煎服。

◆功效

清肺润燥，健脾逐湿。

◆主治

肺脏受湿热之邪。症见痿躄喘促，色白毛败，头眩身重，胸满少食，口渴便秘等。

药材真假识别

黄柏正品：本品多切成丝状。表面及切面均染成黄色，有时可见形成层环。质脆，易折断，断面白色，显粉性。气微，味淡，具明显的番薯味。

白茯苓丸

出自《太平圣惠方》

白茯苓丸治肾消　花粉黄连萆薢调
二参熟地覆盆子　石斛蛇床膍胵要

肾消：即下消。多因肾水亏竭，蒸化失常所致。症见腰脚无力，饮一溲二，溲似淋浊，如膏如油等。

膍胵：膍，音皮；鸡膍胵，即鸡内金。

方解 白茯苓丸出自《太平圣惠方》，方剂由茯苓、花粉、黄连、萆薢、人参、玄参、熟地黄、覆盆子、石斛、蛇床子、鸡内金组成。服药时以磁石煎汤送服，具有补肾生津，清热利湿之功，用于治疗肾消。肾消由下消胃热不解，胃热入肾，消灼肾阴，肾阴不足所致。肾阴虚则小便频数，口渴多饮，腰膝酸软等。方中诸药相配，补肾生津，清热利湿，又因方剂以白茯苓为主药，故名“白茯苓丸”。

白茯苓丸方解

君药 清利湿热而化浊

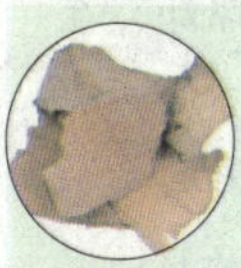

茯苓一两
健脾渗湿

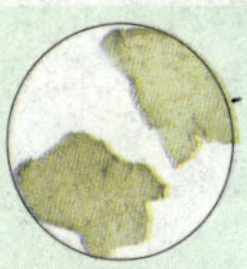

萆薢一两
利湿去浊

臣药 滋阴清热

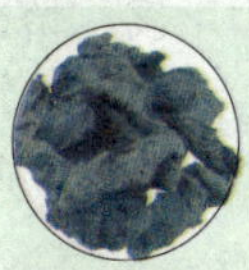

熟地一两
滋阴补肾

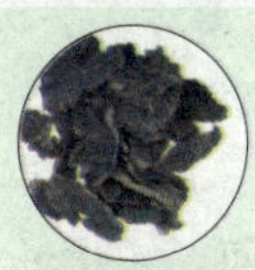

玄参一两
滋阴清热

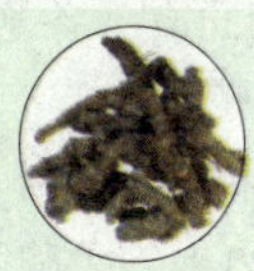

黄连一两
清泻胃热

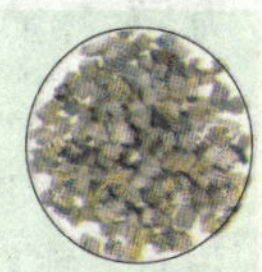

石斛七钱五分
益胃生津

佐使药 补肾益精，健脾生津

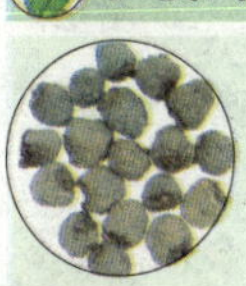

覆盆子一两
益肾固精

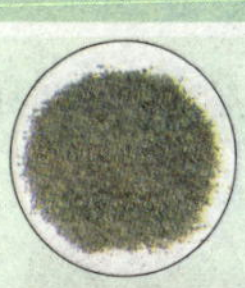

蛇床子七钱五分
益肾固精

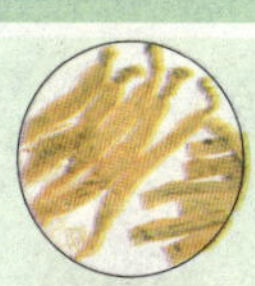

人参一两
健脾益气

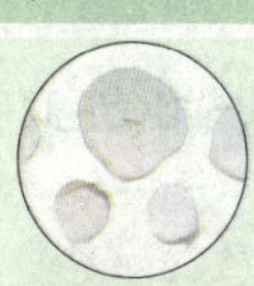

天花粉一两
生津止渴，消食除热

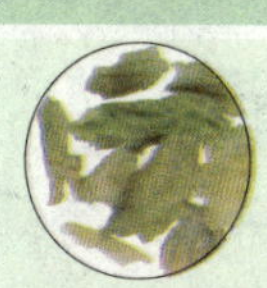

鸡内金三十具
健运脾胃

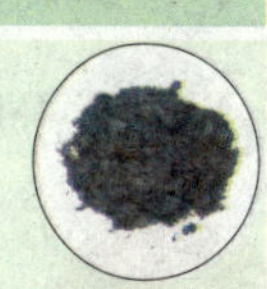

磁石
取其色黑重坠，引药入肾

服药时间：饭后 **服药次数**：日一服 **服药温度**：凉

※ 1斤≈500g　1两≈31.25g　1钱≈3.125g　1分≈0.3125g

茯苓	萆薢	熟地	玄参	黄连	石斛
0.06元/g	0.06元/g	0.1元/g	0.01元/g	0.15元/g	0.13元/g
覆盆子	蛇床子	人参	天花粉	鸡内金	磁石
0.08元/g	0.018元/g	0.33元/g	0.014元/g	0.01元/g	0.002元/g

※ 此价格为市场价，仅供参考

药材真假识别

黄柏伪制品之番薯片：本品呈板片状。外表面黄绿或淡棕黄色，较平坦，有不规则的纵裂纹，皮孔痕小而少见，偶有灰白色粗皮残存。内表面黄色或黄棕色。体轻，质较硬，断面鲜黄色或黄绿色。

◆组成

白茯苓、天花粉、黄连、萆薢、人参、玄参、熟地黄、覆盆子各一两，石斛、蛇床子各七钱五分，鸡内金三十具，微炒。

◆用法

上述十一味药共研细末，以白蜜共成丸药，如梧桐子大，每服三十丸，用时以磁石煎汤送下。

◆功效

补肾清热，生津润燥。

◆主治

肾消。症见形体消瘦，腿脚无力，口渴频饮，小便频数，尿浑如膏状，味甘等。

酥蜜膏酒

出自《备急千金要方》

酥蜜膏酒用饴糖　二汁百部及生姜

杏枣补脾兼润肺　声嘶气惫酒喝尝

酥：指牛羊奶乳所熬之油，有润燥调营的作用。

声嘶：声音嘶哑。

惫：疲惫，劳累。

方解 酥蜜膏酒出自《备急千金要方》，方剂由酥蜜、饴糖、枣肉、杏仁、百部汁、生姜汁组成，共煎成膏，可滋阴润肺。肺脾两虚，风寒所袭肺窍而致喘咳上气，语声嘶塞。方中诸药相配，滋补肺阴，肺得濡润，宣降正常，声嘶气惫自愈。方中用酒辛散温行，能助药力上行于胸膈之间，又使滋补不腻。

酥蜜膏酒方解

君药 补脾润肺

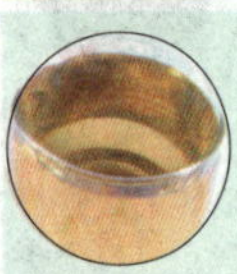

酥蜜一升
补脾润肺

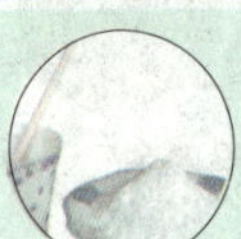

饴糖一升
补中润燥

臣药 润肺止咳

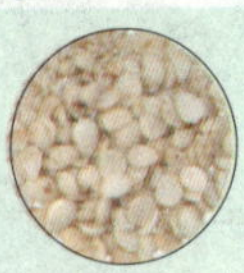

杏仁一升
降利肺气

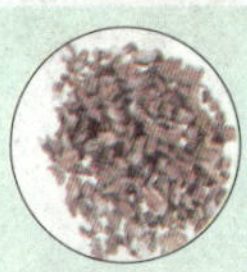

百部汁一升
下气止咳

佐使药 调理脾胃

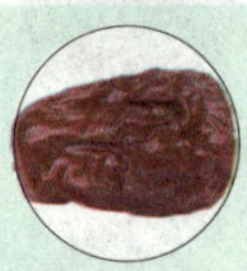

大枣一升
补脾养血

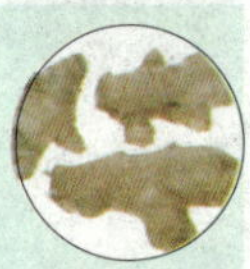

生姜一升
散寒化痰

服药时间：饭后　**服药次数：**日三服　**服药温度：**温

※ 1斤≈500g　1两≈31.25g　1钱≈3.125g　1分≈0.3125g

酥蜜	饴糖	杏仁	百部汁	大枣	生姜
0.6元/g	0.015元/g	0.07元/g	0.02元/g	0.02元/g	0.006元/g

※ 此价格为市场价，仅供参考

药材真假识别

百部正品：本品呈纺锤形，弯曲，上端较细长。表面黄白色或淡棕色，有不规则深纵沟，偶尔有横皱纹。质脆，易折断，断面平坦，角质样，淡黄棕色或黄白色。气微，味甘，苦。

◆组成

酥蜜、饴糖、百部汁、生姜汁、杏仁（研）、枣肉各一升。

◆用法

上述诸药用微火缓缓煎熬成膏，每次服下一汤匙，服药时以酒送下。

◆功效

补脾润肺。

◆主治

阴虚肺燥。症见气短乏力，声音干哑，咽喉干燥，口吐涎沫，咳喘等。

地黄饮子

出自《卫生易简方》

地黄饮子参芪草　二地二冬枇斛参

泽泻枳实疏二腑　躁烦消渴血枯含

饮子：汤剂不规定时间冷服的称饮子。

参（shen）：人参。

二腑：即指大肠和膀胱二腑。

方解 地黄饮子出自《卫生易简方》，方剂由人参、黄芪、甘草、天冬、麦冬、生地、熟地、枇杷叶、石斛、泽泻、枳实组成。可养血益阴，泻火除烦，用于治疗消渴证。阴虚火旺，血枯津乏，易致上中下消之证，症见多饮、多尿、多食、虚火上扰。方中诸药相配，补阴血，清内热，除烦躁，诸证自愈。

地黄饮子方解

君药 滋阴补血润燥

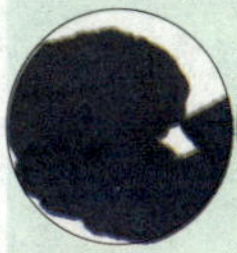

生地黄等份
清热生津

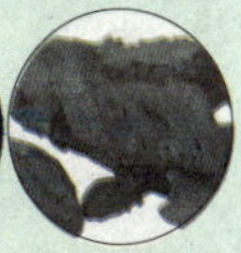

熟地黄等份
滋阴补血

臣药 滋阴清热

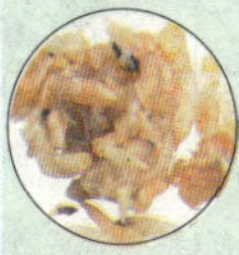

天冬等份
滋阴清热

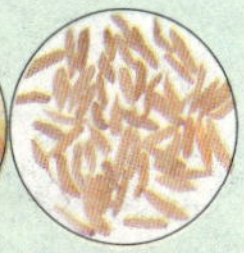

麦冬等份
滋肺益胃

佐药 补脾气，气旺生水泻肾浊，通利大肠

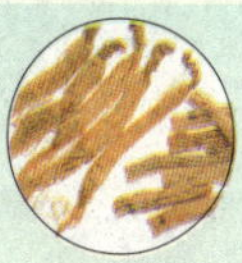

人参等份
益气补脾

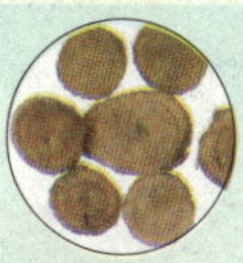

黄芪等份
补脾益气

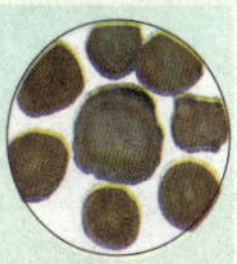

炙甘草等份
调和诸药

药材真假识别

百部非正品之羊齿天门冬：本品根多丛生，上部有根茎及较短的干燥残茎。根呈纺锤形，两端尖。表面皱缩，呈灰棕色或棕褐色，有时呈空壳状。质坚韧而脆，易折断。气微，味略麻。

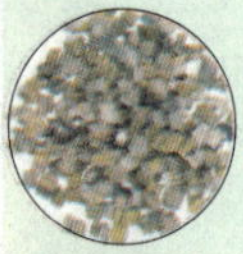

石斛等份
养胃生津

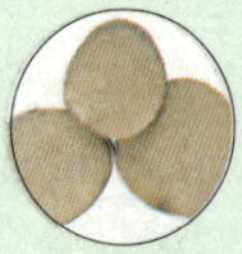

泽泻等份
淡渗利湿

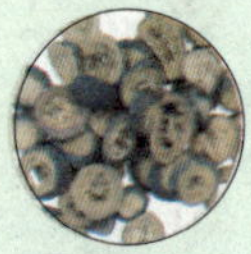

枳实等份
行气除满

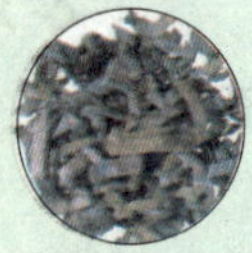

枇杷叶等份
清降肺胃之热

服药时间：不拘时服 **服药次数**：日一服 **服药温度**：凉

※ 1斤≈500g 1两≈31.25g 1钱≈3.125g 1分≈0.3125g

生地黄	熟地黄	天冬	麦冬	人参	黄芪
0.09元/g	0.1元/g	0.02元/g	0.05元/g	0.33元/g	0.08元/g
炙甘草	石斛	泽泻	枳实	枇杷叶	
0.11元/g	0.13元/g	0.014元/g	0.04元/g	0.03元/g	

※ 此价格为市场价，仅供参考

◆组成

人参、黄芪、炙甘草、生地黄、熟地黄、天冬、麦冬、枇杷叶、石斛、泽泻、枳实各等份。

◆用法

上述十一味药共研粗末，每次服用9g，水煎服。亦可用作汤剂，水煎服。

◆功效

滋阴补血，消烦止渴。

◆主治

消渴证。症见咽干口渴，频饮，烦躁，面赤，小便频数且量多等。

◆临证加减

肾虚为主，宜去泽泻等宣通开窍之品；阴虚，而痰火盛者酌加川贝母、竹沥、陈胆星、天竺黄等清化痰热；气虚神疲倦怠，酌加人参、黄芪益气补虚之品。

枸杞 果部 灌木类
补肾益精 养肝明目

皮骨地杞枸

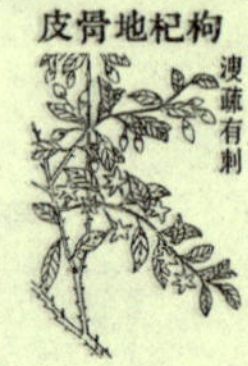

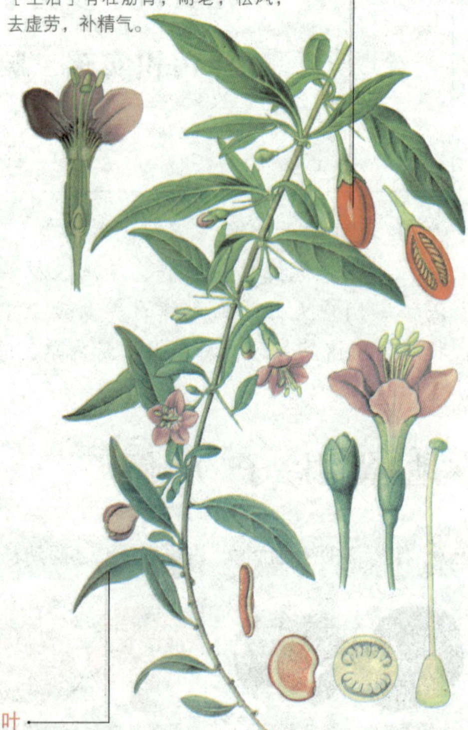

子
［性味］味苦，性寒。
［主治］有壮筋骨，耐老，祛风，去虚劳，补精气。

叶
［性味］味苦，性寒。
［主治］主除烦益志，补五劳七伤。

药材真假识别

石斛正品之金钗石斛：本品茎下部圆柱形，中部及上部扁圆形，表面金黄色或绿黄色，基部有光泽，具纵沟及纵纹；节膨大，棕色，节上有互生花序柄及残存膜质叶鞘。质轻而脆，灰白色，有短纤维外露。

沙参麦冬饮

出自《温病条辨》

沙参麦冬饮豆桑　玉竹甘花共合方
秋燥耗伤肺胃液　苔光干咳此堪尝

方解 沙参麦冬饮出自吴瑭的《温病条辨》，方剂由沙参、生扁豆、桑叶、玉竹、甘草、天花粉、麦冬组成，用于治疗燥伤肺胃阴津，邪少而虚多。方中诸药相配，清养肺胃，生津润燥。

沙参麦冬饮方解

君药 养肺益胃

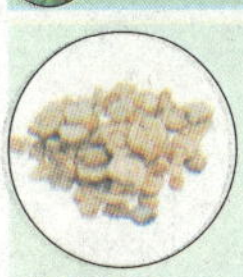

沙参三钱
润肺生津

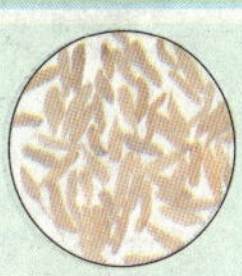

麦冬三钱
清热养肺

臣药 清宣生津止渴

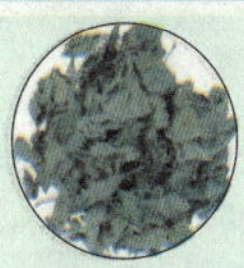

桑叶一钱五分
清肺中燥热

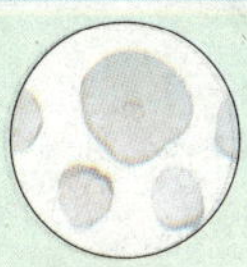

天花粉一钱五分
清热生津

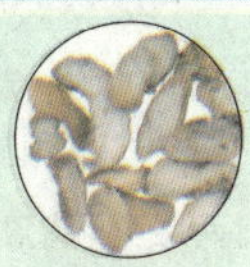

玉竹二钱
滋养肺胃之阴

佐使药 益气健脾

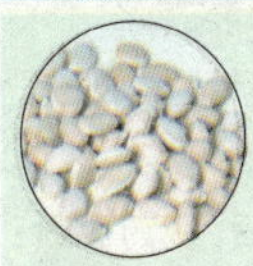

扁豆一钱五分
祛湿，使养阴而不滋腻

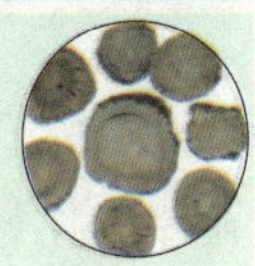

甘草一钱
调和诸药

服药时间：饭后服用 **服药次数：**日两服 **服药温度：**温

※ 1斤≈500g　1两≈31.25g　1钱≈3.125g　1分≈0.3125g

沙参	麦冬	桑叶	天花粉	玉竹	扁豆	甘草
0.018元/g	0.05元/g	0.006元/g	0.014元/g	0.095元/g	0.01元/g	0.11元/g

※ 此价格为市场价，仅供参考

◆ 组成

沙参三钱，生扁豆一钱五分，冬桑叶一钱五分，玉竹二钱，生甘草一钱，天花粉一钱五分，麦冬三钱。

◆ 用法

上述七味药水煎，分两次服用。

◆ 功效

清养肺胃，生津润燥。

◆ 主治

秋燥伤肺，肺胃阴耗。症见咽干口干，身热，干咳，脉细数，舌红少苔等。

药材真假识别

石斛非正品之细叶石斛：本品茎圆柱形。表面金黄色，棱脊明显，有的脊顶凹陷，茎上部节上有灰色叶鞘。质轻而脆，折断面淡黄色。气微，味稍苦。

滋肾通关丸

出自《兰室秘藏》

滋肾通关桂柏知　溺癃不渴下焦医

大补阴丸除肉桂　地龟猪髓合之宜

癃：即指排尿困难，点滴而下，甚则闭塞不通的病证。又名癃闭。

方解 滋肾通关丸出自李杲《兰室秘藏》，方剂由肉桂、黄柏、知母组成。主治湿热蕴结下焦、肾阴被耗、肾阳不足、气化失常。方中诸药相配，清下焦湿热，补肾阴，气化正常，癃闭自愈。

滋肾通关丸方解

君药 滋阴降火，清热燥湿之力尤强

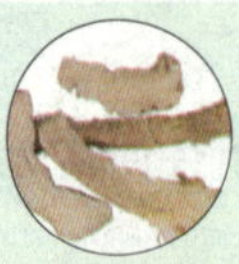

知母一两
滋润肾阴

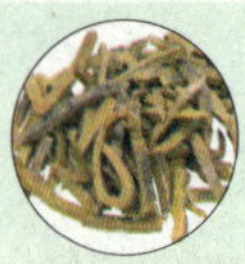

黄柏一两
泻下焦湿热而坚阴

臣药 温养命门真阳

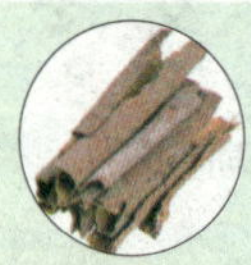

肉桂五分
通阳化气

服药时间：饭后 **服药次数：**日两服 **服药温度：**温

※ 1斤≈500g　1两≈31.25g　1钱≈3.125g　1分≈0.3125g

知母	黄柏	肉桂
0.09元/g	0.02元/g	0.03元/g

※ 此价格为市场价，仅供参考

◆ 组成

肉桂五分，黄柏（酒炒）、知母（酒炒）各一两。

◆ 用法

上述三味药共研细末，水泛为丸，如梧桐子大，每次服100丸，空腹时以白汤送下。

◆ 功效

滋肾通关，降火燥湿。

◆ 主治

湿热郁结膀胱，耗伤肾阴。症见小便癃闭，不利，甚则不通，口不渴等。

附方

方名	组成	用法	功用	主治
大补阴丸	知母四两、黄柏四两、熟地黄六两、龟甲六两、猪脊髓	前4味药共研细末，猪脊髓蒸熟，炼蜜为丸，每次服70丸，空腹淡盐水送服	滋阴降火	肝肾阴虚，虚火上炎。症见骨蒸潮热，盗汗遗精，咳血，心烦易怒，足膝疼热或痿软，舌红少苔，脉细数而有力

药材真假识别

肉桂非正品之柴桂：本品呈槽状或半卷筒状，外表面灰褐色，有不规则的细皱纹，内表面暗红棕色，略光滑，有不明显的细纵纹，质硬而脆，易折断，外层呈浅黄棕色，内层红棕色而油润。气微香味淡。

琼玉膏

出自《医方集解》

琼玉膏中生地黄　参苓白蜜炼膏尝

肺枯干咳虚劳症　金水相滋效倍彰

肺枯： 即指肺阴津亏虚，肺失濡润。

金水相滋： 金指肺，水指肾。根据五行学说，肺金和肾水是母子关系，两者在生理上互相滋生，又称“金水相生”。

方解 琼玉膏出自《医方集解》，方剂由生地黄、人参、茯苓、白蜜组成，主治干咳。肺肾阴亏，虚火灼津，故见肺枯干咳，脾气虚弱，咳血。方中诸药相配，滋肾润肺，补土生金；金水相生，故对肺枯干咳效果较为明显。

琼玉膏方解

服药时间	服药次数	服药温度
不拘时服	不拘次服	温

※ 1斤≈500g　1两≈31.25g　1钱≈3.125g　1分≈0.3125g

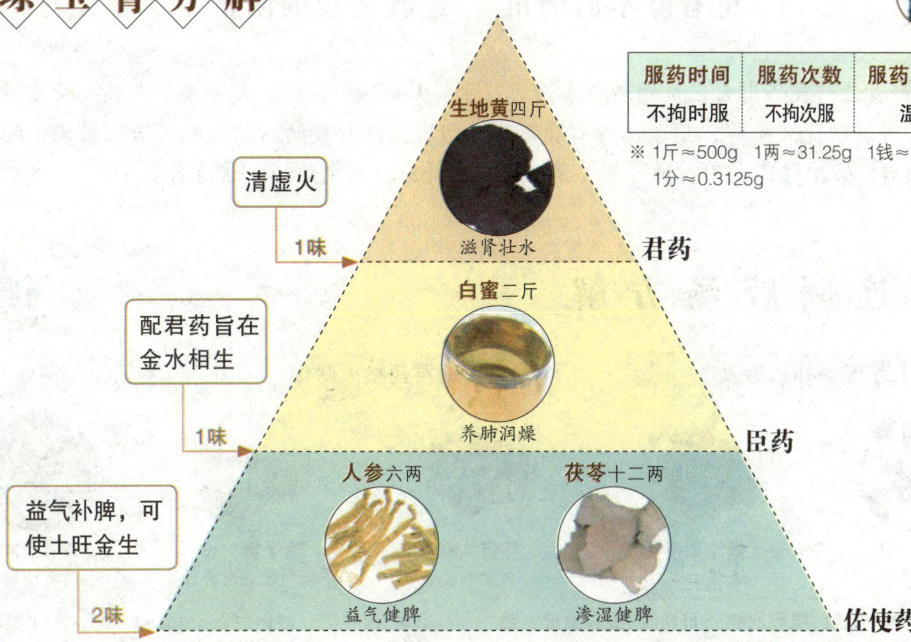

生地黄	白蜜	人参	茯苓
0.09元/g	0.05元/g	0.33元/g	0.06元/g

※ 此价格为市场价，仅供参考

药材真假识别

肉桂正品之三钻风：本品呈槽状，半筒状或不规则块。外表面灰棕色，粗糙，内表面暗红棕色，划之油痕不明显。质坚硬，不易折断，断面不平坦，内外分层不明显，外层较厚。具樟气，味辛，微甜。

◆组成

生地黄四斤，人参六两，茯苓十二两，白蜜二斤。

◆用法

上述四味药，先将生地黄熬汁去渣，入白蜜炼稠，再将人参、茯苓研细末，与蜜共和，装入瓷罐封好，隔水煮制成膏，服用时每次用开水冲服两汤匙。

◆功效

滋阴润肺，益气养脾。

◆主治

肺肾阴亏。症见干咳无痰，口干咽燥，咳血，肌体消瘦，气虚乏力等。

黄连阿胶汤

出自《伤寒论》

> **黄连阿胶鸡子黄　芍药黄芩合自良**
>
> **更有驻车归醋用　连胶姜炭痢阴伤**

方解 黄连阿胶汤出自张机的《伤寒论》，方剂由黄连、阿胶、鸡子黄、芍药、黄芩组成。可滋阴降火安神，用于治疗心肾不足，阴虚火旺所致的心烦失眠，舌红苔燥，脉细数者。方中诸药合用，滋肾阴，清心火，阴补血，泻火除烦，诸症自愈。

黄连阿胶汤方解

君药 滋阴补血泻火

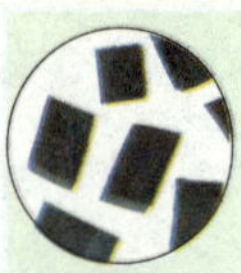

阿胶三两
滋阴养血

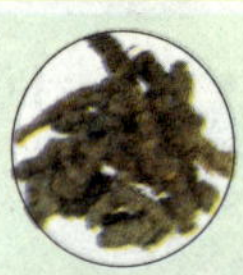

黄连四两
直泻心火

臣药 助君药祛火除烦

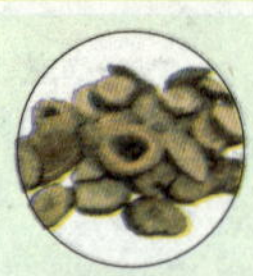

芍药二两
敛阴和营

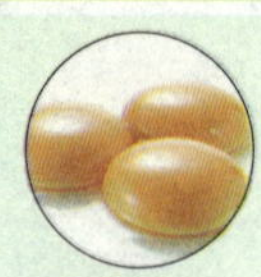

鸡子黄二枚
助阿胶滋阴补血

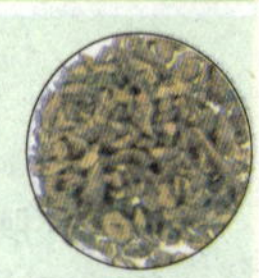

黄芩二两
泻火除烦

服药时间：饭后 **服药次数：**日两服 **服药温度：**温

※1斤≈500g 1两≈31.25g 1钱≈3.125g 1分≈0.3125g

阿胶	黄连	芍药	鸡子黄	黄芩
0.13元/g	0.15元/g	0.07元/g	0.01元/g	0.017元/g

※ 此价格为市场价，仅供参考

药材真假识别

黄连正品之云连：本品较细小，略呈连珠状的圆柱形，多弯曲，分枝少，长2～5cm，直径0.2～0.4cm。表面灰黄色，粗糙，无“过桥”，具有残留的鳞叶，须根痕及叶柄残基。断面较平坦。

◆ 组成

黄连四两，阿胶三两，鸡子黄二枚，芍药二两，黄芩二两。

◆ 用法

上述五味药，宜先煎黄连、黄芩、芍药，然后去渣，放入阿胶烊化尽，再放鸡子黄，搅令相得。

◆ 功效

滋肾阴，清心火。

◆ 主治

热伤肾阴，心火偏盛。症见失眠，心烦，舌红绛，苔黄，脉细数等。

◆ 临证加减

心火亢盛，烦热心躁，加莲子心、山栀、竹叶心；阴伤液亏，口燥咽干，加元参、生地、麦冬、石斛；阴虚阳亢，心悸，加龙齿、珍珠母；肝心血虚，失眠多梦，加酸枣仁、柏子仁。

◆ 现代运用

主要用于更年期综合征、神经衰弱、甲状腺功能亢进、心律失常、口腔溃疡等属心肾阴虚火旺者。

◆ 使用注意

阴虚火热不甚者，不宜服用本方。

郁李 果部 灌木类

润肺缓下 利尿

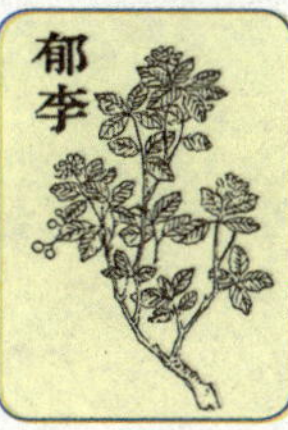

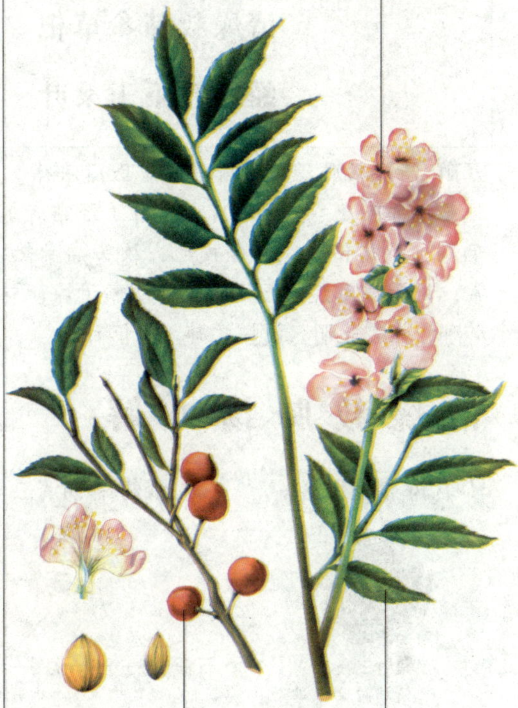

花

［性味］酸，平，无毒。

［主治］破癖气，下四肢水。

果实

［性味］酸，平，无毒。

［主治］主大腹水肿，利小便水道。

叶

［性味］平，无毒。

［主治］治大肠气滞，燥涩不通。

附方

方名	组成	用法	功用	主治
驻车丸	黄连六两、干姜二两、当归、阿胶各三两	除阿胶外均研成细末，再用醋八合烊化阿胶，与药末和匀做丸，如大豆大，每服三十丸，米汤或温开水送下	寒热并调，养阴补血	冷痢肠滑，下利脓血，日夜频作，痢久伤阴

药材真假识别

黄连非正品之马尾连：本品根茎呈由数个或十余个结节状连生，可见茎残基。质坚硬，不易折断，断面鲜黄色。根细长，棕色木栓层常脱落。根质脆，易折断，断面平坦。气微，味极苦，嚼之黏牙。

清燥救肺汤

出自《医门法律》

清燥救肺参草杷　石膏胶杏麦芝麻

经霜收下干桑叶　解郁滋干效可夸

方解 清燥救肺汤出自喻昌的《医门法律》，方剂由人参、甘草、枇杷叶、石膏、阿胶、杏仁、麦冬、黑芝麻、桑叶（经霜者）组成。可轻宣达表，清肺润燥。秋令气候干燥，燥热伤肺，肺合皮毛，故头痛身热，肺为热灼，气阴两伤，失其清肃润降之常，故干咳无痰，气逆而喘，咽喉干燥，口渴鼻燥。方中诸药相配，宣散燥热，解除肺郁，恢复气阴，清燥救肺，诸证自愈。

清燥救肺汤方解

君药 清宣燥热

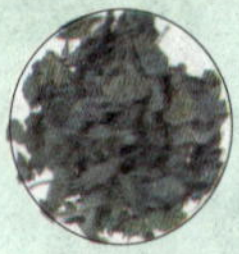

桑叶三钱
清肺润燥

臣药 补阴清热

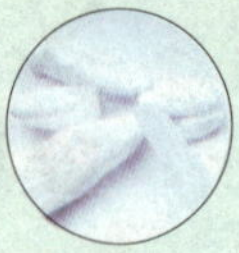

石膏二钱五分
清肺经之热

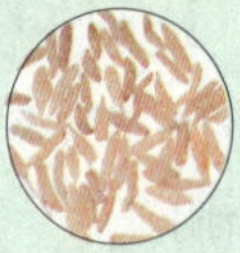

麦冬一钱二分
养阴润肺

佐药 养阴润肺，升降肺气

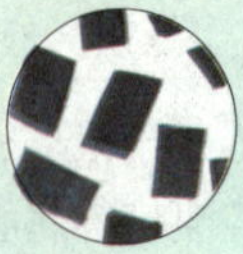

阿胶八分
滋养肺阴

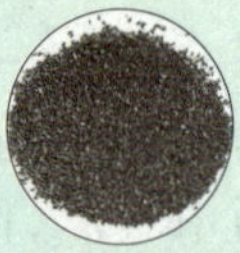

黑芝麻一钱
滋养肺阴

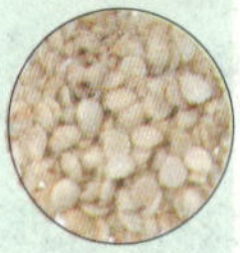

杏仁七分
宣肺利气

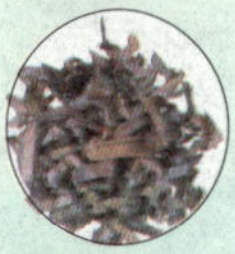

枇杷叶一片
降泄肺气

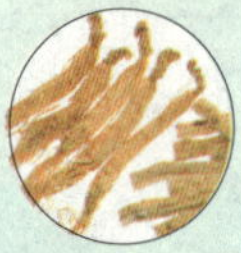

人参七分
益气补中，培土生金

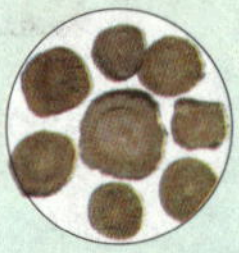

甘草一钱
益气补中

服药时间：饭后 **服药次数：**分二三饮 **服药温度：**热

※ 1斤≈500g　1两≈31.25g　1钱≈3.125g　1分≈0.3125g

桑叶	石膏	麦冬	阿胶	杏仁	黑芝麻	人参	枇杷叶	甘草
0.006元/g	0.001元/g	0.05元/g	0.13元/g	0.07元/g	0.016元/g	0.33元/g	0.004元/g	0.11元/g

※ 此价格为市场价，仅供参考

组成

人参七分，甘草一钱，枇杷叶一片，石膏二钱五分，阿胶八分，杏仁七分，麦冬一钱二分，黑芝麻一钱，桑叶经霜者三钱。

用法

水一碗，煎至六分，频煎二三次，滚热服。

药材真假识别

桑叶正品：本品多皱缩，破碎。完整者有柄，叶片展平后呈卵形或宽卵形，上表面黄绿色或浅黄棕色，下表面颜色稍浅，叶脉突出，小脉网状，质脆。气微，味淡，微苦涩。

◆功效

清燥润肺。

◆主治

温燥伤肺。症见头痛身热，干咳，气逆作喘，咽喉干燥，口渴鼻干，心烦，胸膈满胀，舌干少苔，脉虚大而数。

◆临证加减

燥热灼津生痰，加贝母、栝楼；燥热偏盛，身较热，加羚羊角；咳逆咯血，去人参，加生地、白及，丝瓜络。

◆现代运用

主要用于支气管哮喘、肺炎、急慢性支气管炎、肺气肿、肺癌等属燥热伤肺，气阴两伤等呼吸道疾病。

◆使用注意

脾虚痰湿，胸膈满闷者，不宜服用本方。

增液汤

出自《温病条辨》

增液汤中参地冁　鲜乌或入润肠通

黄龙汤用大承气　甘桔参归妙不同

增液：本方有滋阴增液润燥之功，故名之。

大承气：即指大承气汤。由大黄、芒硝、枳实、厚朴组成。

方解 增液汤出自吴瑭的《温病条辨》，方剂由玄参、细生地、麦冬组成。可增液润燥，主治阳明温病，津亏便秘证。本方所治大便秘结为热病耗损津液，阴亏液涸，不能濡润大肠所致。方中诸药相配，养阴增液，润燥通便，兼可清热，似增水行舟一般，故名“增液汤”。

增液汤方解

君药 润燥滑肠

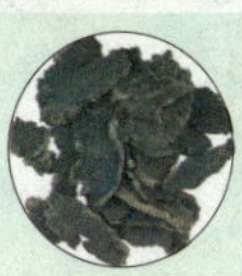

玄参一两
滋阴生津

臣药 助君药养阴增液

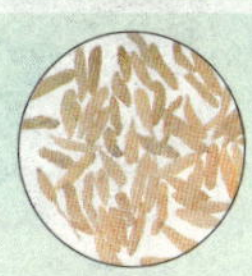

麦冬八钱
润肺养阴

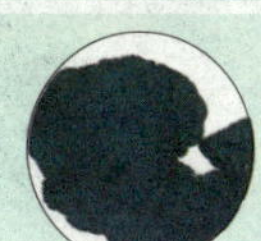

生地黄八钱
清热生津

服药时间：早饭前 **服药次数：**日一服 **服药温度：**温

※ 1斤≈500g 1两≈31.25g 1钱≈3.125g 1分≈0.3125g

玄参	麦冬	生地黄
0.01元/g	0.05元/g	0.09元/g

※ 此价格为市场价，仅供参考

药材真假识别

枇杷叶正品：本品呈长圆形或倒卵形。先端尖，边缘有疏锯齿，基部楔形，而全缘。上表面灰绿色、黄棕色或红棕色，较光滑；下表面密被黄色绒毛，主脉于下表面显著突起，侧脉羽状；叶柄短。

◆组成

玄参一两,细生地八钱,麦冬(连心)八钱。

◆用法

水煎服。

◆功效

增液润燥。

◆主治

阳明温病，津液不足。症见大便秘结，舌干舌红，口渴，脉细数或沉而无力等。

大豆 谷部 菽豆类

健脾宽中 润燥消水

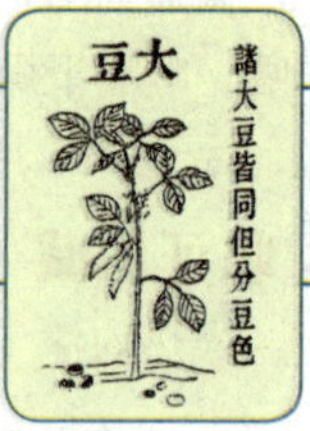

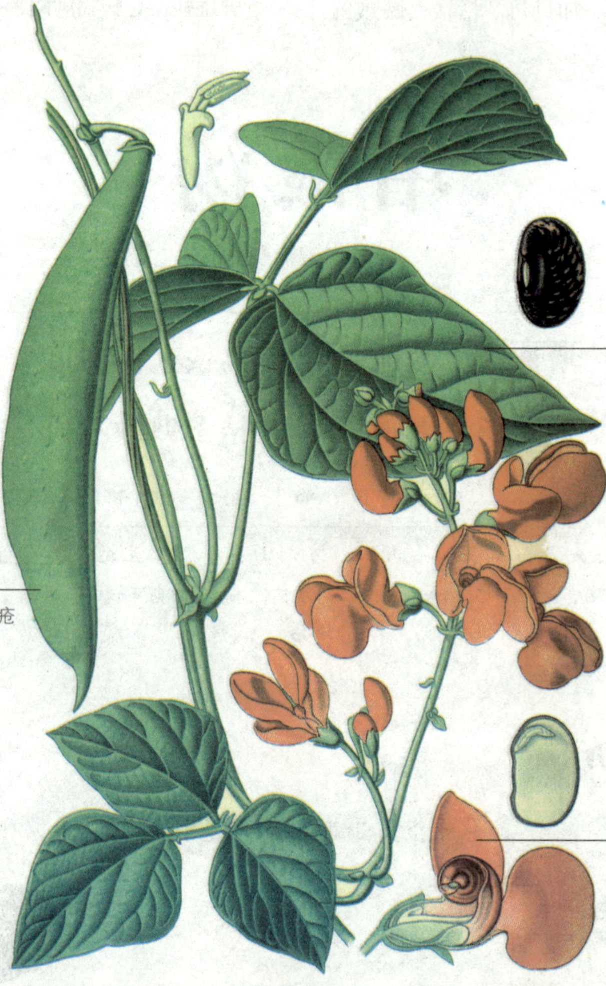

附方

方名	组成	用法	功用	主治
黄龙汤	大黄、芒硝、厚朴、枳实、甘草、人参、当归（原书不著分量）	先加生姜三片，大枣二枚，水煎，煎之后，再入桔梗一撮煎，温服	泻热通便，补气益血	里热实证而见气血虚弱。症见下利清水，色纯青（即热结旁流），或大便秘结，脘腹胀满，腹痛拒按，身热口渴，神疲少气，谵语，甚或循衣撮空，神昏肢厥，口舌干燥，舌苔焦黄或焦黑，脉虚等

药材真假识别

玄参正品：本品呈圆柱形，中间略粗或上粗下细，有的微弯曲。表面灰黄色或灰褐色，横向皮孔、稀疏的横裂纹和须根痕。质坚实，不易折断，断面黑褐色，微有光泽。气特异，味甘，微苦。

第十五章

泻火之剂

清热泻火、凉血解毒的方剂都为泻火之剂，也可名为清热之剂。治热（泻火）之剂具有清热、泻火、凉血、祛暑、生津、解毒的功效。泻火之剂主要采取清热法，以苦寒清热法祛实热，甘温清热法治疗虚热。本法不宜常用，应用时需分清虚实，辨明脏腑。

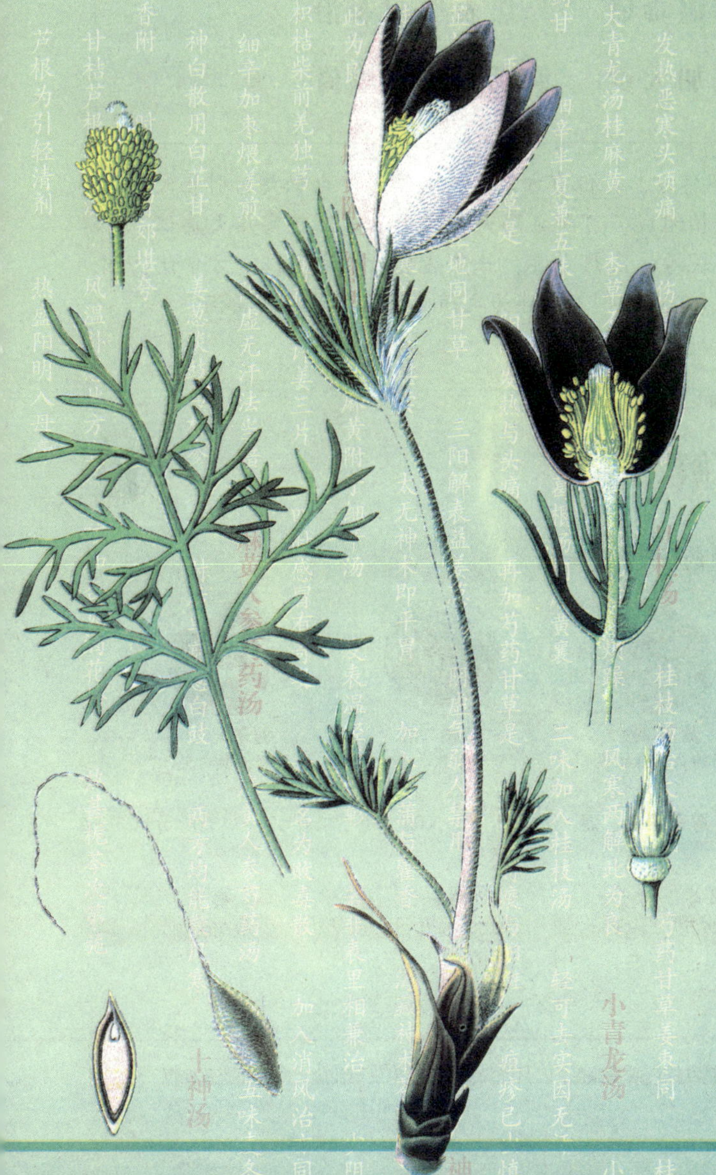

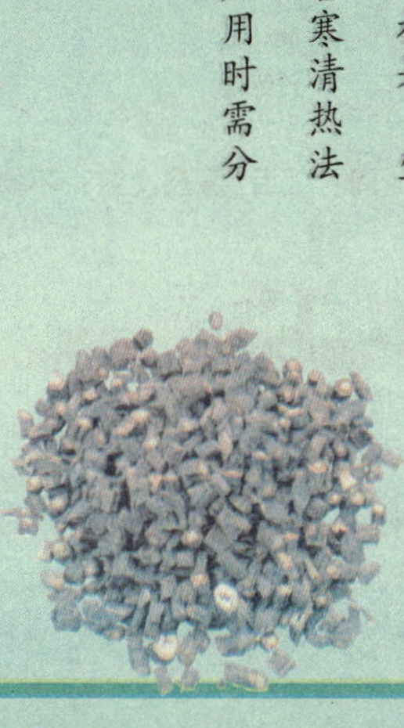

黄连解毒汤

出自《肘后备急方》

黄连解毒汤四味　黄柏黄芩栀子备
躁狂大热呕不眠　吐衄斑黄均可使
若云三黄石膏汤　再加麻黄及淡豉
此为伤寒温毒盛　三焦表里相兼治
栀子金花加大黄　润肠泻热真堪倚

吐衄：吐，即吐血。衄，即鼻孔出血。

斑黄：斑，即发斑，指血溢肌肤形成的瘀斑。黄，即黄疸。

倚：即倚重。

方解 黄连解毒汤出自《肘后备急方》，但有方无名，名见《外台秘要》引崔氏方，方剂由黄芩、黄连、栀子、黄柏组成。可解毒泻火，用于治疗三焦实热火毒证。外感六淫之邪，郁而化热，热甚成毒。实热火毒，三焦热盛为本方主证。方中诸药相配，上下之火皆消，内外兼顾，又因方剂以黄连为主药，故名“黄连解毒汤”。

黄连解毒汤方解

君药 兼泻中焦火

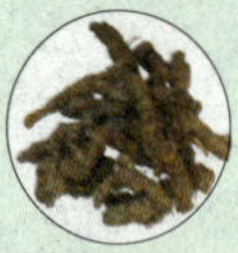

黄连三两
泻火解毒

臣药 清心安神

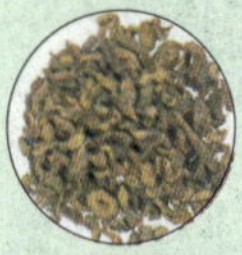

黄芩二两
泻肺及上焦之火

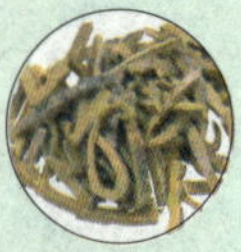

黄柏二两
泻下焦之火

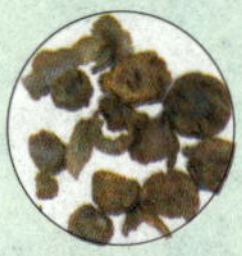

栀子十四枚
泻三焦之火

服药时间：饭后　**服药次数：**不拘次服　**服药温度：**温

※ 1斤≈500g　1两≈31.25g　1钱≈3.125g　1分≈0.3125g

黄连	黄芩	黄柏	栀子
0.15元/g	0.017元/g	0.02元/g	0.03元/g

※ 此价格为市场价，仅供参考

药材真假识别

栀子正品：本品呈椭圆形、卵圆形。表面呈红棕色或黄棕色，略具光泽。体轻，果皮薄而脆。内表面淡黄棕色，较外表面为浅。质脆，易碎。气微，味酸而苦。

组成

黄连三两，黄芩、黄柏各二两，栀子十四枚。

用法

水煎服。

功效

泻火解毒。

主治

实热火毒，三焦热盛。症见大热烦躁，口燥咽干，失眠；或热病吐血，衄血；或热甚发斑，身热下痢，湿热黄疸；外科痈疽疔毒；舌红苔黄，小便黄赤，脉数有力。

临证加减

便秘，加大黄以通便泻火；吐血、衄血、发斑，酌加生地、玄参、丹皮以清热凉血；瘀热、发黄，加大黄、茵陈以清热祛湿祛黄。

现代运用

主要用于急性肠炎、急性细菌性痢疾、急性黄疸型肝炎脓毒血症、流行性脑脊髓膜炎及感染其他炎症等属热毒为患者。

使用注意

本方大苦大寒，不可多服，亦不可久服；津液受损较重者，不宜服用本方。

玄参 草部 山草类

凉血滋阴 泻火解毒

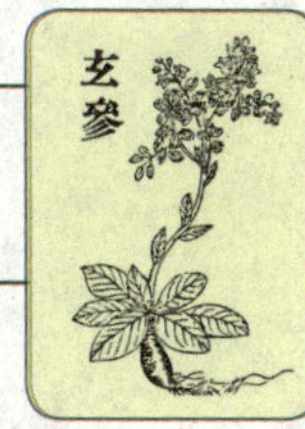

花

[性味] 味苦，性微寒，无毒。

[主治] 疗热风头痛，伤寒劳复。

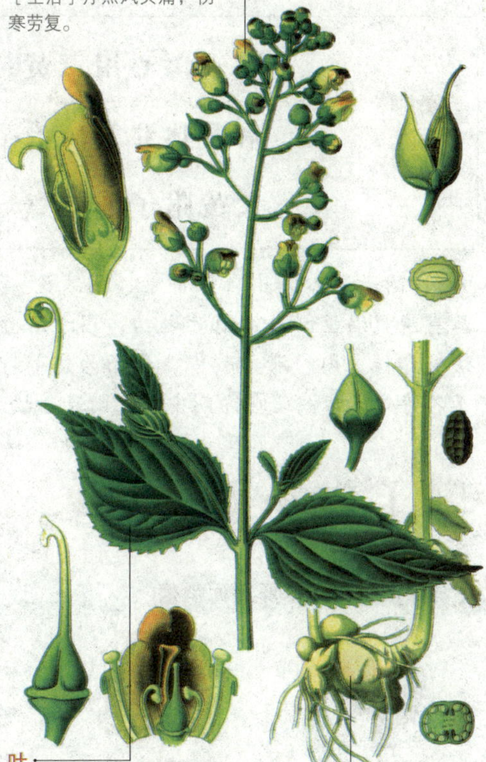

叶

[性味] 味苦，性微寒，无毒。

[主治] 滋阴降火，解斑毒，利咽喉，通小便血滞。

根

[性味] 味苦，性微寒，无毒。

[主治] 疗腹中寒热积聚，女子产乳余疾，令人目明。

附方

方名	组成	用法	功用	主治
三黄石膏汤	黄连三两，黄柏、黄芩各二两，栀子二两，麻黄、淡豆豉一两	水煎服	清热解毒，解表透邪	伤寒温毒盛
栀子金花丸	黄连三两，黄柏、黄芩各二两，栀子十四枚	与大黄共研细末做成水丸，每次服二钱	泻热润肠通便	三焦实热，大便不利

药材真假识别

栀子非正品之大黄花栀子：本品呈圆形、椭圆形至长椭圆形，表面棕色至褐色，较光滑，果皮厚而坚硬，内表面淡黄色，有光泽。种子多数，暗红棕色或褐色，种子团椭圆形，气微，味淡。

附子泻心汤

出自《伤寒论》

附子泻心用三黄　寒加热药以维阳

痞乃热邪寒药治　恶寒加附治相当

大黄附子汤同意　温药下之妙异常

三黄：黄芩、黄连、大黄。

维阳：维，维系。此为助阳。

相当：合适，适宜。

方解 附子泻心汤出自张仲景《伤寒论》，方剂由黄芩、黄连、大黄、附子组成。具有清热温里，散结消痞之功，用于治疗热痞兼表阳虚证。伤寒体表之症，误用下法，邪传入内，滞于胸中，化而为热郁。方中诸药相配，热邪得除。因方剂主要用于治疗心下痞，又在方剂中加入附子，故名“附子泻心汤”。

附子泻心汤方解

君药 清泻上部邪热而消痞

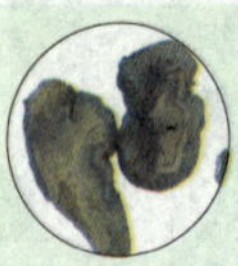

大黄二两
清泻邪热

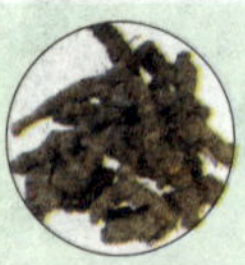

黄连一两
清热消痞

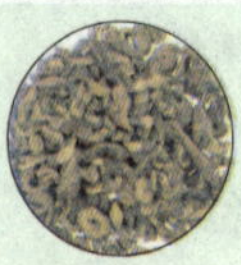

黄芩一两
清热燥湿

佐使药 温经扶阳

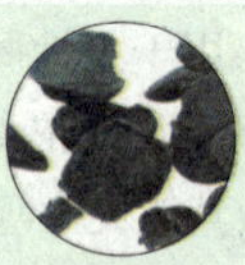

附子一两
辛热醇厚

服药时间：不拘时服 **服药次数：**不拘次服 **服药温度：**温

※1斤≈500g 1两≈31.25g 1钱≈3.125g 1分≈0.3125g

大黄	黄连	黄芩	附子
0.03元/g	0.15元/g	0.017元/g	0.025元/g

※ 此价格为市场价，仅供参考

组成

大黄二两,黄连、黄芩各一两，附子一两。

用法

水煎服，附子另煎。

功效

泻热除痞，固表助阳。

主治

热痞兼表阳虚。症见心下痞塞不通，按之柔软不痛，胸口烦热，口干，而后恶寒汗出，苔黄，关脉浮盛。

药材真假识别

独活非正品牛尾独活：本品根茎结节状，扭曲。表面棕褐色至黄棕色，粗糙。有6~11个凹窝状茎痕，根茎底部和侧面散生多数圆柱状的不定根，有纵皱纹。质轻，坚脆，横断面灰黄色。气微香，味淡。

附方

方名	组成	用法	功用	主治
大黄附子汤	大黄三两，附子二两，细辛一两	水煎服	温里散寒，通便止痛	寒积实证。症见腹痛，胁下偏痛，发热，大便不利，手足厥逆，脉紧弦

升阳散火汤

出自《脾胃论》

升阳散火葛升柴　羌独防风参芍侪

生炙二草加姜枣　阳经火郁发之佳

侪：同辈，同类。

火郁发之：治则之一。出自《素问·六元正纪大论》。王冰注：“火郁发之，谓汗令疏散也。”火郁，指热邪郁而内伏；发，发泄、发散。指火热之邪内伏的病证通过发散的方法来解除。

方解 升阳散火汤出自李东垣《脾胃论》，方剂由柴胡、葛根、升麻、羌活、独活、人参、白芍、防风、生炙甘草组成。用时与生姜、大枣同煎，具有升阳解郁，散火清热之功，用于治疗阳经火郁证。过食生冷之物，抑遏阳气于脾胃，阳气郁而化热，致阳经火郁，方中诸药相配，发中有收，散中有补，诸证自愈。

升阳散火汤方解

君药 疏散少阳之火

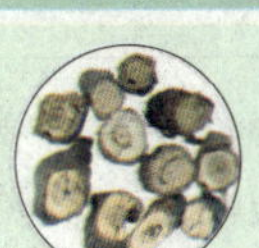

柴胡八钱
升阳散火

臣药 三焦舒畅，阳气升腾，火郁得解

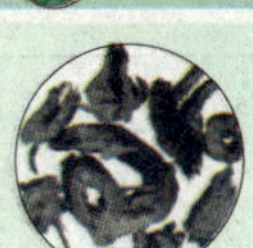

升麻五钱
发散阳明之火

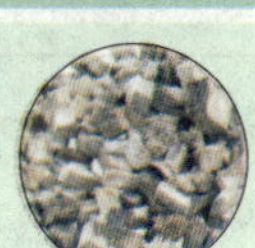

葛根五钱
发散阳明之火

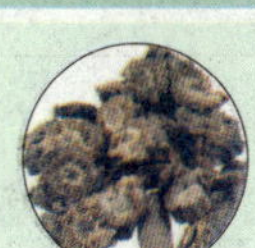

羌活五钱
发散太阳之火

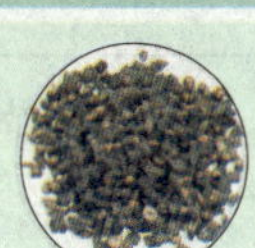

防风二钱半
发散太阳之火

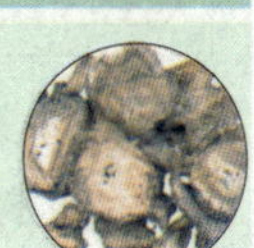

独活五钱
发散少阴之火

药材真假识别

独活非正品之九眼独活：根呈长圆锥形，少有弯曲，表面灰黄色，有不规则的纵沟，皮孔细小，稀疏排列。质坚，断面黄白色，多裂隙，并有众多橙黄色点，木部黄白色，其外侧有一棕色环纹。气微香。

佐使药 酸敛甘缓，散中有收

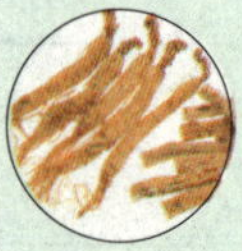

人参五钱
益气健脾

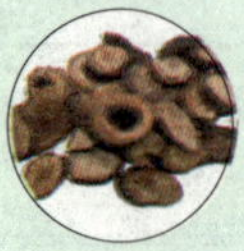

白芍五钱
敛阴清热

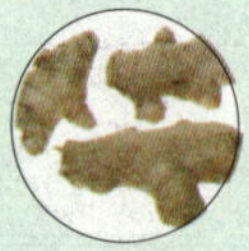

生姜
调和脾胃

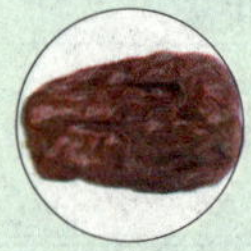

大枣
调和脾胃

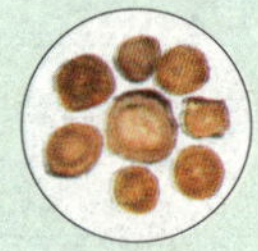

炙甘草三钱
调和诸药

服药时间：饭后 **服药次数：**日一服 **服药温度：**温

※ 1斤≈500g 1两≈31.25g 1钱≈3.125g 1分≈0.3125g

柴胡	升麻	葛根	羌活	防风	独活	甘草	白芍	生姜	人参	大枣
0.08元/g	0.022元/g	0.01元/g	0.09元/g	0.08元/g	0.012元/g	0.11元/g	0.07元/g	0.006元/g	0.33元/g	0.02元/g

※ 此价格为市场价，仅供参考

组成

葛根、升麻、羌活、独活、人参、白芍各五钱，柴胡八钱，甘草二钱，炙甘草三钱，防风二钱半。

用法

加生姜、大枣，水煎服。

功效

升脾胃阳气，散中焦郁火。

主治

胃虚且过食冷物，抑遏阳气，火郁脾胃。症见肌热，四肢热，骨髓热，热如火燎，扪之烙手。

半夏泻心汤

出自《伤寒论》

半夏泻心黄连芩　干姜甘草与人参
大枣和之治虚痞　法在降阳而和阴

和：调和，即调和诸药。

降阳而和阴：和，和谐，使阴阳升降相和谐，上下相交通。

虚痞：病证名。指无物无滞的痞证。多由饮食伤中，劳倦过度，或脏腑阴阳亏损，气机斡旋无力所致。

方解 半夏泻心汤出自张仲景的《伤寒论》，方剂由半夏、黄连、黄芩、干姜、人参、大枣、甘草组成。可散结消痞，寒热平调，用于治疗寒热错杂之痞证。病者中气受伤，脾胃、大小肠功能紊乱，寒热互结其中，清浊升降失常，故心下痞满、干呕、肠鸣下利。本方是由小柴胡汤化裁得到，即去柴胡、生姜，而加川连、干姜。方中诸药相配，辛开苦降，补泻兼施，寒热并用，以半夏为主药，主治心下痞，故名“半夏泻心汤”。

药材真假识别

白芍正品：本品呈圆柱形，多顺直，两端平截。表面类白色至红棕色，有纵皱纹及细根痕。质坚实，不易折断。断面较平坦，类白色或微带棕红色，木部具放射状纹理。气微，味微苦、酸。

半夏泻心汤方解

服药时间	服药次数	服药温度
饭后	日三服	温

※ 1斤≈500g　1两≈31.25g　1钱≈3.125g　1分≈0.3125g

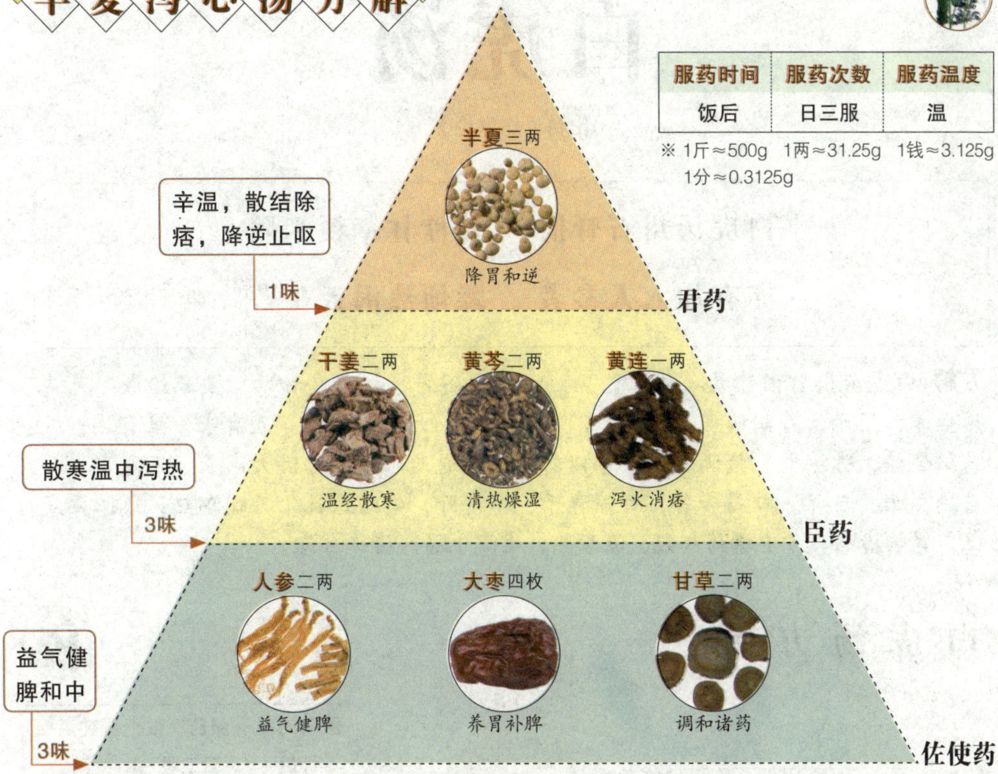

半夏	干姜	黄芩	黄连	人参	大枣	甘草
0.12元/g	0.014元/g	0.017元/g	0.15元/g	0.33元/g	0.02元/g	0.11元/g

※ 此价格为市场价，仅供参考

◆组 成

半夏三两，黄连一两，黄芩、干姜、炙甘草、人参各二两，大枣四枚。

◆用 法

水煎服。

◆功 效

泻热散痞，健脾益气。

◆主 治

胸闷痞满，饮食不下，发热而呕。

◆临证加减

热多寒少，重用黄芩、黄连；寒多热少，重用干姜；中气不虚，或舌苔厚腻者，可减人参、大枣，易苍术、厚朴以行气燥湿；气结重而心下痞甚者，加枳实、生姜以散结消滞。

◆现代运用

主要用于急慢性胃炎、胃及十二指肠溃疡、慢性肠炎、神经性呕吐、消化不良早期肝硬化、慢性肝炎等属中气虚弱，寒热交错者。

◆使用注意

食积、气滞或痰浊内结所致的心下痞满者，不宜服用本方。

药材真假识别

白芍非正品之毛果芍药：本品多呈长条形，上粗下细，两端不平整。外皮棕色，深浅不等，栓皮未除尽处呈棕褐色斑痕。质坚硬，体重，不易折断，断面粉性足。气微，味微苦甘。

白虎汤

出自《伤寒论》

白虎汤用石膏偎　知母甘草粳米陪

亦有加入人参者　躁烦热渴舌生苔——胎：同"苔"，舌苔。

方解 白虎汤出自张仲景《伤寒论》，方剂由石膏、知母、甘草、粳米组成。可清热生津，用于治疗阳明气分热盛证。主治壮热、大汗、渴饮。表有寒，里有热，或三阳合病，脉浮大，腹满身重，难以转侧；或通治阳明病脉洪大而长，不恶寒，反恶热，头痛自汗，口渴舌苔，目痛鼻干，不得卧，心烦躁乱，日晡潮热；或阳毒发斑，胃热诸病。方中诸药相配，除烦热，生津止渴，诸证自愈。

白虎汤方解

服药时间	服药次数	服药温度
饭后	日三服	温

※ 1斤≈500g　1两≈31.25g　1钱≈3.125g　1分≈0.3125g

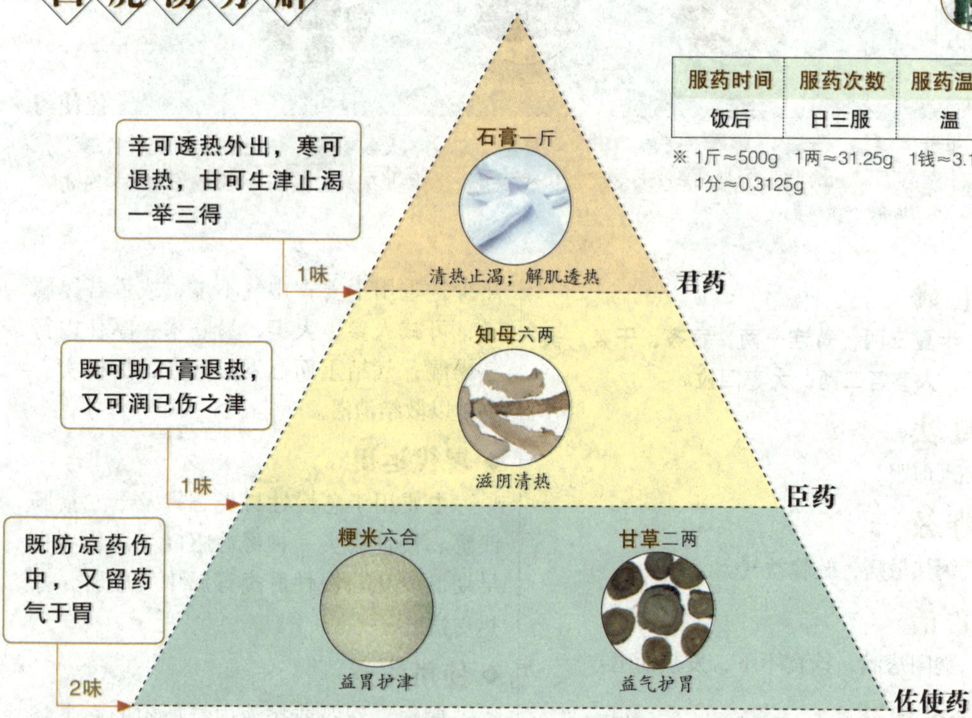

石膏	知母	粳米	甘草
0.001元/g	0.09元/g	0.006元/g	0.11元/g

※ 此价格为市场价，仅供参考

药材真假识别

甘草正品：本品呈圆柱形。外皮松紧不一。表面红棕色或灰棕色。质坚实，断面略呈纤维性，根茎呈圆柱形，表面有芽痕，断面中部有髓。气微，味甜而特殊。

◆ 组成

石膏一斤，知母六两，炙甘草二两，粳米六合。

◆ 用法

上述四味药，以水一斗，煮米熟，汤成去渣，温服一升，日三服。

◆ 功效

清热生津。

◆ 主治

阳明气分热盛。症见发热面赤，大汗壮热，烦渴引饮，苔黄，脉洪大有力，或滑数。

◆ 临证加减

热盛而气津大耗，汗多脉大无力，或背微恶风寒，加人参；温疟身寒发热，骨节疼痛，或风湿热痹，壮热，关节肿痛，加桂枝；热重于湿，胸痞汗多苔腻，或风湿热痹，关节肿痛，身热，加苍术；阳明腑实，神昏谵语，大便秘结，小便短赤、涩，加大黄、芒硝；温热病气血两燔，高热，神昏谵语，抽搐，加羚羊角、钩藤、水牛角；温病见寒热往来，热多寒少，加柴胡以和解；消渴见烦渴引饮属胃热，加麦冬、天花粉、芦根等，以生津止渴。

◆ 现代运用

主要用于感冒高热久而不退、流行性乙型脑炎、大叶性肺炎、流行性出血热、牙龈炎等属气分热盛者。

◆ 使用注意

表证未解发热而无汗、口不渴者，以及血虚发热或气虚发热，渴好温饮，脉洪不胜重按者，应禁用本方。

白头翁 草部 山草类

清热解毒

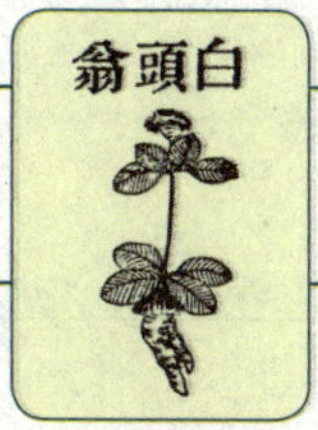

花

［性味］味苦，性温，无毒。

［主治］止鼻出血。

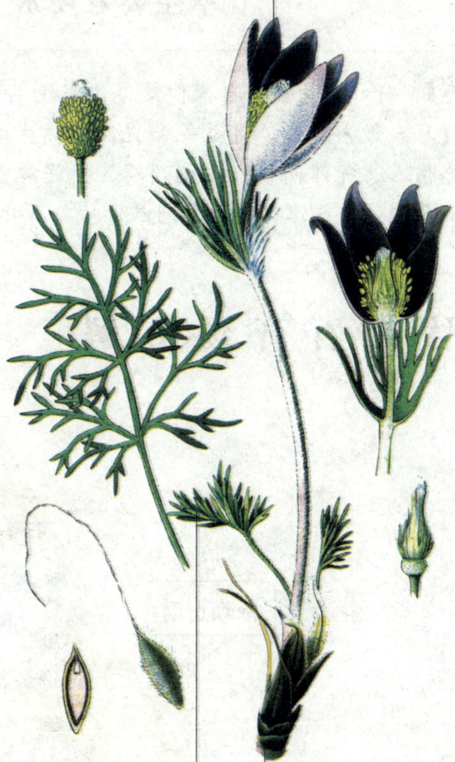

叶

［性味］味苦，性温，无毒。

［主治］治一切风气，能暖腰膝，明目消赘。

根

［性味］味苦，性温，无毒。

［主治］治温疟、癫狂寒热，癥瘕积聚瘿气。

附方

方名	组成	用法	功用	主治
白虎加入参汤	石膏一斤，知母六两，炙甘草二两，粳米六合，人参二两	水煎服	清热益气生津	阳明气分热盛，汗多而脉大无力，气津两伤；暑病气津两伤，症见汗出背微恶寒，身热口渴等

药材真假识别

甘草非正品之刺果甘草：本品根呈圆柱形，顶端有多数茎残基。表面灰棕色，有纵皱纹及横向皮孔。横断面灰白色，木部浅黄色，中央有小型的髓。质坚硬，根茎具芽痕和髓，气微，味苦涩。

竹叶石膏汤

出自《伤寒论》

竹叶石膏汤人参　麦冬半夏竹叶灵

甘草生姜兼粳米　暑烦热渴脉虚寻

寻：找，搜求，引申为选用。

方解 竹叶石膏汤出自张仲景《伤寒论》，方剂由竹叶、石膏、半夏、麦冬、人参、甘草、粳米组成。可益气和胃，清热生津。热病后期，伤寒愈后，余热未清，或暑热伤人，气津两伤，心胸烦闷，气逆欲呕，虚烦不寐。方中诸药相配，清热和胃，清余热，复气津，又因方剂以竹叶、石膏为主药，故名“竹叶石膏汤”。

竹叶石膏汤方解

服药时间	服药次数	服药温度
饭后	日三服	温

※ 1斤≈500g　1两≈31.25g　1钱≈3.125g　1分≈0.3125g

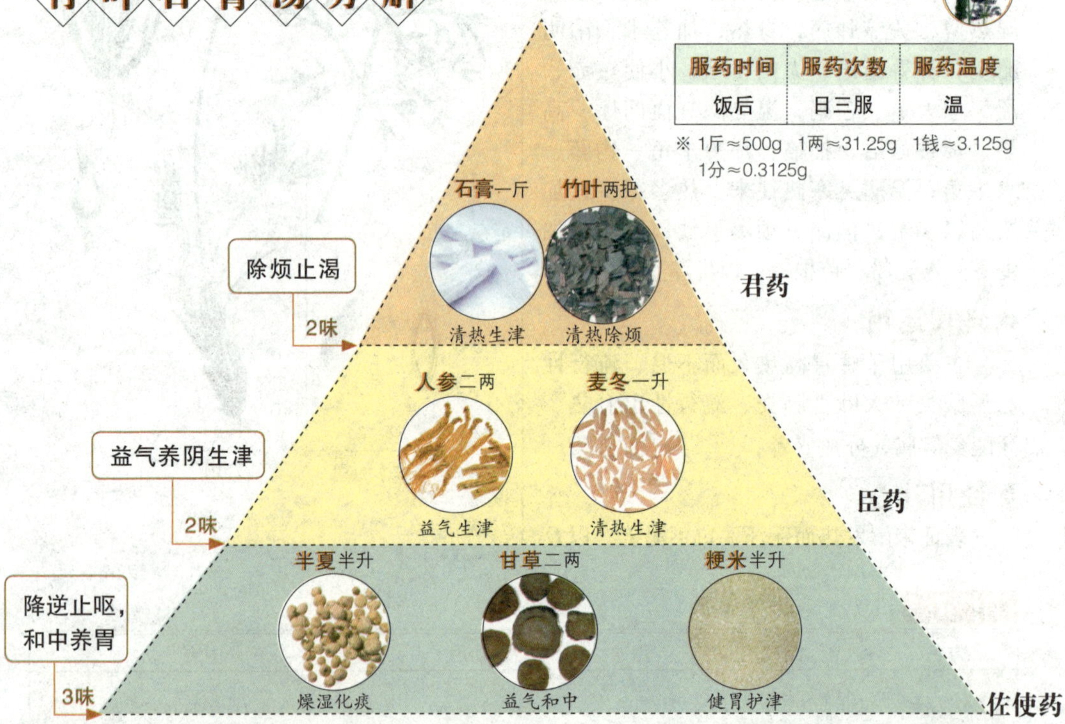

石膏	人参	麦冬	半夏	甘草	粳米	竹叶
0.001元/g	0.33元/g	0.02元/g	0.12元/g	0.11元/g	0.006元/g	0.03元/g

※ 此价格为市场价，仅供参考

药材真假识别

石斛正品环草石斛：本品茎细长圆柱形，常弯曲盘绕成团或捆成把。表面金黄色，有光泽，具细纵纹，常残留棕色叶鞘，松抱于茎，易脱落。质柔韧，断面平坦，灰白色。气微，味苦。

◆组成

竹叶二把、石膏一斤,半夏半升，麦冬一升，人参、甘草各二两，粳米半升。

◆用法

以水一斗，煮取六升，去渣后，入粳米，煮至米熟，汤成去米，温服一升，日三服。（现代用法水煎服）

◆功效

清热生津，益气和胃。

◆主治

温病、伤寒、暑病之后，余热未尽，气津两伤。症见气逆欲呕，身热多汗，心胸烦闷，口干欲饮，或虚羸少气，虚烦失眠，脉虚，舌红苔少。

◆临证加减

阴虚火逆，唇口糜烂，舌红且干，加石斛、沙参、天花粉以清热养阴；胃火炽盛，消谷善饥，舌红脉数，可加黄连、知母、玄参以清热生津。

◆现代运用

主要用于中暑、小儿夏季暑、流行性乙型脑炎、流行性脑脊髓膜炎、肺炎后期、糖尿病频渴多饮等属热伤气津者。

◆使用注意

正盛邪实，大热未退不宜服用本方。湿热中阻，胸闷干呕，苔黄腻等，禁用本方。

甘露饮

出自《太平惠民和剂局方》

甘露两地与茵陈　芩枳枇杷石斛伦——伦：同类，同等。

甘草二冬平胃热　桂苓犀角可加均

方解 甘露饮出自《太平惠民和剂局方》，方剂由生地、熟地、茵陈、黄芩、枳壳、枇杷叶、石斛、甘草、天冬、麦冬组成。具有清热利湿、滋阴降火之功，用于治疗胃中湿热上蒸。方中诸药相配，去除湿热，诸证自愈。本方加肉桂、茯苓，增强利尿之效，导湿热从下而去，名“桂苓甘露饮”；加犀角凉心泻肝，增强清热解毒作用。

甘露饮方解

君药 补益胃肾之阴

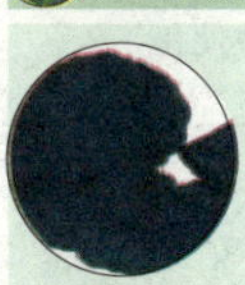

生地等份
清热生津

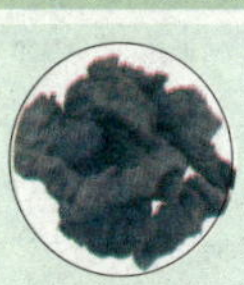

熟地等份
滋阴补血

臣药 滋阴清虚热

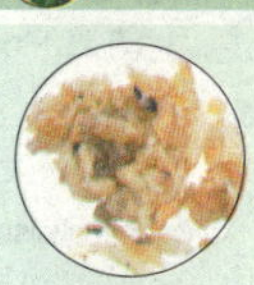

天冬等份
滋阴清热

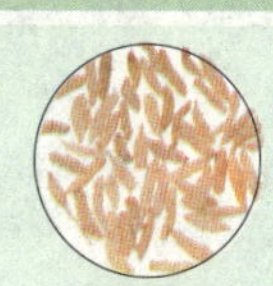

麦冬等份
清热养肺

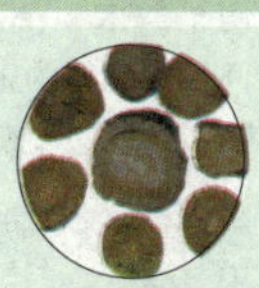

甘草等份
调和诸药

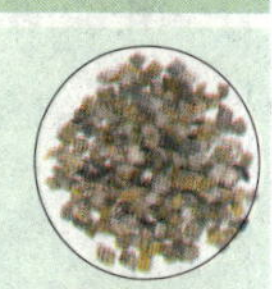

石斛等份
益胃生津

药材真假识别

石斛非正品之重唇石斛：本品茎圆锥形。表面黄色或金黄色，具细纵纹和纵沟，节上有互生的花序柄痕及残存的叶鞘，棕色或灰白色。质轻，断面疏松，白色或灰白色，味稍苦。

佐使药 清热祛湿，理气降火

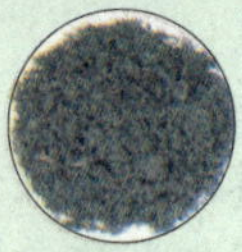

茵陈等份
清热利湿，平肝泄热

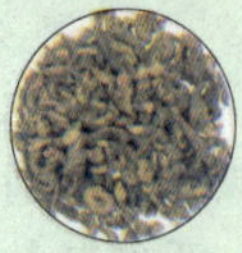

黄芩等份
清热燥湿

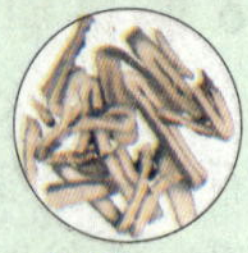

枳壳等份
破气消积

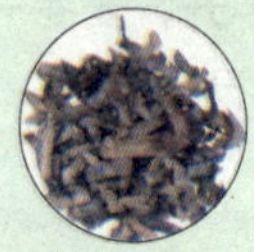

枇杷叶等份
清肺降火

服药时间：饭后 **服药次数：**日两服 **服药温度：**温

※ 1斤≈500g 1两≈31.25g 1钱≈3.125g 1分≈0.3125g

生地	熟地	天冬	麦冬	甘草	石斛	茵陈	黄芩	枳壳	枇杷叶
0.09元/g	0.1元/g	0.02元/g	0.05元/g	0.11元/g	0.13元/g	0.004元/g	0.017元/g	0.018元/g	0.004元/g

※ 此价格为市场价，仅供参考

◆ 组 成

生地、熟地、茵陈、黄芩、枳壳、枇杷叶、石斛、甘草、天冬、麦冬各等份。

◆ 用 法

水煎服。

◆ 功 效

滋阴祛火，清热利湿。

◆ 主 治

胃中湿热上蒸于口。症见齿根宣露，口臭喉疮，吐衄、齿龈出血等。

地榆 草部 山草类

凉血止血 清热解毒

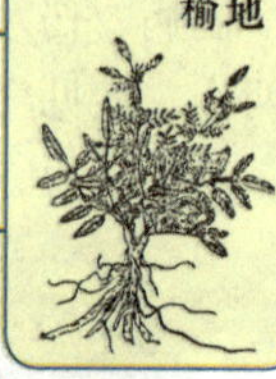

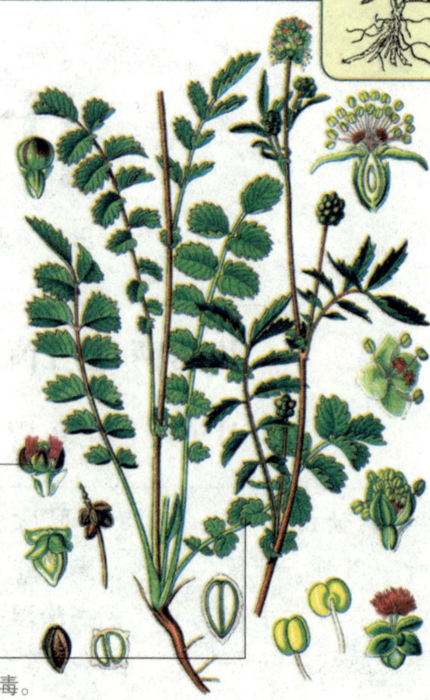

花
[性味] 味苦，性微寒，无毒。
[主治] 止吐血、鼻出血、便血、月经不止。

叶
[性味] 味苦，性微寒，无毒。
[主治] 作饮代茶，甚解热。

附 方

方名	组成	用法	功用	主治
河间桂苓甘露饮	滑石四两，石膏、寒水石、甘草各二两，白术、茯苓、泽泻各一两，猪苓、肉桂各五钱为末	姜汤或温汤蜜汤调下	清热镇逆，化气利水	中暑受湿。症见烦渴，头痛，湿热便秘
子和桂苓甘露饮	滑石、石膏、寒水石、白术、茯苓、泽泻、人参、干葛各一两，甘草二两，藿香五钱，木香一分	研末水送服	清热降逆，化气利水	伏暑烦渴，脉虚水逆

药材真假识别

枳壳正品：本品呈半球形。外果皮褐色或棕褐色。突起的顶端有凹点状油室，有明显的花柱残迹或果梗痕。切面中果皮黄白色，光滑而稍隆起，质坚硬，不易折断。瓤囊内藏种子。

凉膈散

出自《太平惠民和剂局方》

凉膈硝黄栀子翘　黄芩甘草薄荷饶

竹叶蜜煎疗膈上　中焦燥实服之消

饶：另外添加。

膈：横膈膜，此指胸膈。

方解 凉膈散出自《太平惠民和剂局方》，方剂由连翘、大黄、芒硝、甘草、栀子、黄芩、薄荷组成。用时与竹叶、白蜜同煎，可泻火通便，清上泻下，用于治疗上中二焦热邪炽盛。热聚胸膈，火冲上邪；热燥内结，腑气不通。方中诸药相配，清上泻下，上焦之热从外而清，中焦之实由下而泄。

凉膈散方解

君药　去上焦之热

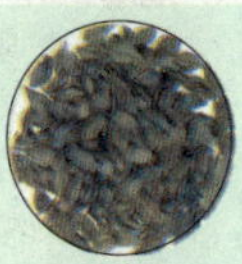

连翘四十两
清热解毒

臣药　使邪热从大便而下

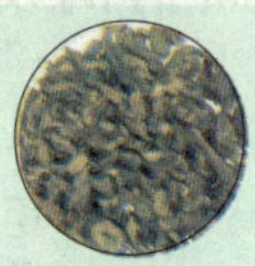

黄芩十两
清胸膈之热

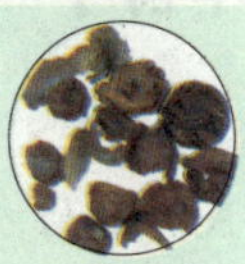

栀子十两
清三焦之热

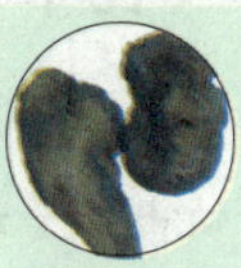

大黄二十两
荡涤结热

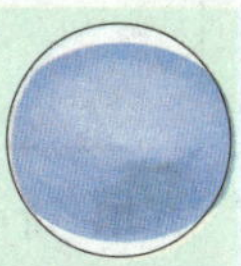

芒硝二十两
荡涤中焦实热

佐使药　引药上行

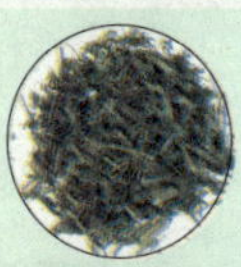

薄荷十两
清疏心胸之热

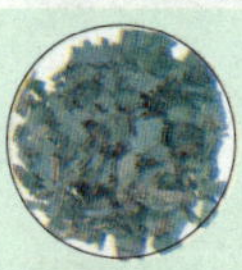

竹叶七片
轻清升散

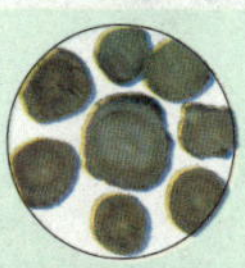

甘草二十两
调和诸药

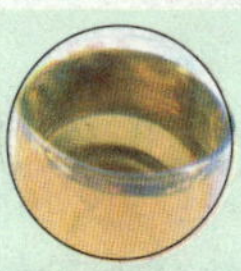

白蜜少许
甘缓药性

服药时间：饭前 **服药次数**：日三服 **服药温度**：温　※ 1斤≈500g　1两≈31.25g　1钱≈3.125g　1分≈0.3125g

连翘	黄芩	栀子	大黄	芒硝	薄荷	竹叶	甘草	白蜜
0.04元/g	0.017元/g	0.03元/g	0.03元/g	0.01元/g	0.006元/g	0.007元/g	0.11元/g	0.05元/g

※ 此价格为市场价，仅供参考

药材真假识别

枳壳非正品之绿衣枳壳：本品形状与酸橙枳壳基本相同，但果稍细。表面灰绿色或黄绿色，较平滑，略被细绒毛。果皮较薄，厚0.4～0.8cm，瓤囊较大，6～8瓣，体略轻。气味同酸橙枳壳。

◆ **组成**

芒硝、大黄、甘草各二十两，黄芩、薄荷、栀子各十两，连翘四十两。

◆ **用法**

加竹叶七片、白蜜少许，水煎服。

◆ **功效**

泻火通便。

◆ **主治**

上中二焦热邪炽盛。症见烦躁口干，口舌生疮，面赤唇干，咽痛吐衄，胸膈烦热，便秘溲赤，舌红，苔黄，脉数；小儿急惊，痘疮黑陷等。

◆ **现代运用**

临床上常用于治疗急性扁桃体炎、胆道感染、急性病毒性肝炎、口腔炎、流脑等属上、中二焦火热炽盛者。以胸膈烦热，口舌生疮，面赤唇干，舌红苔黄，大小便不利，脉滑数为辨证要点。

清心莲子饮

出自《太平惠民和剂局方》

石莲：睡莲科植物莲的果实或种子，又名带皮莲子。

清心莲子石莲参　地骨柴胡赤茯苓

芪草麦冬车前子　躁烦消渴及崩淋

崩淋：崩，指崩漏；淋，指淋证。是二者的合称。

方解 清心莲子饮出自《太平惠民和剂局方》，方剂由石莲、人参、柴胡、茯苓、黄芪、地骨皮、麦冬、车前子、甘草组成。可清心火、益气阴、止淋浊，用于治疗心火偏旺，气阴两虚，湿热下注证。方中诸药相配，降心火，通心肾，祛湿热，诸证自愈。

清心莲子饮方解

君药 清心火而交心肾

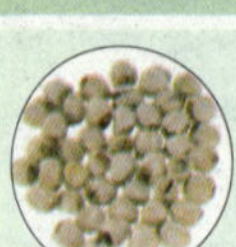

石莲子七钱半
清心除烦

臣药 清虚热，散相火

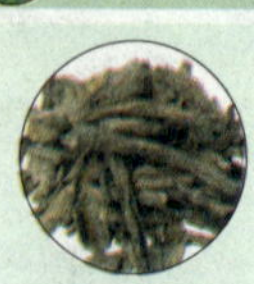

地骨皮五钱
清肝肾虚热

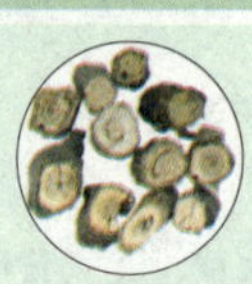

柴胡五钱
散肝胆相火

佐使药 补阳气而泻虚火

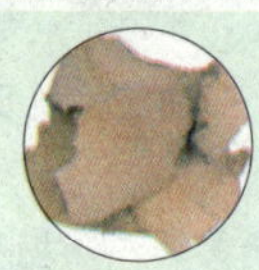

茯苓七钱半
渗湿利水

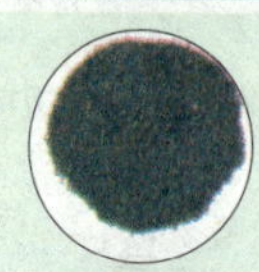

车前子五钱
清热利尿

药材真假识别

石莲子正品：本品呈椭圆形，两端钝圆。长1.5～2.5cm，直径0.7～1.2cm。表面棕褐至黑褐色，有时具环形横裂纹。质坚硬。除去种皮后，内为二片黄白色肥厚的子叶。气微，味极苦。

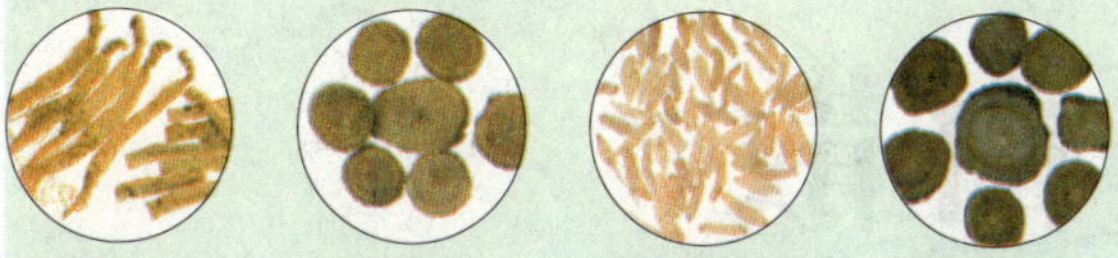

服药时间：不拘时服 **服药次数**：不拘次服 **服药温度**：温

※1斤≈500g 1两≈31.25g 1钱≈3.125g 1分≈0.3125g

石莲子	地骨皮	柴胡	茯苓	车前子	人参	黄芪	麦冬	甘草
0.07元/g	0.03元/g	0.08元/g	0.06元/g	0.02元/g	0.33元/g	0.08元/g	0.05元/g	0.11元/g

※ 此价格为市场价，仅供参考

◆ 组 成

石莲子、人参、茯苓、炙黄芪各七钱半，地骨皮、柴胡、甘草、麦冬、车前子各五钱。

◆ 用 法

水煎服。

◆ 功 效

清心火，补气阴，止淋浊。

◆ 主 治

气阴两虚，心火旺，湿热下注。症见血崩带下，遗精淋浊；肾阴不足，烦躁发热，口舌干燥。

◆ 现代运用

临床上常用于治疗慢性肾炎、慢性前列腺炎、慢性肾盂性肾炎、口腔感染、泌尿系统炎症、遗精、精囊炎、阳痿、早泄、妇科赤白带下、功能性子宫出血等属余邪未清，湿热下注者。以遗精淋浊，血崩带下；或口舌干燥，肾阴不足，烦躁发热为辨证要点。

车前子 草部 山草类

清热利尿 凉血解毒

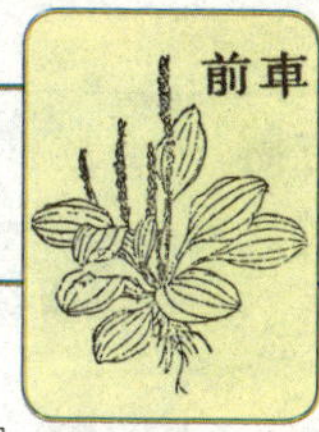

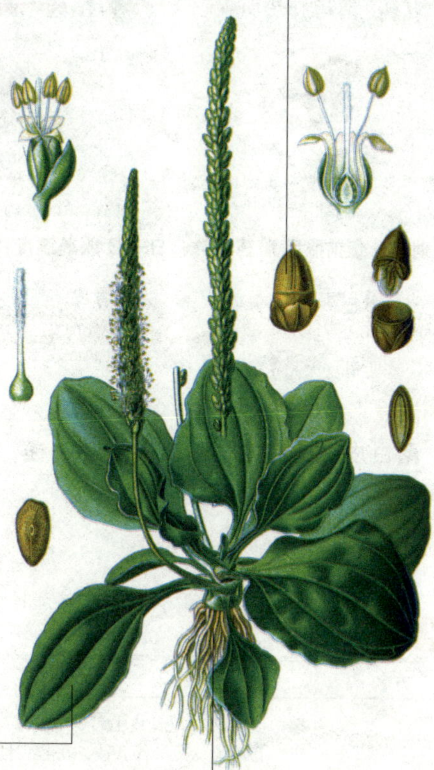

子

［性味］味甘，性寒，无毒。

［主治］能利小便，除湿痹。

叶

［性味］味甘，性寒，无毒。

［主治］主金疮出血，鼻出血，瘀血。

根

［性味］味甘，性寒，无毒。

［主治］能止烦下气。

药材真假识别

石莲子非正品之苦石莲：本品两端微尖。表面灰褐色。质坚硬，难破开。种子表面红棕色，种皮薄，紧贴肥厚的子叶，中央空腔中有一枚绿色的胚。气微，味淡微涩。

泻白散

出自《小儿药证直诀》

泻白桑皮地骨皮　甘草粳米四般宜
参茯知芩皆可入　肺炎喘嗽此方施

方解 泻白散出自钱乙《小儿药证直诀》，方剂由桑白皮、地骨皮、甘草、粳米组成。可清泻肺热，止咳平喘，用于治疗肺热喘咳证。若肺内有伏火郁热，则肺热壅盛。方中诸药相配，泻肺清热，平喘止咳，诸证自愈。

泻白散方解

君药 清泻肺热而平喘

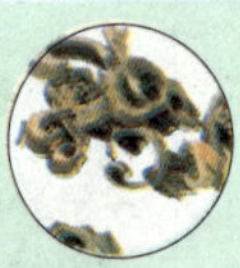

桑白皮一两
泻肺平喘

臣药 清虚热，养阴

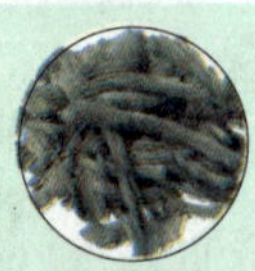

地骨皮一两
泻肺中伏火

佐使药 培土生金

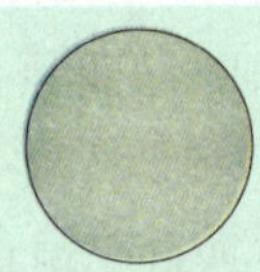

粳米三钱
养胃和中

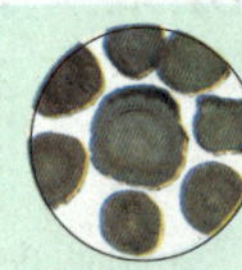

甘草一钱
调和诸药

服药时间：饭前服用 **服药次数**：日一服 **服药温度**：温

※ 1斤≈500g　1两≈31.25g　1钱≈3.125g　1分≈0.3125g

桑白皮	地骨皮	甘草	粳米
0.02元/g	0.03元/g	0.11元/g	0.006元/g

※ 此价格为市场价，仅供参考

组成

桑白皮、地骨皮各一两，甘草一钱，粳米三钱。

用法

水煎服。

功效

泻肺清热，平喘止咳。

主治

肺热气壅。症见咳嗽或喘，皮肤蒸热，日晡尤盛，舌红苔黄，脉细数。

附方

方名	组成	用法	功用	主治
加减泻白散	桑白皮一两，地骨皮七钱，甘草、陈皮、青皮、五味子、人参各五钱，茯苓三钱	水煎服	泻肺清热，平喘止咳，益胃止呕	肺热咳嗽，喘急呕吐
加减泻白散	桑白皮一两，知母、陈皮、桔梗、地骨皮各五钱，青皮、甘草、黄芩各三钱	水煎服	泻肺清热，平喘止咳，行气利膈	咳嗽气喘，烦热口渴，胸膈不利

药材真假识别

地骨皮正品：本品根皮呈筒状或槽状。长2～5cm，宽约1 cm，厚0.1～0.3cm。外表面灰黄色或淡黄褐色，有不规则纵裂纹，裂纹处有黄色粉状物。气微香，味微苦而涩。

泻黄散

出自《小儿药证直诀》

泻黄甘草与防风　石膏栀子藿香充

炒香蜜酒调和服　胃热口疮并见功

方解 泻黄散出自钱乙《小儿药证直诀》，方剂由防风、甘草、栀子、藿香、石膏组成，用蜜、酒微炒香，具有泻脾胃伏火之功，用于治疗脾胃伏火证。脾开窍于口唇，又影响于胃。脾有伏火郁热，则致口疮唇干。方中诸药相配，清火泻热，诸证自愈。

泻黄散方解

君药 泻脾胃之火

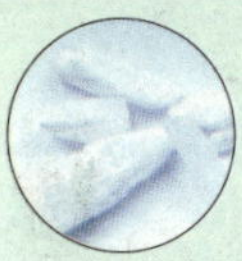

石膏五钱
清胃热，泻脾经伏火

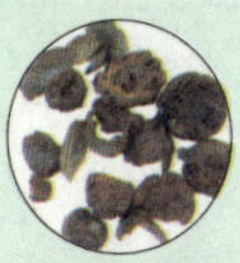

栀子一钱
泻三焦之火

臣药 发散脾中伏火

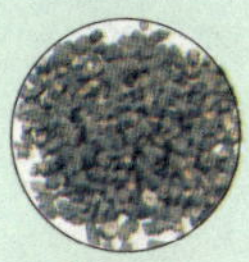

防风四两
疏散郁火

佐使药 振奋脾胃之气

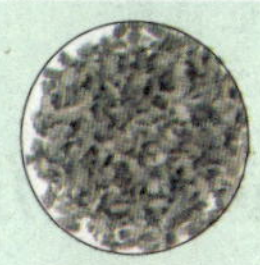

藿香七钱
化湿醒脾

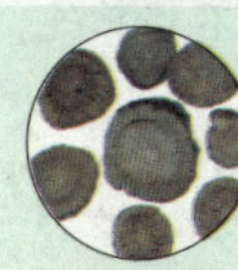

甘草三两
泻火调药

服药时间：不拘时服 **服药次数**：不拘次服一煎 **服药温度**：温　※ 1斤≈500g 1两≈31.25g 1钱≈3.125g 1分≈0.3125g

石膏	栀子	防风	藿香	甘草
0.001元/g	0.03元/g	0.08元/g	0.01元/g	0.11元/g

※ 此价格为市场价，仅供参考

◆ 组成

甘草三两，防风四两，石膏五钱，栀子一钱，藿香七钱。

◆ 用法

上述各药与蜜酒微炒香，研为细末，每服一至二钱（3～6g），水一盏，煎至五分，温服清汁，不拘时服（现代用法：水煎服，用量依原方比例增减）。

◆ 功效

泻脾胃伏火。

◆ 主治

脾胃伏火，热在肌肉。症见口燥唇干，烦热易饥，口舌生疮，口臭，舌红脉数及脾热弄舌等。

◆ 临证加减

胃火内盛，烦渴易饥，可减少防风用量，加知母、花粉；心脾积热，烦躁不安，可加赤茯苓、灯芯草；小便短赤，加滑石；肠结热便秘，加大黄；脾胃郁热之口疮弄舌，酌减防风用量。

药材真假识别

地骨皮非正品之荃皮：本品呈筒状或槽状。外表面灰黄色至棕黄色，粗糙，易成鳞片状剥落。内表面黄白色至灰黄色，有细纵纹。体轻，质脆，易折断，断面不平坦，内层灰白色。气微，味微甘而后苦。

◆ 现代运用

主要用于小儿鹅口疮、咽喉炎、口腔炎、痤疮、颜面湿疹等属脾胃伏火者。

◆ 使用注意

小儿先天不足、大脑发育不全之弄舌者禁用；阴虚有热者禁用。

钱乙泻黄散

出自《证治准绳》

钱乙泻黄升防芷　芩夏石斛同甘枳
亦治胃热及口疮　火郁发之斯为美

斯：这，此，这里。
美：令人满意，好。

方解 钱乙泻黄散出自《证治准绳》，方剂由升麻、防风、白芷、黄芩、枳壳、半夏、石斛、甘草组成，可发散脾胃风热，用于治疗脾胃风热郁火证。脾开窍于口，唇为脾之外证，风热郁脾则致口疮、口唇干燥。方中诸药相配，可发脾胃郁热伏气而不伤正气，诸证自愈。

钱乙泻黄散方解

君药 散脾胃风热

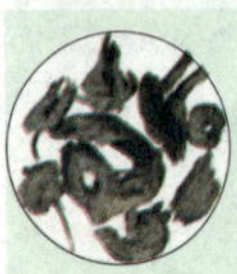
升麻一钱半
清热解毒

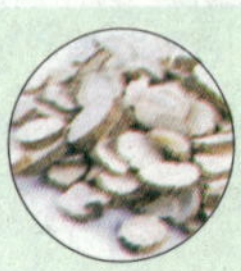
白芷一钱半
消肿止痛

臣药 祛风散脾中伏火，疏理中焦脾胃气机

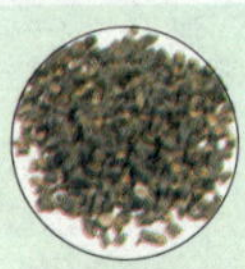
防风一钱半
祛风散脾火

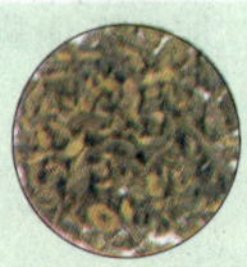
黄芩一钱半
泻中上二焦之热

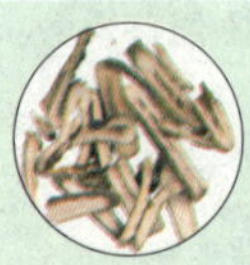
枳壳一钱半
利中上二焦之气

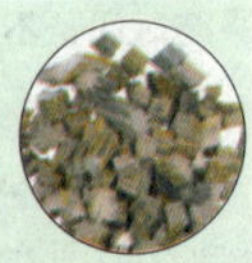
石斛一钱二分
养胃生津

佐使药 泻脾胃风热

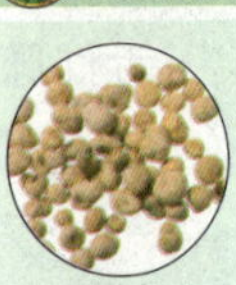
半夏一钱
燥逆化痰

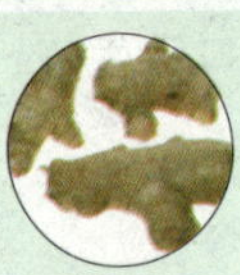
生姜三片
调和脾胃

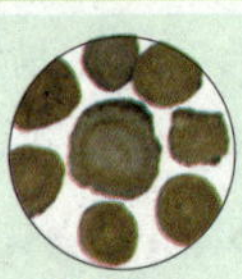
甘草七分
泻脾火

服药时间：饭后 **服药次数：**日一服 **服药温度：**温

※ 1斤≈500g　1两≈31.25g　1钱≈3.125g　1分≈0.3125g

升麻	白芷	防风	黄芩	枳壳	石斛	半夏	生姜	甘草
0.022元/g	0.009元/g	0.08元/g	0.017元/g	0.018元/g	0.13元/g	0.12元/g	0.006元/g	0.11元/g

※ 此价格为市场价，仅供参考

药材真假识别

石斛正品黄草石斛：本品茎细长圆柱形，表面金黄色或棕黄色，具粗细均匀的纵纹，节上有椭圆形花序柄痕及残存叶鞘，有的具紫红色斑点。质轻，易折断，断面灰绿色。气微，味稍苦，嚼之有黏性。

◆ **组成**

升麻、防风、白芷、黄芩、枳壳各一钱半，半夏一钱，石斛一钱二分，甘草七分。

◆ **用法**

加生姜三片，水煎服。

◆ **功效**

发散脾胃郁火。

◆ **主治**

脾胃风热郁火。症见口唇干裂，口舌生疮。

泻青丸

出自《小儿药证直诀》

泻青丸用龙胆栀　下行泻火大黄资——**资：**供给，提供。

羌防升上芎归润　火郁肝经用此宜

方解 泻青丸出自钱乙《小儿药证直诀》，方剂由龙胆草、栀子、大黄、羌活、防风、川芎、当归组成。和蜜为丸，竹叶煎汤服，可清肝泻火，用于治疗肝经郁火。症见目赤、心烦易怒、失眠、尿赤肠燥、脉洪实及小儿急惊，热盛抽搐。方中诸药相配，清泻肝火，散中有补而不伤肝，诸证自愈。

泻青丸方解

君药 清泻肝火

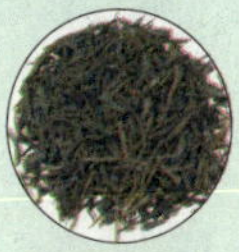

龙胆草等份
泻肝胆实火

臣药 从二便分消

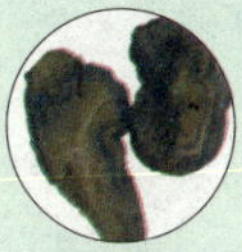

大黄等份
泻热通便

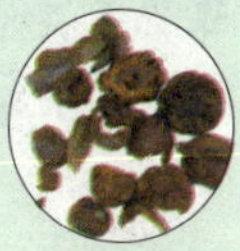

栀子等份
导热泻火利小便

佐使药 条达肝木上升之性

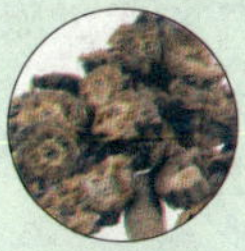

羌活等份
散风疏郁

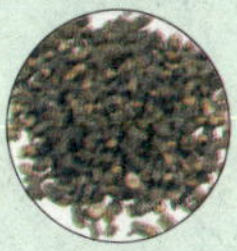

防风等份
散肝经郁火

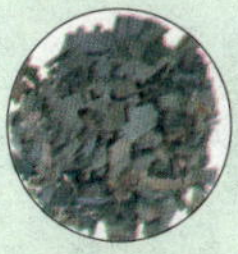

竹叶等份
清热除烦

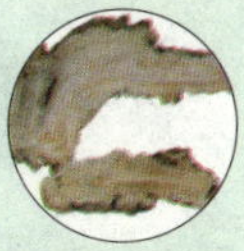

当归等份
养血柔肝

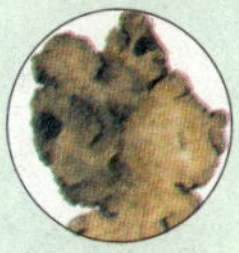

川芎等份
养血柔肝

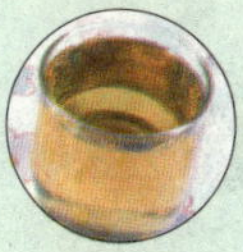

蜂蜜等份
调和诸药

服药时间：饭前服用　**服药次数：**日一服　**服药温度：**温

※1斤≈500g　1两≈31.25g　1钱≈3.125g　1分≈0.3125g

龙胆草	大黄	栀子	羌活	防风	竹叶	当归	川芎	蜂蜜
0.016元/g	0.03元/g	0.03元/g	0.09元/g	0.08元/g	0.007元/g	0.05元/g	0.02元/g	0.05元/g

※ 此价格为市场价，仅供参考

药材真假识别

石斛非正品之聚石斛：本品茎纺锤形，具四棱，四边中部下陷成槽状，表面金黄色或黄绿色，有光泽，节棕褐色，有膜质叶鞘。质轻而脆，断面疏松。气微，味淡。

◆组成

龙胆草、栀子、大黄、羌活、防风、当归、川芎各等份。

◆用法

上述各药研为末，和蜜为丸，每服三钱，小儿酌减用量，竹叶煎汤同砂糖化下；或水煎服。

◆功效

清肝泻火。

◆主治

肝火郁结。症见烦躁易怒，失眠，目赤睛痛，尿赤肠燥，脉洪实；小儿急惊，热盛抽搐。

◆现代运用

临床常用于治疗高血压、头痛、血管神经性头痛、失眠多梦、小儿高热惊厥等属肝经郁火者。以目赤睛痛，失眠，烦躁易怒，尿赤，便秘，脉洪实为辨证要点。

左金丸

出自《丹溪心法》

六一：指二药用量比例为6：1。

左金：指据“实则泻其子”而制方，心火为肝木之子，黄连泻心火，则不伤肺金，金旺则能制木。

吞酸：又称咽酸。

左金茱连六一丸　肝经火郁吐吞酸
再加芍药名戊己　热泻热痢服之安
连附六一治胃痛　寒因热用理一般

方解 左金丸出自《丹溪心法》，方剂由黄连、吴茱萸组成，两药用量为6：1。可清泻肝火，降逆止呕，用于治疗肝火犯胃证。肝经热盛，郁而化火，肝火犯胃致肝火犯胃证。方中诸药相配，除肝郁，降胃气，诸证自愈。

左金丸方解

君药 清心火，清胃火

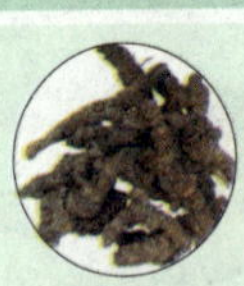

黄连六两
降逆止呕

臣药 可使肝气条达

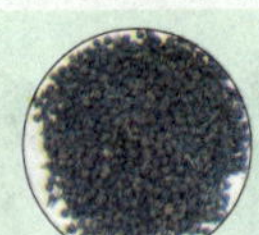

吴茱萸一两
温胃散寒，降逆下气

服药时间：饭后 **服药次数**：日两服 **服药温度**：温

※ 1斤≈500g　1两≈31.25g　1钱≈3.125g　1分≈0.3125g

黄连	吴茱萸
0.15元/g	0.037元/g

※ 此价格为市场价，仅供参考

药材真假识别

吴茱萸非正品之三丫苦：本品呈卵球形。直径0.8～1cm。一端略尖，另端钝圆，黑色，稍有光泽。外表面被有棕褐色的残存内果皮。气淡，嚼之味苦。

◆ 组成

黄连六两,吴茱萸一两。

◆ 用法

研细末，水泛成丸，每服五分至一钱；或水煎服。

◆ 功效

清泻肝火，降逆止呕。

◆ 主治

肝经火旺，肝火及胃。症见胁肋胀痛，吞酸，呕吐口苦，脘痞嗳气，舌红苔黄，脉弦数。

◆ 临证加减

吞酸甚，加乌贼骨、煅瓦楞子；胁肋痛，可与四逆散、金铃子散合用。

◆ 现代运用

主要用于食道炎、胃炎、消化性溃疡等属肝火犯胃者。现代药理研究表明，本方可抗溃疡、抑制胃酸分泌。

◆ 使用注意

根据清热与开郁表证之比重而酌定两药剂量。虚寒性呕吐吞酸证忌用本方。

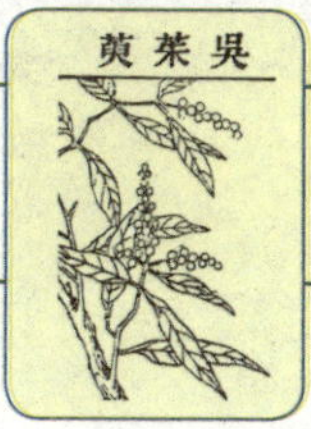

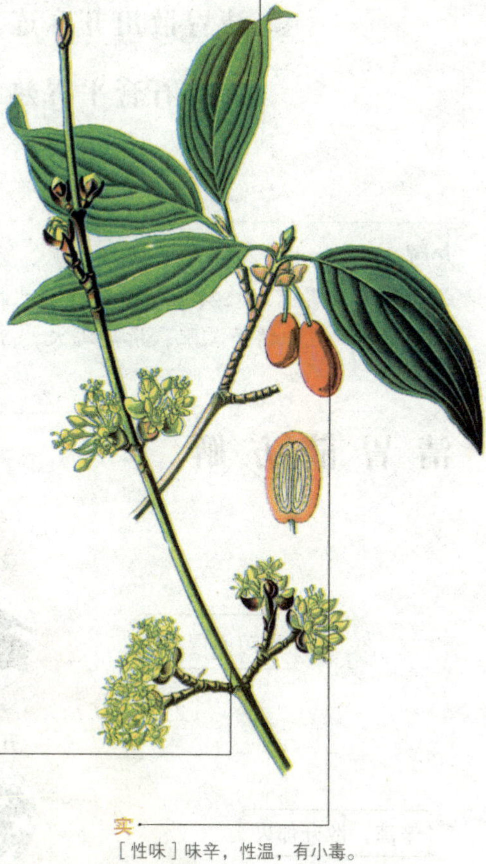

附方

方名	组成	用法	功用	主治
戊己丸	黄连、吴茱萸、芍药各五两	研磨为丸，水服下	疏肝和脾	肝脾不和。症见腹痛泄泻，胃痛吞酸，运化不力，及热痢、热泻等
连附六一汤	黄连六钱，附子一钱	加枣，水煎服	清泻肝火	肝火太盛，胃脘痛，泛酸，吐酸水

药材真假识别

吴茱萸非正品之臭檀子：本品果实多已成熟。外果皮浅灰棕色，略粗糙，内果皮淡黄棕色。果实下部具小形宿萼及果梗，果梗上疏被类白色毛绒。每一分果瓣具1粒种子。气淡，嚼之味苦。

清胃散

出自《脾胃论》

清胃散用升麻连　当归生地牡丹全

或益石膏平胃热　口疮吐衄及牙宣

牙宣： 指齿龈出血久则萎缩，以致齿龈宣露。多由胃有实火或虚火上炎所致。

口疮： 口舌生疮。

方解 清胃散出自李东垣《脾胃论》，方剂由生地、牡丹皮、当归、升麻、黄连组成，具有清胃凉血之功，用于治疗胃火牙痛。胃有积热，火邪上冲，热伤及血络，因热而痛。方中诸药相配，清热泻火，凉血养阴，诸证自愈。

清胃散方解

服药时间	服药次数	服药温度
饭前	日一服	凉

※ 1斤≈500g　1两≈31.25g　1钱≈3.125g　1分≈0.3125g

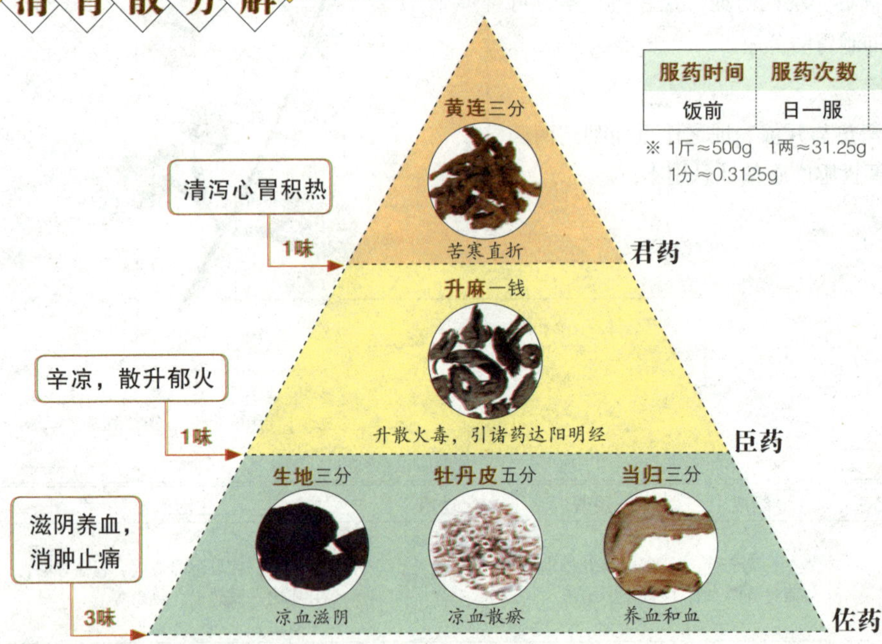

黄连	升麻	生地	牡丹皮	当归
0.15元/g	0.022元/g	0.09元/g	0.027元/g	0.05元/g

※ 此价格为市场价，仅供参考

药材真假识别

车前子正品之平车前：本品呈椭圆状三棱形，长约0.3cm，宽约0.1cm。表面黄棕色至棕黑色，略光滑，一端有细小的黄白色果柄痕。质松脆，嚼之有香味。

◆ 组成

升麻一钱，黄连、当归、生地各三分，牡丹皮五分。

◆ 用法

水煎服。

◆ 功效

清胃凉血。

◆ 主治

胃积热。症见牙痛所致的头痛，面颊发热，其齿畏热喜冷；或牙龈溃疡；或牙龈出血；或颊腮肿痛；口臭，口舌干燥，舌红苔黄，脉滑大而数。

◆ 临证加减

大便秘结，加大黄；胃热甚，口渴饮冷，重用石膏，亦可再加天花粉、玄参；牙衄可加牛膝。

◆ 现代运用

临床常用于牙周炎、口腔炎、三叉神经痛等属胃火上攻者。现代药理研究证明，本方可解热镇痛、抗菌、止血和抗过敏。

◆ 使用注意

牙痛属风寒或肾虚火炎者，不宜服用本方。

龙胆泻肝汤

出自《太平惠民和剂局方》

龙胆泻肝栀芩柴　　生地车前泽泻偕
木通甘草当归合　　肝经湿热力能排

方解 龙胆泻肝汤出自《太平惠民和剂局方》，方剂由龙胆草、栀子、黄芩、生地、柴胡、车前子、泽泻、木通、当归、甘草组成。可清肝胆泻下焦湿热，用于治疗肝胆实火，肝经湿热循经上扰下注。方中诸药相配，泻中有补，利中有滋，降火清热，湿浊分清，循经所发诸证自愈。

龙胆泻肝汤方解

君药 清下焦之湿热

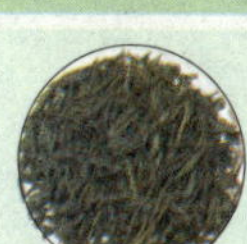

龙胆草三钱
泻肝胆实火

臣药 清利湿热，使湿热从小便而解

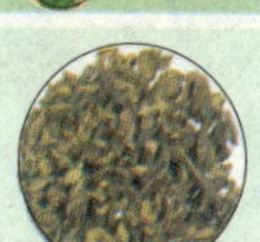

黄芩二钱
清热燥湿

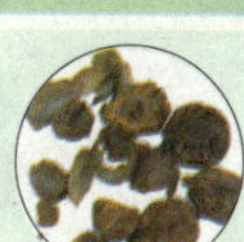

栀子二钱
泻三焦火，利尿除湿

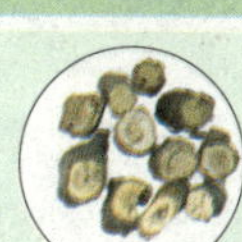

柴胡二钱
清热疏肝

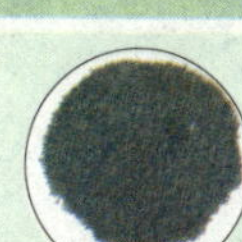

车前子三钱
清热利尿

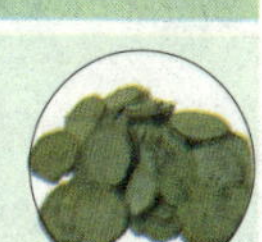

木通一钱
利湿渗热

药材真假识别

车前子非正品之荆芥子：本品呈扁长椭圆形，少数呈类三角形。体较小，长0.1～0.18cm，宽0.06～0.1cm。表面黑棕色或棕色。背面略隆起，腹面较平坦，中央有明显的白色凹陷点状种脐。

佐使药 养血益阴

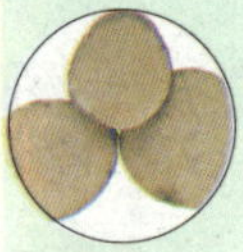

泽泻二钱 利水渗湿

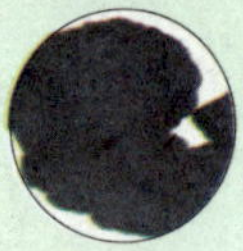

生地三钱

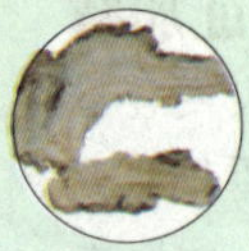

当归二钱 养血柔肝

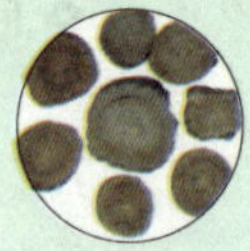

一钱 调和诸药

服药时间：饭后 **服药次数：**日三服 **服药温度：**温

※ 1斤≈500g 1两≈31.25g 1钱≈3.125g 1分≈0.3125g

龙胆草	黄芩	栀子	柴胡	车前子	木通	泽泻	生地	当归	甘草
0.016元/g	0.017元/g	0.03元/g	0.08元/g	0.02元/g	0.01元/g	0.014元/g	0.09元/g	0.05元/g	0.11元/g

※ 此价格为市场价，仅供参考

◇组成

龙胆草、生地、车前子各三钱，栀子、黄芩、柴胡、泽泻、当归各二钱，木通、甘草各一钱。

◇用法

水煎服。

◇功效

泻肝胆实火，清下焦湿热。

◇主治

肝胆实火上扰，头痛目赤，胁痛口苦，耳肿耳聋；阴肿阴痒，湿热下注，筋痿阴汗，小便淋浊不利，妇女湿热带下。

◇现代运用

临床上多用于治疗高血压、顽固性偏头痛、结膜炎、急性肾盂肾炎、急性胆囊炎、膀胱炎、外阴炎、急性盆腔炎、尿道炎、睾丸炎等属于肝经实火及湿热下注者。以口苦、尿赤、舌苔黄、脉弦数且有力为辨证要点。现代药理研究表明，本方可抗菌消炎、利胆保肝、解热利尿、抗组胺。

龙胆 草部 山草类

清热燥湿 泻肝定惊

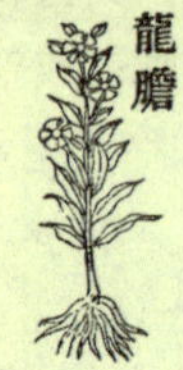

花

［性味］味苦、涩，性大寒，无毒。

［主治］治小儿壮热骨热，时疾热黄，痈肿口疮。

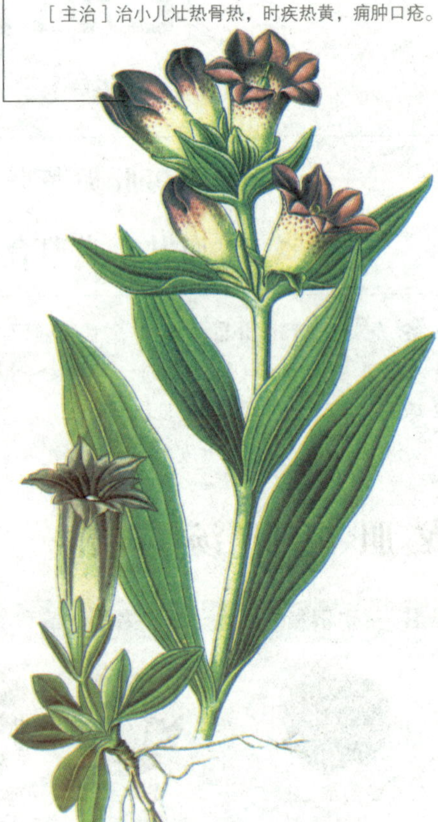

药材真假识别

青黛正品：本品为深蓝色的粉末，体轻，易飞扬；或呈不规则多孔性的团块，用手搓捻即成细末。微有草腥气，味淡。

当归龙荟丸

出自《黄帝素问宣明论方》

当归龙荟用四黄　龙胆芦荟木麝香
黑栀青黛姜汤下　一切肝火尽能攘

四黄：黄连、黄柏、黄芩、大黄。

攘：排除，抵御。

方解 当归龙荟丸出自《黄帝素问宣明论方》，方剂由当归、龙胆草、栀子、黄连、黄柏、黄芩、大黄、青黛、芦荟、木香、麝香组成，炼为丸，用时以姜汤送服。可清泻肝胆实火，用于治疗肝胆实火证。肝为风木之脏、生火之源。肝胆实火，则头晕目眩，神志不宁，谵语发狂，或大便秘结，小便赤涩。方中诸药相配，消肝胆实火，诸证自愈。

当归龙荟丸方解

君药 直入肝经

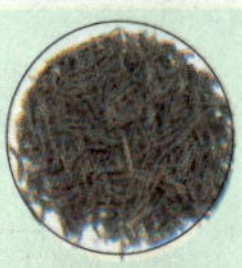

龙胆草一两
清泻肝胆实火

臣药 通泻三焦之火

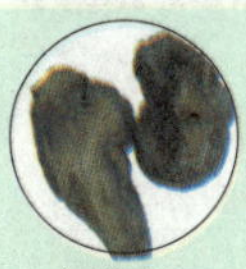

大黄半两
泻热攻积

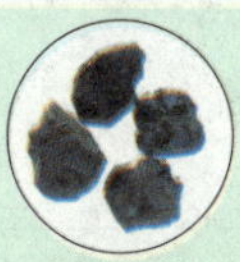

芦荟半两
通腑泻热

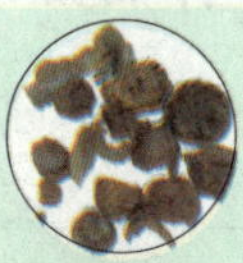

栀子一两
清泻三焦之火

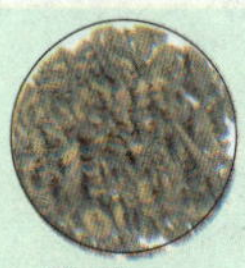

黄芩一两
清上焦火

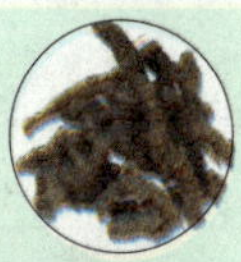

黄连一两
清中焦火

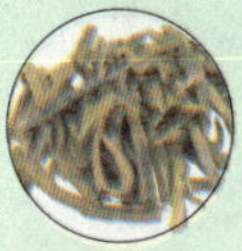

黄柏一两
清下焦火

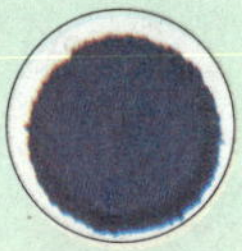

青黛半两
泻火解毒

佐使药 养血益阴

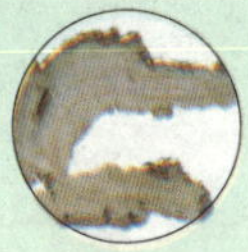

当归一两
补血和血

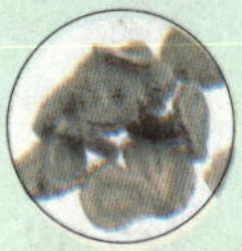

木香一分
行气止痛

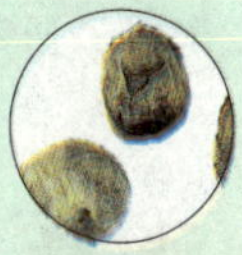

麝香半钱
开窍调气

服药时间：饭后服用 **服药次数：**日两服 **服药温度：**温

※1斤≈500g 1两≈31.25g 1钱≈3.125g 1分≈0.3125g

龙胆草	大黄	芦荟	栀子	黄芩	黄连
0.016元/g	0.03元/g	0.015元/g	0.03元/g	0.017元/g	0.15元/g
黄柏	青黛	当归	木香	麝香	
0.02元/g	0.06元/g	0.05元/g	0.01元/g	185元/g	

※ 此价格为市场价，仅供参考

药材真假识别

泽泻正品：本品呈类球形、椭圆形或卵圆形。表面黄白色或淡黄棕色，有不规则的横向环状浅沟纹及多数细小突起须根痕。质坚实，断面黄白色，粉性，有多数细孔。气微，味微苦。

◆ **组成**

当归、龙胆草、黄连、黄柏、黄芩、栀子各一两，大黄、芦荟、青黛各半两，木香一分，麝香半钱。

◆ **用法**

上述各药共研细末，白蜜和丸如小豆大，每服二十丸，生姜汤送下。

◆ **功效**

清热泻肝，攻下消滞。

◆ **主治**

肝胆实火。症见胸胁胀痛，头痛面赤，目赤肿痛，形体壮实，便秘尿赤，脉象弦劲，躁扰不安，甚则抽搐。

清骨散

出自《证治准绳》

清骨散用银柴胡　胡连秦艽鳖甲符

地骨青蒿知母草　骨蒸劳热保无虞

符：符合，相符。

骨蒸：形容其发热自骨髓透发而出。

劳热：指虚劳发热。

虞：忧虑。

方解 清骨散出自《证治准绳》，方剂由银柴胡、胡黄连、秦艽、鳖甲、地骨皮、青蒿、知母、甘草组成。可清虚热，退骨蒸，用于治疗阴虚内热，虚劳骨蒸。肾主骨，藏精，肾阴虚则内生热，不能制阳，虚火内扰。方中诸药相配，清伏热，退骨蒸，又配以滋阴药品，故名“清骨散”。

清骨散方解

君药 清虚热而透伏热

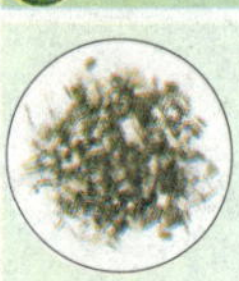

青蒿一钱

头伏热

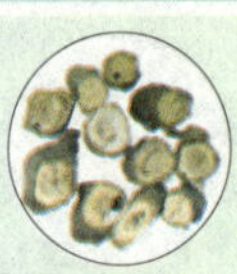

银柴胡一钱半

退虚热而不苦泄

臣药 清阴分之火

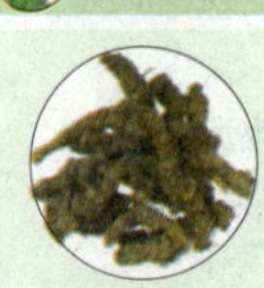

胡黄连一钱

清血分之热

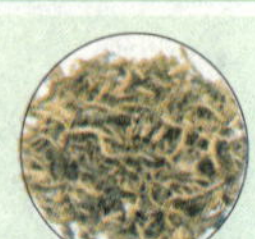

秦艽一钱

祛风湿，清虚热

佐使药 清虚热

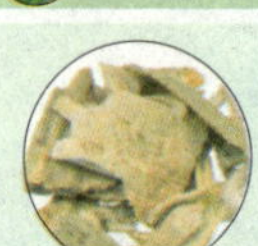

鳖甲一钱

滋阴清热，引诸药入阴分

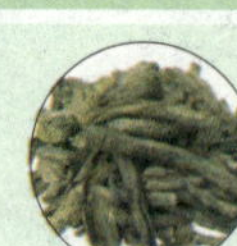

地骨皮一钱

清泄肺热，除有汗骨蒸

药材真假识别

鳖甲非正品之缅甸缘板鳖背甲：本品呈长倒卵圆形。外表面棕绿色，具黄色圆斑，颈板1块，宽翼状。内表面灰白色。颈骨略呈宽翼状，完整者可见前缘板和后缘板，其第一后缘板明显大于第二后缘板。

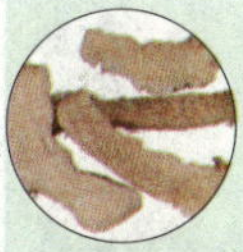

知母一钱

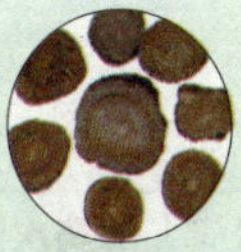

甘草五分
补中益气

服药时间：饭后 **服药次数：**日两服 **服药温度：**温　　※ 1斤≈500g 1两≈31.25g 1钱≈3.125g 1分≈0.3125g

青蒿	银柴胡	胡黄连	秦艽	鳖甲	地骨皮	知母	甘草
0.01元/g	0.09元/g	0.15元/g	0.08元/g	0.07元/g	0.03元/g	0.09元/g	0.11元/g

※ 此价格为市场价，仅供参考

◆ 组 成

银柴胡一钱半，胡黄连、秦艽、鳖甲、地骨皮、青蒿、知母各一钱，甘草五分。

◆ 用 法

水煎服。

◆ 功 效

清虚热，退骨蒸。

◆ 主 治

虚劳骨蒸。症见低热久而不退，唇红颧赤，舌红少苔，体瘦盗汗，两脉细数。

◆ 临证加减

血虚甚，加芍药、当归、生地；咳嗽，加阿胶、五味子、麦门冬；气虚，加党参、黄芪；食欲不振、大便溏稀等属脾胃虚弱，宜去知母、黄连，入扁豆、山药等。

◆ 现代运用

主要用于结核病或其他慢性消耗性疾病的发热骨蒸阴虚内热者。

◆ 使用注意

青蒿应后入；阴虚无骨蒸者不宜服用本方。

导赤散

出自《小儿药证直诀》

导赤生地与木通　草梢竹叶四般攻
口糜淋痛小肠火　引热同归小便中

口糜：口腔有白色糜腐，形如苔藓状溃疡的病证。

方解 导赤散出自钱乙的《小儿药证直诀》，方剂由生地、木通、竹叶、甘草组成。具有清热、利水、养阴之功，用于治疗心经火热，或心火下移小肠。心主神志，心火循经上炎，而见心胸烦热、面赤、口舌生疮；火热内灼，阴液被耗，故见口渴、意欲饮冷等症状。方中诸药相配，心与小肠之火从可小便而出，诸证自愈。

药材真假识别

印度缘板鳖背甲：本品呈长卵圆形，明显上宽下窄。外表面浅灰褐色，密布颗粒状的点状突起。颈板1块，宽翼状。内表面灰白色，颈骨略呈宽翼状，第一后缘板明显小于第二后缘板。

导赤散方解

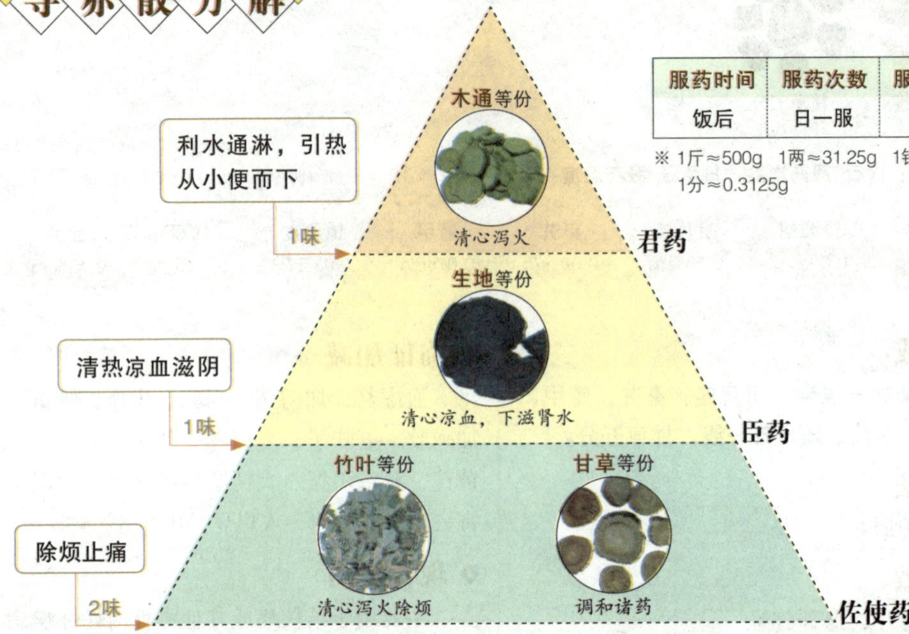

服药时间	服药次数	服药温度
饭后	日一服	温

※ 1斤≈500g　1两≈31.25g　1钱≈3.125g　1分≈0.3125g

木通	生地	竹叶	甘草
0.01元/g	0.09元/g	0.007元/g	0.11元/g

※ 此价格为市场价，仅供参考

◆组成

生地、木通、甘草梢各等份。

◆用法

加竹叶适量，水煎服。

◆功效

清心凉血，利水通淋。

◆主治

心经热盛。症见意欲饮冷，心胸烦热，口干面赤及口舌生疮，或心热下移小肠，小便赤涩刺痛。

◆现代运用

临床常用于治疗口腔发炎、小儿夜啼、鹅口疮等属心经有热者。以小便赤涩淋痛，心胸烦热，口舌生疮为辨证要点。现代药理研究表明，本方的药物组成中，竹叶、生地、木通均有到一定的利尿功效。

白前 草部 山草类

泻肺降气　下痰止嗽

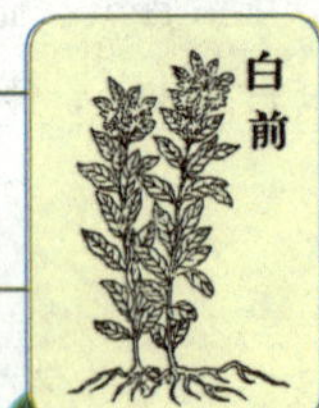

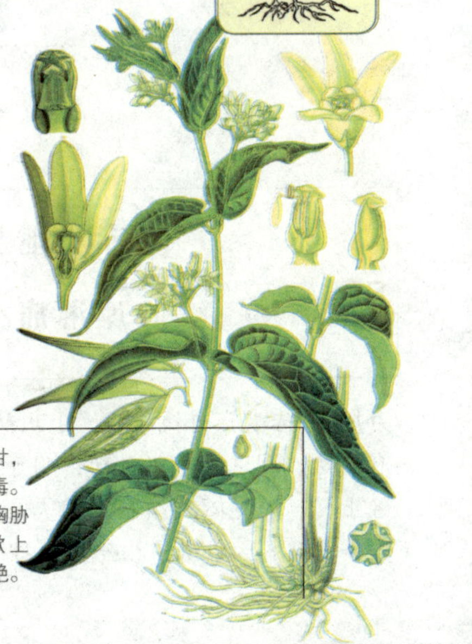

根

［性味］味甘，性微温，无毒。

［主治］治胸胁满闷、咳嗽上气，呼吸欲绝。

药材真假识别

木通正品：本品呈长圆柱形。表面灰褐色，有纵横裂纹，突起的皮孔及剥裂状的栓皮。质硬，不易折断，断面不平，纤维头，有黄白色与灰白色相间呈放射状排列的纹理，中央有髓。气清香，味苦。

清震汤

出自《素问病机气宜保命集》

清震汤治雷头风　升麻苍术两般充
荷叶一枚升胃气　邪从上散不传中

雷头风：病名。指头痛鸣响、头面起疙瘩的病证。

充：担当。

方解 清震汤出自《素问病机气宜保命集》，方剂由苍术、升麻、荷叶组成。可升阳解毒，燥湿健脾，用于治疗雷头风。风热外袭，痰火内蕴，易致头痛自觉如雷鸣。方中诸药相配，解头痛，清热解毒，故名“清震汤”。

清震散方解

君药 升阳清热解毒

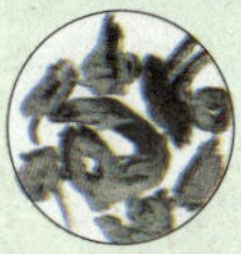

升麻五钱
清热解毒

臣药 燥湿健脾

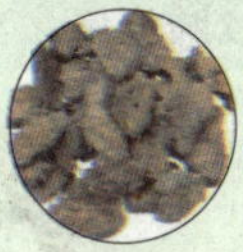

苍术五钱
散风除湿

佐使药 助辛药上行

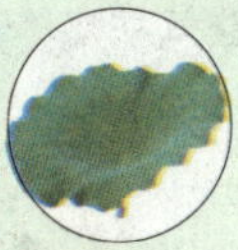

荷叶一片
升发胃中清阳之气，护胃气防邪气传里

服药时间：睡前 **服药次数：**日一服 **服药温度：**温

※ 1斤≈500g 1两≈31.25g 1钱≈3.125g 1分≈0.3125g

升麻	苍术	荷叶
0.022元/g	0.05元/g	0.007元/g

※ 此价格为市场价，仅供参考

组成

升麻、苍术各五钱，全荷叶一片。

用法

水煎服。

功效

升清解毒，健脾燥湿。

主治

雷头风。

药材真假识别

荷叶正品：本品呈半圆形或折扇形。展开后呈类圆形。上表面深绿色或黄绿色，下表面淡灰棕色，粗脉自中心向四周射出，中心有突起的叶柄残基。质脆，易破碎。稍有清香气，味微苦。

桔梗汤

出自《济生方》

桔梗汤中用防己　桑皮贝母栝楼子

甘枳当归薏杏仁　黄芪百合姜煎此

肺痈吐脓或咽干　便秘大黄可加使

肺痈：指肺部发生的痈疡。

使：使用。

方解 桔梗汤出自《济生方》，方剂由桔梗、防己、栝楼、贝母、当归、枳壳、薏苡仁、桑白皮、黄芪、杏仁、百合、甘草组成。用时与生姜同煎，可清泄肺热，消肿排脓，用于治疗肺痈溃脓。风热邪毒入侵于肺，痰热互结，伤及肺络，肺络瘀滞，痰热瘀血浊邪郁结肺中，热蒸肉腐。方中诸药相配，清热排脓。又因方剂以桔梗为主药，故名“桔梗汤”。

桔梗汤方解

君药　益气祛痰

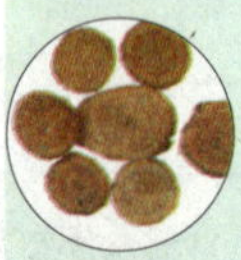

黄芪七分
补益肺气

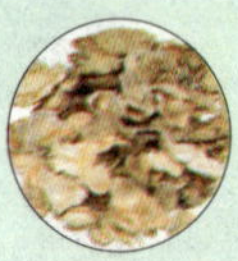

桔梗五分
开胸利膈，消肿排脓

臣药　宣肺行气

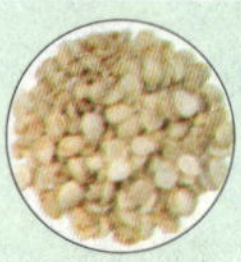

杏仁三分
降利肺气

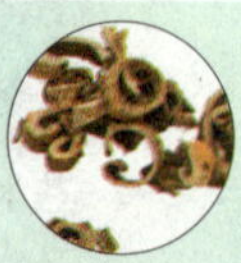

桑白皮五分
清泄肺热

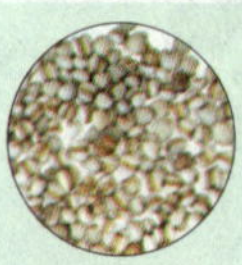

薏苡仁五分
清热排脓利湿

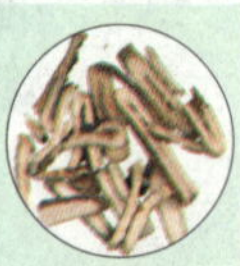

枳壳五分
宽胸行气

佐使药　化痰止咳

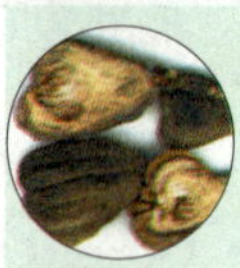

栝楼五分
清热化痰

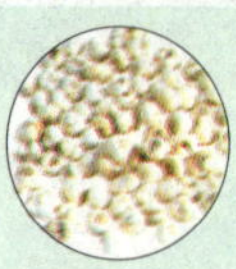

贝母五分
润燥化痰

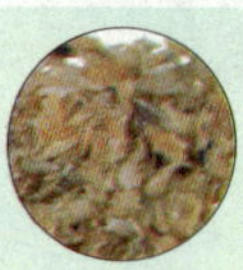

百合三分
润肺止咳

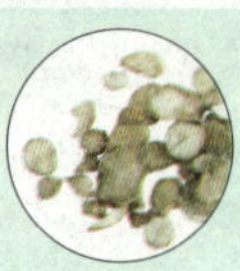

防己五分
利水消肿，祛风泻湿清热

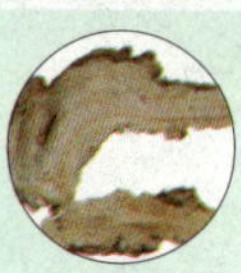

当归五分
养血和血

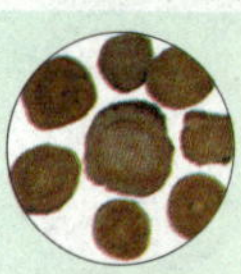

甘草三分
解毒利咽

服药时间：饭前服药 **服药次数：**日三服 **服药温度：**温

※ 1斤≈500g　1两≈31.25g　1钱≈3.125g　1分≈0.3125g

黄芪	桔梗	杏仁	桑白皮	薏苡仁	枳壳
0.08元/g	0.05元/g	0.07元/g	0.02元/g	0.01元/g	0.018元/g
栝楼	贝母	百合	防己	当归	甘草
0.08元/g	2.6元/g	0.06元/g	0.05元/g	0.05元/g	0.11元/g

※ 此价格为市场价，仅供参考

药材真假识别

栝楼正品：本品呈扁平椭圆形。表面浅棕色至棕色，平滑，沿边缘有一环状棱纹。顶端较尖，有种脐，基部钝圆或较狭。外种皮坚硬，内种皮膜质，灰绿色。子叶黄白色。

◇组成

桔梗、防己、桑白皮、贝母、栝楼、枳壳、当归、薏苡仁各五分，黄芪七分，杏仁，百合，甘草各三分。

◇用法

加生姜五片，水煎服。

◇功效

清热补肺，利气化痰，消痈排脓。

◇主治

肺痈。症见咳嗽脓血，心胸气壅，心神烦闷，咽干多渴，双足肿满，大便多涩，小便赤黄。

◇现代运用

临床常用于肺脓肿、急性支气管炎、化脓性肺炎、支气管扩张等属肺中痰热互结者，以吐脓血，胸痛，两脚肿满为辨证要点。

普济消毒饮

出自《东垣试效方》

普济消毒芩连鼠　玄参甘桔蓝根侣

升柴马勃连翘陈　僵蚕薄荷为末咀

或加人参及大黄　大头天行力能御

鼠：鼠粘子，即牛蒡子。

侣：同伴。

咀：中药材加工为饮片或粉末。

御：抵挡。

大头天行：瘟疫的一种，即大头瘟。

方解 普济消毒饮出自《东垣试效方》，方剂由黄芩、黄连、玄参、甘草、桔梗、柴胡、陈皮、牛蒡子、板蓝根、马勃、连翘、薄荷、僵蚕、升麻组成。可疏风散邪，清热解毒，用于治疗大头瘟。大头瘟即在金代泰和二年广泛流传在民间的一种急性传染病，被传染者多不治而亡。方中诸药相配，升降共投，清疏并施，清热解毒，疏风消肿。

普济消毒饮方解

君药 清泻心肺火毒

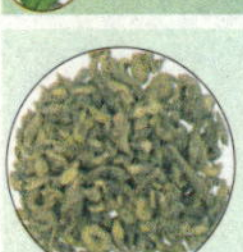

黄芩五钱
清热解毒

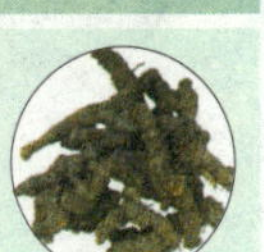

黄连五钱
泻火解毒

臣药 泻火补气

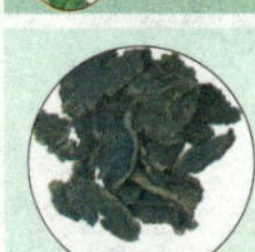

玄参三钱
清热凉血

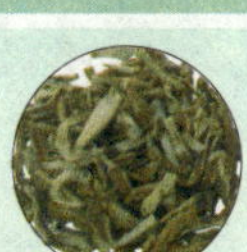

陈皮三钱
理气散结

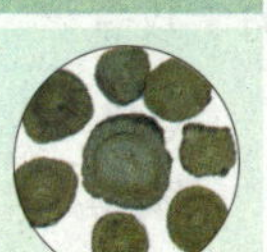

甘草三钱
补中益气

佐使药 消肿止痛

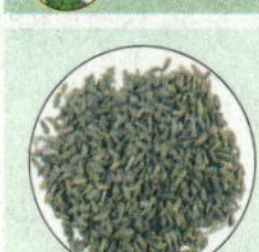

牛蒡子一钱
解毒散肿

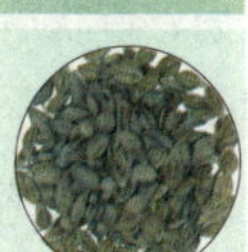

连翘一钱
散结消肿

药材真假识别

栝楼非正品之大籽栝楼：本品卵状椭圆形。长2～3cm，宽1.5～2cm，厚0.4～0.6cm。表面浅棕色或黄棕色，较平滑。种脐端钝或斜方形，有时微凹；另端钝圆，沿边缘有一环状棱纹。

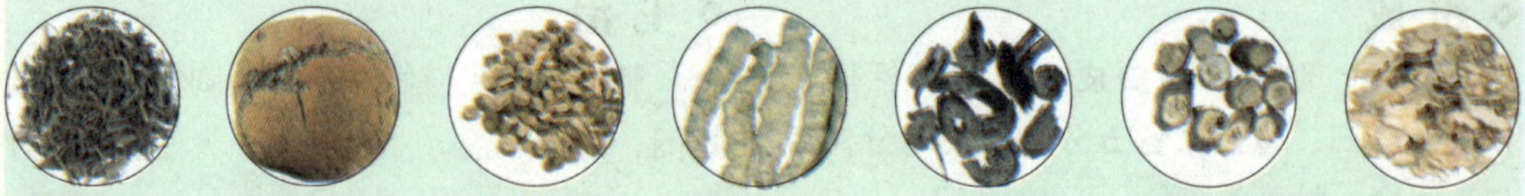

薄荷一钱	马勃一钱	板蓝根一钱	僵蚕七分	升麻七分	柴胡二钱	桔梗二钱
疏散风热	清肺利咽	利咽清热	疏散风热，化痰散结	清热解毒	升阳散火	引药上行

服药时间：不拘时服 **服药次数：**日三服 **服药温度：**温　※ 1斤≈500g 1两≈31.25g 1钱≈3.125g 1分≈0.3125g

黄芩	黄连	玄参	陈皮	甘草	牛蒡子	连翘
0.017元/g	0.15元/g	0.01元/g	0.03元/g	0.11元/g	0.02元/g	0.04元/g
薄荷	**马勃**	**板蓝根**	**僵蚕**	**升麻**	**柴胡**	**桔梗**
0.006元/g	0.2元/g	0.009元/g	0.14元/g	0.022元/g	0.08元/g	0.05元/g

※ 此价格为市场价，仅供参考

◆ 组 成

黄芩、黄连各五钱，玄参、甘草、陈皮各三钱，板蓝根、马勃、连翘、薄荷、牛蒡子各一钱，升麻、僵蚕各七分，柴胡、桔梗各二钱。

◆ 用 法

水煎服。

◆ 功 效

疏风散邪，清热解毒。

◆ 主 治

大头瘟，风热疫毒之邪，壅于上焦。症见恶寒发热，头面红肿焮痛，舌燥口渴，目不能开，咽喉不利，舌红苔黄，脉数有力。

◆ 临证加减

表证明显，加防风、荆芥、蝉蜕、桑叶以疏风散邪；大便秘结，加酒大黄以泻热通便；兼气虚，少加人参以扶正祛邪；兼睾丸疼痛，加川楝子、龙胆草、蒲公英以泻肝散结。

◆ 现代运用

主要用于流行性出血热、颜面丹毒、急性扁桃体炎、急性淋巴结炎、流行性腮腺炎、带状疱疹等属风热疫毒上攻者。

◆ 使用注意

方中诸药多苦寒辛散，素体阴虚以及脾虚便溏者慎用。

连翘 草部 隰草类

清热解毒　消肿散结

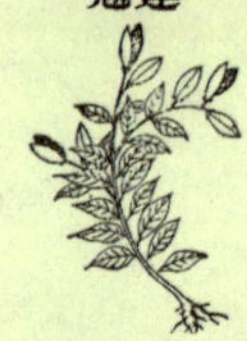

花

[性味] 味甘，性寒，有小毒。

[主治] 令人面色好，能明目。

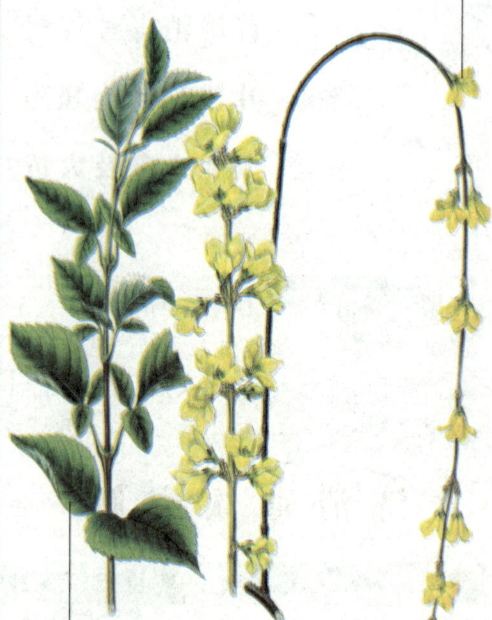

叶

[性味] 味甘，性平，有小毒。

[主治] 下热气，益阴精。

药材真假识别

马勃正品脱皮马勃：本品呈扁球形或类球形，无不孕基部。包皮灰棕色至黄褐色，纸质，常破碎呈块片状。孢体灰褐色或浅褐色，内有灰褐色棉絮状的丝状物。手捻有细腻感。气微，味淡。

清咽太平丸

出自《医方集解》

清咽太平薄荷芎　柿霜甘桔及防风

犀角蜜丸治膈热　早间咳血颊常红

柿霜：又名柿饼霜、柿霜饼。清热，润燥，化痰，止嗽。

膈热：五膈之一。　早间：早上。

方解 清咽太平丸出自《医方集解》，方剂由川芎、柿霜、甘草、薄荷、防风、犀角、桔梗组成。炼蜜为丸，可清热利咽，凉血止血，用于治疗肺热咯血证。肺燥津伤，胸膈不利。方中诸药相配，泻肺热，止咯血，清咽利喉。基于本方功效，故名“清咽太平丸”。

清咽太平丸方解

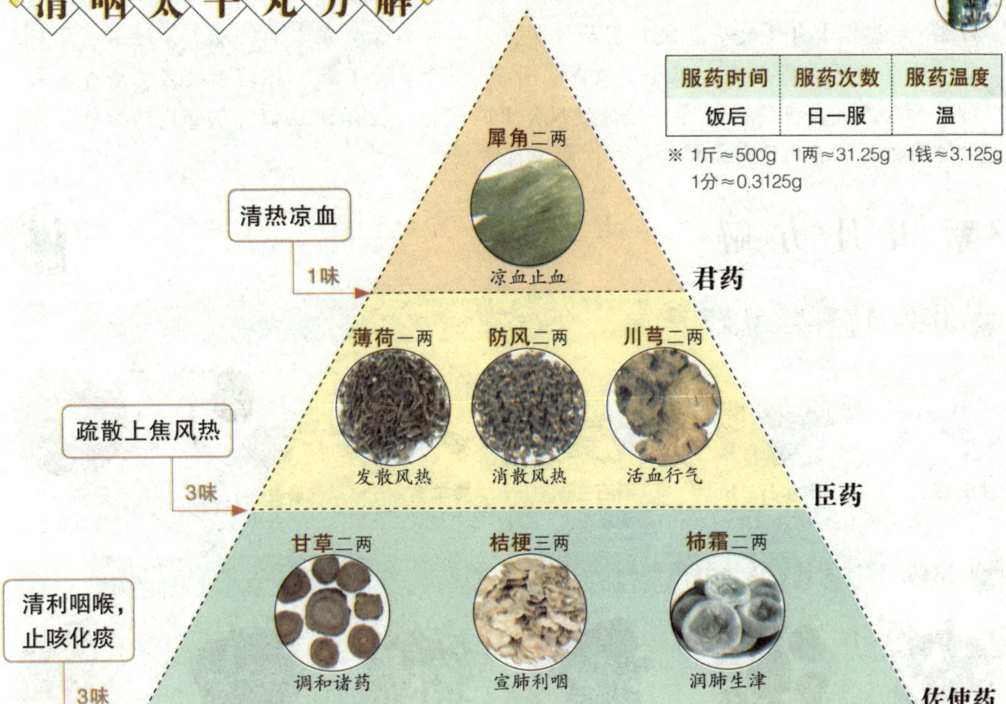

服药时间	服药次数	服药温度
饭后	日一服	温

※ 1斤≈500g　1两≈31.25g　1钱≈3.125g　1分≈0.3125g

犀角(代用品)	薄荷	防风	川芎	甘草	桔梗	柿霜
0.46元/g	0.006元/g	0.08元/g	0.02元/g	0.11元/g	0.05元/g	0.08元/g

※ 此价格为市场价，仅供参考

药材真假识别

马勃非正品之大口静灰球：本品呈陀螺形或近球形。外包被浅青褐色至烟色，薄，粉状，内包被膜质柔软，浅灰绿色，具光泽。顶部开裂成不规则的大口。孢子球形，褐色，孢丝壁厚，分枝，有明显主干。

◆组成

薄荷一两，川芎、柿霜、甘草、防风、犀角各二两，桔梗三两。

◆用法

上述各药共研细末，和白蜜为丸如弹子大，每日服用一丸。

◆功效

清热止血，清利咽喉。

◆主治

膈上有热，肺燥阴伤。症见咽喉不利，肺中郁火，咳血，两颊泛红等。

紫雪丹

出自《太平惠民和剂局方》

紫雪犀羚朱朴硝　硝磁寒水滑和膏

丁沉木麝升玄草　更用赤金法亦超

方解 紫雪丹出自《太平惠民和剂局方》，方剂由石膏、寒水石、滑石、磁石、犀角屑、羚羊角屑、青木香、沉香、玄参、升麻、甘草、丁香、朴硝、硝石、麝香、朱砂、黄金组成。可清热解毒，镇惊熄风，开窍定惊，主治温热病、热邪内陷心包。方中诸药相配，清热开窍，镇静安神，诸证自愈。

紫雪丹方解

君药 清热泻火，解毒安神

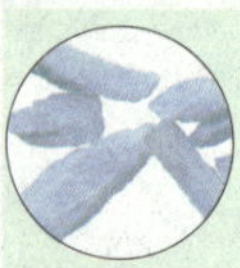

生石膏三斤
清热止渴

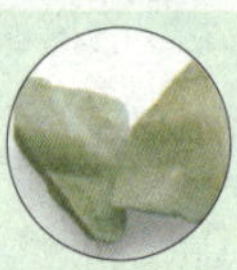

寒水石三斤
利窍消肿

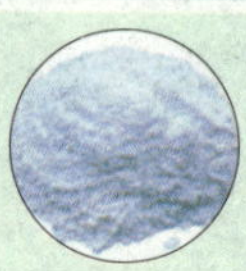

滑石三斤
滑能通窍

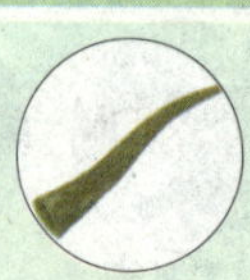

羚羊角一斤
凉肝熄风止痉厥

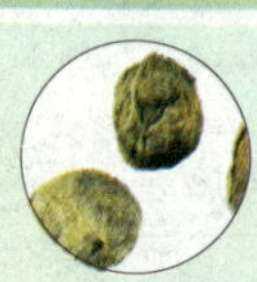

麝香一两二钱半
芳香开窍

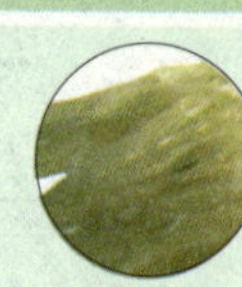

犀角一斤
清心凉血

臣药 镇惊安神，泻热消积

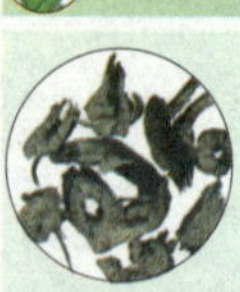

升麻一斤
清热解毒

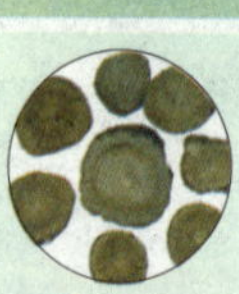

甘草八两
清热解毒

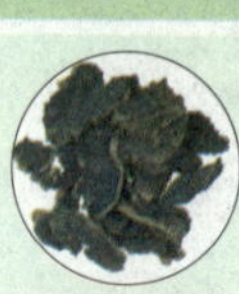

玄参一斤
养阴生津

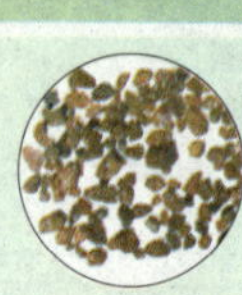

朱砂三两
安神解毒

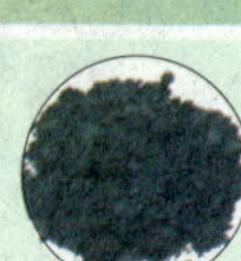

磁石三斤
安神镇惊

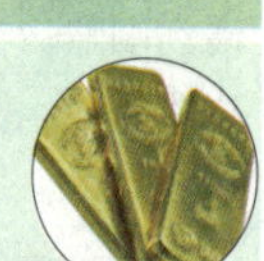

黄金一百两
重镇安神

药材真假识别

寒水石正品：本品多呈斜方块状或斜方板状，大小不一。无色，白色或黄白色，透明、半透明或不透明。表面平滑有玻璃样光泽。质坚硬，易砸碎。气微，味淡。

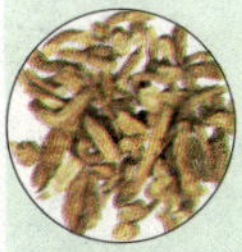

青木香一斤
行气解毒

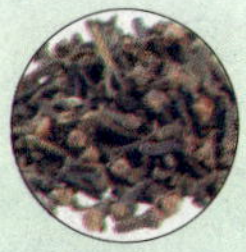

丁香一两
温中暖肾

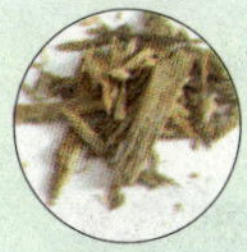

沉香一斤
宣通气机

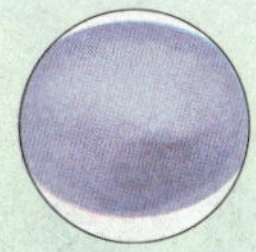

芒硝十斤
泻热软坚

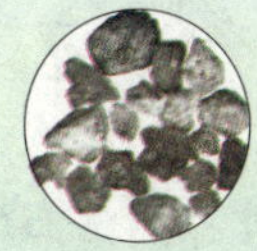

硝石四升
泄热通便

服药时间：饭后 **服药次数：**日两服 **服药温度：**温

※ 1斤≈500g 1两≈31.25g 1钱≈3.125g 1分≈0.3125g

生石膏	寒水石	滑石	犀角(代用品)	羚羊角	麝香	玄参	升麻	甘草
0.001元/g	0.001元/g	0.003元/g	0.46元/g	3元/g	185元/g	0.01元/g	0.022元/g	0.11元/g
朱砂	磁石	黄金	青木香	丁香	沉香	芒硝	硝石	
0.6元/g	0.002元/g	275元/g	0.01元/g	0.08元/g	1.3元/g	0.01元/g	0.004元/g	

※ 此价格为市场价，仅供参考

◆ 组 成

石膏、寒水石、滑石、磁石各三斤，犀角屑、羚羊角屑各一斤，青木香、沉香各一斤，玄参、升麻各一斤，甘草八两，丁香一两，朴硝十斤，硝石四升，麝香一两二钱半，朱砂三两，黄金一百两。

◆ 用 法

制成散剂，每服半钱至一钱，日一至两次，冷开水调下。

◆ 功 效

清热开窍，镇痉安神。

◆ 主 治

温热病，热邪内陷心包。症见发热烦躁，痉厥，口渴唇焦，神昏谵语，尿赤便不易下，小儿热盛惊厥。

辛夷散

出自《济生方》

辛夷散里藁防风　白芷升麻与木通

芎细甘草茶调服　鼻生瘜肉此方攻

方解 辛夷散出自《济生方》，方剂由辛夷、升麻、白芷、防风、藁本、细辛、川芎、木通、甘草组成。用时以清茶调服，可通窍散郁，祛风除湿，用于治疗鼻息肉。肺中郁热上蒸于脑，湿热郁结，入鼻则致息肉。方中诸药相配，升降并行，寒热共用，祛风除湿，通窍散郁。又因方剂以辛夷为主药，故名“辛夷散”。

药材真假识别

寒水石部颁品之南寒水石：药材为碳酸盐类矿物方解族方解石，或硫酸盐类矿物石膏与硬石膏族石膏。前者习称南寒水石，主含碳酸钙$CaCO_3$；后者习称北寒水石，主含水硫酸钙，$CaSO_4 \cdot 2H_2O$。

辛夷散方解

君药 通鼻窍

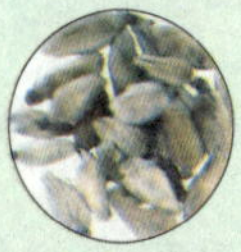

辛夷等份
祛风通窍

臣药 发表散邪，祛湿止痛

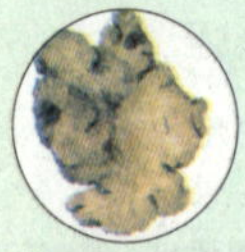

川芎等份
行气活血

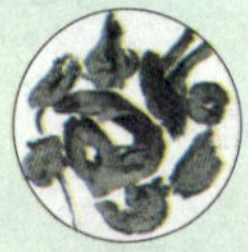

升麻等份
引胃中清阳上行于脑

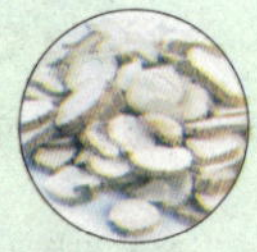

白芷等份
消肿止痛

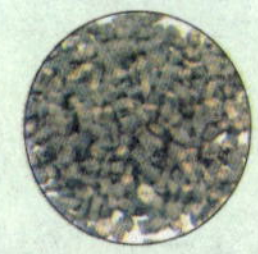

防风等份
解表疏风

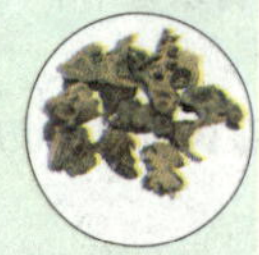

藁本等份
引药上达巅顶

佐使药 苦寒利水，引热下行

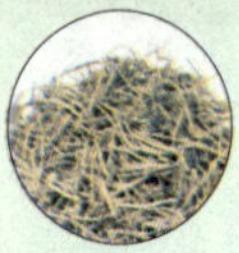

细辛等份
散热通窍

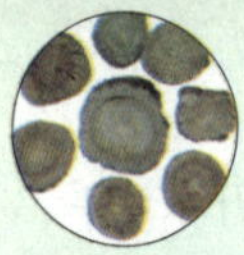

甘草等份
调和诸药

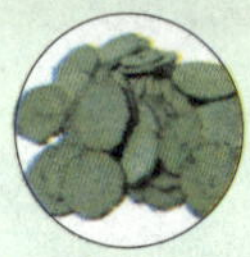

木通等份
清热利尿

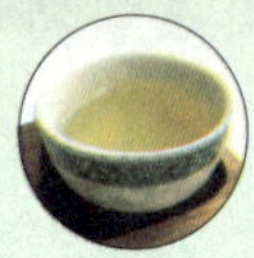

清茶
降火生津

服药时间：饭后 **服药次数**：日一服 **服药温度**：温

※ 1斤≈500g 1两≈31.25g 1钱≈3.125g 1分≈0.3125g

辛夷	川芎	升麻	白芷	防风	藁本	细辛	木通	甘草
0.036元/g	0.02元/g	0.022元/g	0.009元/g	0.08元/g	0.025元/g	0.07元/g	0.01元/g	0.11元/g

※ 此价格为市场价，仅供参考

组成

辛夷、藁本、防风、白芷、升麻、木通、川芎、细辛、甘草各等份。

用法

研为细末，每服三钱，清茶送下。

功效

散热祛湿，利窍生清。

主治

肺虚又感风寒湿热之气。症见鼻肉壅塞，流涕不止；或鼻息肉，气息不畅，嗅觉退化。

防风 草部 隰草类
解表祛风 胜湿 止痉

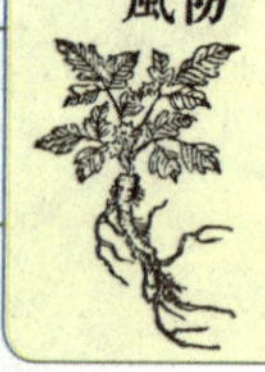
風防

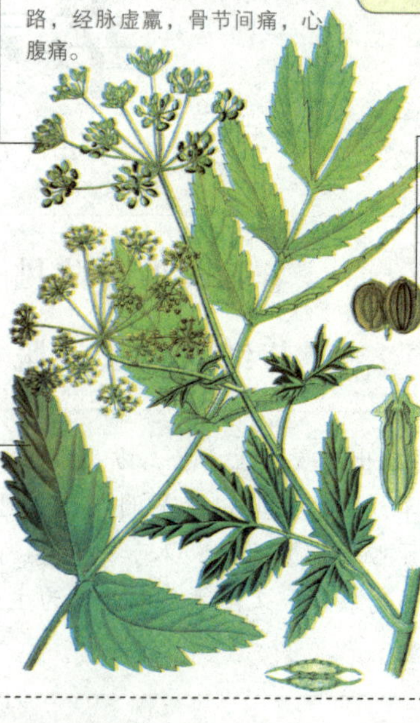
花
［主治］治四肢拘挛，不能走路，经脉虚羸，骨节间痛，心腹痛。
子
［主治］治风证力强，可调配食用。
叶
［主治］中风出热汗。

药材真假识别

麝香正品之人工麝香：本品呈粉末状，颗粒大小均匀，略显油性，红棕色或棕褐色。

至宝丹

出自《太平惠民和剂局方》

> 至宝朱砂麝息香　雄黄犀角与牛黄
>
> 金银二箔兼龙脑　琥珀还同玳瑁良

方解 至宝丹出自《太平惠民和剂局方》，方剂由生乌犀角、生玳瑁、琥珀、朱砂、雄黄、龙脑、麝香、牛黄、安息香、金箔、银箔组成。主治痰热内闭心包证，中暑、中风及温病痰热内闭。方中诸药相配，清热开窍，化浊解毒，诸证自愈。

至宝丹方解

君药 芳香开窍，辟秽化浊

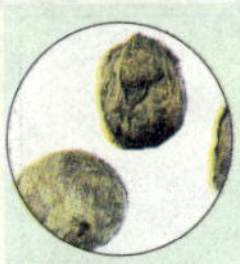

麝香一分
开窍醒神

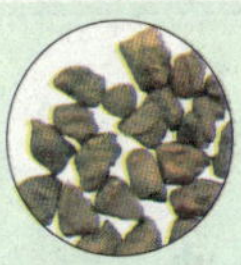

安息香一两半
开窍醒神

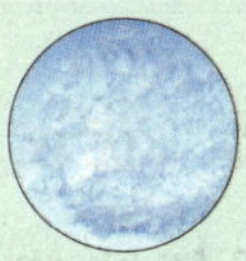

冰片一分
通窍散郁

臣药 豁痰开窍，平肝熄风

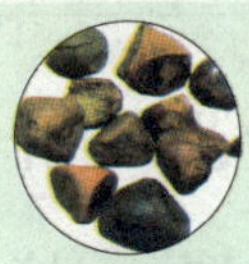

牛黄半两
清心解毒

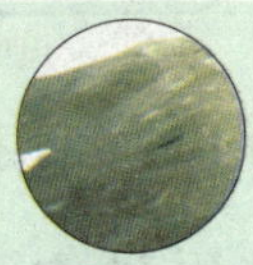

犀角一两
清营凉血

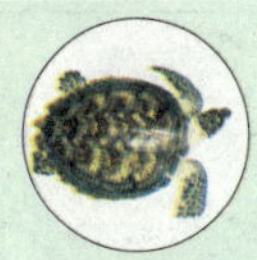

玳瑁一两
熄风定惊

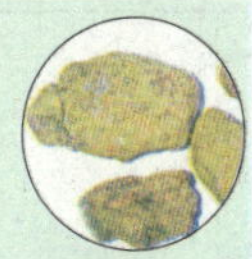

雄黄一两
劫痰解毒

佐使药 醒脾散郁

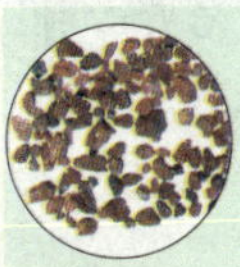

朱砂一两
重镇安神

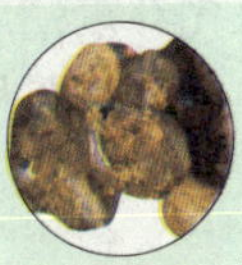

琥珀一两
镇静利尿

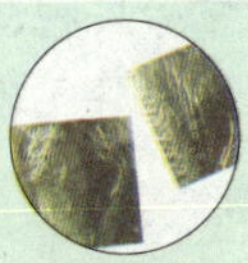

金银箔各五十张
安神解毒

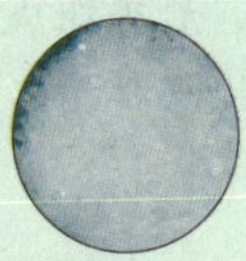

龙脑一分
安神解毒

服药时间：饭后 **服药次数**：日一服 **服药温度**：温

※ 1斤≈500g　1两≈31.25g　1钱≈3.125g　1分≈0.3125g

麝香	安息香	冰片	牛黄（人工）	犀角（代用品）	玳瑁	雄黄	朱砂	琥珀	金银箔
185元/g	0.125元/g	0.075元/g	0.4元/g	0.46元/g	1.3元/g	0.04元/g	0.6元/g	0.04元/g	0.4元/张

※ 此价格为市场价，仅供参考

组成

生乌犀角、生玳瑁、琥珀、朱砂、雄黄各一两，龙脑、麝香各一分，牛黄半两，安息香一两半，金箔半入药，半为衣，银箔各五十张。

用法

上述各药研为细末，炼蜜为丸，每次服

药材真假识别

麝香伪制品之掺伪麝香仁：为掺入动物脏器、肌肉、油类物质、植物组织、化学试剂（酮麝香）、蛋黄或奶渣等异物的伪制品。

用一丸，小儿减半，日一次，研碎开水和服。

◆ 功效

清热开窍，化浊解毒。

◆ 主治

中暑、中风及温病痰热内闭。症见神昏谵语，痰盛气喘，身热烦躁，舌红苔黄垢腻，脉滑数；及小儿惊厥属痰热内闭者。

◆ 临证加减

原书用人参汤送服，意取人参益气养心之功效，扶正诸药取邪开窍；“生姜、小便化下”法，取童子尿以滋阴降火化瘀；生姜辛散祛痰，可升散凉降之效。本方清热之力稍弱，可酌情配用清宫汤送服。

◆ 现代运用

主要用于脑血管意外、流行性乙型脑炎、小儿惊风、肝昏迷等属痰热内闭者。

◆ 使用注意

热甚阴伤者禁用本方；孕妇慎用本方。

妙香散

出自《太平惠民和剂局方》

> 妙香山药与参芪　甘桔二茯远志随
> 少佐辰砂木香麝　惊悸郁结梦中遗

方解 妙香散出自《太平惠民和剂局方》，方剂由山药、人参、黄芪、茯苓、茯神、远志、桔梗、甘草、辰砂、木香、麝香组成。可宁心安神，益气补虚，用于治疗心神烦乱，心脾气虚证。心脾气虚，忧思郁结，日久则心脾气短。方中诸药相配，宁神固气，解郁安心，诸证自愈。

妙香散方解

君药 补益心脾之气

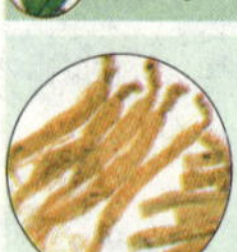

人参一两
补益心气

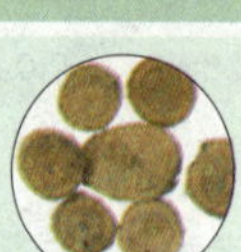

黄芪一两
补气固表

臣药 固涩精液，安神定志

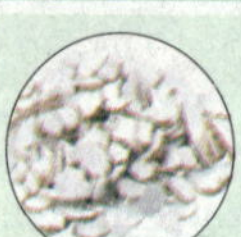

山药二两
益阴清热

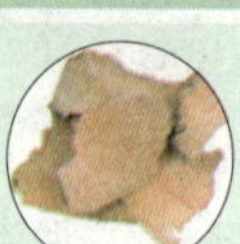

茯神一两
安神定志

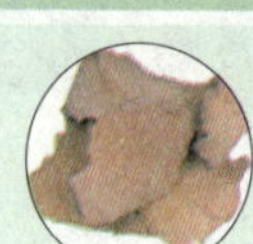

茯苓一两
渗湿利水

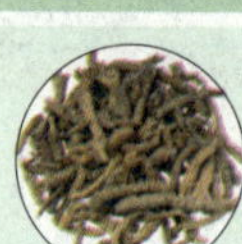

远志一两
安神益志

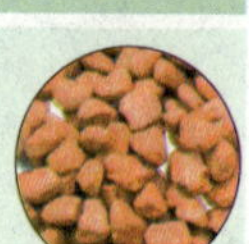

辰砂二钱
清心安神

药材真假识别

山药非正品之山薯：本品常呈斜片状，外皮多已除去，切断面乳白色，粉性。近边缘处有环纹，中央部位可见一细木心及放射状的黄色小点，有的有裂隙。味淡，嚼之有纤维性。

佐使药 醒脾散郁

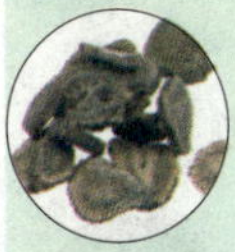

木香二钱半
疏利肝脾

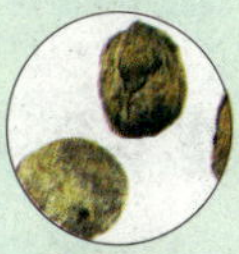

麝香一钱
开窍醒脑

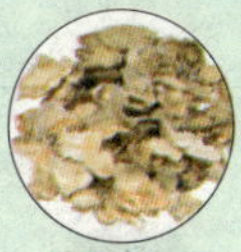

桔梗三钱
载药上行

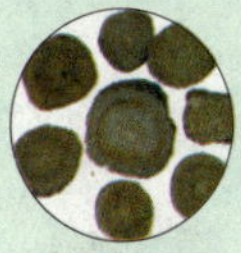

甘草二钱
调和诸药

服药时间：饭后 **服药次数：**日一服 **服药温度：**温

※ 1斤≈500g 1两≈31.25g 1钱≈3.125g 1分≈0.3125g

人参	黄芪	山药	茯神	茯苓	远志
0.33元/g	0.08元/g	0.015元/g	0.02元/g	0.06元/g	0.05元/g
辰砂	木香	麝香	桔梗	甘草	
0.4元/g	0.01元/g	185元/g	0.05元/g	0.11元/g	

※ 此价格为市场价，仅供参考

组成

山药二两，人参、黄芪、茯苓、茯神、远志各一两，甘草、辰砂（即朱砂，另研）各二钱，桔梗三钱，木香二钱半，麝香一钱。

用法

研极细末和匀，每服二钱，酒送下。

功效

安神宁志，涩精止遗。

主治

忧思郁结。症见惊悸不安，梦遗泄精。

消斑青黛饮

出自《伤寒六书》

消斑青黛栀连犀　知母玄参生地齐
石膏柴胡人参草　便实参去大黄跻——**跻：**原作“登”字讲，此处作“加”字讲。
姜枣煎加一匙醋　阳邪里实此方稽——**稽：**作“凭据”讲。

方解 消斑青黛饮出自《伤寒六书》，方剂由青黛、栀子、黄连、犀角、知母、玄参、生地、石膏、柴胡、人参、甘草组成。用时与生姜、大枣、醋同煎，可凉血化斑，泻火解毒，用于治疗胃热发斑。邪热入胃，胃经热盛，胃热入阳明，则身热不退、肤起斑疹、烦躁不安。方中诸药相配，清胃热，消斑疹，故名“消斑青黛饮”。

药材真假识别

山药非正品之木薯：本品略呈圆柱形或不规则圆柱形，稍弯曲，有的略扁。栓皮多已刮去。表面黄白色或淡黄色。有纵沟及须根痕。体重，质坚，不易折断。断面淡黄色，粉性，散有浅棕色点状物。

消斑青黛饮方解

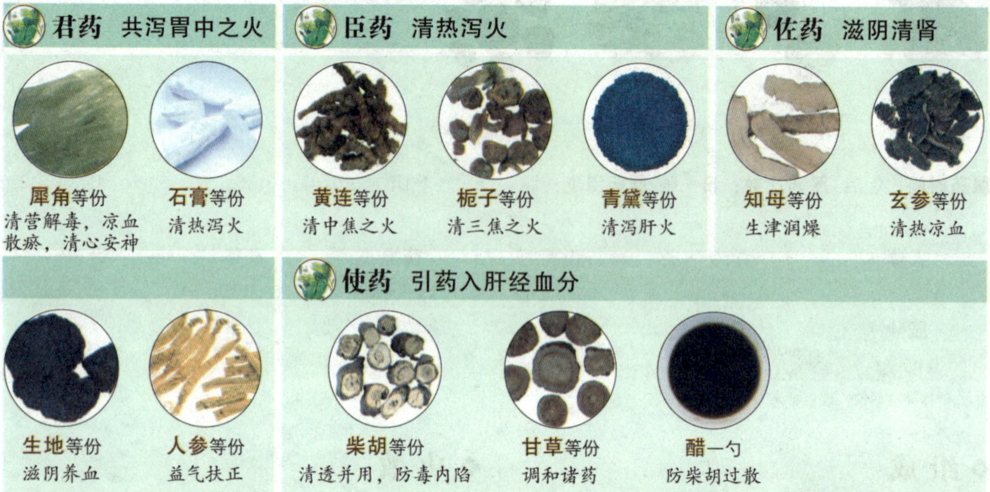

服药时间：饭后 **服药次数：**日一服 **服药温度：**温

※ 1斤≈500g 1两≈31.25g 1钱≈3.125g 1分≈0.3125g

犀角（代用品）	石膏	黄连	栀子	青黛	知母
0.46元/g	0.001元/g	0.15元/g	0.03元/g	0.06元/g	0.09元/g
玄参	生地	人参	甘草	柴胡	
0.01元/g	0.09元/g	0.33元/g	0.11元/g	0.08元/g	

※ 此价格为市场价，仅供参考

◆ 组成

青黛、栀子、黄连、犀角、知母、玄参、生地、石膏、柴胡、人参、甘草等各等份。

◆ 用法

加生姜一片，大枣二枚，水煎，加醋一匙服。

◆ 功效

凉血消斑，泻火解毒。

◆ 主治

温病或伤寒化热，邪入营分。症见皮肤斑疹，色红而深，口渴烦躁，发热不退，舌质苔红，苔干少液。

紫花地丁 草部 隰草类

清热解毒

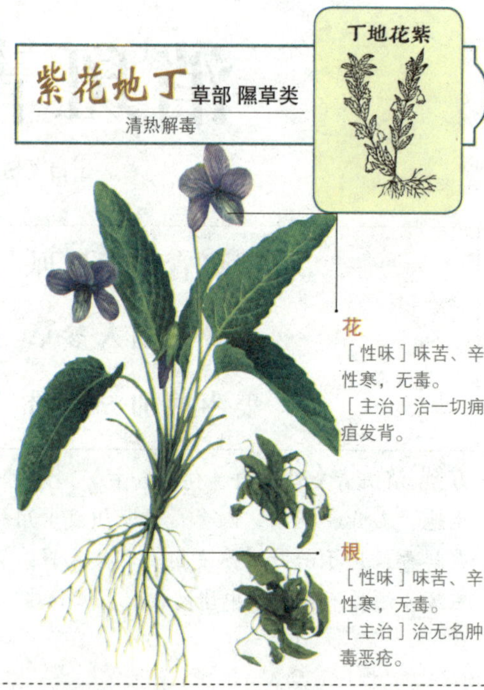

花

［性味］味苦、辛，性寒，无毒。

［主治］治一切痈疽发背。

根

［性味］味苦、辛，性寒，无毒。

［主治］治无名肿毒恶疮。

药材真假识别

苍耳子：本品呈椭圆形，总苞表面黄棕色、棕色或棕黑色，着生多数钩刺，基部增粗；一端具2枚粗的喙状刺，总苞质坚硬而韧，中间有一隔膜分为2腔。气微，味微苦。

苍耳散

出自《济生方》

苍耳散中用薄荷　辛夷白芷四般和

葱茶调服疏肝肺　清升浊降鼻渊瘥

瘥：病愈。

鼻渊：病名。指鼻腔内时流稠浊涕液的病证。俗称脑漏。

方解 苍耳散出自《济生方》，方剂由苍耳子、薄荷、辛夷、白芷组成。用时加葱白、清茶调服，可疏风止痛，通利鼻窍，用于治疗风邪上攻之鼻渊。风热郁结，上扰清窍，清阳不升，浊阴不降，可致鼻渊。方中诸药相配，升阳通窍，祛湿散风，升清降浊，散风热，鼻渊诸证自愈。

苍耳散方解

服药时间	服药次数	服药温度
饭后服用	日一服	温

※ 1斤≈500g　1两≈31.25g　1钱≈3.125g　1分≈0.3125g

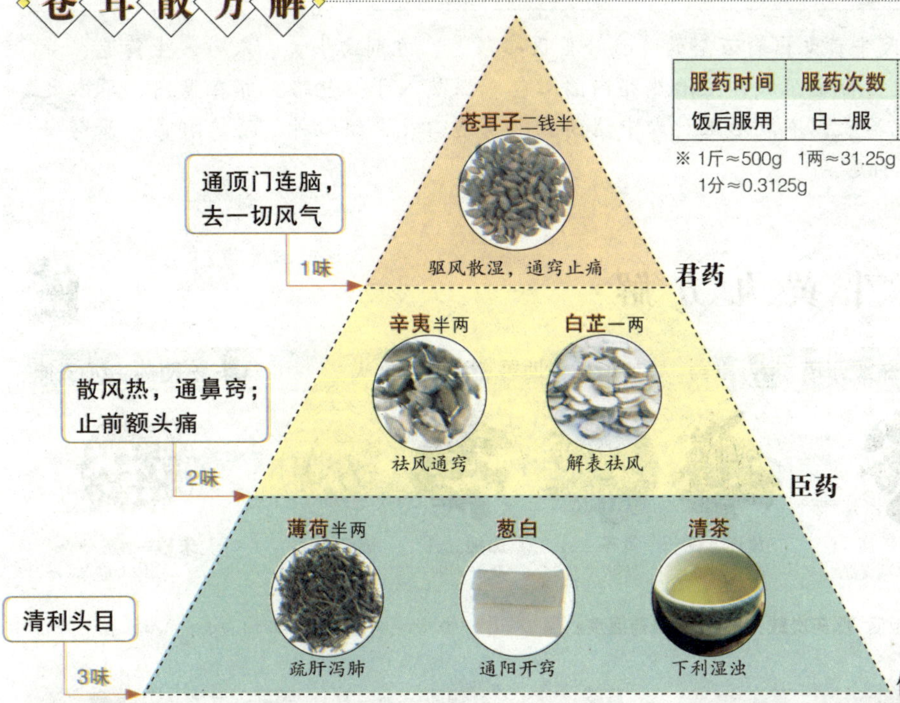
苍耳子二钱半
驱风散湿，通窍止痛
通顶门连脑，去一切风气
1味
君药
辛夷半两
祛风通窍
白芷一两
解表祛风
散风热，通鼻窍；止前额头痛
2味
臣药
薄荷半两
疏肝泻肺
葱白
通阳开窍
清茶
下利湿浊
清利头目
3味
佐使药

苍耳子	辛夷	白芷	薄荷	葱白	清茶
0.005元/g	0.036元/g	0.009元/g	0.006元/g	0.002元/g	0.02元/g

※ 此价格为市场价，仅供参考

药材真假识别

苍耳子非正品之东北苍耳：本品呈纺锤形或卵圆形。表面黄棕色或黄绿色，总苞顶端有2枚分离较粗的喙状刺，基部扩大呈三角锥状，喙状刺内侧各具一花柱痕。种子无胚乳。气微，味微苦。

◆ **组成**

苍耳子二钱半，薄荷叶、辛夷各半两，白芷一两。

◆ **用法**

上述各药研为细末，每次服用二钱，以葱茶调服。

◆ **功效**

通利鼻窍，清热疏风。

◆ **主治**

鼻渊。症见鼻塞，流黄浊鼻涕。

万氏牛黄丸

出自《痘疹世医心法》

万氏牛黄丸最精　芩连栀子郁砂并

或加雄角珠冰麝　退热清心力更宏

方解 万氏牛黄丸出自万全的《痘疹世医心法》，方剂由牛黄、朱砂、生黄连、黄芩、山栀、郁金组成，主治热邪内陷心包。温热入于心包络，邪在里内，草木之香，仅能治表，不能治里。方中诸药相配，通心气，镇心神，清热解毒，开窍安神，诸证自愈。

万氏牛黄丸方解

君药 豁痰开窍

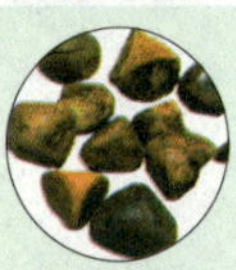

牛黄二分五厘
清热解毒，熄风定惊

臣药 导热下行，助君药清心包之火

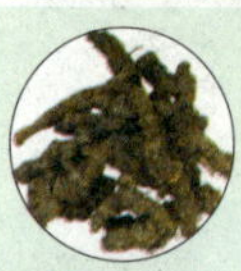

黄连五钱
泻火解毒

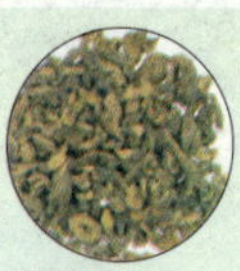

黄芩三钱
清热燥湿

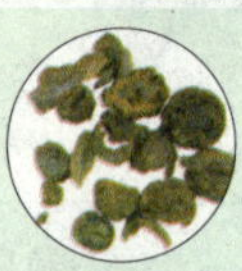

山栀三钱
疏肝利胆

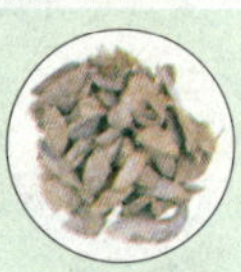

郁金二钱
开窍醒神

佐使药 镇心安神

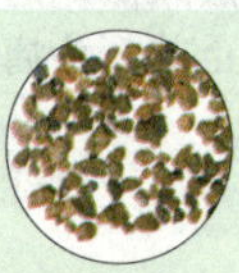

朱砂一钱五分
安神解毒

服药时间：饭后　**服药次数**：日两服　**服药温度**：温

※ 1斤≈500g　1两≈31.25g　1钱≈3.125g　1分≈0.3125g

牛黄（人工）	黄连	黄芩	山栀	郁金	朱砂
0.4元/g	0.15元/g	0.017元/g	0.03元/g	0.02元/g	0.6元/g

※ 此价格为市场价，仅供参考

药材真假识别

牛黄正品：本品呈卵圆、类球形或不规则的四方体，大小不一，表面黄红色至棕黄色。有的表面挂有一层黑色光亮的薄膜，习称“乌金衣”。体轻，易分层剥落。气清香，有清凉感，嚼之易碎。

◆组成

牛黄二分五厘，朱砂一钱五分，生黄连五钱，黄芩、山栀各三钱，郁金二钱。

◆用法

炼蜜为丸，蜡封，每服一丸（潮重），小儿酌减，研碎、开水和服。

◆功效

清热解毒，开窍宁神。

◆主治

温邪内陷，热入心包。症见烦躁不宁，神昏谵语，发热；中风窍闭，小儿惊厥等。

附方

方名	组成	用法	功用	主治
安宫牛黄丸	牛黄、郁金、黄连、黄芩、山栀、朱砂、雄黄、犀角各一两，梅片、麝香各二钱五分，珍珠五钱，金箔	共碾为极细末，炼蜜为丸，金箔为衣（选用），蜡护，每服一丸，或鼻饲，小儿减半	清热解毒，豁痰开窍	温热病，热邪内陷心包，痰热壅闭心窍

清瘟败毒饮

出自《疫疹一得》

清瘟败毒地连芩　丹石栀甘竹叶寻
犀角玄翘知芍桔　瘟邪泻毒亦滋阴

方解 清瘟败毒饮出自余霖的《疫疹一得》，方剂由生石膏、小生地、乌犀角、黄连、栀子、桔梗、黄芩、知母、赤芍、玄参、连翘、甘草、丹皮、鲜竹叶组成。用于治疗热毒充斥，气血两燔。方中诸药相配，清热解毒，凉血救阴，诸证自愈。

清瘟败毒饮方解

君药 清阳明经热

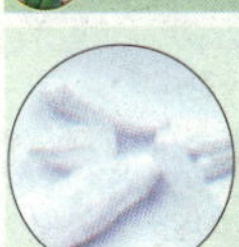

石膏酌情
清热止渴

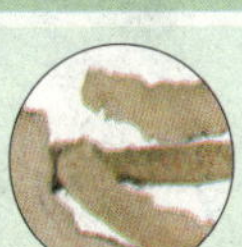

知母适量
清热泻火

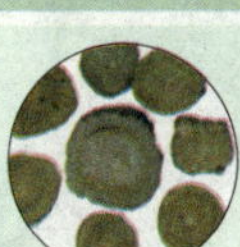

甘草适量
补中益气

臣药 清营凉血，泻火解毒

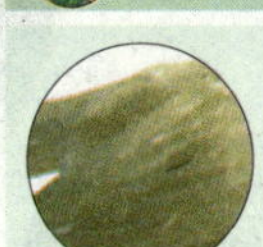

犀角酌情
定惊解毒

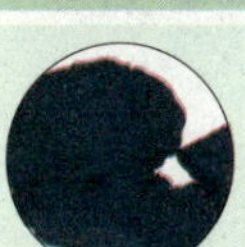

生地黄酌情
滋阴凉血

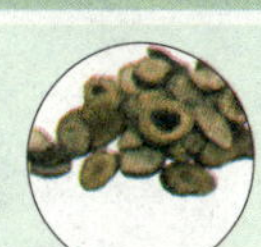

芍药适量
滋阴养血

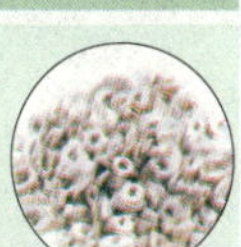

牡丹皮适量
活血散瘀

药材真假识别

牛黄非正品之管黄：本品呈短管状或破碎成块片，大小不一。表面棕褐色，较粗糙，有隆起的小疙瘩或粗横纹。体轻，质酥脆，断面中心糟朽，黑褐色或中空。外周有层纹，多为褐色。

佐使药 清热养阴

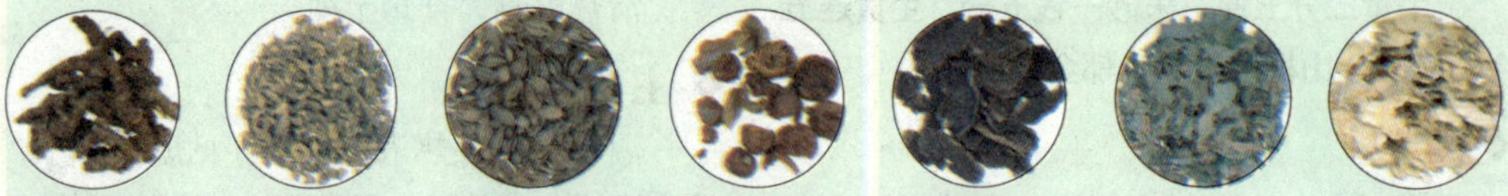

黄连酌情	黄芩适量	连翘适量	栀子适量	玄参适量	竹叶适量	桔梗适量
泻火解毒	清热解毒	散结消肿	清泻三焦	清热凉血	清心除烦	宣通气机

服药时间：睡前 **服药次数：**日一服 **服药温度：**温

※ 1斤≈500g 1两≈31.25g 1钱≈3.125g 1分≈0.3125g

石膏	知母	甘草	犀角（代用品）	生地黄	芍药	牡丹皮
0.01元/g	0.09元/g	0.11元/g	0.46元/g	0.09元/g	0.07元/g	0.027元/g
黄连	黄芩	连翘	栀子	玄参	竹叶	桔梗
0.15元/g	0.017元/g	0.04元/g	0.03元/g	0.01元/g	0.007元/g	0.05元/g

※ 此价格为市场价，仅供参考

◆组成

生石膏大剂六至八两、中剂二至四两、小剂八钱至一两二钱，小生地大剂六钱至一两、中剂三至五钱、小剂二至四钱，乌犀角大剂六至八钱、中剂三至五钱、小剂二至四钱，真川连大剂四至六钱、中剂二至四钱、小剂一至一钱半，栀子、桔梗、知母、黄芩、赤芍、连翘、玄参、丹皮、甘草、鲜竹叶各适量。

◆用法

先煮石膏煮至十沸，后下余药，犀角磨汁和服。

◆功效

清热解毒，凉血救阴。

◆主治

一切火热证。症见头痛，大热烦躁，渴饮干呕，发斑吐衄，昏狂谵语，舌绛唇焦，脉沉而数，或浮大而数，或沉细而数等。

红蓝花 草部 隰草类

活血润燥 止痛散结

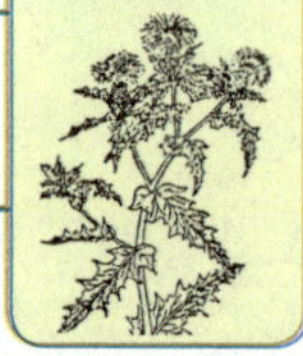

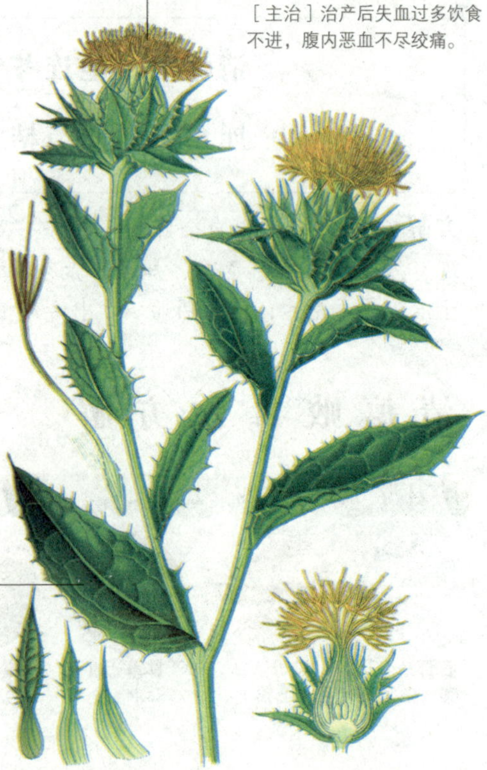

花
［性味］味辛，性温，无毒。
［主治］治产后失血过多饮食不进，腹内恶血不尽绞痛。

叶
［性味］味辛，性温，无毒。
［主治］活血润燥，止痛散肿，通经。

药材真假识别

麦冬正品：本品呈纺锤形，略弯曲，两端狭尖，中部略粗。长1.5～3.5cm，直径0.3～0.5cm。表面淡黄色，有的显黄棕色，具粗糙的纵皱纹。质柔韧，纤维性强，断面黄白色，蜡质样。味较淡。

玉女煎

出自《景岳全书》

玉女煎中地膝兼　石膏知母麦冬全

阴虚胃火牙疼效　去膝地生温热痊

方解 玉女煎出自张介宾的《景岳全书》，方剂由石膏、熟地、麦冬、知母、牛膝组成，可清胃泻火，滋阴增液。若肺肾真阴不足，不能濡润于胃，胃汁干枯受火邪，则胃热阴虚。方中诸药相配，清胃热，滋肾阴，诸证自愈。

玉女煎方解

君药 生津止渴

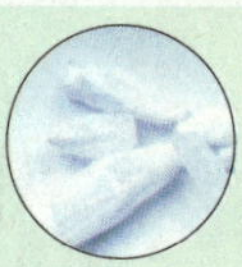

石膏三、五钱
清泻胃火

臣药 滋阴润燥，壮水制火

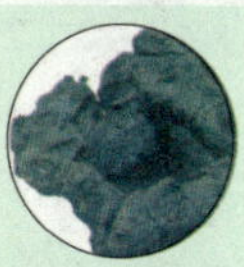

熟地黄三、五钱或一两
补肾滋阴

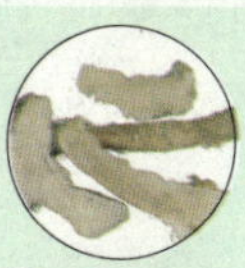

知母一钱半
苦寒质润

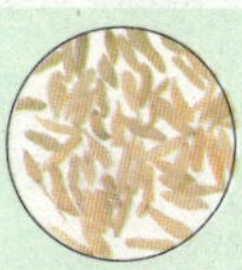

麦冬二钱
清热养肺

佐使药 导热引血下行

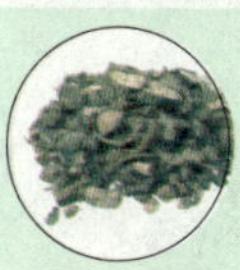

牛膝一钱半
补肝肾、强筋骨

服药时间：饭后 **服药次数：**日一服 **服药温度：**温

※ 1斤≈500g　1两≈31.25g　1钱≈3.125g　1分≈0.3125g

石膏	熟地黄	知母	麦冬	牛膝
0.001元/g	0.1元/g	0.09元/g	0.05元/g	0.018元/g

※ 此价格为市场价，仅供参考

◆ 组 成

石膏三、五钱,熟地三、五钱或一两,麦冬二钱,知母、牛膝各一钱半。

◆ 用 法

水煎服。

◆ 功 效

清胃滋阴。

◆ 主 治

胃热阴虚。症见烦热干渴，牙痛，头痛，齿松牙衄，舌红苔黄且干；亦治消渴，易饥等。

◆ 临证加减

火盛，加地骨皮、栀子以泻火清热；血分热盛，齿衄出血，易熟地，入玄参、生地

药材真假识别

麦冬非正品之土麦冬：本品呈纺锤形，两端略尖。表面黄白色或淡黄色，有不规则的细纵皱纹。质硬脆，易折断，断面黄白色，角质样，中央有一细小中柱。气微香，味甘，微苦。

以清热凉血。

◆ **现代运用**

主要用于急性口腔炎、糖尿病、牙龈炎、牙周炎、舌炎等属胃热阴虚者。

◆ **使用注意**

脾虚便薄者，不宜服用本方。

青蒿鳖甲汤

出自《温病条辨》

> **青蒿鳖甲知地丹　阴分伏热此方攀**
>
> **夜热早凉无汗者　从里达表服之安**

方解 青蒿鳖甲汤出自吴瑭的《温病条辨》，方剂由青蒿、知母、鳖甲、生地、丹皮组成，可养阴透热，主治邪热内伏证。症见夜热早凉,热退无汗,能食形瘦,舌红少苔,脉数。方中诸药相配，解热、镇静、抑制导化、滋养强壮，诸证自愈。

青蒿鳖甲汤方解

君药 透邪滋阴

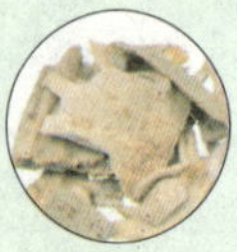

鳖甲五钱
滋阴退热

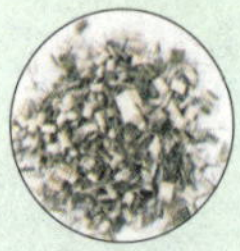

青蒿二钱
清透引邪外出

臣药 助君药养阴退热，透泄阴中伏火

生地黄四钱
滋阴清热生津

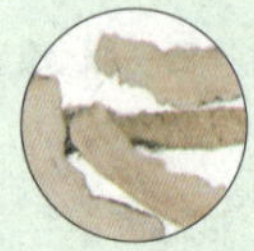

知母二钱
滋阴降火

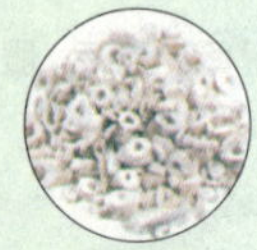

牡丹皮三钱
凉血散瘀

服药时间：饭后 **服药次数：**日两服 **服药温度：**温

※ 1斤≈500g　1两≈31.25g　1钱≈3.125g　1分≈0.3125g

鳖甲	青蒿	生地黄	知母	牡丹皮
0.07元/g	0.01元/g	0.09元/g	0.09元/g	0.027元/g

※ 此价格为市场价，仅供参考

◆ **组 成**

青蒿、知母各二钱，鳖甲五钱，生地四钱，丹皮三钱。

◆ **用 法**

上药以水五杯，煮取二杯，日再服。

药材真假识别

鳖甲非正品之印度缘板鳖背甲：本品呈椭圆形拱状，缘盾和缘板多被除去，背棱一条。长8～14cm，宽6～10cm，高4～6cm。表面类白色，角质盾片多已除去，骨纹明显。

◆ 功效

养阴透热。

◆ 主治

温病后期，阴液耗损，邪伏阴分。症见热消无汗，夜热早冷，舌红苔少，脉细数。

◆ 临证加减

肺痨骨蒸，阴虚火旺，加旱莲草、沙参；身倦口渴，气阴两伤，入人参、麦冬；小儿夏季暑热，酌加荷梗、白薇等；慢性肾盂肾炎或肾结核见脉细数、低热不退，尿热短赤、加白茅根、泽泻；麻疹后肺炎属邪留阴分，入银柴胡、白薇、地骨皮。

◆ 现代运用

主要用于发热性传染病后期、病因不明的发热、结核病、小儿夏季热、慢性肾盂肾炎、术后低热等属阴虚内热者。

◆ 使用注意

方中青蒿宜后入；阴虚抽搐者，不宜服用本方。

青蒿 草部 隰草类

清热解暑　除蒸截疟

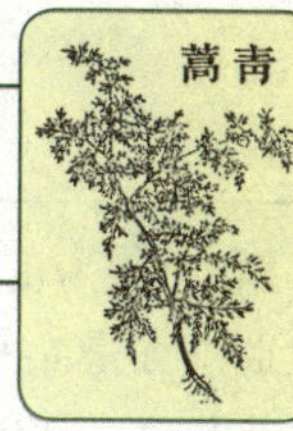

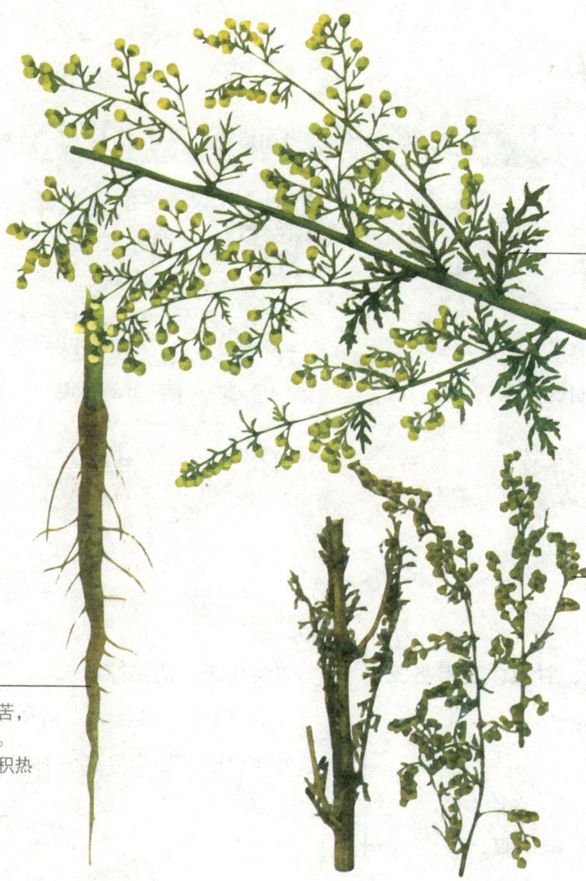

药材真假识别

鳖甲非正品之眼斑沼龟背甲： 本品呈长倒卵圆形。外表面棕绿色，具黄色圆斑，颈板1块，宽翼状。内表面灰白色，颈骨略呈宽翼状，完整者可见前缘板和后缘板，其第一后缘板明显大于第二后缘板。

化斑汤

出自《温病条辨》

化斑汤用石膏元　粳米甘犀知母存

或入银丹大青地　温邪斑毒治神昏

方解 化斑汤出自吴瑭的《温病条辨》，方剂由石膏、知母、甘草、玄参、犀角、粳米组成。可清气凉血，主治气血两燔证。阳明主肌肉，斑家遍体皆赤，自内而外。方中诸药相配，可清热凉血，解毒化斑，诸证自愈。

化斑汤方解

君药 清热解毒

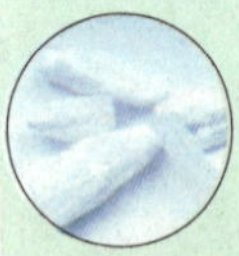

石膏一两
清阳明经热

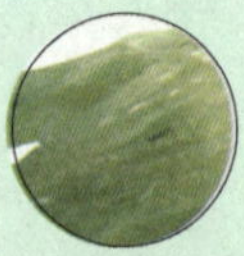

犀角二钱
清营解毒，凉血散瘀

臣药 清热护阴、滋阴凉血

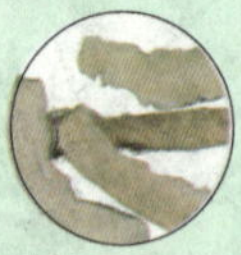

知母二两
养阴清热

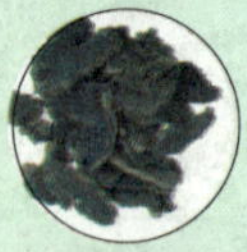

玄参三钱
凉血解毒

佐使药 益胃护津

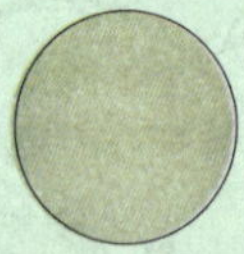

粳米五钱
除烦解渴

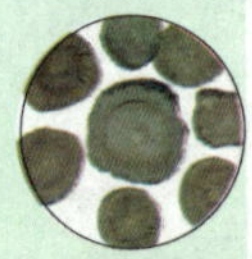

甘草三钱
调和诸药

服药时间：饭后 **服药次数**：日四服 **服药温度**：温

※ 1斤≈500g　1两≈31.25g　1钱≈3.125g　1分≈0.3125g

石膏	犀角（代用品）	知母	玄参	甘草	粳米
0.001元/g	0.46元/g	0.09元/g	0.01元/g	0.11元/g	0.006元/g

※ 此价格为市场价，仅供参考

组成

石膏一两，知母四钱，甘草、玄参各三钱，犀角二钱，粳米五钱。

用法

上述诸药，入水八杯煎，煮取三杯，每日服用三次。渣再煮一盅，晚一服。

功效

解毒化斑，清热凉血。

主治

发热口渴，温病发斑，神昏谵语。

药材真假识别

紫草正品之软紫草：本品呈不规则的长圆柱形，多扭曲。表面紫红色或紫褐色，皮部疏松，呈条形片状，顶端有的可见分歧的茎残基。体轻，质松软，易折断，木部较小，黄白色或黄色。气特异。

神犀丹

出自《温热经纬》

神犀丹内用犀芩　元参菖蒲生地群——**群：**聚在一起。

豉粉银翘蓝紫草　温邪暑疫有奇勋

方解 神犀丹出自王士雄的《温热经纬》，方剂由犀角磨汁、石菖蒲、黄芩、鲜生地绞汁、金汁、连翘、板蓝根、豆豉、玄参、天花粉、紫草组成。温热暑疫等病，邪不易解，耗液耗营，逆传内陷，致昏狂、惊厥、谵语、发斑等证，亦发痘疮毒重，夹带紫斑危症。方中诸药相配，清热开窍，凉血解毒，诸证自愈。

神犀丹方解

君药 解毒

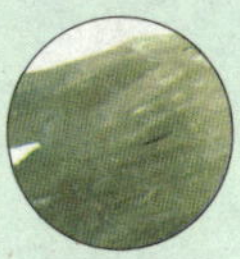

犀角六两
清心凉血

臣药 引内陷之邪热外透，清热开窍

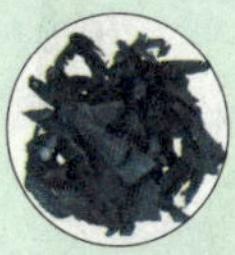

紫草四两
清热解毒

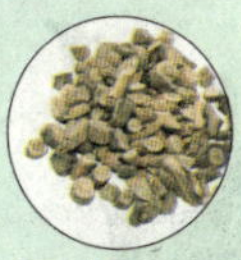

板蓝根九两
降火清热

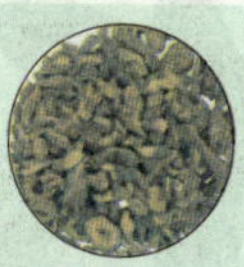

黄芩六两
清热燥湿

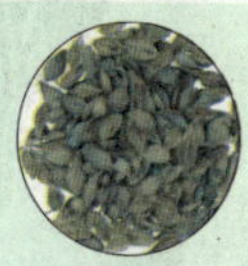

连翘十两
泻火

生地黄一斤
清热生津

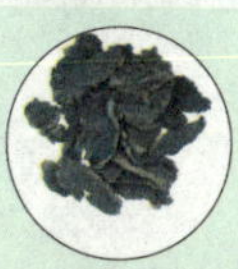

玄参七两
清热凉血

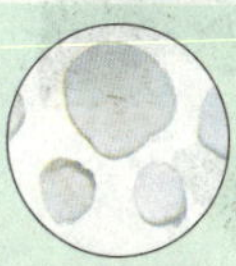

天花粉四两
养阴生津

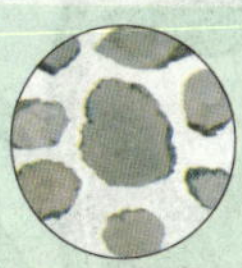

石菖蒲六两
开窍

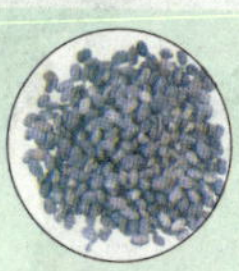

豆豉八两
宣郁

佐使药 开窍

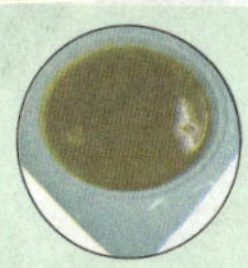

金汁十两
镇心神

服药时间：饭后服用 **服药次数：**日一服 **服药温度：**凉

※ 1斤≈500g　1两≈31.25g　1钱≈3.125g　1分≈0.3125g

犀角（代用品）	紫草	板蓝根	黄芩	连翘	生地黄
0.46元/g	0.1元/g	0.009元/g	0.017元/g	0.04元/g	0.09元/g
玄参	天花粉	菖蒲	豆豉	金汁	
0.01元/g	0.014元/g	0.03元/g	0.008元/g	275元/g	

※ 此价格为市场价，仅供参考

药材真假识别

紫草非正品之滇紫草：本品呈圆柱形，少有分枝。外皮紫色，易成片状剥落，内侧可见略扭曲的深纵沟及纵皱纹，并有支根痕。质硬，难折断，断面不整齐，棕黄色。味甜微涩。

◆组成

犀角磨汁、石菖蒲、黄芩各六两，鲜生地（绞汁）一斤，金汁、连翘各十两，板蓝根九两，豆豉八两，玄参七两，天花粉、紫草各四两。

◆用法

上述诸药各研细末，用生地汁、犀角汁共捣为丸，每丸三钱，每日服用两丸，小儿减半，以凉开水化服。

◆功效

凉血通窍，清热化毒。

◆主治

温热暑疫，耗液伤阴，逆传内陷。症见惊厥，斑疹色紫，舌色干，或圆硬，或黑苔，或紫绛；痘疹后咽痛，余毒内滞，目赤烦闷等。

紫草 草部 山草类

清热凉血 解毒透疹

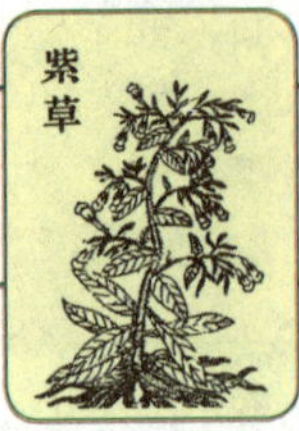
紫草

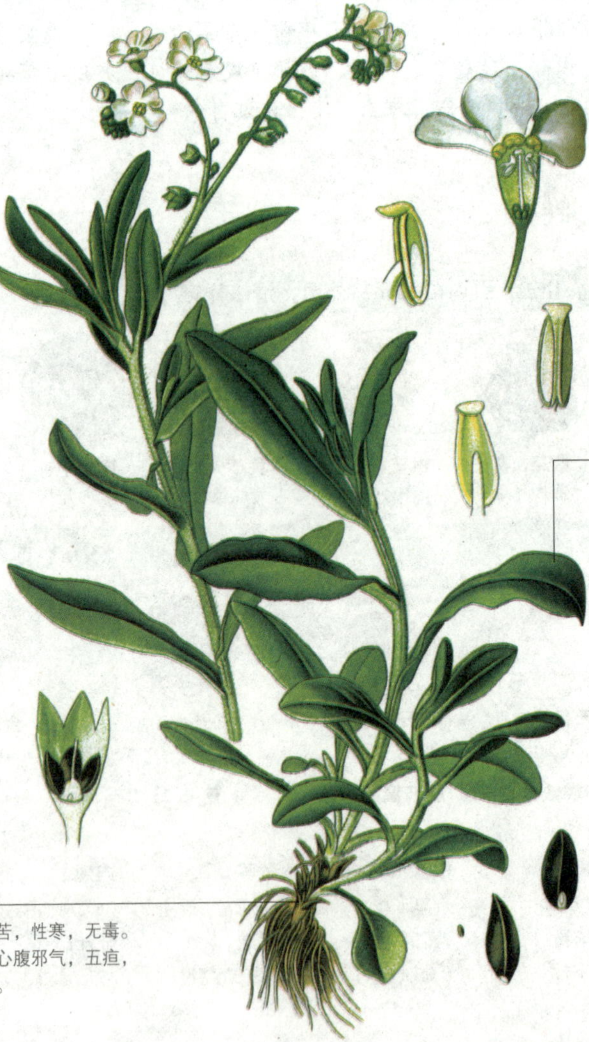
叶
［性味］味苦，性寒，无毒。
［主治］治斑疹痘毒，能活血凉血，利大肠。
根
［性味］味苦，性寒，无毒。
［主治］治心腹邪气，五疸，能补中益气。

药材真假识别

鲜地黄正品：呈纺锤形或圆条状，外皮薄。表面浅红黄色，具弯曲的纵皱纹、芽痕、横长皮孔及不规则疤痕。易断，断面淡黄白色，可见放射状排列的纹理。气微，味微甜。

第十六章

杀虫之剂

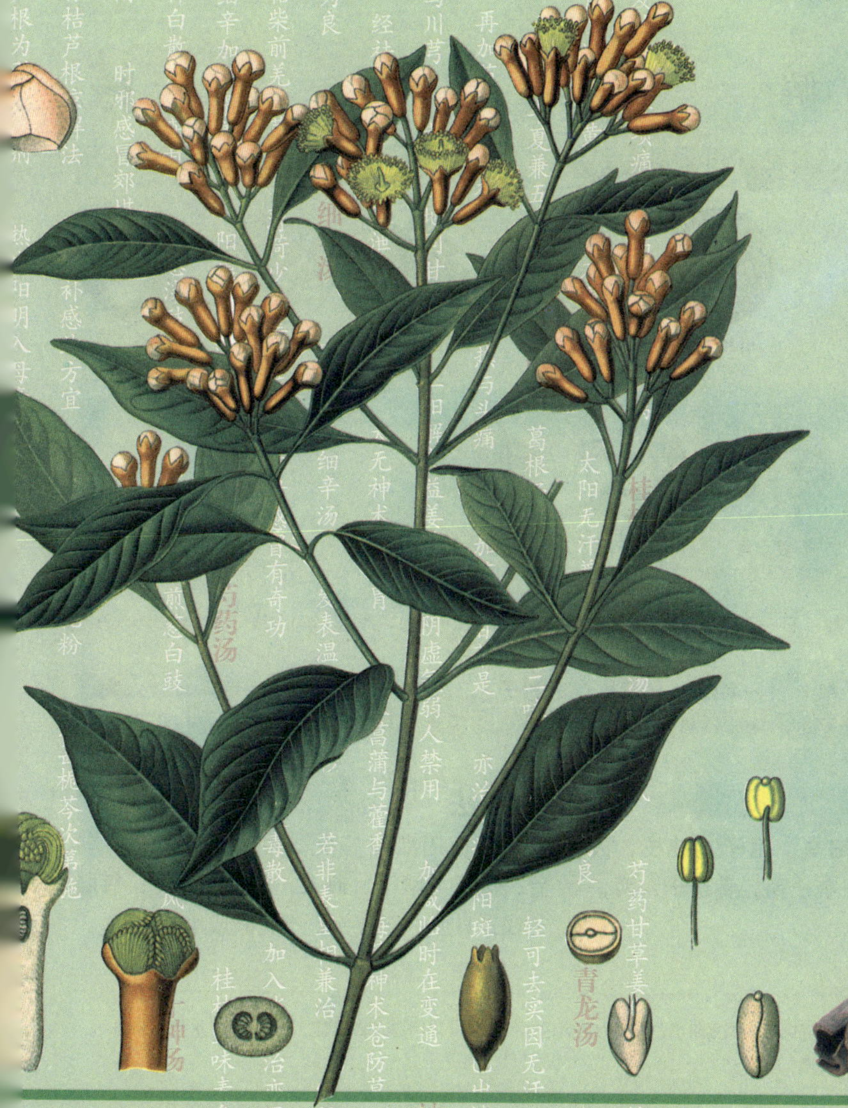

凡以驱虫药为主组成，具有驱虫或杀虫功效，用于治疗人体寄生虫病的方剂，统称为杀虫之剂。人体寄生虫多由误食沾染虫卵的食物而致，使用杀虫之剂时应注意，杀虫药大多有毒，用量不宜过大，以免伤正或中毒。

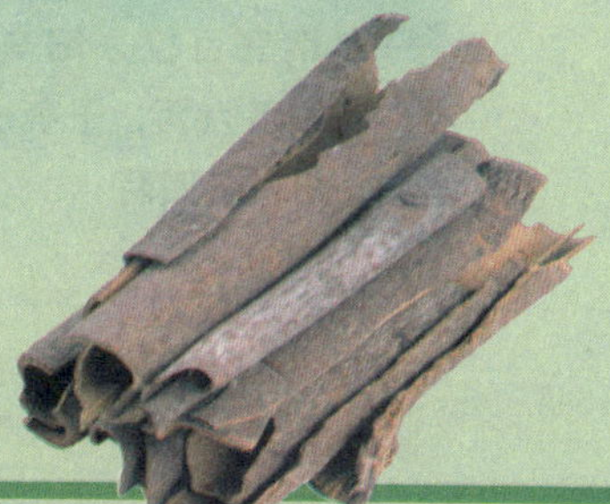

乌梅丸

出自《伤寒论》

乌梅丸用细辛桂　人参附子椒姜继——继：接续。

黄连黄柏及当归　温藏安蛔寒厥剂

方解 乌梅丸出自张仲景《伤寒论》，方剂由乌梅、桂枝、细辛、附子、人参、黄柏、黄连、干姜、川椒、当归组成。可安蛔止痛，用于治疗蛔厥证。蛔虫寄生体内，若肠胃寒热交错，虫扰动不安，则腹痛，呕吐。方中诸药相配，酸苦辛并进，祛邪扶正，蛔虫痛解。

乌梅丸方解

君药 安蛔

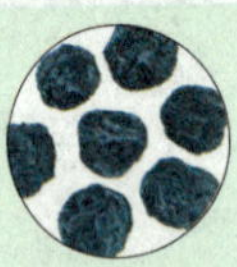

乌梅三百枚
安蛔止痛

臣药 祛寒安蛔

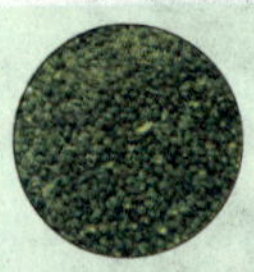

川椒四两
辛可伏蛔

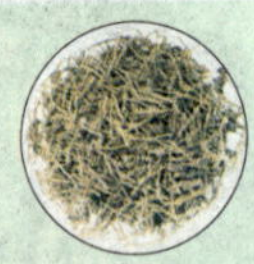

细辛六两
温脏祛寒

佐药 解毒驱蛔，补养气血

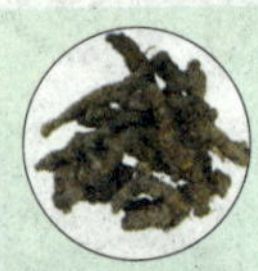

黄连十六两
清热解毒

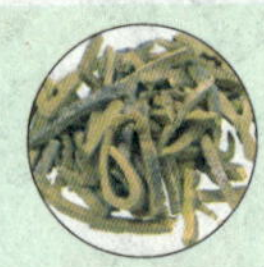

黄柏六两
清热燥湿，下蛔清热

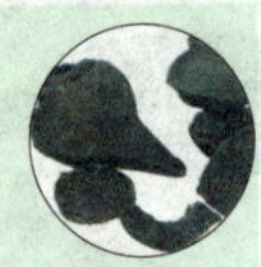

附子六两
温中祛寒

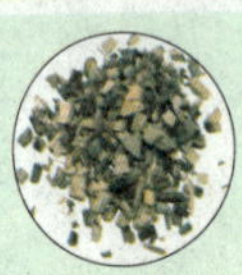

桂枝六两
通阳散寒

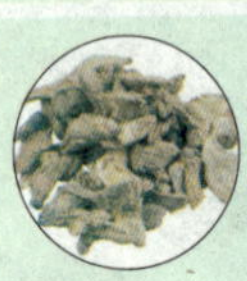

干姜十两
温脏祛寒，又可制蛔

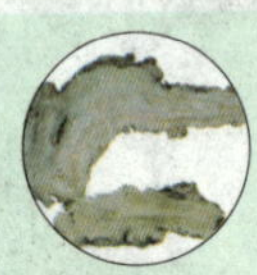

当归四两
补气活血

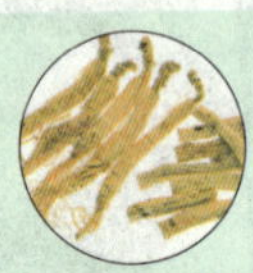

人参六两
益气健脾

服药时间：饭前 **服药次数：**日一至三服 **服药温度：**温　　※ 1斤≈500g 1两≈31.25g 1钱≈3.125g 1分≈0.3125g

乌梅	川椒	细辛	黄连	黄柏	附子	桂枝	干姜	当归	人参
0.024元/g	0.047元/g	0.07元/g	0.15元/g	0.02元/g	0.025元/g	0.03元/g	0.014元/g	0.05元/g	0.33元/g

※ 此价格为市场价，仅供参考

组成

乌梅三百枚，细辛、附子、桂枝、人参、黄柏各六两，干姜十两，黄连十六两，当归、川椒各四两。

用法

乌梅用醋浸一夜，去核，与余药打匀后，烘干或晒干，研末，加蜜制为丸；每服三钱，日服一至三次；空腹服或水共煎服。

药材真假识别

乌梅正品：本品呈类圆形或椭圆形。果实略小，表面为灰黑色至红黑色。果肉厚，略皱缩，紧贴果核。果核扁椭圆形，为黄褐色或棕黄色。气微，味酸涩。

◆ **功效**

温脏补虚，泻热安虫。

◆ **主治**

蛔厥证。症见心烦呕吐，时发时停，食入吐蛔，腹痛，手足厥冷。又治久痢，久泻。

◆ **临证加减**

本方之效重在安蛔。杀虫力较弱，临证宜酌加使君子、苦楝皮、榧子、槟榔等以借杀虫驱虫之力，或加芒硝、大黄以强驱虫攻积之效；呕吐甚者，加生姜、半夏、吴茱萸以降逆止呕；腹痛甚，加白芍、甘草以缓急，或加大腹子、木香理气。方中温里与清热药物之比重酌情加减。

◆ **现代运用**

主要用于肠道蛔虫、胆道蛔虫、蛔虫性肠梗阻、肠易激综合征、肠炎等属脾肾虚寒，寒中蕴热证者。

◆ **使用注意**

蛔虫腹痛或久泻久痢久而不愈者，不宜服用本方。

梅 果部 五果类

止渴调中 祛痰 治疟瘴

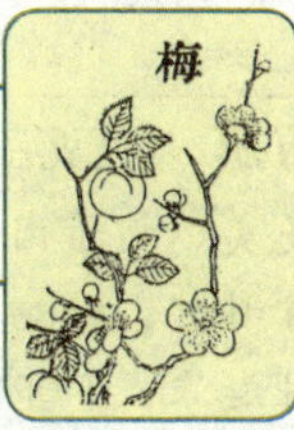
梅

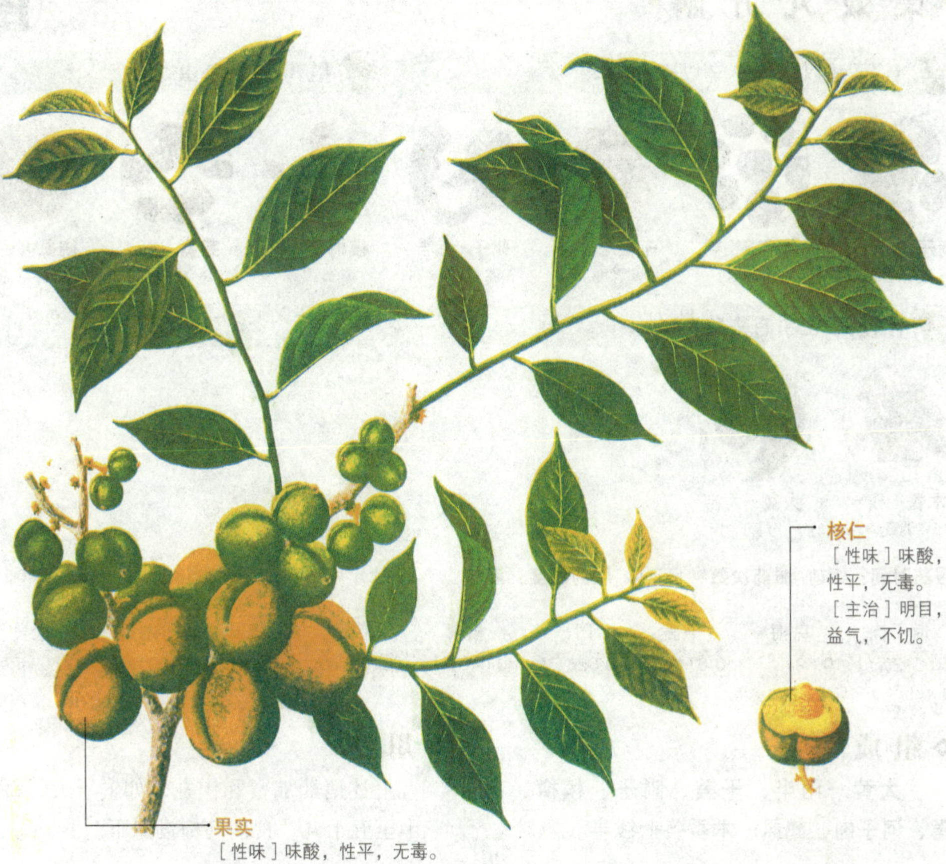
核仁
[性味]味酸，性平，无毒。
[主治]明目，益气，不饥。
果实
[性味]味酸，性平，无毒。

药材真假识别

乌梅非正品之李：本品呈类球形或扁球形，稍大，外表为乌黑色或棕黑色，皱缩不平。基部有圆形果梗痕。果核坚硬，椭圆形，为棕黄色，表面有凹入小点，种子扁卵形，淡黄色。气微，味极酸。

集效丸

出自《三因极一病证方论》

集效姜附与槟黄　芜荑诃鹤木香当

雄槟丸内白矾入　虫啮攻疼均可尝

啮：用牙咬。

方解 集效丸出自陈言的《三因极一病证方论》，方剂由大黄、干姜、附子、槟榔、芜荑、诃子肉、鹤虱、木香组成。可温阳驱虫，主治虫积夹寒证。脏腑虚弱，或多食甘肥，致蛔虫动作，心腹搅痛，发作肿聚，往来上下，痛有休止，腹中烦热，口吐涎沫，下部有虫，生痔痒痛。方中诸药相配，温中杀虫，诸证自愈。

集效丸方解

君药 酸以伏虫，辛以安蛔

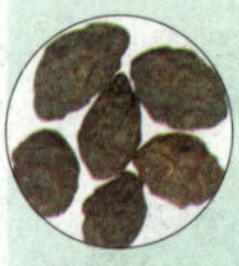

诃子肉七钱半
酸以伏虫

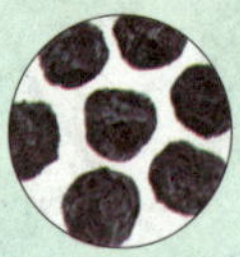

乌梅七钱半
安蛔止痛

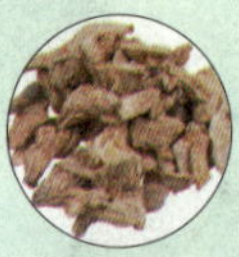

干姜七钱半
暖胃驱寒

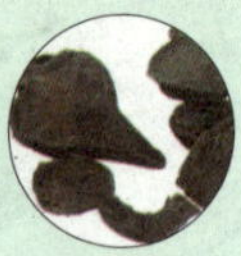

附子七钱半
温补脾阳

臣药 苦以杀虫

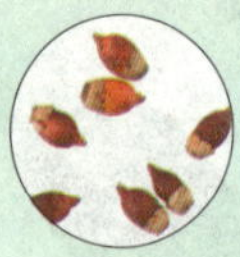

槟榔七钱半
杀虫破积

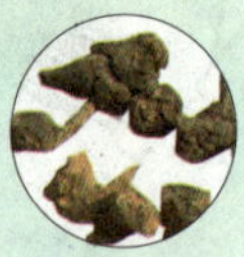

芜荑七钱半
消积杀虫

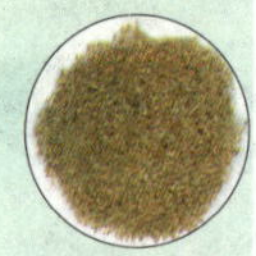

鹤虱七钱半
清热解毒杀虫

佐使药 使虫有去路

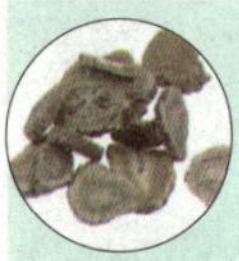

木香七钱半
调气

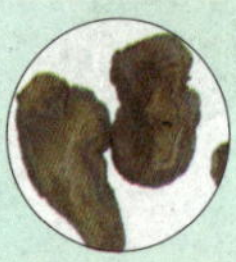

大黄一两半
泻下

服药时间：饭前 **服药次数：**日三服 **服药温度：**温

※ 1斤≈500g 1两≈31.25g 1钱≈3.125g 1分≈0.3125g

诃子肉	乌梅	干姜	附子	槟榔	芜荑	鹤虱	木香	大黄
0.012元/g	0.024元/g	0.014元/g	0.025元/g	0.015元/g	0.06元/g	0.01元/g	0.01元/g	0.03元/g

※ 此价格为市场价，仅供参考

◆ 组成

大黄一两半，干姜、附子、槟榔、芜荑、诃子肉、鹤虱、木香各七钱半。

◆ 用法

上述诸药加蜜和作丸，如铜子大，每服三十至五十丸，食前乌梅汤送下。

药材真假识别

乌梅非正品之山杏：本品呈扁圆形。表面为棕褐色，皱缩，果肉质硬而薄，不易剥离。果核呈扁圆形，直径1.5～2 cm，为棕褐色，表面较光滑或一侧边缘较锋利。气微，味酸涩。

◆功效

杀虫，温中。

◆主治

虫积夹寒。症见虫啮腹痛，时作时止，或四肢常冷，寒热往来。

附方

方名	组成	用法	功用	主治
雄槟丸	雄黄、槟榔、白矾各等分	研末后和作丸，如梧桐子大，每服五分	杀虫止痛	虫痛

化虫丸

出自《太平惠民和剂局方》

化虫鹤虱及使君　槟榔芜荑苦楝群
白矾胡粉糊丸服　肠胃诸虫永绝氛

芜：又名山榆仁。为榆科植物大果榆果实的加工品。

群：聚集在一起。

氛：气氛，此处指虫积肠胃的危害。

方解 化虫丸出自《太平惠民和剂局方》，方剂由槟榔、鹤虱、苦楝根、胡粉、白矾组成。用时与使君子、芜荑同煎，可杀虫止痛，用于治疗肠道寄生虫病。本方可治疗多种寄生虫病。虫居于肠中，搅动致腹痛，呕吐。方中诸药相配，共奏杀虫逐虫之效。

化虫丸方解

君药 杀蛔虫，蛲虫

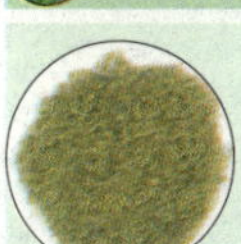

鹤虱一两
驱杀诸虫

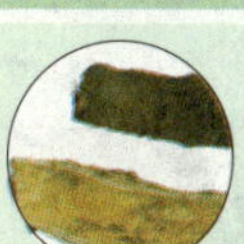

苦楝根皮一两
止痛杀蛔虫，蛲虫

臣药 杀绦虫，姜片虫、钩虫，并使虫由大便而出

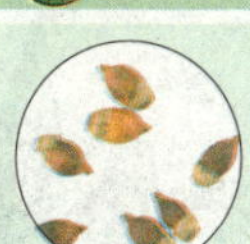

槟榔一两
行气导滞

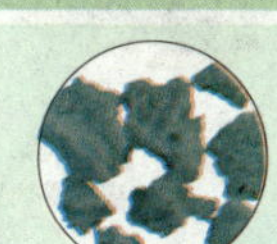

枯矾二钱半
解毒杀虫

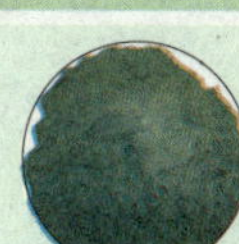

铅粉一两
解毒杀虫

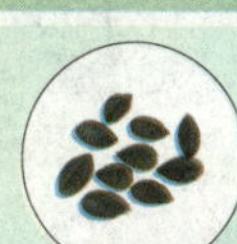

使君子五钱
杀虫消疳

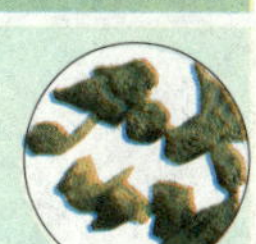

芜荑五钱
杀虫消疳

服药时间：饭前 **服药次数：**日两服 **服药温度：**温

※ 1斤≈500g　1两≈31.25g　1钱≈3.125g　1分≈0.3125g

鹤虱	苦楝根皮	槟榔	枯矾	铅粉	使君子	芜荑
0.01元/g	0.003元/g	0.015元/g	0.001元/g	0.012元/g	0.06元/g	0.06元/g

※ 此价格为市场价，仅供参考

药材真假识别

乌梅非正品之杏：本品呈扁圆形。表面为棕褐色，略皱缩，果肉质硬而薄，不易剥离。果核呈扁圆形，棕褐色，表面呈细网状，一侧边缘较锋利。气微，味酸涩。

◆组成

鹤虱、槟榔、苦楝根皮、胡粉（即铅粉）各一两，使君子、芜荑各五钱，白矾二钱半。

◆用法

上述七味药共研细末，用酒煮面糊作丸，据年龄酌量服，一岁小儿用五分。

◆功效

驱杀肠中诸虫。

◆主治

肠中诸虫。症见发作时腹痛，痛感往来上下，呕吐清水或吐蛔。

安石榴 果部 山果类

主治咽喉燥渴

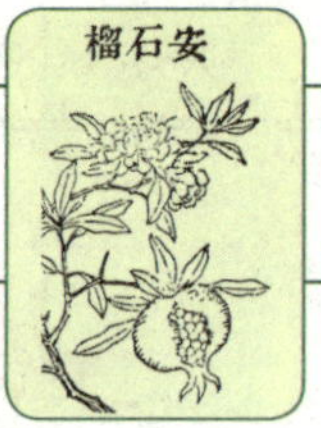

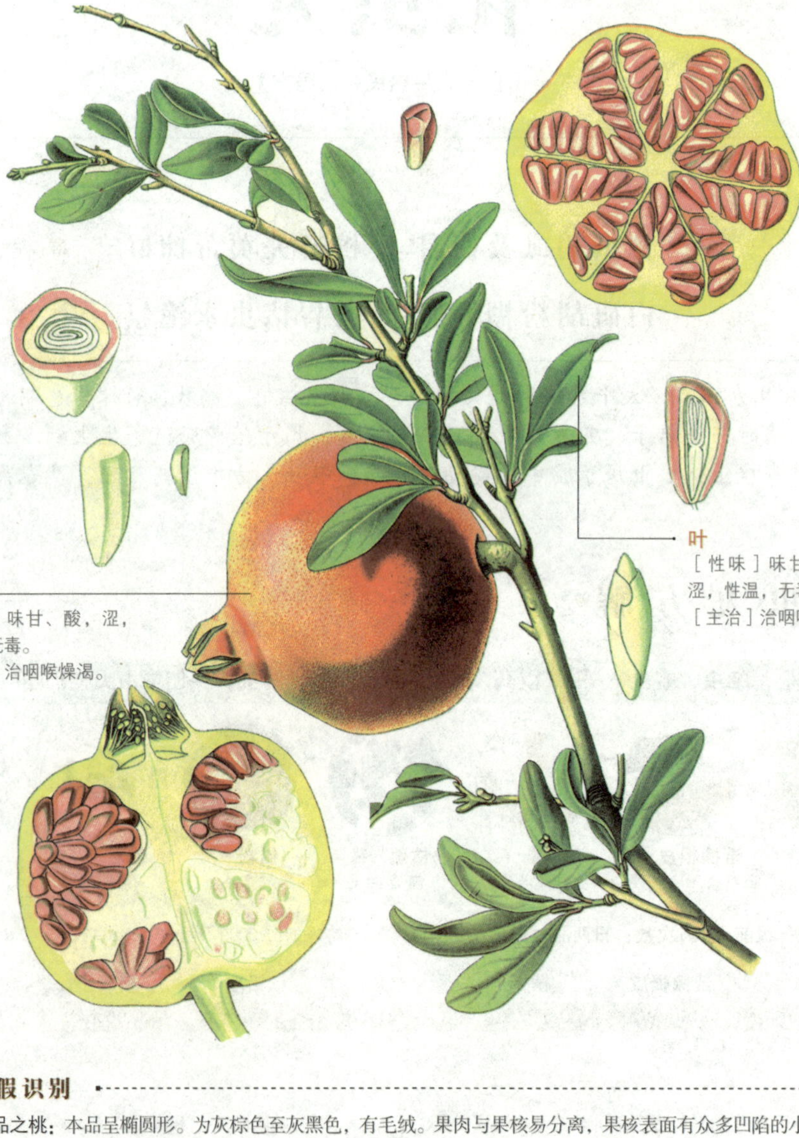

药材真假识别

乌梅非正品之桃：本品呈椭圆形。为灰棕色至灰黑色，有毛绒。果肉与果核易分离，果核表面有众多凹陷的小坑及扭曲的短沟纹，边缘具钝棱。气微，味淡。

第十七章 痈疡之剂

痈疡之剂，是以解毒消肿、托里排脓、生肌敛疮药为主组成的方剂，用于治疗体表痈内在脏腑的痈疽等外科疾患，体表痈疡又可分为阳证及阴证。治疗时，阳证宜清热解毒，阴证宜温补和阳。

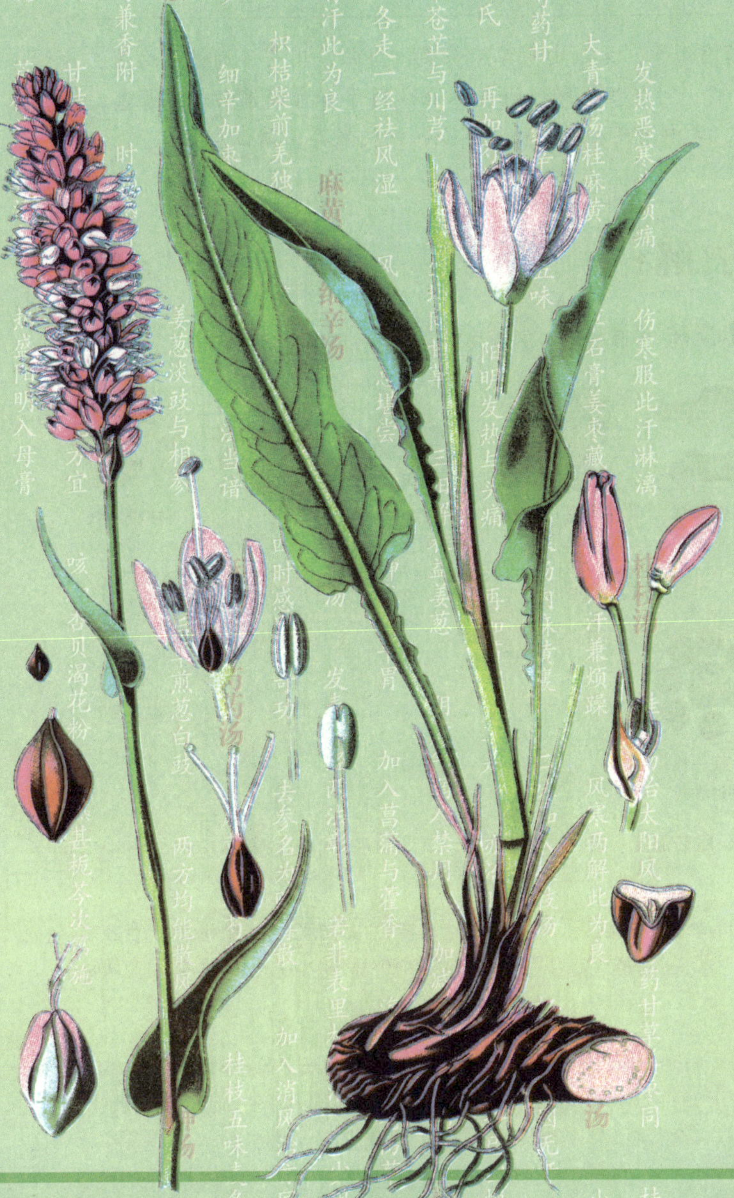

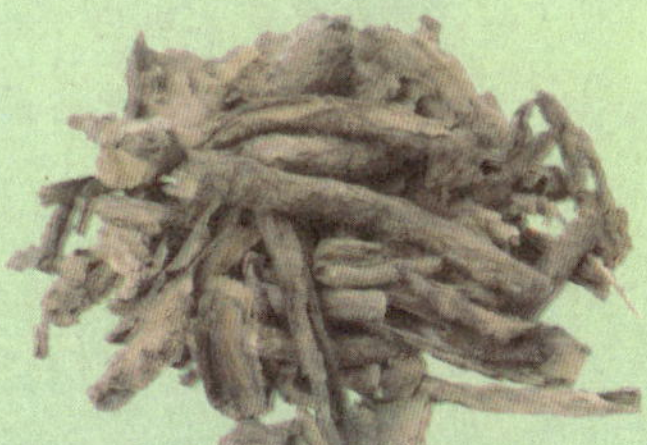

托里十补散

出自《证治准绳》

托里十补参芪芎　归桂白芷及防风
甘桔厚朴酒调服　痈疡脉弱赖之充

托里：即内托。
充：充实，濡养。
赖：依靠，依赖。

方解 托里十补散出自《证治准绳》，方剂由人参、黄芪、当归、川芎、肉桂、白芷、防风、甘草、桔梗、厚朴组成。可托里排脓，补气养血，用于治疗痈疡初起，痛甚，毒邪重，形体瘦，脉弱无力。方中诸药相配，补气养血，内托散毒，诸证自愈。

托里十补散方解

君药 补气

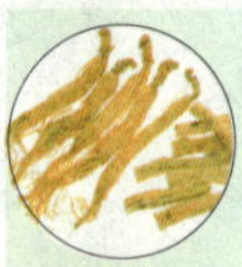
人参二钱
益气扶正

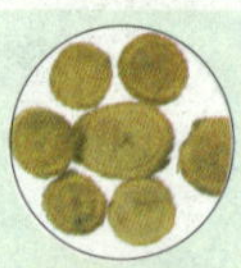
黄芪二钱
益气托疮

臣药 养血和血，消肿排脓

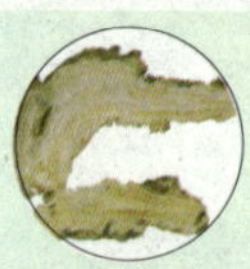
当归二钱
养血和血

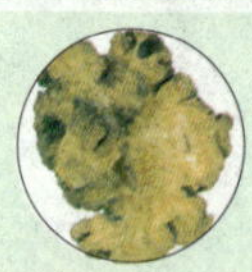
川芎一钱
行气活血

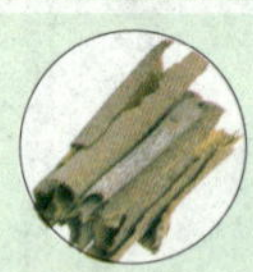
肉桂一钱
温通经脉

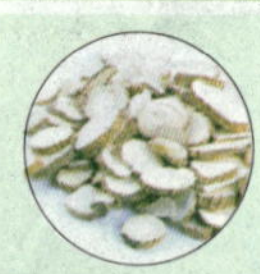
白芷一钱
消肿解毒

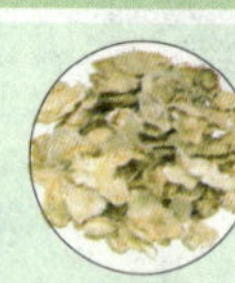
桔梗一钱
排脓

佐使药 防风散邪

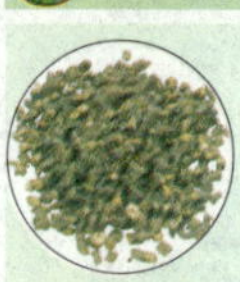
防风一钱
疏风解表

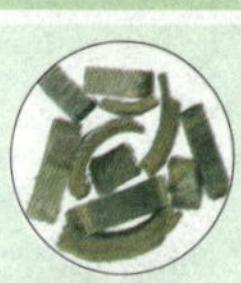
厚朴一钱
行气宽中除满

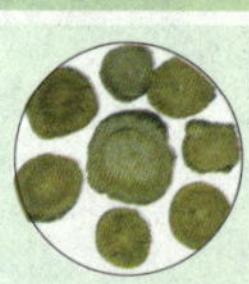
甘草一钱
调和诸药

服药时间：饭后　**服药次数：**日一服　**服药温度：**温

※ 1斤≈500g　1两≈31.25g　1钱≈3.125g　1分≈0.3125g

人参	黄芪	当归	川芎	肉桂	白芷	桔梗	防风	厚朴	甘草
0.33元/g	0.08元/g	0.05元/g	0.02元/g	0.03元/g	0.009元/g	0.05元/g	0.08元/g	0.014元/g	0.11元/g

※ 此价格为市场价，仅供参考

药材真假识别

金银花非正品之网脉忍冬：本品萼齿矩圆状披针形，密生短梗毛；花冠先白色变黄色，长3～4 cm。外密生短柔毛，花柱无毛。

◆组成

黄芪、当归、人参各二钱，川芎、肉桂、白芷、防风、甘草、桔梗、厚朴各一钱。

◆用法

上述十味药研为细末，每次服用二钱，加至六钱，热酒调服。

◆功效

温通消散，益气补血。

◆主治

痈疡初起，毒重痛甚，脉弱无力，形体羸瘦。

真人活命饮

出自《女科万金方》

真人活命金银花　防芷归陈草节加

贝母天花兼乳没　穿山角刺酒煎嘉

一切痈疽能溃散　溃后忌服用毋差

大黄便实可加使　铁器酸物勿沾牙

嘉：好。

差：差错，错误。

毋：不要。

方解 真人活命饮出自《女科万金方》，方剂由金银花、当归、陈皮、防风、白芷、甘草节、贝母、天花粉、乳香、没药、皂角刺、穿山甲组成。用时与酒煎服，可清热解毒，活血止痛，消肿溃坚，用于治疗阳证痈疡肿毒初起。邪从火化，气血瘀滞，煎熬津液，痰热内生，痰热与瘀血相结于肌肤。方中诸药相配，通气血，消痈肿，诸证自愈。传说本方为真人所创，功效神效，故名“真人活命饮”。

真人活命饮方解

君药 清热解毒疗疮

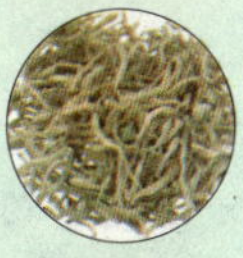

金银花三钱
解毒消肿，清气凉血

臣药 消肿止痛通络

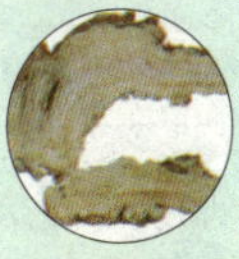

当归尾一钱
活血破血

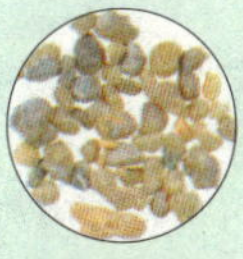

乳香一钱
调气活血

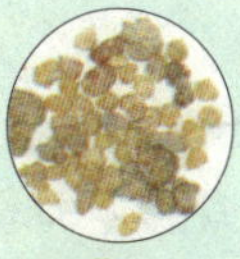

没药一钱
消肿生肌

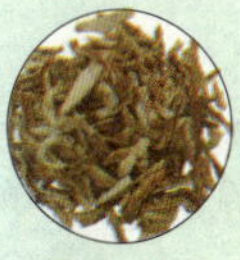

陈皮三钱
行气化痰

药材真假识别

金银花非正品之山银花：本品呈棒状，长1.6~3.5cm，直径0.05~0.2cm。萼筒与花冠密被灰白色毛，子房有毛。

佐使药 通行经络，透脓溃坚，化瘀散结

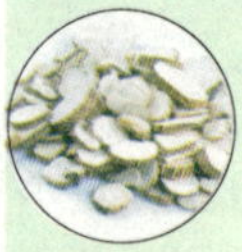

白芷一钱
消肿止痛

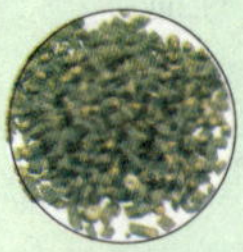

防风一钱
散结疏风

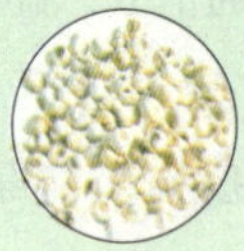

贝母一钱
清热化痰

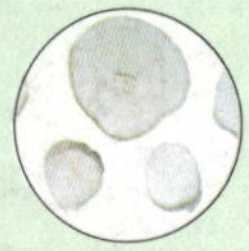

天花粉一钱
清热化痰

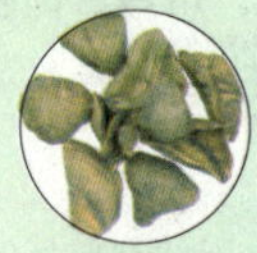

穿山甲一钱
溃坚排脓

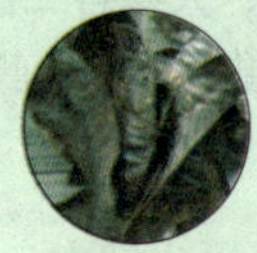

皂角刺一钱
溃坚排脓

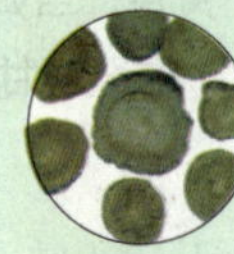

甘草节一钱
调和诸药

服药时间：不拘时服 **服药次数**：日一服 **服药温度**：温

※ 1斤≈500g 1两≈31.25g 1钱≈3.125g 1分≈0.3125g

金银花	当归尾	甘草节	乳香	没药	陈皮
0.11元/g	0.04元/g	0.11元/g	0.035元/g	0.023元/g	0.03元/g
白芷	防风	贝母	天花粉	穿山甲	皂角刺
0.009元/g	0.08元/g	2.6元/g	0.014元/g	0.23元/g	0.01元/g

※ 此价格为市场价，仅供参考

◆组成

白芷、贝母、防风、当归尾、甘草节、皂角刺、穿山甲、天花粉、乳香、没药各一钱，金银花、陈皮各三钱。

◆用法

水煎服；或水酒各半煎服。

◆功效

清热解毒，活血止痛，消肿化坚。

◆主治

疮疡肿毒初起。症见红肿疼痛，或凛寒，或身热，苔薄白或黄，脉数有力。

托里温中汤

出自《卫生宝鉴》

托里温中姜附羌　茴木丁沉共四香
陈皮益智兼甘草　寒疡内陷呕泻良

四香：茴香、木香、丁香、沉香。

寒疡：由于阴寒内盛而产生的痈疡。

方解 托里温中汤出自《卫生宝鉴》，方剂由附子、炮姜、羌活、木香、茴香、丁香、沉香、益智仁、陈皮、甘草组成。用时与生姜同煎，可温里散寒，托毒排脓，主治阴盛阳虚，疮毒内陷的痈疽之证。方中诸药相配，外散疮毒，敛口生肌，止呕止泻，温里散寒，托毒排脓。

药材真假识别

金银花非正品之盘叶忍冬：本品头状，短梗，小苞亚球形，萼齿小。花冠为橙黄色，上部略带红色，长7~8cm。管细长，稍弯曲，长为裂片的3倍，外光滑，内生纤毛。

托里温中汤方解

君药 温里助阳 | **臣药** 散寒止痛 | **佐使药** 温肾助阳，行气降逆

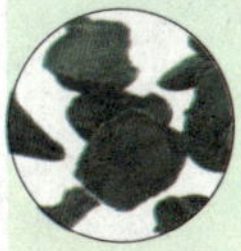
附子四钱
祛寒托毒

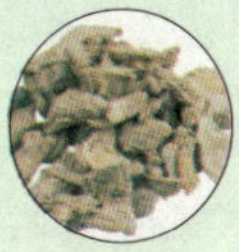
炮姜三钱
暖胃驱寒

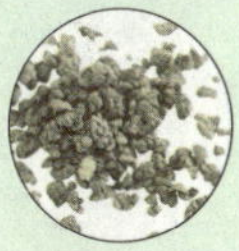
益智仁一钱
温脾暖肾

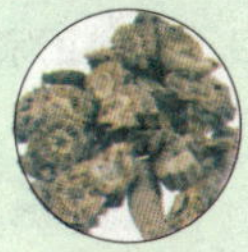
羌活三钱
祛风利关节

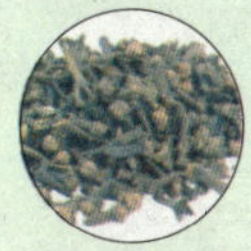
丁香一钱
温中降逆

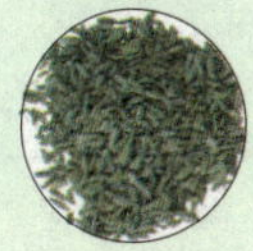
茴香一钱
祛寒止痛

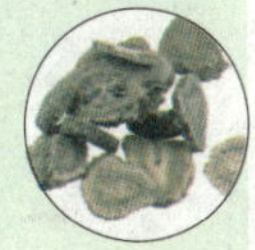
木香一钱半
行气止痛

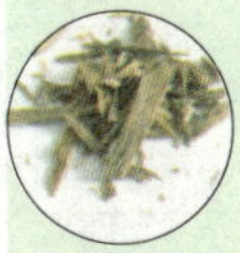
沉香一钱

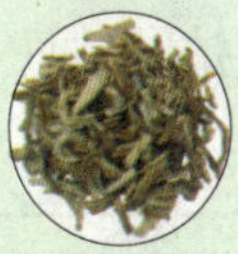
陈皮一钱
理气散满

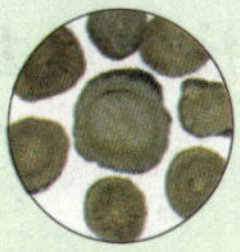
炙甘草一钱
温中通血，调和诸药

服药时间：饭后 **服药次数**：日一服 **服药温度**：温

※ 1斤≈500g 1两≈31.25g 1钱≈3.125g 1分≈0.3125g

附子	炮姜	益智仁	羌活	丁香	茴香	木香	沉香	陈皮	甘草
0.025元/g	0.014元/g	0.06元/g	0.09元/g	0.08元/g	0.012元/g	0.01元/g	1.3元/g	0.03元/g	0.11元/g

※ 此价格为市场价，仅供参考

◆组成

炮姜、羌活各三钱，炮附子四钱，木香一钱半，茴香、丁香、沉香、陈皮、益智仁、炙甘草各一钱。

◆用法

上述诸药加生姜五片，水煎服。

◆功效

温中托毒，散寒消痞。

◆主治

疮疡属寒，疮毒内陷。症见所发之脓汁清稀，肠鸣腹痛，心下痞满，食则呕逆，大便溏稀，时发昏愦等。

丁香 果部 香木类

主治泄泻虚滑、水谷不消

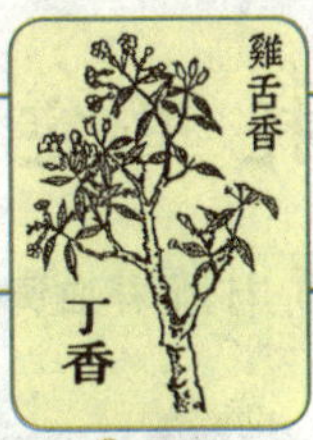

花
[性味] 辛，温，无毒。
[主治] 主温脾胃，止霍乱涌胀。

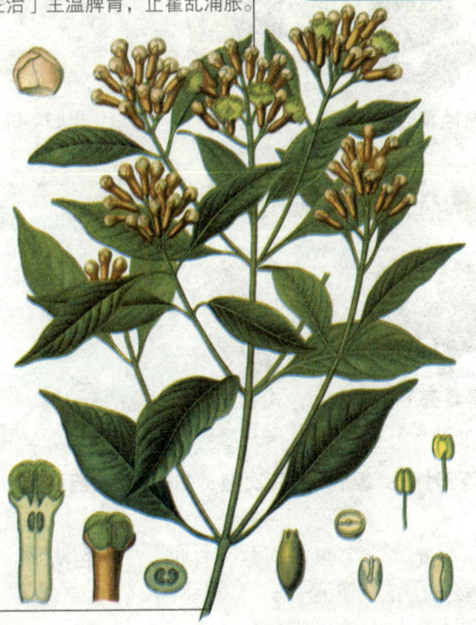

枝
[性味] 温，无毒。
[主治] 主风毒诸肿，齿疳溃疡。

药材真假识别

丁香正品：本品呈倒卵圆形，宿萼杯状，边缘具不明显的六浅裂。表面为暗棕色，有皱纹，下部延长成果柄。宿萼内有椭圆形幼果，黄棕色，顶端稍平截，上有微凸的花柱残基。气香，味辣。

托里定痛汤

出自《外科正宗》

托里定痛四物兼　乳香没药桂心添

再加蜜炒罂粟壳　溃疡虚痛去如拈

四物：即四物汤。

拈：用手指取物。此处形容很轻松。

方解 托里定痛汤出自《外科正宗》，方剂由地黄、川芎、当归、白芍、乳香、没药、肉桂、罂粟壳组成。可生肌敛疮，托里止痛，用于治疗痈疽溃后不敛，血虚疼痛不已。血虚毒邪瘀滞，故溃后不合，剧烈疼痛。方中诸药相配，止痛生肌，故名“托里定痛汤”。

托里定痛汤方解

君药 补血调血，托里充肌

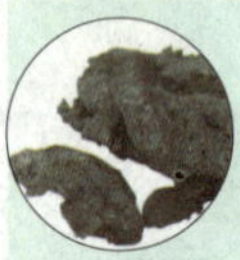

熟地黄等份
滋阴补血

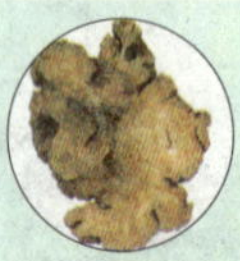

川芎等份
活血止痛

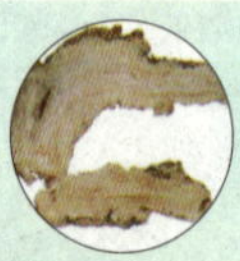

当归等份
活血补血

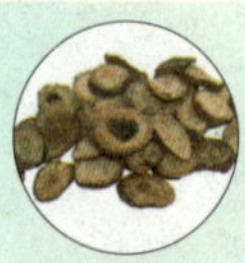

白芍等份
敛阳柔肝

臣药 透毒消肿

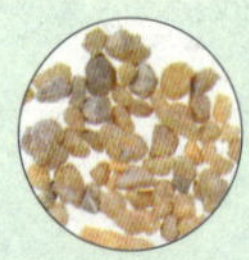

乳香等份
行气

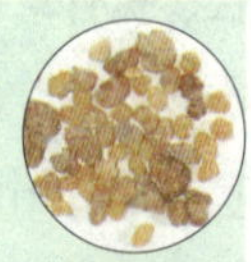

没药等份
活血

佐药 助臣药行气活血镇痛

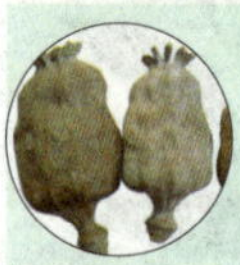

罂粟壳等份
收敛止痛

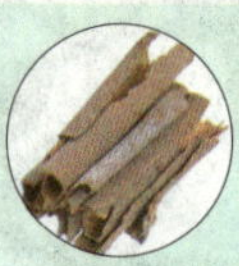

肉桂等份
温通血脉

服药时间：饭后　**服药次数：**日一服　**服药温度：**温

※ 1斤≈500g　1两≈31.25g　1钱≈3.125g　1分≈0.3125g

熟地	川芎	当归	白芍	乳香	没药	肉桂	木香	罂粟壳
0.1元/g	0.02元/g	0.05元/g	0.07元/g	0.035元/g	0.023元/g	0.03元/g	0.01元/g	0.1元/g

※ 此价格为市场价，仅供参考

药材真假识别

丁香非正品之肉桂子：本品呈棒状，花呈圆球形，棕褐色至褐黄色。花瓣内为雄蕊和花柱，破碎后可见众多黄色细粒状的花药。萼筒呈圆柱状，略扁，为红棕色或棕褐色，萼片十字状。质坚实，气芳香浓烈。

◆组成

熟地、当归、白芍、川芎、乳香、没药、肉桂、罂粟壳各等份。

◆用法

水煎服。

◆功效

托里充肌，消肿止痛。

◆主治

痈疽溃后不敛，血虚疼痛。

散肿溃坚汤

出自《兰室秘藏》

散肿溃坚知柏连　花粉黄芩龙胆宣
升柴翘葛兼甘桔　归芍棱莪昆布全

宣：分布，布散。

方解 散肿溃坚汤出自《兰室秘藏》，方剂由黄芩、知母、天花粉、黄柏、桔梗、胆草、昆布、柴胡、升麻、连翘、三棱、甘草、莪术、葛根、归尾、白芍、黄连组成。可清热泻火，消肿溃坚，活血止痛，用于治疗瘰疬、马刀坚硬如石者。三焦相火与痰湿风热相结，可形成瘰疬、马刀。方中诸药相配，行气活血，软坚散结，诸证自愈。

散肿溃坚汤方解

君药 泻三焦实火而解毒

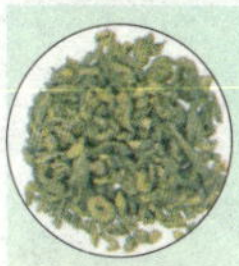
黄芩八钱
清上焦之热

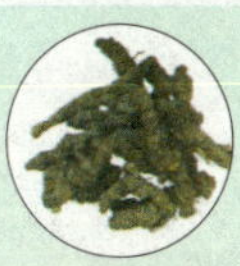
黄连一钱
清热解毒

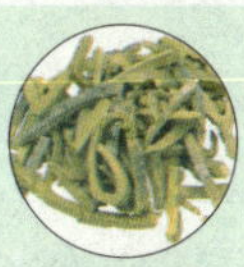
黄柏五钱
清热燥湿

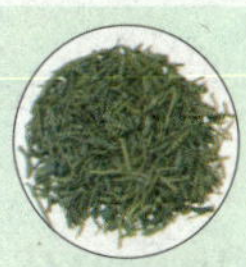
龙胆草五钱
清利肝胆

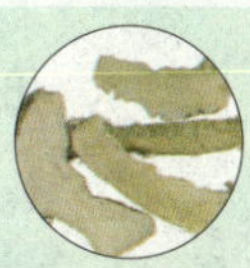
知母五钱
泻相火

臣药 清热解毒

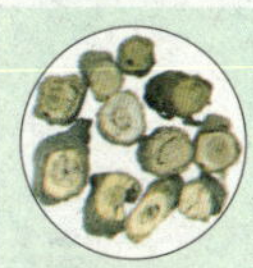
柴胡四钱
解热透邪

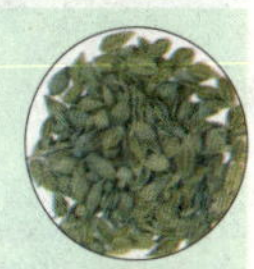
连翘三钱
散热消肿

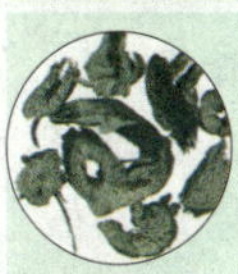
升麻三钱
解毒升阳

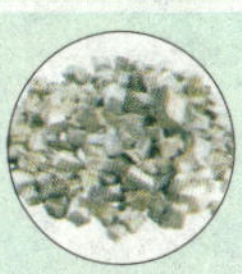
葛根二钱
解表退热

佐使药 消肿溃坚，排脓散结

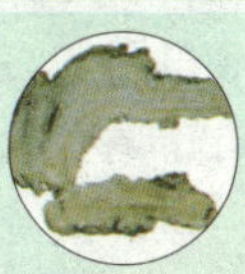
当归尾二钱
活血润肝

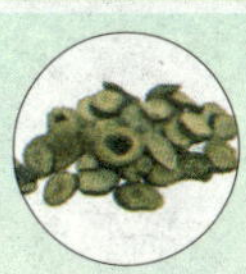
芍药二钱
活血化瘀

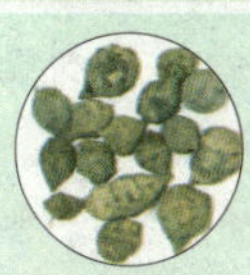
三棱三钱
活血行气

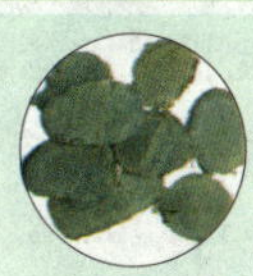
莪术三钱
活血化瘀

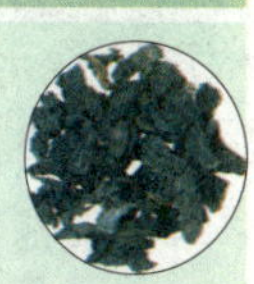
昆布五钱
软坚散结

药材真假识别

雄黄正品之正品：本品为块状或粒状的集合体，呈不规则块状。为深红色或橙红色，晶面有金刚石样光泽。质脆，易碎，断面具树脂样光泽，半透明至微透明。微有特异的臭气，味淡。

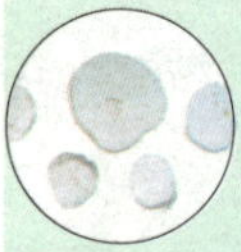

天花粉五钱
消肿排脓

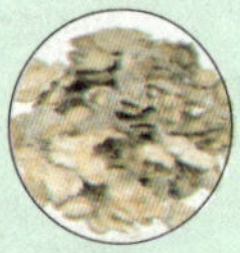

桔梗五钱
清肺排脓，载药上行

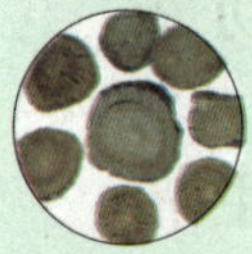

甘草三钱
化毒调和诸药

服药时间：饭后 **服药次数：**日一服 **服药温度：**温

※ 1斤≈500g 1两≈31.25g 1钱≈3.125g 1分≈0.3125g

黄芩	黄连	黄柏	龙胆草	知母	柴胡	连翘	升麻	葛根
0.017元/g	0.15元/g	0.02元/g	0.016元/g	0.09元/g	0.08元/g	0.04元/g	0.022元/g	0.01元/g
当归	白芍	三棱	莪术	昆布	桔梗	天花粉	甘草	
0.05元/g	0.07元/g	0.06元/g	0.01元/g	0.007元/g	0.05元/g	0.014元/g	0.11元/g	

※ 此价格为市场价，仅供参考

◆ 组成

黄芩八钱，知母、黄柏、天花粉、龙胆草、桔梗、昆布各五钱，黄连一钱，柴胡四钱，升麻、连翘、甘草、三棱、莪术各三钱，葛根、当归尾、芍药各二钱。

◆ 用法

水煎服。

◆ 功效

泻火散结，消肿溃坚。

◆ 主治

马刀疮。症见结硬如石，或在耳下至缺盆中，或位胁下，或位肩上；瘰疬遍于颏，或位颊车，坚而不破溃；或上两证已渗流水者。

醒消丸

出自《外科全生集》

醒消：用陈酒送药，以微醉为止，睡卧取汗，酒醒痈消，故名之。

醒消乳没麝雄黄　专为大痈红肿尝
每服三钱陈酒化　醉眠取汗是良方

方解 醒消丸出自王维德的《外科全生集》，方剂由乳香、没药、雄黄、麝香组成，可解毒消肿，用于治疗痈肿初起，痰湿阻滞。适用于痈毒初期，脏腑毒热，气血凝结，乳痈乳炎，坚硬疼痛，疔毒恶疮，红肿高大，瘰疬鼠疮，无名肿毒。方剂配伍精简，疗效迅速，为火毒内结痈疮初期必用之要药。

药材真假识别

雄黄正品之雌黄：本品呈柱状，全体色黄，条痕为柠檬黄色。

醒消丸方解

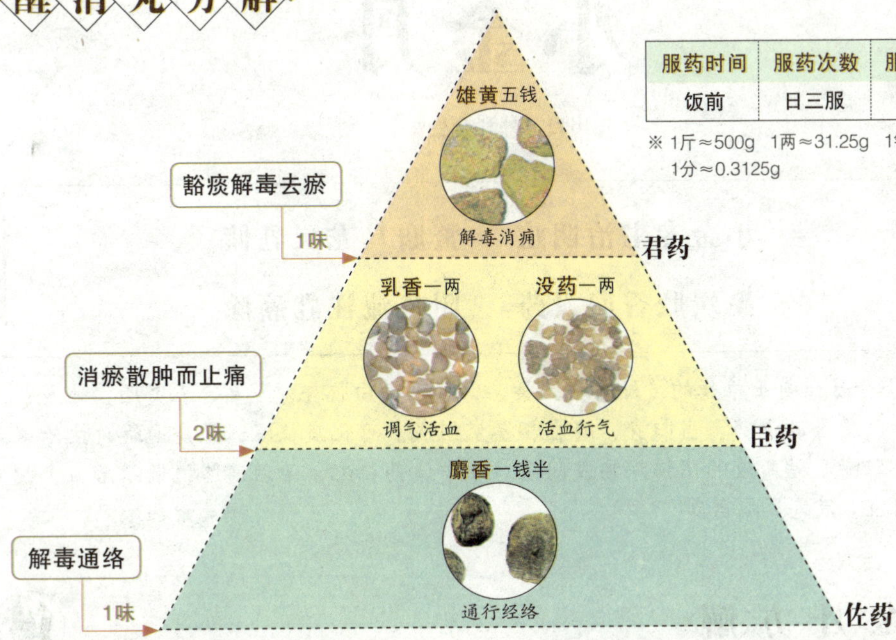

服药时间	服药次数	服药温度
饭前	日三服	冷

※ 1斤≈500g 1两≈31.25g 1钱≈3.125g 1分≈0.3125g

雄黄	乳香	没药	麝香
0.04元/g	0.035元/g	0.023元/g	185元/g

※ 此价格为市场价，仅供参考

◆组成

乳香、没药各一两，雄黄五钱，麝香一钱半。

◆用法

上述四味药研为末，加黄米饭一两，共捣为丸，如莱菔子大，每次服三钱，以陈酒送下。

◆功效

活血散结，解毒消痈。

◆主治

痰湿阻滞所致的痈疽肿毒。痈坚硬疼痛，未成脓。

水蓼 草部 隰草类

治脚气肿痛或疮

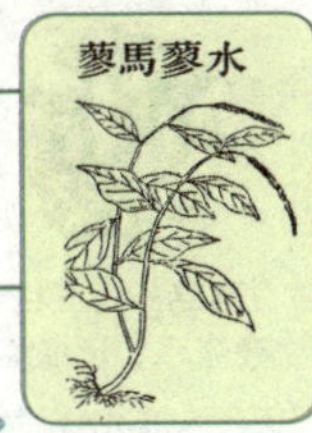

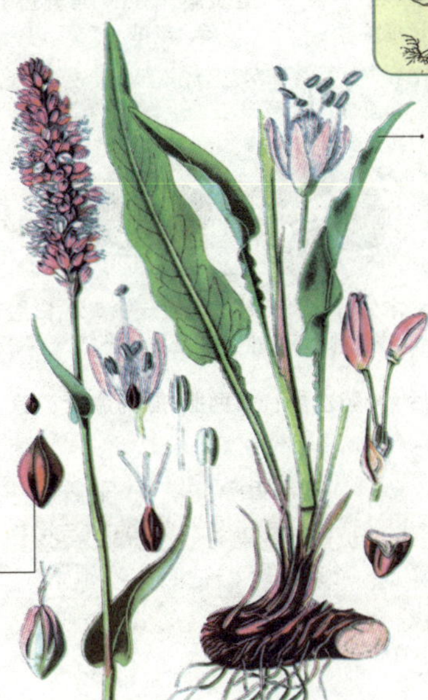

叶
[性味]味辛，性温，无毒。
[主治]归舌，除大小肠邪气，利中益志。

果实
[性味]味辛，性温，无毒。
[主治]主明目温中，耐风寒，除面目浮肿、痈疡。

药材真假识别

乳香正品之索马里乳香：本品呈长卵形滴乳状，类圆形颗粒或不规则块状物。表面为黄白色半透明，被有黄白色粉尘，久存则变为棕黄色或棕红色。破碎面有玻璃样光泽。具特异香气。

小金丹

出自《外科全生集》

小金专主治阴疽　鳖麝乌龙灵乳储

墨炭胶香归没药　阴疮流注乳癌除

方解 小金丹出自王维德的《外科全生集》，方剂由白胶香、草乌、五灵脂、地龙、木鳖子、乳香、没药、当归身、麝香、墨炭组成。可化痰祛湿，祛痰通络，主治寒湿痰瘀阻滞凝结所致的阴证疮疡或阴疽。方中诸药相配，辛温通络，散结活血，瘰疬、阴疽、鼠疮等病自愈。

小金丹方解

君药 开顽痰

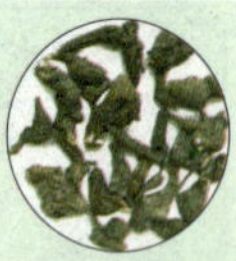

草乌一两五钱
逐寒湿，通经络

臣药 活血祛瘀，消肿定痛

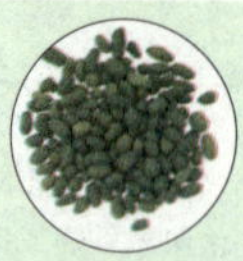

五灵脂一两五钱
活血散瘀

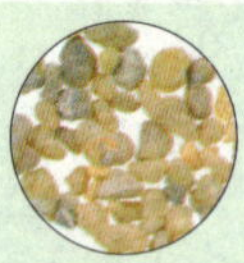

乳香七钱五分
调气活血

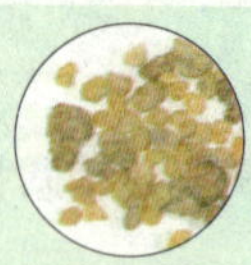

没药七钱五分
散血祛瘀

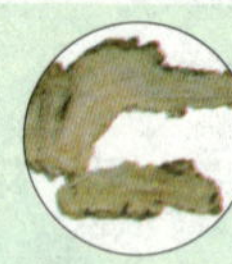

当归七钱五分
活血补血

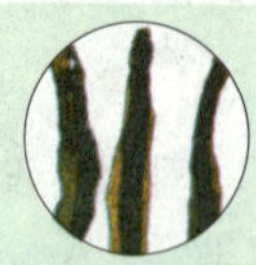

地龙一两五钱
温经养血，开通经络

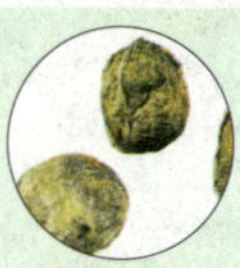

麝香三钱
通行经络

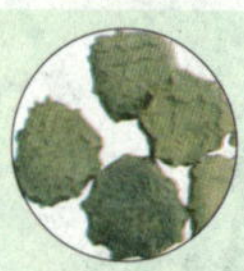

木鳖子一两五钱
祛痰毒，消结肿

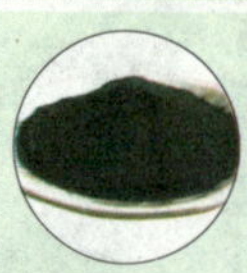

墨炭一钱二分
消肿化瘀

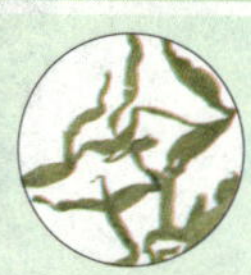

白胶香一两五钱
调气血，消痈疽

佐使药 补中益气

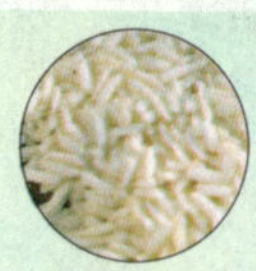

糯米
养胃气

服药时间：饭后　**服药次数**：日两服　**服药温度**：凉

※ 1斤≈500g　1两≈31.25g　1钱≈3.125g　1分≈0.3125g

草乌	五灵脂	乳香	没药	当归	麝香
0.021元/g	0.04元/g	0.035元/g	0.023元/g	0.05元/g	185元/g
地龙	白胶香	木鳖子	墨炭	糯米	
0.1元/g	0.08元/g	0.004元/g	0.07元/g	0.01元/g	

※ 此价格为市场价，仅供参考

药材真假识别

乳香非正品之掺松香的伪制品：本品呈不规则团块状、颗粒或碎块状，表面为淡黄色或灰褐色，粗糙。质脆，可见砂粒及树皮碎屑。具松香气或香气弱。

◆ **组成**

白胶香、草乌、五灵脂、地龙、木鳖子各一两五钱，乳香、没药、当归身各七钱五分，麝香三钱，墨炭一钱二分。

◆ **用法**

上述十味药共研为细末，糯米粉打糊做丸，如芡实大。每服一丸，陈酒送下，覆被取汗。

◆ **功效**

祛痰通络，化痰祛湿。

◆ **主治**

寒湿痰瘀，阻滞凝结。如横痃、流注、瘰疬、乳岩、贴骨疽等。

◆ **临证加减**

阴疽久积，气血亏虚，以当归补血汤煎汤送服，可扶正祛邪。

◆ **现代运用**

主要用于甲状腺癌、甲状腺瘤、淋巴肉瘤、乳腺癌、脂肪瘤、乳房纤维瘤、骨肿瘤、多发性神经纤维瘤、肠结核、腮腺炎、性病腹股沟淋巴结肿大、骨与关节结核等属寒湿痰瘀凝结者。

◆ **使用注意**

本方药力峻猛，耗伤正气，体质虚弱者慎用；孕妇禁用。

梅花点舌丹

出自《外科全生集》

梅花点舌用三香　冰片硼珠朱二黄

没药熊葶蟾血竭　一丸酒化此方良

方解 梅花点舌丹出自王维德的《外科全生集》，方剂由熊胆、冰片、雄黄、硼砂、血竭、葶苈子、沉香、乳香、没药、珍珠、牛黄、麝香、蟾酥、朱砂组成。可清热解毒，消肿止痛，主治疔毒恶疮，痈疽发背、坚硬红肿，已溃未溃，无名肿毒等证。方中诸药相配，可有效解毒止痛，痈疽疔毒，诸疮肿毒服之皆宜。

药材真假识别

没药正品之天然没药：本品呈不规则颗粒状团块，大者长达6cm。表面为黄棕色或红棕色，近半透明，部分呈棕黑色，附有黄色粉尘状物。质坚而脆，破碎面不整齐。香气特异，味苦而微辛。

梅花点舌丹方解

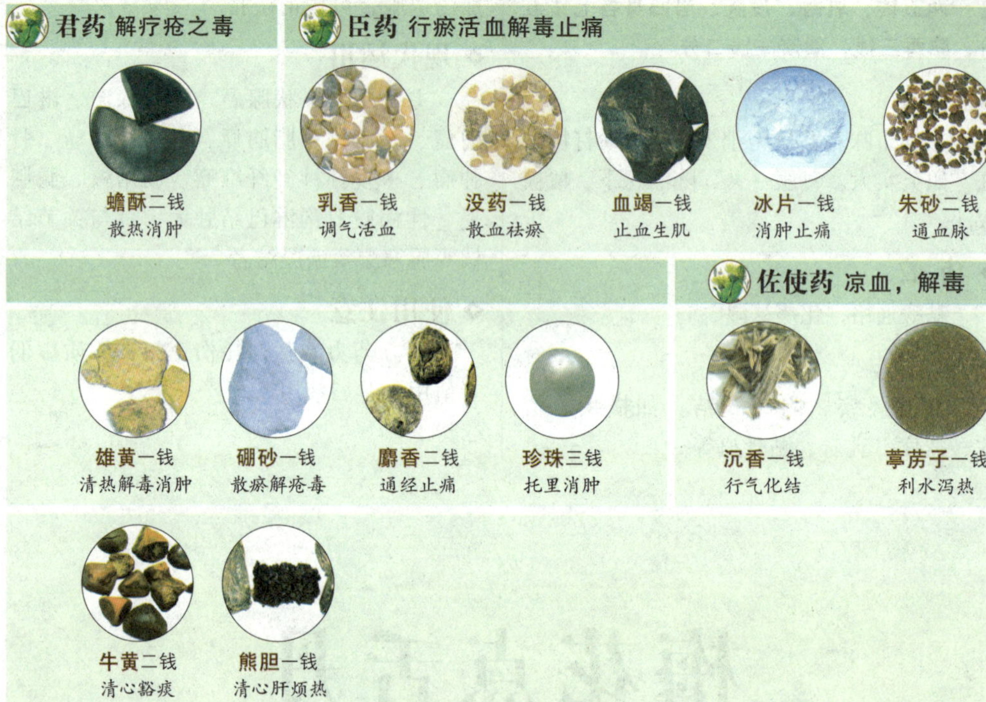
君药 解疔疮之毒
臣药 行瘀活血解毒止痛
蟾酥二钱
散热消肿
乳香一钱
调气活血
没药一钱
散血祛瘀
血竭一钱
止血生肌
冰片一钱
消肿止痛
朱砂二钱
通血脉
佐使药 凉血，解毒
雄黄一钱
清热解毒消肿
硼砂一钱
散瘀解疮毒
麝香二钱
通经止痛
珍珠三钱
托里消肿
沉香一钱
行气化结
葶苈子一钱
利水泻热
牛黄二钱
清心豁痰
熊胆一钱
清心肝烦热

服药时间：饭后 **服药次数**：日两服 **服药温度**：凉

※ 1斤≈500g 1两≈31.25g 1钱≈3.125g 1分≈0.3125g

蟾酥	乳香	没药	血竭	冰片	朱砂	雄黄
4.8元/g	0.035元/g	0.023元/g	0.9元/g	0.075元/g	0.6元/g	0.04元/g
硼砂	麝香	珍珠	沉香	葶苈子	牛黄(人工)	熊胆
0.005元/g	185元/g	0.12元/g	1.3元/g	0.005元/g	0.4元/g	7.5元/g

※ 此价格为市场价，仅供参考

◆组成

熊胆、冰片、雄黄、硼砂、血竭、葶苈子、沉香、乳香、没药各一钱，珍珠三钱，牛黄、麝香、蟾酥、朱砂各二钱。

◆用法

蟾酥以人乳化开，余药研为细末，药汁和丸，药丸如绿豆大，以金箔为衣，每次服用一丸，入葱白打碎，以陈酒送服；或用醋化开外敷。

◆功效

消肿止痛，清热解毒。

◆主治

疔毒恶疮，无名肿痛。红肿痈疖，症见乳蛾，咽喉肿痛。

药材真假识别

没药非正品之狗皮没药：本品呈不规则团块状、表面粗糙，棕褐色，一侧常用狗皮包裹。

蟾酥丸

出自《外科正宗》

蟾酥丸用麝蜗牛　乳没朱雄轻粉侼

铜绿二矾寒水石　疔疮发背乳痈瘳

侼： 原作同伴讲，此为顺口押韵，即同、合之意。

瘳： 即病愈。

方解 蟾酥丸出自陈实功的《外科正宗》，方剂由蟾酥、雄黄、轻粉、枯矾、煅寒水石、铜绿、乳香、没药、胆矾、麝香、蜗牛、朱砂组成，用于治疗各种恶疮。证见疔毒恶疮，不痛或麻木，或呕吐，甚则昏愦。方中诸药相配，解毒消毒，止痛消肿，诸证自愈。

蟾酥丸方解

君药 疗毒止痛

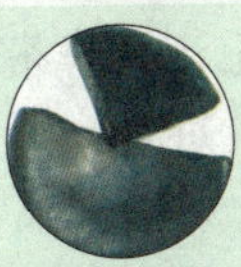

蟾酥二钱
解毒消肿，外用止痛，去腐肉

臣药 解毒通经

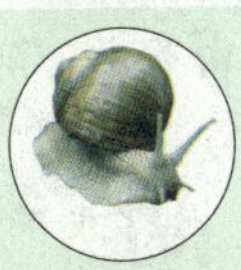

蜗牛二十一个
清热解毒

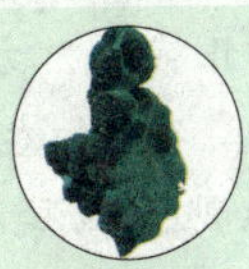

铜绿一钱
风痰而治恶疮

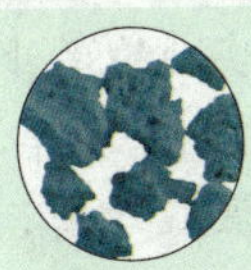

枯矾一钱
止血解毒

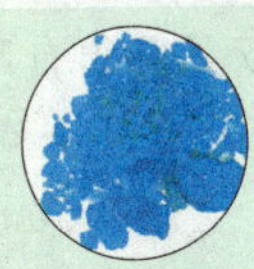

胆矾一钱
祛腐解毒

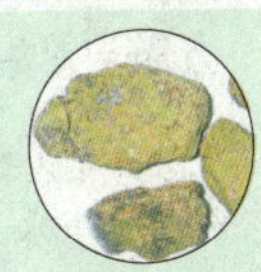

雄黄二钱
去痰解毒

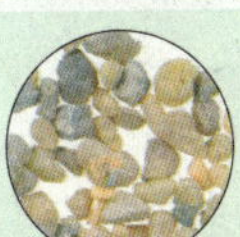

乳香一钱
调气活血

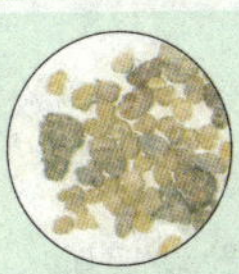

没药一钱
行气活血

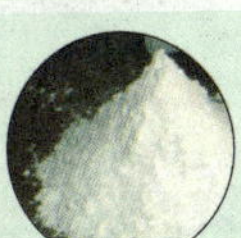

轻粉五分
祛痰通经络

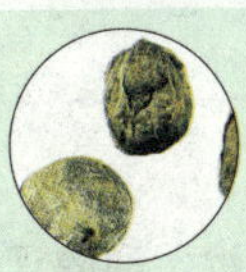

麝香一钱
解毒而通经络

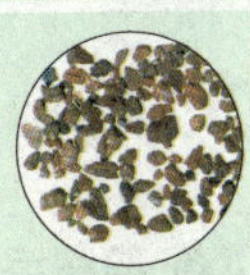

朱砂三钱
通血脉

佐使药 解诸石头之毒

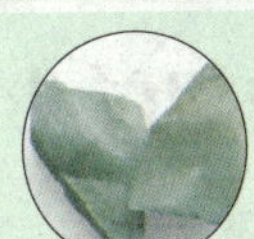

寒水石一钱
清热解毒

服药时间： 饭后　**服药次数：** 日两服　**服药温度：** 温

※ 1斤≈500g　1两≈31.25g　1钱≈3.125g　1分≈0.3125g

蟾酥	蜗牛	铜绿	枯矾	胆矾	雄黄	乳香	没药	轻粉	麝香	寒水石	朱砂
4.8元/g	1.5元/只	0.2元/g	0.04元/g	0.025元/g	0.04元/g	0.035元/g	0.023元/g	0.33元/g	185元/g	0.001元/g	0.6元/g

※ 此价格为市场价，仅供参考

药材真假识别

乳香正品之埃塞俄比亚乳香： 本品呈长卵形滴乳状，类圆形颗粒或粘合成大小不一的不规则块状物。表面不平或有细小颗粒。呈淡黄色或黄绿色，久存则成黄色。常温时质脆，遇热则软化，呈乳白色胶块。

◆组成

蟾酥、雄黄各二钱，轻粉五分，枯矾、煅寒水石、铜绿、乳香、没药、胆矾、麝香各一钱，蜗牛二十一个，朱砂三钱。

◆用法

上述各药研为细末，先将蜗牛研烂，与蟾酥共研稠黏，再入各药做丸，如绿豆大，每次服用五丸，用葱白五寸嚼烂后，包药于内，热酒一盅送下，覆被发汗或外敷用。

◆功效

解毒消毒，止痛消肿。

◆主治

疔疮、脑疽、乳痈、发背、附骨臂腿等疽及各种恶疮。症见麻木或无痛感，或呕吐，甚至昏愦。

保安万灵丹

出自《外科正宗》

万灵归术与三乌　辛草荆防芎活俱
天斛雄麻全蝎共　阴疽鹤膝湿痹须

方解 保安万灵丹出自陈实功的《外科正宗》，方剂由苍术、麻黄、羌活、荆芥、防风、细辛、天麻、全蝎、川乌、草乌、石斛、生首乌、朱砂、当归、川芎、甘草、雄黄组成。主治阴寒痰湿凝结证，症见气血凝滞，遍身走痛，步履艰辛，偏坠疝气，偏正头痛。破伤风、牙关紧闭等证，方中诸药相配，散风祛湿，活血解毒，诸证自愈。

保安万灵丹方解

君药 祛除风湿

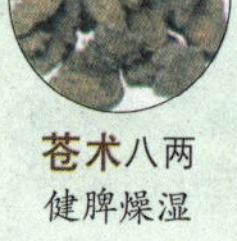

苍术八两
健脾燥湿

臣药 辟秽解毒，通腠理，调血脉；散结消肿，散风热，清头目

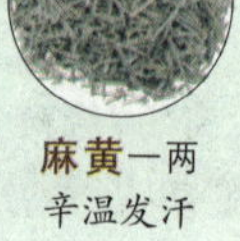

麻黄一两
辛温发汗

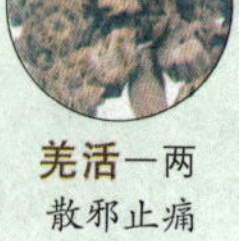

羌活一两
散邪止痛

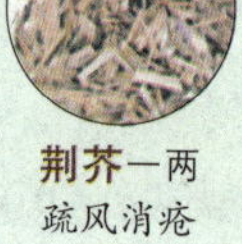

荆芥一两
疏风消疮

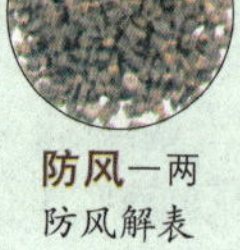

防风一两
防风解表

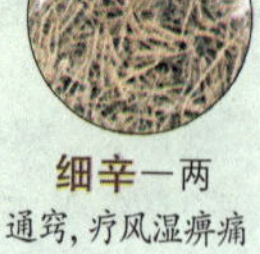

细辛一两
通窍，疗风湿痹痛

药材真假识别

寒水石正品之北寒水石：本品呈不规则扁平块状。粉红色，半透明。质软，易纵向断裂，断面有纤维状纹理。略带泥土气，味淡，稍咸，嚼之显粉性。

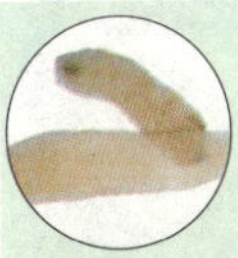

天麻一两
熄风镇痉

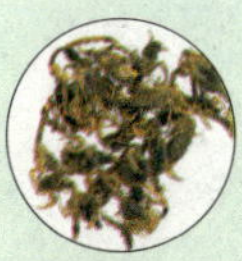

全蝎一两
祛风解毒

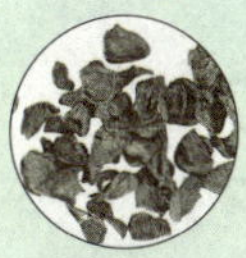

川乌一两
温散寒湿

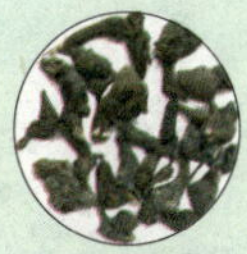

草乌一两
祛风通痹

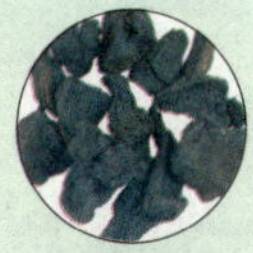

生首乌一两
解毒疗疮止痒

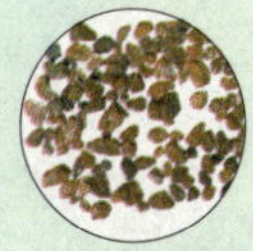

朱砂一两
清热解毒

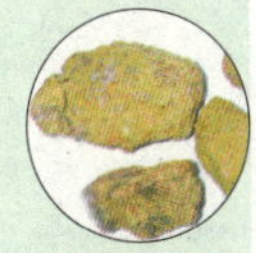

雄黄六两
燥湿杀虫

佐使药 活血补血

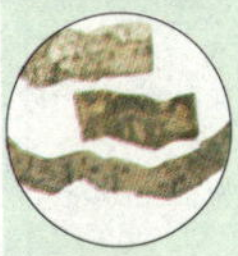

石斛一两
清热养阴

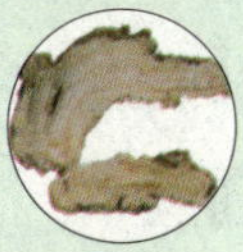

当归一两
活血补血

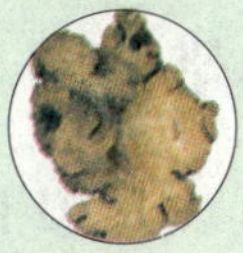

川芎一两
活血止痛

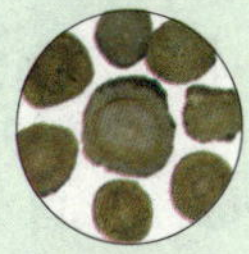

甘草一两
调和诸药

服药时间：饭后 **服药次数：**日一服 **服药温度：**温

※ 1斤≈500g 1两≈31.25g 1钱≈3.125g 1分≈0.3125g

苍术	麻黄	羌活	荆芥	防风	细辛	天麻	全蝎	甘草
0.05元/g	0.02元/g	0.09元/g	0.007元/g	0.08元/g	0.07元/g	0.03元/g	1.5元/g	0.11元/g

川乌	草乌	生首乌	朱砂	雄黄	石斛	当归	川芎	
0.025元/g	0.025元/g	0.02元/g	0.6元/g	0.04元/g	0.13元/g	0.05元/g	0.02/g	

※ 此价格为市场价，仅供参考

◆组成

苍术八两，麻黄、羌活、荆芥、防风、细辛、天麻、全蝎、川乌、草乌、石斛、生首乌、朱砂、当归、川芎、甘草各一两，雄黄六两。

◆用法

上数各药研为细末，炼蜜为丸，如弹子大，朱砂六钱为衣，每服一丸。

◆功效

散风祛湿，活血解毒。

◆主治

湿痰流注，疔疮，风寒湿痹，附骨疽，阴疽，对口发颐，鹤膝风，破伤风。症见中风瘫痪，半身不遂，口眼㖞斜，舌苔薄白，肤发紫斑，脉浮紧等。

豆蔻 草部 芳草类

温中燥湿 行气健脾

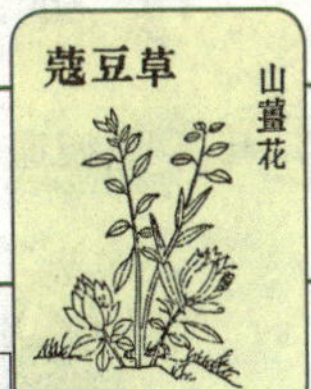

花
[性味] 味辛，性热，无毒。
[主治] 主降气，止呕逆，补胃气，消酒毒。

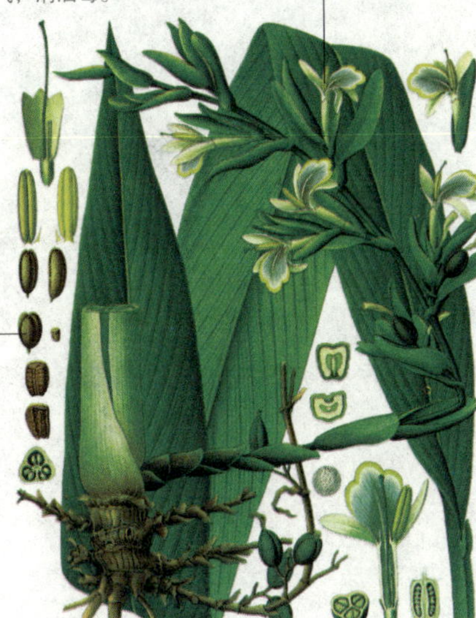

仁
[性味] 味辛、涩，性温，无毒。
[主治] 能温中，治疗心腹痛，止呕吐，除口臭。

药材真假识别

朱砂正品：本品呈不规则块状、颗粒状，边缘不齐，厚薄不一。表面为鲜红色或暗红色。具有金属光泽。体重，质松脆，易破碎。无臭，无味。

一粒珠

出自《良方集腋》

一粒珠中犀甲冰　珍朱雄麝合之能
痈疽发背无名毒　酒化一丸力自胜

方解 一粒珠出自谢元庆的《良方集腋》，方剂由穿山甲、牛黄、珍珠、朱砂、麝香、冰片、雄黄、蟾酥组成。可解毒，消肿，止痛，用于治疗痈疽疮疖，症见痈疽疮疖，乳痈乳岩，红肿疼痛。方中诸药相配，活血解毒，诸证自愈。

一粒珠方解

君药 散瘀通络

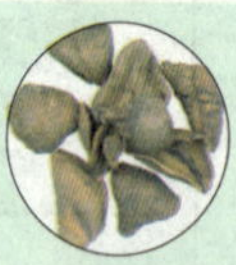

穿山甲二十四两
消肿排脓

臣药 消肿开窍，清热解毒

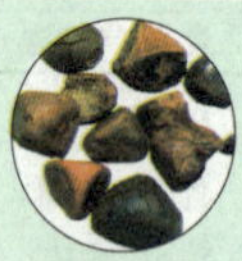

牛黄三钱
清热解毒

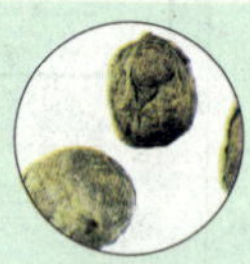

麝香四钱
通经止痛

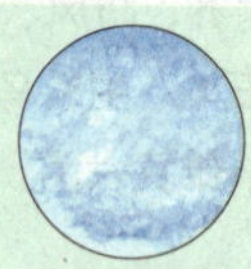

冰片四钱
清热解毒

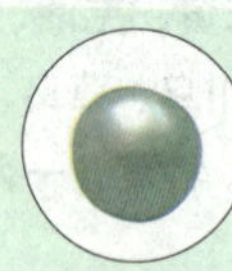

珍珠三钱
清热解毒，安神定惊

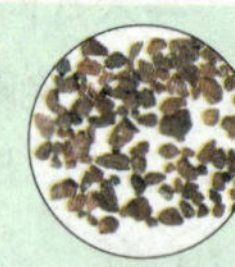

朱砂四钱
安神定惊，清热解毒

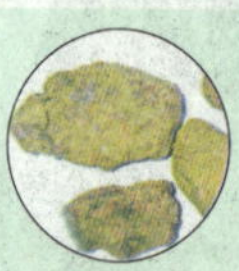

雄黄四钱
燥湿祛痰

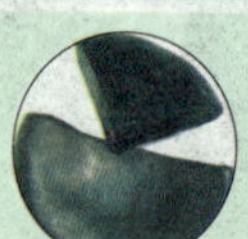

蟾酥一钱二分
解毒，消肿，祛痰

佐使药 滋肾强筋

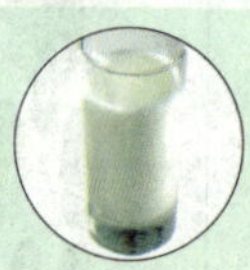

人乳
补虚润燥

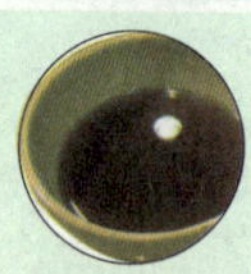

陈酒
升散

服药时间：饭后 **服药次数**：日一服 **服药温度**：温

※ 1斤≈500g　1两≈31.25g　1钱≈3.125g　1分≈0.3125g

穿山甲	牛黄（人工）	麝香	冰片	珍珠	朱砂	雄黄	蟾酥	陈酒
0.23元/g	0.4元/g	185元/g	0.075元/g	0.12元/g	0.6元/g	0.04元/g	4.8元/g	0.01元/g

※ 此价格为市场价，仅供参考

药材真假识别

朱砂非正品之参伪品朱砂：本品呈颗粒状或呈弧形弯曲的碎块状，表面为棕红色。体重，质坚硬，不易破碎，断面显层状纹理。

◆ **组成**

穿山甲二十四两，牛黄、珍珠各三钱，朱砂、麝香、冰片、雄黄各四钱，蟾酥一钱二分。

◆ **用法**

上述诸药共研为细粉，以人乳拌糊和丸，每服五分，服用时以人乳化开，陈酒冲服。

◆ **功效**

消肿，解毒，止痛。

◆ **主治**

乳痈乳癌，痈疽疮疖，诸无名肿毒。症见患处红肿疼痛。

六神丸

出自《雷允上诵芬堂方》

六神丸治烂喉痧　每服十丸效可夸

珠粉腰黄冰片麝　牛黄还与蟾酥加

腰黄：雄黄的上品。

方解 六神丸出自雷允上的《雷允上诵芬堂方》，方剂由珍珠粉、犀牛黄、麝香、腰黄、冰片、蟾酥组成。可清凉解毒，消炎止痛，用于治疗肺胃热盛壅阻致各种痈疽疮疖。症见烂喉丹痧，咽喉肿痛，喉风喉痈，单双乳蛾，痈疡疔疮，小儿热疖，乳痈发背，无名肿痛。方中诸药相配，清热解毒，消肿止痛，诸证自愈。

六神丸方解

君药 清热豁痰

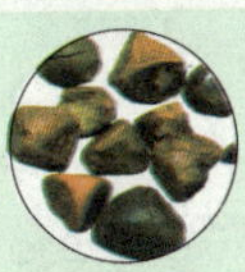

牛黄一钱五分
熄风解毒

臣药 益阴潜阳解毒，辟秽化浊

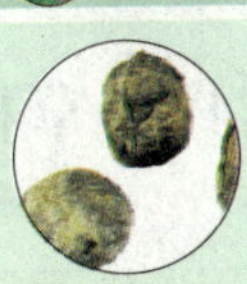

麝香一钱五分
芳香开窍

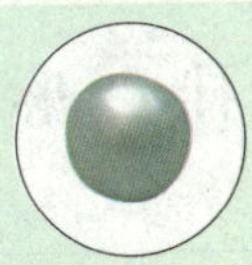

珍珠一钱五分
解心肝二经之热

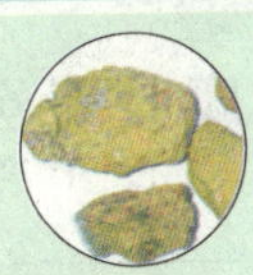

雄黄一钱
辟秽解毒

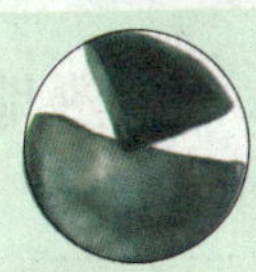

蟾酥一钱
拔毒攻毒，辟恶通窍

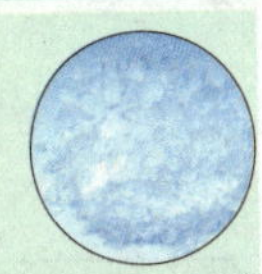

冰片一钱
散郁火，解热毒

服药时间：饭后　**服药次数：**日两服　**服药温度：**温

※ 1斤≈500g　1两≈31.25g　1钱≈3.125g　1分≈0.3125g

牛黄（人工）	麝香	珍珠	雄黄	蟾酥	冰片
0.4元/g	185元/g	0.12元/g	0.04元/g	4.8元/g	0.075元/g

※ 此价格为市场价，仅供参考

药材真假识别

正品人工牛黄：本品多呈粉末状或不规则的球形，表面为浅棕色或金黄色。质轻，疏松，气微清香而略腥，味微甜苦，入口后无清凉感。

◆ **组成**

珍珠粉、犀牛黄、麝香各一钱五分，腰黄、冰片、蟾酥各一钱。

◆ **用法**

上述六味药制成小水丸，每次服用十粒，日两次，将药放在舌心含化，徐徐咽下，或用温开水送下。

◆ **功效**

清热解毒，消肿止痛。

◆ **主治**

咽喉肿痛，乳蛾喉痹，烂喉丹痧，水浆不下，腮项肿痛，口舌腐烂，无名肿毒，痈疽疮疖，舌尖红，脉浮数等。

◆ **临证加减**

本品外用，可用米醋少许，化开，敷搽患处。

◆ **现代运用**

内服主要用于急性口腔溃疡、急性或化脓性扁桃体炎、牙髓炎、牙龈炎、麦粒肿、流行性腮腺炎、寻常疣和扁平疣及阑尾周围脓肿等；也常用于流行性出血热、肺心病合并心衰、病毒性肝炎、乙脑呼吸衰竭、白血病、消化道肿瘤等。外用适用于带状疱疹、丘疹性荨麻疹、皮肤疖肿等病，皆属热毒所致者。

◆ **使用注意**

本方所含雄黄、蟾酥均有一定的毒性，使用时须严格控制剂量。临床不良反应主要为消化道症状及过敏反应，如腹痛、恶心、腹泻、呕吐等消化道刺激症状、皮炎、紫癜、脱毛等；过量时还会出现心律不齐、过敏性休克及死亡。

阳和汤

出自《外科全生集》

阳和汤法解寒凝　外症虚寒色属阴

熟地鹿胶姜炭桂　麻黄白芥草相承

承：承担，此处因顺口而用。

方解 阳和汤出自王维德的《外科全生集》，方剂由熟地、鹿角胶、白芥子、肉桂、生甘草、炮姜炭、麻黄组成。可温阳补血，散寒通滞。主治阴疽，漫肿无头，皮色不变，酸痛无热，口中不渴，舌淡苔白，脉沉细或迟细，或贴骨疽、脱疽、流注、痰核、鹤膝风等属于阴寒证者。方中诸药相配，温阳补血，散寒通滞，诸证自愈。

药材真假识别

牛黄非正品之猪黄：本品呈卵形或球形，表面为黄白色、灰黄色、红黄色。具有龟裂纹。体轻，质较松脆，断面可见红黄色、黄色及灰白色斑点。气微腥臭，味微苦，微凉，水湿润不挂甲。

阳和汤方解

服药时间	服药次数	服药温度
饭后	日两服	温

※ 1斤≈500g 1两≈31.25g 1钱≈3.125g 1分≈0.3125g

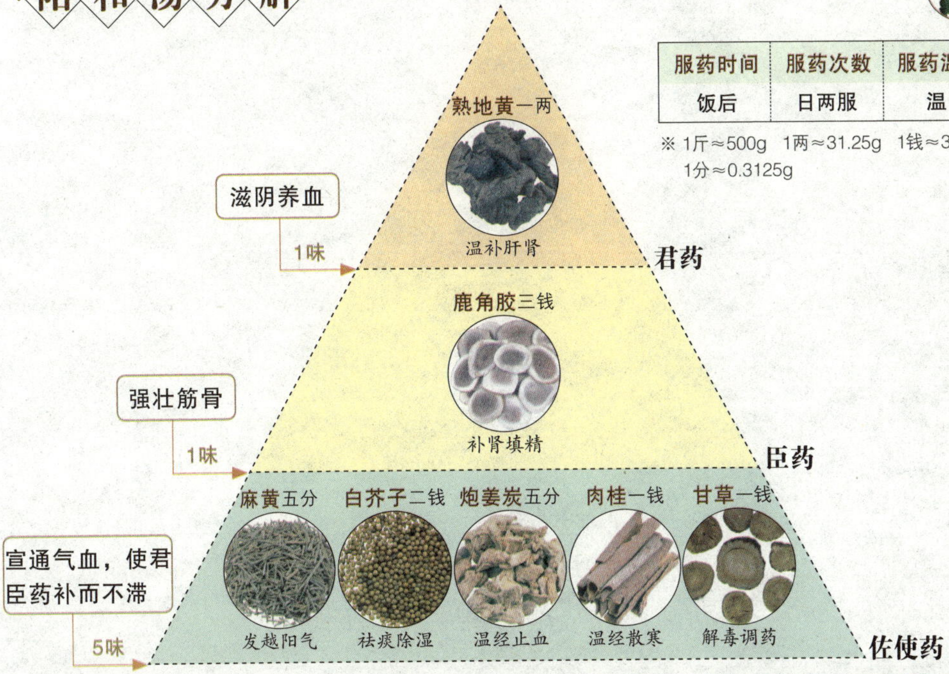

熟地黄	鹿角胶	麻黄	白芥子	姜炭	肉桂	甘草
0.1元/g	0.15元/g	0.02元/g	0.025元/g	0.006元/g	0.03元/g	0.11元/g

※ 此价格为市场价，仅供参考

◆ 组 成

熟地一两，鹿角胶三钱，白芥子二钱，肉桂、生甘草各一钱，炮姜炭、麻黄各五分。

◆ 用 法

水煎服。

◆ 功 效

温阳补血，散寒化滞。

◆ 主 治

阴疽由阳虚寒凝所致。如流注、贴骨疽、痰核、脱疽、鹤膝风等属于阴疽证者。其证患处漫肿无头，肤色不变，酸痛无热，舌苔淡白，口不渴，脉沉细等。

◆ 临证加减

阳虚阴寒甚而见畏寒肢冷，加附子以温阳散寒；偏气虚，酌情加黄芪、党参以补气。

◆ 现代运用

主要用于治疗骨或关节结核、淋巴结核、慢性骨髓炎、慢性淋巴结炎、腹膜结核、血栓闭塞性脉管炎、肌肉深部脓肿、类风湿性关节炎、慢性支气管炎、支气管哮喘、腰脊椎肥大、坐骨神经痛等属阳虚血弱，寒凝痰滞证。

◆ 使用注意

熟地黄宜重用，麻黄用量宜少；痈疡阳证，或阴虚有热，或阴疽已破，均禁用本方。

药材真假识别

鹿角胶正品：本品呈扁方块状，为红棕色或棕褐色，半透明，有的一边有黄白色泡沫层。质脆，易碎，断面光亮。气微，味甜。